實用營養學

Wardlaw's Contemporary Nutrition, 10E

Anne M. Smith
Angela L. Collene
著

蕭寧馨
譯

蕭慧美、黃惠玲、湯雅理、林士民、李亦臻
精編

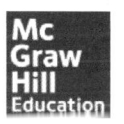

Mc Graw Hill Education

東華書局

國家圖書館出版品預行編目(CIP)資料

實用營養學 / Anne M. Smith, Angela L. Collene 著；蕭寧馨 譯. -- 初版. -- 臺北市：麥格羅希爾，臺灣東華，2018.01
　　面；　公分
譯自：Wardlaw's contemporary nutrition, 10th ed.
ISBN　978-986-341-374-5 (平裝)

1. 營養學

411.3　　　　　　　　　　　　　　106021896

實用營養學

繁體中文版© 2018 年，美商麥格羅希爾國際股份有限公司台灣分公司版權所有。本書所有內容，未經本公司事前書面授權，不得以任何方式（包括儲存於資料庫或任何存取系統內）作全部或局部之翻印、仿製或轉載。

Traditional Chinese Abridged copyright © 2018 by McGraw-Hill International Enterprises, LLC., Taiwan Branch
This is abridged edition of the title: Wardlaw's Contemporary Nutrition, 10E
(ISBN: 978-0-07-802137-4)
Original title copyright © 2016 by McGraw-Hill Education.
All rights reserved.
Previous editions © 2013, 2011 and 2009.

作　　　者	Anne M. Smith, Angela L. Collene
編　譯　者	蕭寧馨
精　編　者	蕭慧美、黃惠玲、湯雅理、林士民、李亦臻
合 作 出 版暨 發 行 所	美商麥格羅希爾國際股份有限公司台灣分公司台北市 10044 中正區博愛路 53 號 7 樓TEL: (02) 2383-6000　　FAX: (02) 2388-8822
	臺灣東華書局股份有限公司10045 台北市重慶南路一段 147 號 3 樓TEL: (02) 2311-4027　　FAX: (02) 2311-6615郵撥帳號：00064813門市：10045 台北市重慶南路一段 147 號 1 樓TEL: (02) 2371-9320
總　經　銷	臺灣東華書局股份有限公司
出 版 日 期	西元 2018 年 1 月 初版一刷

ISBN：978-986-341-374-5

序言

營養與健康飲食已成為全民運動，無人不知飲食對肥胖、健康的關係，也因此使得飲食營養資訊及保健需求日趨增加，其資訊正確性也日趨重要。然而人們在坊間或網路總是不易學習正確的營養知識，大量接觸的常常是各種吹噓及偏頗的營養保健觀念，殊不知營養「過猶不及」，均衡為要。為提升全民之健康，可透過培養大專院校學生共同學習營養，經提高營養學素養才能夠分辨釐清營養真義。

感謝蕭寧馨教授授權給東華書局讓我們進行實用營養學的整理與編輯。本編輯群都是具有豐富教學經驗的營養專家兼營養教師。我們希望能整理一本深入淺出的營養學，除了可供營養專業學生在初學時能有全面的營養觀念，並期望可以滿足各不同科系學生充實及學習營養知識。

本書內容從健康的飲食選擇、消化吸收開始介紹，接著以六大類營養素生理功能打好營養理論基礎後，另闢營養實務應用章節，包含運動營養、食品營養與安全、生命期營養(涵蓋嬰幼兒營養、懷孕營養、老年人照顧與營養)、餐飲營養與美容營養等章。因此除了營養科系外，也十分適合餐飲、食品、運動、美容、老人與幼保相關科系學生之營養學用書。

內文中亦提供台灣本土的營養調查結果現狀誠為本書一大特色，讓營養資訊更能切入你我生活，便於應用。書中除了搭配豐富圖片外，每章末的「知識檢查站」更可供練習以提升學習動機與效果。期望大家能在營養領域中獲得健康飲食知識外、更能健康快樂的飲食與學習。

蕭慧美

嘉南藥理大學　保健營養系教授

譯者序

本書是台灣近年來的第一本「西學為體，中學為用」的初階營養學教科書，除了當代營養學第十版的全書翻譯之外，每一章都加入了與課題相關的台灣最新資料 (只有飲食失調症的課題欠缺)。全書的架構依序涵蓋了正確營養知識的清晰說明，接著有美國人的應用實例，尤其是大學生在校園情境下的飲食生活，最後則對照同樣的知識在台灣的應用狀況。

近年來國人逐漸重視正確的飲食健康知識，也開始體會到營養知識並不是如廣告詞般的膚淺，一本知識與應用並列的書籍可以作為主修或是選修營養的入門書籍，也適合作為營養通識課程的教學依據和推薦讀物。

多年來翻譯美國的營養學教科書，一方面對版本的快速更新既驚又喜，代表營養知識和應用仍然快速變化，並非陳腔濫調；另一方面也不免懷疑紙本教科書存在的必要。在網路資訊充沛的環境中，我們還需要教科書嗎？事實上，網路資料龐大，處處連結，路徑繁多，若無指引則往往迷路徒勞而事倍功半。

初階教科書彷彿是特定領域的遊旅指南，有科學主軸和邏輯一致而正確可信。一本指南在手，可以幫助初遊者認識新地的概貌和脈絡，分章主題是不可錯過的景點，案例研究強化體驗印象，觀念檢查是詳細考慮的購物清單，重點整理則是清點每一站的收穫，確保這一趟行程滿載而歸。

蕭寧馨

譯者簡介

現任：
- 臺大生化科技學系營養學教授，長期講授食品營養概論、營養生化學暨實驗、礦物質營養學、分子營養學、食品安全等課程。
- 臺大生物科技研究中心副主任
- 財團法人癌症關懷基金會董事

經歷：
- 美國馬里蘭大學營養與食品科學系兼任教授
- 臺大農業化學系教授
- 輔大營養學系兼任教授
- 臺灣營養學會秘書長
- 行政院食品安全會報委員

學歷：
- 美國康乃爾大學食品科技博士
- 臺大管理碩士網路學分班 22 期結業 (2016)
- 臺大食品科技研究所碩士
- 臺大農業化學系學士

目　錄

序　　iii
譯者序　　iv

Chapter 1　食物選擇和健康 — 1

1.1　營養與健康的聯結　　1
1.2　營養素的分類和來源　　2
1.3　均衡營養和健康的生活型態有何益處？　　6
1.4　台灣的生命與疾病統計　　8
1.5　務實的飲食理念　　12
1.6　營養狀態　　13
1.7　評估你的營養狀況　　15
1.8　特定營養素的標準與建議量　　17
1.9　台灣的飲食指南與膳食營養素參考攝取量　　19

Chapter 2　消化吸收 — 25

2.1　營養在生理學上的角色　　25
2.2　細胞：結構、功能和代謝作用　　25
2.3　人體系統　　27
2.4　營養素儲存能力　　38
2.5　常見的消化問題　　38
2.6　台灣的消化道疾病現況　　42

Chapter 3　碳水化合物 — 47

3.1　碳水化合物——最重要的能源　　47
3.2　碳水化合物的種類　　47
3.3　食物中的碳水化合物　　50
3.4　使碳水化合物能供人體利用　　55
3.5　碳水化合物的作用　　57
3.6　碳水化合物的需求　　60
3.7　糖尿病——血糖失控　　62
3.8　台灣的營養與健康　　65

Chapter 4　脂質 — 69

4.1	脂質：一般特性	69
4.2	脂質：三酸甘油酯、磷脂質與固醇	69
4.3	食物中的脂肪和油	73
4.4	使脂質能供人體利用	78
4.5	血液中的脂質	78
4.6	人體內脂質的廣泛角色	80
4.7	脂肪攝取量的建議	81
4.8	脂質與心血管疾病	83
4.9	台灣的營養與健康	87

Chapter 5　蛋白質 — 91

5.1	胺基酸——蛋白質的構造單位	91
5.2	蛋白質的合成與結構	92
5.3	食物中的蛋白質	93
5.4	蛋白質的消化和吸收	95
5.5	使蛋白質在人體內發揮作用	97
5.6	蛋白質的需要量	100
5.7	高蛋白飲食有害嗎？	101
5.8	蛋白質-能量營養不良	102

Chapter 6　能量平衡 — 105

6.1	能量平衡	105
6.2	計算人體的能量消耗	110
6.3	健康體重的評估	113
6.4	台灣肥胖問題	118

Chapter 7　脂溶性維生素 — 121

7.1	維生素：維持生命的要素	121
7.2	維生素 A 和類胡蘿蔔素	124
7.3	維生素 D (鈣三醇)	129
7.4	維生素 E (生育醇)	135
7.5	維生素 K (醌類)	138

Chapter 8　水溶性維生素 — 143

- 8.1　硫胺 (維生素 B_1) — 145
- 8.2　核黃素 (維生素 B_2) — 145
- 8.3　菸鹼素 (維生素 B_3) — 147
- 8.4　維生素 B_6 (吡哆醇) — 149
- 8.5　泛酸 (維生素 B_5) 和生物素 (維生素 B_7) — 151
- 8.6　葉酸 (維生素 B_9) — 151
- 8.7　維生素 B_{12} (鈷胺素或氰鈷胺素) — 156
- 8.8　維生素 C (抗壞血酸) — 159
- 8.9　膽素與其他類維生素化合物 — 161
- 8.10　誰需要營養素補充劑？ — 165

Chapter 9　水分和巨量礦物質 — 171

- 9.1　水 Water — 171
- 9.2　礦物質：不可或缺的元素 — 178
- 9.3　鈉 (Na) — 180
- 9.4　鉀 (K) — 181
- 9.5　氯 (Cl) — 182
- 9.6　鈣 (Ca) — 183
- 9.7　磷 (P) — 188
- 9.8　鎂 (Mg) — 189
- 9.9　鈉、鉀、鎂、鈣和高血壓罹患率有關嗎？ — 190

Chapter 10　微量礦物質 — 197

- 10.1　鐵 (Fe) — 197
- 10.2　鋅 (Zn) — 200
- 10.3　硒 (Se) — 201
- 10.4　碘 (I) — 202
- 10.5　銅 (Cu) — 203
- 10.6　氟 (F) — 204
- 10.7　鉻 (Cr) — 205
- 10.8　其他微量礦物質 — 206
- 10.9　台灣的微量礦物質營養現況與健康 — 206

Chapter 11　運動營養 — 213

- 11.1　體適能概述　213
- 11.2　獲得並維持體適能　215
- 11.3　肌肉運動的能量來源　217
- 11.4　為運動員量身訂作營養建議　222

Chapter 12　食品營養與安全　231

- 12.1　食源性疾病所造成的影響　231
- 12.2　食物保存——過去、現在和未來　232
- 12.3　微生物引起的食源性疾病　232
- 12.4　食品添加物　236
- 12.5　食物中自然產生的致病物質有哪些？　240
- 12.6　食物中的環境污染物　241
- 12.7　糧食生產的抉擇　243
- 12.8　如何預防食源性疾病？　244
- 12.9　台灣的食品衛生管理系統的演進　249

Chapter 13　懷孕期與哺乳期營養 — 255

- 13.1　營養會影響生育力　255
- 13.2　胎兒的生長與發育　256
- 13.3　影響懷孕成功穩定的因素　260
- 13.4　懷孕期間增加的營養需求　262
- 13.5　孕婦的飲食計劃　266
- 13.6　懷孕期的重要生理變化　267
- 13.7　哺乳　269

Chapter 14　成長期的營養：從嬰兒到青少年 — 277

- 14.1　如何評估孩子的生長狀況　277
- 14.2　嬰兒的營養需求　282
- 14.3　嬰兒餵食　285
- 14.4　幼兒與學齡前兒童的營養　288
- 14.5　學齡期兒童的飲食問題　291
- 14.6　青春期營養　293

Chapter 15　成年期營養 — 299

- 15.1　台灣的高齡化　299
- 15.2　成年期的營養需求　302
- 15.3　生理變化對營養狀況的影響　306
- 15.4　社會心理因素與成人營養狀況　311
- 15.5　成年期的健康飲食　312

Chapter 16　餐飲營養 — 315

- 16.1　飲食型態多元化　317
- 16.2　餐飲健康與環境永續　317
- 16.3　吃食品比較不健康嗎？　320
- 16.4　餐飲營養與疾病　321
- 16.5　餐飲烹調與營養素變化　324
- 16.6　餐飲如何吃出健康呢？　330

Chapter 17　美容營養 — 337

- 17.1　多醣體與美容　337
- 17.2　玻尿酸與美容　338
- 17.3　蛋白質與美容　339
- 17.4　脂質與美容　342
- 17.5　維生素與美容　344
- 17.6　礦物質與美容　348
- 17.7　膳食纖維與美容　348
- 17.8　水分與美容　350

Appendix A　352
Appendix B　353
Appendix C　366
Appendix D　367
Appendix E　376
Appendix F　381
Glossary　384
Index　394

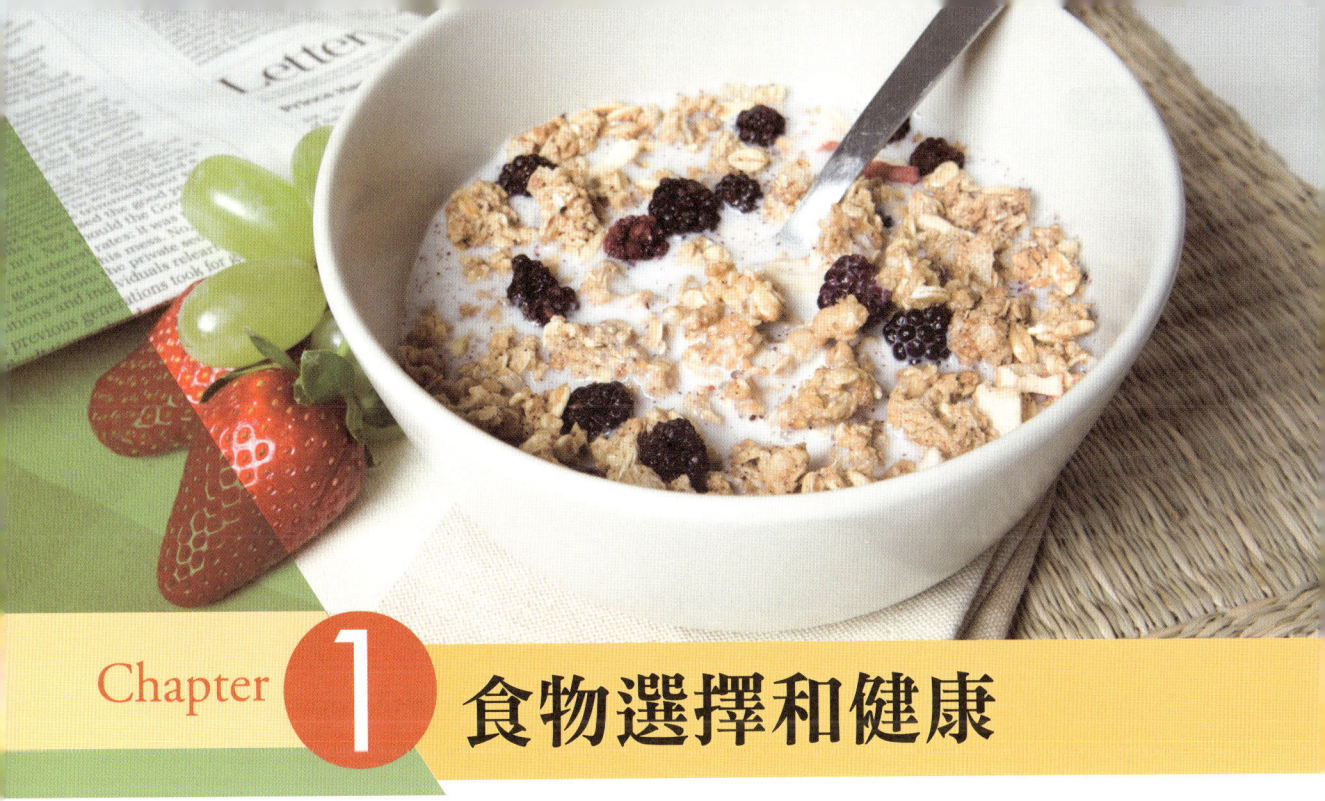

Chapter 1 食物選擇和健康

富含蔬果和全穀類的飲食，加上經常運動的生活方式，短期內能夠強化生活品質，還能維持往後多年的健康。但這種健康的生活方式並不容易維持，因人們的飲食並不能跟代謝作用、生理狀況以及體力活動保持平衡。如果能夠做出最佳的選擇，就可以達到長壽和健康的目標。本書提供的資訊都是根據最新的科學研究，並且已經轉化為促進健康的日常行為。為自己選擇適合的食物，這種能力可稱之為「營養涵養」，而不再是「營養文盲」了。

1.1 營養與健康的聯結

我們所吃的食物在很多方面有益健康。不過，由於生活習慣和其他因素會影響我們對於食物的選擇，這遠比食物成分對健康造成影響更大，因此如果能對食物了解更多，並且把這些知識應用在規劃平日的飲食和菜單，就可以預防許多疾病。

何謂營養學？

營養學是一門科學，研究食物與健康和疾病的關聯。它涵蓋人類攝取、消化、吸收、運送和排泄食物成分的過程。

營養素來自食物

食物和**營養素**不同。食物提供能量 (以卡路里的形式) 以及建構和維持所有身體細胞的材料。營養素是從食物中取得的物質，對健康身體的成長和維護極為重要。如果某種成分是**必需營養素**，它必須具有三種特性：

1

- 首先，要確認在人體內，這種營養素具有至少一種特定的生物性功能。
- 其次，從飲食中消除這種營養素必會導致某些生物性功能降低，例如紅血球新生。
- 第三，在人體受到永久傷害之前，將消除的營養素放回飲食中，就能恢復正常的生物性功能。

為什麼學習營養學？

學習營養學有助於消除錯誤的食品營養觀念，對飲食做出正確知情的抉擇，並且了解食物和健康的關聯。

營養是每個人發展並維持最佳健康狀態的重要生活因素。飲食不良加上靜態的生活方式是許多致命的**慢性** (chronic) 疾病之**風險因素**(risk factor)，諸如**心血管 (心臟) 疾病** [cardiovascular (heart) disease]、**高血壓** (hypertension)、**糖尿病** (diabetes) 以及某些**癌症** (cancer)(表 1-1)。這些慢性病及其相關疾病占了北美所有死亡數的三分之二 (圖 1-2)。年輕時沒有滿足營養需求，將使日後的健康更容易受損，例如**骨質疏鬆症** (osteoporosis) 引起的骨折。另一方面，營養素攝取過量也有害處。飲酒過量也會造成許多健康問題。

1.2 營養素的分類和來源

學習營養學可從六大類營養素的概述開始。**碳水化合物** (carbohydrate)、**脂質** (lipid，脂肪和油)、**蛋白質** (protein)、**維生素** (vitamin)、**礦物質** (mineral) 加上**水** (water)，就是食

◆ 表 1-1 營養學入門辭彙

癌症	異常細胞不受控制地生長之疾病。
心血管 (心臟) 疾病	泛指心臟與循環系統的任何疾病。它的特徵是脂肪物質沉積在血管 (動脈硬化)，進而造成器官受損和死亡。又稱冠心病 (CHD)，因為心臟的血管是這種疾病的發源地。
膽固醇	所有細胞中都有蠟性脂質，其結構有多個化學環。膽固醇只存在於動物性食品中。
慢性	長期，隨著時間而發展。如果指的是疾病，表示一旦發作，病程緩慢而持久。心血管疾病就是個好例子。
糖尿病	血中**葡萄糖 (glucose)** 濃度偏高的一種疾病。第 1 型糖尿病是胰臟釋出的荷爾蒙胰島素不足或無法釋出，所以每天要注射胰島素。第 2 型糖尿病是胰島素釋出不足，或胰島素對某些細胞無法產生作用，例如肌細胞。第 2 型糖尿病患者可能需要，也可能不需要胰島素療法。
高血壓	血壓持續偏高的狀況。肥胖、少運動、飲酒、攝取太多鹽，都會造成高血壓。
大卡 (kcal)	食物所含能量的單位。1 大卡是 1 公升的水升高攝氏 1 度所需的熱能。雖然 1 大卡 (kcal) 等於 1000 卡 (cal)，但英文中也常用大寫 Cal 代表大卡。卡路里是食物所含能量的通俗用詞，因此本書沿用。
肥胖	體脂肪過多的狀況。
骨質疏鬆症	因為老化 (包括停經婦女雌激素減少)、遺傳背景或飲食貧乏所造成的骨量減少。
風險因素	討論導致疾病的因素時常用的名詞。風險因素是生命的某一方面，例如遺傳特質、生活型式 (例如抽菸) 或飲食習慣。

物的六大類營養素。

營養素可分為三個功能類別：(1) 供應卡路里以滿足能量 [以**大卡** (kilocalories, kcal) 表示] 需求者；(2) 對成長、發育和維護有重要功能者；以及 (3) 讓身體機能運行順利者。這些類別有時會重疊 (表 1-2)。能量營養素 (碳水化合物、脂質和蛋白質) 與水的需要量多，稱為**巨量營養素** (macronutrient)。維生素和礦物質的需要量很少，稱為**微量營養素** (micronutrient)。

碳水化合物 / 醣類

根據化學結構把碳水化合物分為簡單糖類和複合醣類。**簡單糖類** (simple sugars)，一般稱為糖，是相當小的分子，存在於水果、蔬菜和乳製品。砂糖就是蔗糖，是添加在許多食品的簡單糖類。葡萄糖又稱為血糖，是血中的簡單糖類。許多簡單糖類結合可形成**複合醣**

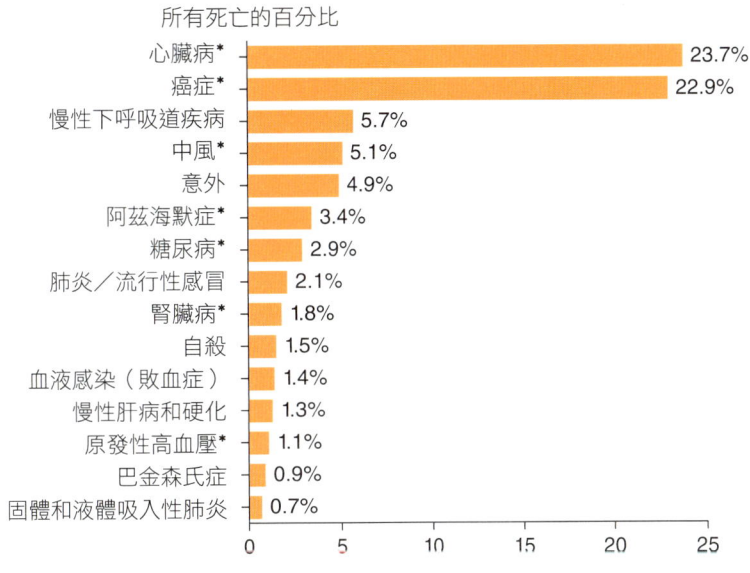

所有死亡的百分比

死因	%
心臟病*	23.7%
癌症*	22.9%
慢性下呼吸道疾病	5.7%
中風*	5.1%
意外	4.9%
阿茲海默症*	3.4%
糖尿病*	2.9%
肺炎／流行性感冒	2.1%
腎臟病*	1.8%
自殺	1.5%
血液感染（敗血症）	1.4%
慢性肝病和硬化	1.3%
原發性高血壓*	1.1%
巴金森氏症	0.9%
固體和液體吸入性肺炎	0.7%

圖 1-2　美國的十五大死因
來自美國疾病控制和預防中心的生命統計報告，2011 年的初步資料。加拿大的統計十分類似。
*死因與飲食有關

表 1-2　各類營養素的主要功能

供應能量的營養素類	促進生長、發育和維持的營養素類	調控身體機能的營養素類
大部分碳水化合物	蛋白質	蛋白質
蛋白質	脂質	某些脂質
大部分脂質	某些維生素	某些維生素
	某些礦物質	某些礦物質
	水	水

類 (complex carbohydrates)，例如植物儲存的碳水化合物是**澱粉** (starch)，由數百個葡萄糖分子結合而成。麵包、穀片、五穀類和澱粉質蔬菜都是複合醣類的來源。

在消化過程中，複合醣類分解成單一的糖分子如葡萄糖，透過小腸**細胞** (cell) 吸收進入血液 (參見第 2 章消化與吸收)。某些複合醣類如**纖維質** (fiber)，糖分子間的化學**鍵** (bonds) 無法被人體消化分解。纖維質未消化就通過小腸，在大腸 (結腸) 中構成糞便的主體。

碳水化合物是身體的主要能量來源，每公克提供約 4 大卡。葡萄糖是人體可以從大多數碳水化合物得到的簡單糖類，也是多數細胞的主要能量來源。當碳水化合物攝取不足時，人體會被迫用體蛋白質製造葡萄糖，這對健康不利。

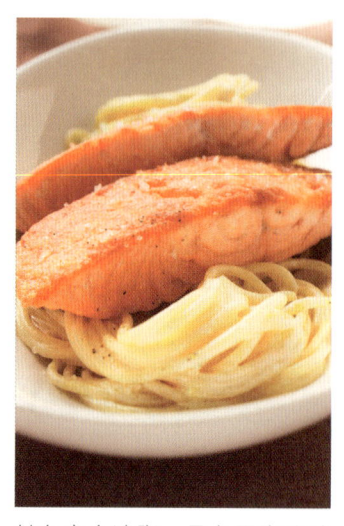

鮭魚富含油脂，是必需脂肪酸的良好來源。

脂質

食物中的脂質 (即是脂肪和油) 也能提供能量，平均每公克 9 大卡，高於碳水化合物。脂質也是人體儲存能量的主要形式。

脂質可溶解於乙醚和苯等化學溶劑，但不溶於水。一般說來，脂肪是室溫下為固態的油脂，油則是室溫下液態的油脂。動物脂肪如奶油和豬油，在室溫下是固體。植物油如玉米油或橄欖油，在室溫下是液體。為了促進心臟健康，多用植物油來取代固體脂肪。

某些油脂成分是必需營養素，人體無法製造，必須從飲食中獲取，稱為「必需脂肪酸」，在體內有重要的功能如調節血壓、參與細胞重要元件的合成和修復。每天若攝取大約 4 湯匙的植物油如芥花油或大豆油，就有充足的必需脂肪酸。另一種健康的作法是每週至少吃兩次富含油脂的魚類如鮭魚或鮪魚，這些魚類含有獨特的脂肪酸，可補充一般植物油之不足。

蛋白質

蛋白質是人體的主要結構材料，構成骨骼和肌肉，也是血液、身體細胞、**酵素** (enzyme) 和免疫因子的重要成分。蛋白質也會提供能量，每公克 4 大卡。不過人體平常不使用蛋白質作為能量來源。蛋白質由許多**胺基酸** (amino acid) 鏈結而成。有些胺基酸是必需營養素。

飲食蛋白質來自動物也來自植物。畜肉、禽肉、魚類、乳製品和蛋類是提供動物蛋白質。豆類、穀類和部分蔬菜是植物性蛋白質的良好來源，也是素食的重要部分。過量的蛋白質可作為能量來源或製造碳水化合物，不過最終都會轉變成脂肪而儲存起來。

維生素

維生素的主要功能是促進體內許多**化學反應** (chemical reaction) 的進行。這些反應包括釋放碳水化合物、脂質和蛋白質所含的能量。不過維生素本身並不含卡路里。

維生素有 13 種，分為兩大群，來源、功能和特性都不相同：四種 (維生素 A、D、E 和 K) 是**脂溶性** (fat-soluble)，主要來源是乳製品、堅果、種子、油脂以及早餐穀片；九種 (維生素 B 群和維生素 C) 是**水溶性** (water-soluble)，主要來源是水果和蔬菜。烹飪對水溶性維生素的破壞遠大於脂溶性維生素。水溶性維生素也遠比脂溶性維生素容易從身體排泄出去。因此脂溶性維生素，尤其是維生素 A，攝取過量時會積聚在人體內而造成中毒。

礦物質

礦物質是結構簡單而不含碳原子的**無機** (inorganic) 物質，由於結構簡單而不受烹飪破

壞，不過會因溶於烹飪用水而流失。礦物質在神經功能、水分平衡、結構系統如骨骼和許多細胞反應中都是重要角色，但是它們不會產生卡路里。

飲食中含有 16 種以上的必需礦物質，其可分成兩大群：**巨量礦物質** (major minerals) 和**微量礦物質** (trace minerals)，因為兩群的需求量和體內含量都有極大的差異，每日的需求低於100毫克者是微量礦物質，否則就是巨量礦物質。藉溶解於水產生電荷來發揮功能的礦物質，又稱為**電解質** (electrolytes)，包括鈉、鉀和氯。許多巨量礦物質存在於乳製品和水果，而許多微量礦物質存在於畜肉、禽肉、魚類和堅果。

水

水 (化學式 H_2O) 是第六類營養素，人體約有 60% 是水分，在人體內有許多重要的功能。水是**溶劑** (solvent) 和潤滑劑，作為運送營養素和代謝廢物的工具，也是調控體溫和化學反應的媒介。由於口渴是脫水後期才出現的癥兆，尿液的顏色可輔助判斷身體含水狀況；尿液顏色不可比檸檬汁還黃。

水不只來自顯而易知的液體，水果和蔬菜 (萵苣、葡萄、甜瓜等) 的主要成分也是水，人體**代謝作用** (metabolism) 的副產品也有水。

其他重要的食物成分

食物中另外一群重要的化合物來自植物，尤其是水果和蔬菜類，科學家稱之為**植化素** (phytochemicals)。它們不是必需營養素，但多項具有保健效果；例如藍莓和草莓的化合物可抑制某些癌細胞。然而研究顯示，從天然食物攝取植化素的保健效果最好。表 1-3 列出一些值得注意的植化素及其食物來源。

動物性食品中也有保健成分如鞘脂質 (肉類和乳製品) 和共軛亞麻油酸 (肉類和起司)，但不屬於植化素。

營養素的來源

飲食中各類營養素的含量有很大的差異。我們一天大約吃 500 公克的蛋白質、脂肪和碳水化合物，但是每天礦物質的攝取總量大約 20 公克，而維生素則低於 300 毫克。一天需要的鈣和磷約 1 公克，其他礦物質只需要數毫克，例如鋅 10 毫克。

飲食的營養素含量與人體的營養素組成不同，因為人體的生長、發育和其後的維護都必須受細胞內遺傳物質 (DNA) 的控制。**基因** (genes) 藍圖決定了各個細胞如何利用必需營養素以執行人體機能。所需的營養素可以從各種不同的來源取得，細胞並不管控胺基酸是來自動物或植物。葡萄糖可以來自砂糖，也可以來自澱粉。飲食提供基本物質給細胞，細胞根據遺傳物質的指示來執行功能。

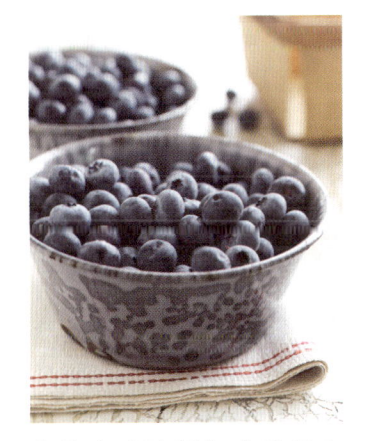

藍莓有時被稱為「超級食物」，因為它富含有益健康的植化素。

◆ 表 1-3　研究中的植化素及其食物來源

食物來源	植化素
大蒜、洋蔥、韭菜	丙烯基硫化物/有機硫類
大蒜、洋蔥、甘草、豆類	皂素
橙、紅、黃色蔬果 (蛋黃也是來源)	類胡蘿蔔素 (例如茄紅素)
柳橙、檸檬、葡萄柚	單萜類
辣椒	辣椒素
亞麻籽、莓果、全穀類	木酚素
十字花科蔬菜 (青花菜、甘藍、羽衣甘藍)	吲哚類
十字花科蔬菜，尤其是青花菜	異硫氰酸鹽
大豆、其他豆類；黃瓜、其他蔬果	植物固醇
柑橘類水果、洋蔥、蘋果、葡萄、紅酒、茶、巧克力、番茄	類黃酮素
大豆、其他豆類	異黃酮
茶	兒茶素
藍莓、草莓、覆盆子、葡萄、蘋果、香蕉、堅果	多酚類
紅、藍、紫色植物 (藍莓、茄子)	花青素
洋蔥、香蕉、柳橙 (少量)	果寡醣類
葡萄、花生、紅酒	白藜蘆醇

卡路里 CALORIES

　　我們從各種不同的能量來源獲取卡路里：碳水化合物 (每公克 4 大卡)、脂肪 (每公克 9 大卡)、蛋白質 (每公克 4 大卡)。酒精 (alcohol) 也是卡路里的潛在來源，每公克提供 7 大卡。酒精並非必需營養素，然而酒精飲料如啤酒，也富含碳水化合物而可提供卡路里。

計算卡路里

　　利用前述的碳水化合物、脂肪和蛋白質的卡路里值是 4-9-4，可以估計食物的熱量大卡值，舉例如下：

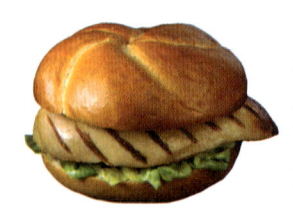

```
1 個烤雞三明治 (Grams = 公克；kcal = 大卡)
碳水化合物    46 公克 ×4 = 184 大卡
脂肪         14 公克 ×9 = 126 大卡
蛋白質       45 公克 ×4 = 180 大卡
酒精          0 公克 ×7 =   0 大卡
總計                     490 大卡
```

1.3　均衡營養和健康的生活型態有何益處？

　　美國的肥胖流行病和慢性病盛行，顯示出飲食和/或生活方式出了問題。肥胖或過重

的人只要減掉 5% 到 10% 的體重,許多慢性病的風險就會大幅降低。

肚子餓的原因

飢餓 (hunger) 和**食慾** (appetite) 是影響人們吃東西的兩大驅力,兩者作用不同。飢餓是身體性、生物性的驅力,由體內的機制所控制;例如食物被胃腸消化和吸收之時,這些器官會對肝臟和腦發出訊號,以減少後續的食物攝取。

食慾是心理驅力,受到外在的食物選擇機制的影響,例如環境和心理因素,以及社會習慣 (圖 1-1)。看到甜點或聞到爆米花就會觸動食慾,吃了食物就能滿足飢餓或食慾之一或兩者,帶來**飽足感** (satiety),暫時抑制了繼續進食的欲望。

腦部有個區域協助調控飽足感,其中的進食中心和飽足中心不斷採取抗衡的策略,以便隨時獲取足夠的營養素。進食中心的細胞受到刺激時,會發出攝取食物的訊號。吃入食物之後,血中營養素濃度上升,刺激飽足中心的細胞,便可使人停止進食。這個過程其實相當複雜。不過各種進食和飽足訊息並不會決定吃什麼。吃東西往往是因為食物的愉悅作用,所以胃雖然塞滿,仍要吃甜點。當壓力和沮喪驅使人走向冰箱時,多半是在尋求安

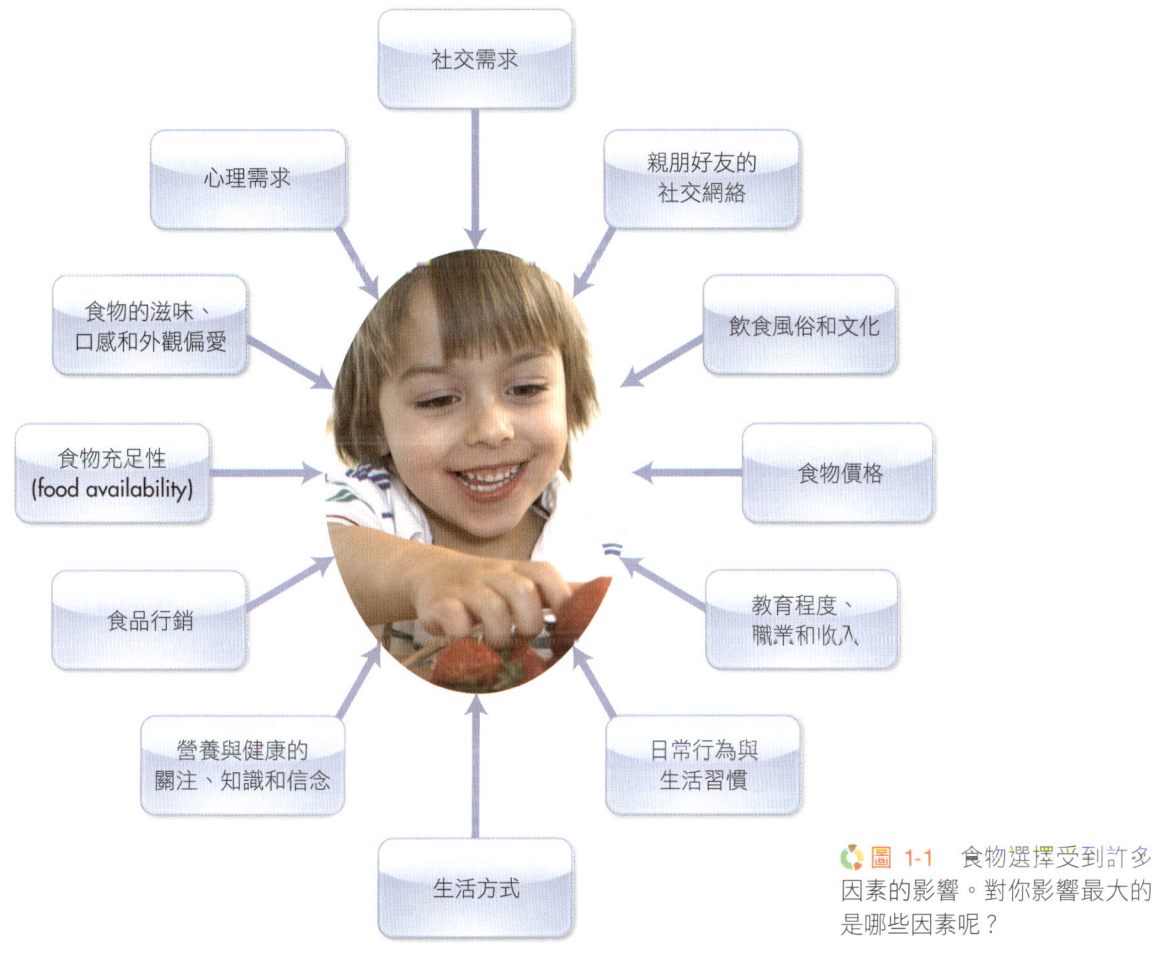

圖 1-1 食物選擇受到許多因素的影響。對你影響最大的是哪些因素呢?

慰，而不是為了營養。

健康體重

因為體重上升是每個人這輩子面臨的最大營養挑戰，所以鼓勵你尋找一種生活方式，使增重的難度提高，而讓維持健康體重變得比較容易。一開始就預防肥胖是最好的方法，越早 (最好是童年期) 養成優質營養和經常運動的習慣越好。進入職場要挑選雇主是否提供員工健康計劃，鼓勵體重管理和減重。居住的城市最好是可以提供運動的機會，如自行車道、健行步道和公園，而且可以從農夫市集和社區農園買到新鮮蔬果。外食挑選的餐廳要能夠提供美味又健康的菜色。

長壽又健康

現代人活得更久，享有更好的健康狀況，更富有，可挑選多樣的食物和生活方式。不過富裕也造成久坐不動的生活方式和大量攝取動物脂肪、膽固醇、鹽和酒。一般民眾需要更加注意以減少攝取動物脂肪和膽固醇，改善飲食的多樣性，特別是增加水果、蔬菜和全穀類。我們要懂得挑選食物才能活得長壽又健康。

整體膳食

營養專家一般同意食物沒有「好」或「壞」之分，不過有些食物所提供的營養素，相較於卡路里含量，簡直少得可憐。在 1.7 章節會學到，營養評估時要考慮的是個人的整體膳食。營養與膳食專科學會一向的立場是「整體膳食或飲食模式才是健康飲食的重點所在」。

當你重新檢視自己的營養習慣時，記得健康大部分是自己的責任。你的身體有自我療癒的能力，只要滿足他的需求，他就會提供最好的服務。令人困惑和互相矛盾的健康訊息反而阻礙了飲食調整。

預防疾病是我們一生中的重要投資，包括讀大學這段期間在內。表 1-4 列舉一些飲食、運動和生活方式的建議，可以促進健康並預防慢性病。此外，要讓健康更上層樓必須有充足的睡眠 (每晚 7 到 9 小時)、喝足夠的水 (每天 9 到 13 杯，來自食物和飲料)、減少壓力、謹慎用藥、謝絕禁藥。與他人維持緊密的聯繫，抱持積極的人生觀，也與降低疾病風險相關。最後，定期跟保健專家諮詢也很重要，因為及早診斷對許多疾病的病情控制有很大的幫助。總而言之，這些建議都是提升健康和預防上述疾病的途徑。

1.4 台灣的生命與疾病統計

台灣飲食西化大約從民國 70 年代開始，西式速食餐飲業大規模進駐台灣。國人是否與美國一樣，開始承受飲食與生活型態普遍不健康的後果，未來的國民健康趨勢值得加以

表 1-4　促進健康和預防疾病的建議

飲食

攝取充分的必需營養素，包括纖維質，同時節制能量、固體脂肪、膽固醇、添加糖以及酒精的攝取量，可以讓你：

- 在兒童期和青春期增加骨量
- 預防成人骨質流失和骨質疏鬆症，尤其是老年人
- 減少齲齒
- 預防消化問題，例如便秘
- 減少某些癌症上身
- 減少視網膜退化（尤其是吃綠色和橙色蔬菜）
- 降低肥胖及其相關疾病的風險，例如第 2 型糖尿病和心血管疾病
- 攝取足夠的鐵、葉酸和其他營養素，降低各種缺乏症（例如貧血）的風險

體能活動

充分而規律的體力活動（每天至少 30 分鐘）可以降低下列風險：

- 肥胖
- 第 2 型糖尿病
- 心血管疾病
- 成人骨質流失和肌肉張力喪失
- 提早老化
- 某些癌症

生活方式

少喝酒（每日男性不超過 2 杯，女性和 65 歲以上者不超過 1 杯）可以預防：

- 肝病
- 意外事故

不抽香菸和雪茄可以預防：

- 肺癌和其他肺病
- 腎臟病
- 心血管疾病
- 眼睛退化性疾病

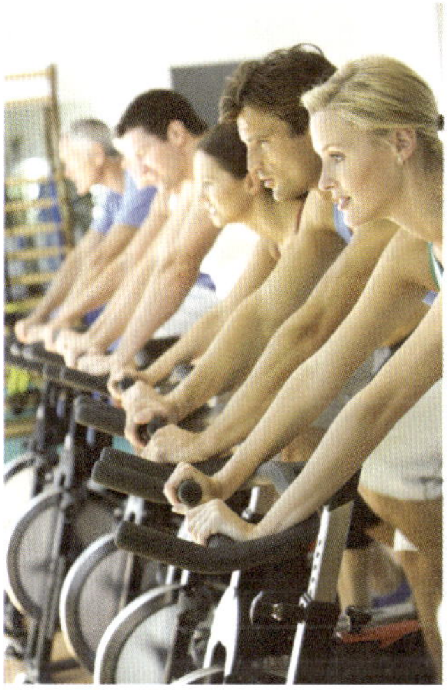

經常運動和健康飲食互補。一日之中不管是連續或斷續，在日常行事中安排 30 到 60 分鐘 (或以上) 的體力活動。

警惕。

　　根據台灣衛生福利部 (Ministry of Health and Welfare, MOHW) 的說明，103 年國人的平均餘命為 80 歲，男性達到 77 歲，女性 83 歲，比 95 年時增加約 1.8 歲 (圖 1-2)，但是有低於 102 年的現象。亞洲國家中最長壽的是日本 84 歲，韓國則有 82 歲。

　　衛福部的年報也指出，國人 103 年的總死亡率中，十大死因共占 77%，與飲食有關的至少有 5 項，占全因死亡率的 56.8% (圖 1-3)；其中 30 多年來一直居首的是惡性腫瘤，

實用營養學

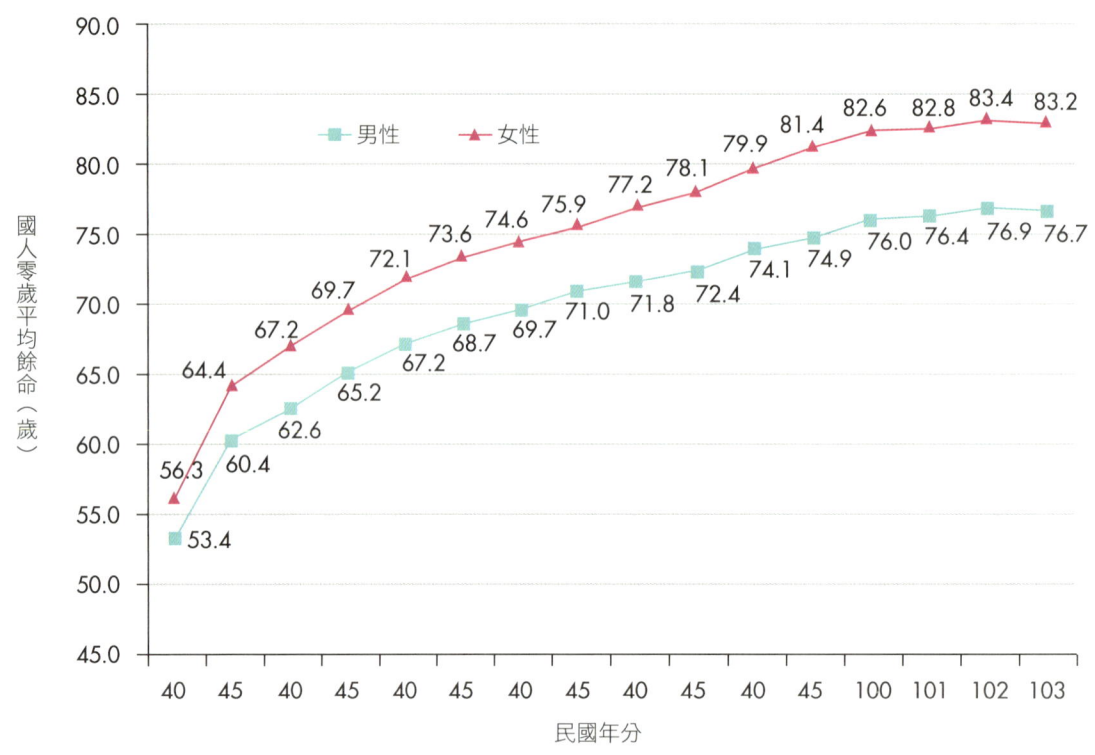

◎ 圖1-2　台灣國民的零歲平均餘命變化趨勢，近年出現降低的趨勢。
資料來源：參見參考資料 1,2

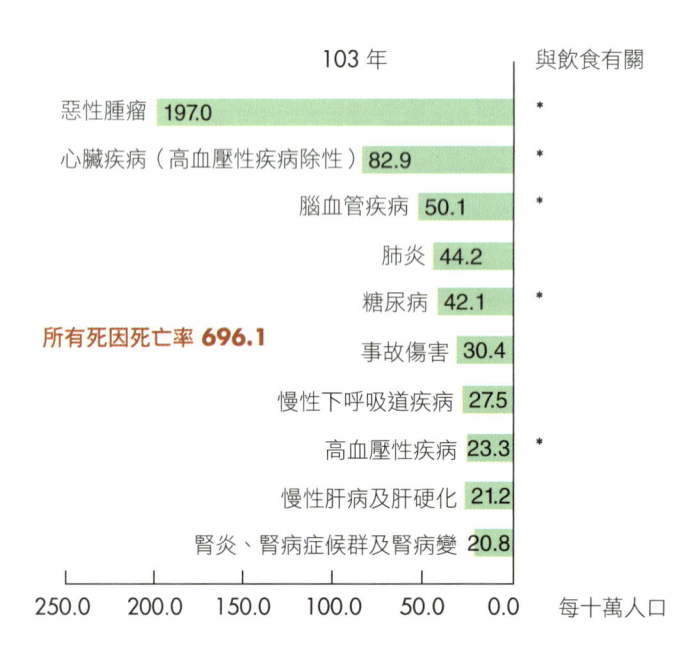

103 年	每十萬人口	與飲食有關
惡性腫瘤	197.0	*
心臟疾病（高血壓性疾病除性）	82.9	*
腦血管疾病	50.1	*
肺炎	44.2	
糖尿病	42.1	*
事故傷害	30.4	
慢性下呼吸道疾病	27.5	
高血壓性疾病	23.3	*
慢性肝病及肝硬化	21.2	
腎炎、腎病症候群及腎病變	20.8	

所有死因死亡率 **696.1**

◎ 圖 1-3　國人 103 年的十大死因，標記「*」表示與飲食相關。
資料來源：參見參考資料 1

占全因死亡率的 28.3%；心臟、腦血管疾病和高血壓三者合計為高血壓相關疾病，共占全因死亡率的 22.5% (圖 1-4)。換言之，至少半數的死亡可以藉由改善飲食和生活型態來加以預防。

國人發生率最高的三種癌症，男女共通的是結直腸癌、肺癌和肝癌。女性必須注意的是乳癌，為兩性癌症之首，超過男性最高的結直腸癌 (表 1-5)。101 年的乳癌個案有 10,525 人，每十萬人口有 65.9 個案，占全癌症的 25%，表示每四位婦女癌症患者有一位乳癌。癌症主要是老年的疾病，國人癌症死亡年齡的中位數是 69 歲，但是女性乳癌、口腔癌與食道癌死亡年齡的中位數卻低於 60 歲。

我國在 99 年開始，全面推動子宮頸癌、乳癌、大腸癌及口腔癌等四項癌症篩檢，是國際上第一個由政府全面補助的國家，因為早期篩檢的存活率很高 (表 1-6)。

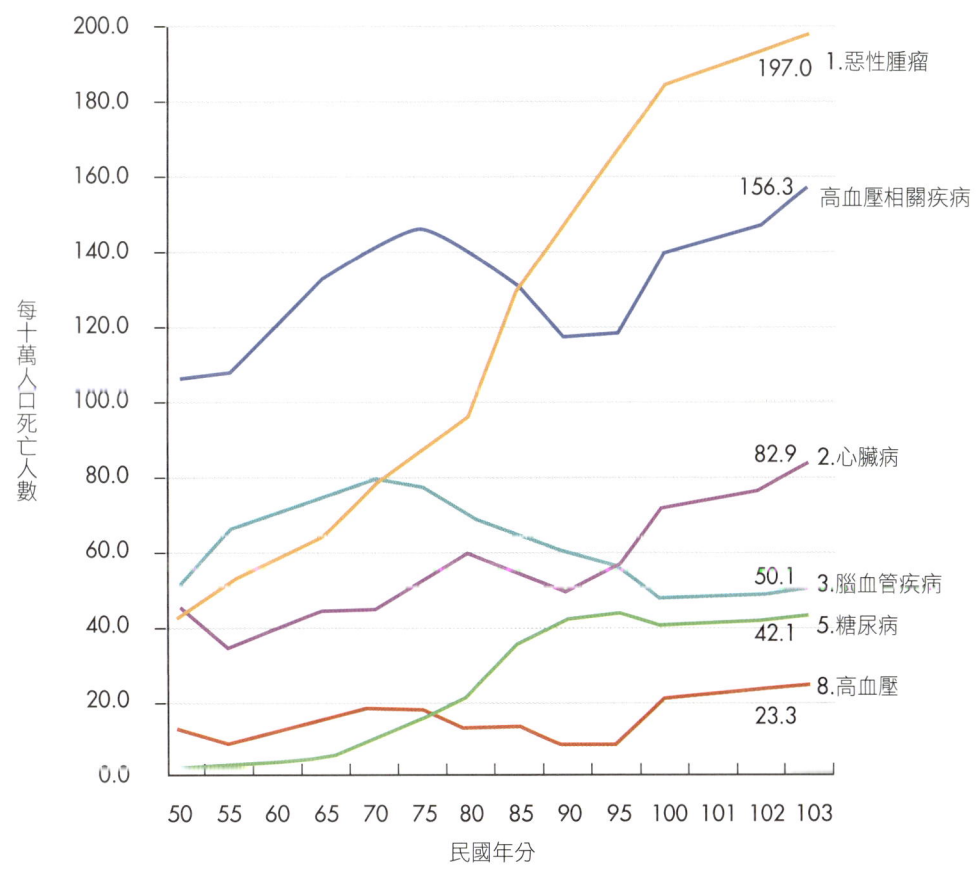

◎ 圖 1-4　國人飲食相關死因的變化趨勢 (數字為 103 年的資料，疾病前的數字是死因的排名)，高血壓相關疾病為心臟病、腦血管疾病和高血壓的總和。
資料來源：參見參考資料 3,4

◆ 表 1-5　台灣男女兩性的十大癌症死因與發生部位

排名	癌症死因（104 年）		癌症發生部位與標準化發生率（101 年）			
	男性	女性	男性		女性	
1	肺		大腸	53.7	乳房	65.9
2	肝與膽管		肝與膽管	50.5	大腸	37.3
3	結直腸		肺與氣管	44.0	肺與氣管	26.8
4	口腔	乳房	口咽	41.7	肝與膽管	20.3
5	食道	胃	攝護腺	29.7	甲狀腺	15.3
6	胃	胰	胃	14.5	子宮體	12.0
7	攝護腺	子宮頸	食道	13.8	子宮頸	9.6
8	胰臟	卵巢	皮膚	11.3	皮膚	8.2
9	非何杰金氏淋巴瘤		膀胱	8.7	卵巢	8.0
10		白血病	非何杰金氏淋巴瘤	8.3	胃	8.0
			小計（比率）	276.3 (85%)	小計（比率）	145.4 (55%)

◆ 表 1-6　台灣四種癌症五年期別的存活率

期別	乳癌	子宮頸癌	大腸癌	口腔癌
第 0 期	97.7	96.9	85.5	76.7
第 1 期	95.7	88.2	81.3	77.4
第 2 期	89.1	67.7	71.3	68.3
第 3 期	72.3	55.0	59.1	54.7
第 4 期	25.7	18.1	11.4	33.2

1.5 務實的飲食理念

我們應該吃什麼才能降低營養相關疾病的風險？答案正是老生常談：吃多樣化的食物而且每種食物適量攝取。現在先來定義多樣化、適量和均衡；還要介紹兩個極為重要的觀念，可以幫助我們選擇健康的食物：營養素密度和能量密度。

多樣化就是吃許多不同的食物

飲食多樣化是指從所有的食物大類和子類挑選食物。多樣化使餐點更有趣，而且確保飲食有充分的營養素；例如肉類有蛋白質和鐵，可是鈣很少且沒有維生素 C。

吃多樣化食物以平衡飲食的一個方法，就是每天從五大類食物中挑選食物：

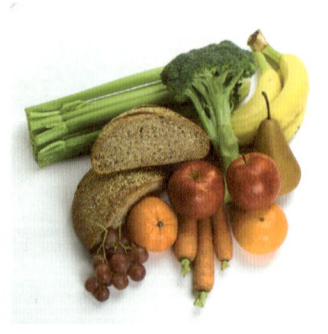

滿是水果、蔬菜以及全穀類麵包和麥片的菜單，讓你遠離疾病並且控制體重。

- 五穀類
- 水果類
- 蛋白質類
- 蔬菜類
- 乳品類

飲食多樣化，尤其是蔬果類，額外收穫是富含植化素，它們有顯著的健康效益，可以降低某些疾病的風險。研究顯示，常吃水果和蔬菜可降低癌症風險，可能是蔬果中的某些植化素阻擋了癌症的發展。某些植化素也能降低心血管疾病的風險。

富含植化素的食物現在已納入**機能食品** (functional foods) 的行列。機能食品提供了超越傳統營養素的健康效益，例如番茄含有植化素之茄紅素，也是一種機能食品。

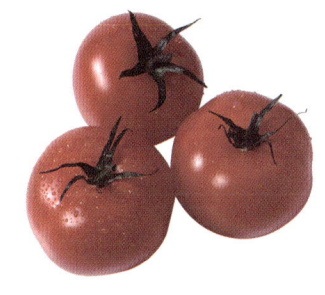

番茄算是機能食品，因為它含有植化素如茄紅素，對健康很重要。

均衡飲食

均衡就是多吃營養密實的食物和飲料如水果、蔬菜、全穀類、脫脂或低脂乳製品，以及少吃含有某類脂肪、糖、膽固醇、食鹽、酒精的食物。均衡也是隨時使能量攝取 (食物的總卡路里) 與能量支出 (代謝作用和運動所燃燒的卡路里) 維持相當；兩者若經常不平衡，會造成體重起伏不定。

食物的**營養素密度** (nutrient density) 是用來判斷營養品質的特性。某種食物的營養素密度取決於它的蛋白質、維生素或礦物質含量與卡路里含量的比較。如果一種食物比其他食物含有大量的營養素和相對少量的卡路里，就是營養密實食物。比較食物的營養素密度，越高就是越好的營養來源。

營養素密度的判斷通常針對個別的營養素。水果和蔬菜的卡路里量少，相對含有大量的維生素 C，等於是「維生素 C 密實」食物。

菜單設計的重點是整體膳食，而非單項指定食物。許多低價、營養密實的食物如脫脂和低脂牛奶、瘦肉、豆類、柳橙、胡蘿蔔、花菜、全麥麵包、全穀類穀片等，確實有助於平衡營養較不密實的食物如糕餅和洋芋片，後者常稱為「空卡」食物，只有大量的糖和/或脂肪，缺少其他營養素。

對攝取極低卡的老人和減重者來說，營養密實食物尤其重要，因為卡路里需求降低，但營養素的需求仍舊一樣高。

1.6 營養狀態

維持營養理想狀況的各種營養素需要量，是公布飲食攝取建議的基礎。人體的營養健康取決於每種營養素的**營養狀況** (nutritional state)。營養狀況一般分為三種：營養理想、營養不足、營養過量。通稱的**營養不良** (malnutrition) 可以是**營養過量** (overnutrition)，也可以是**營養不足** (undernutrition)，兩種狀況都不利於健康。此外，一個人可能同時營養過量 (如卡路里過量) 和營養不足 (如必需維生素和礦物質攝取不足)。

營養理想

特定營養素的營養理想狀況是指身體組織有足夠的該營養素，可以支持代謝功能，而且有充裕儲量可供不時之需。從多樣化的食物獲取必需營養素可達到營養理想狀況。

營養不足

當營養素攝取量不能滿足需求時就是營養不足。許多營養素的需求很高，因為人體細胞經常喪失與再生，如消化道的細胞。因此某些營養素 (許多 B 群維生素) 會很快耗盡儲量，所以要經常攝取。有些北美婦女沒有攝取足夠的鐵以補充月經的喪失，最後耗盡鐵儲量 (圖 1-5)。

當某種營養素的供應降到極低，生化證據顯示體內代謝變慢或中止。此時尚未出現外部**病症** (symptom)，稱為**亞臨床** (subclinical) 缺乏，可以持續一段時間。最後出現臨床病症，或許在皮膚、頭髮、指甲、舌頭、眼睛等，可在數月內發生，或數年才明顯可辨。醫生往往無法及早診斷出問題。

營養過量

長期攝取過多營養素而超出人體的需求會造成營養過量。短期內只會引起少數症狀，如鐵攝取過量導致胃痛。但若持續過量，有些營養素會累積到中毒之量，造成嚴重的疾病；例如懷孕期間維生素 A 過量造成先天缺陷。

已開發國家最常見的營養過量是卡路里過量而造成肥胖。長期而言，肥胖導致其他嚴重疾病如第 2 型糖尿病和某些癌症。

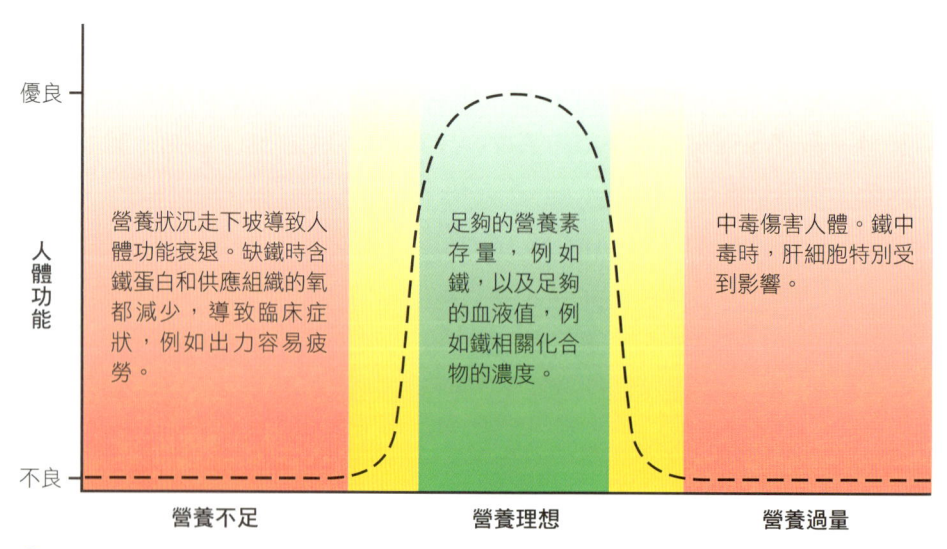

圖 1-5 營養狀況的全觀圖示。綠色代表優良狀況，黃色為邊緣狀況，紅色則是不良狀況 (營養不足或營養過量)。此種觀念可以應用到所有營養素。挑選鐵作為例子是因為缺鐵是全世界最常見的營養素缺乏。

1.7 評估你的營養狀況

想知道自己在營養上有多健康，就要做全套或選項的營養評估 (表 1-7)，由醫師執行，通常有合格營養師協助。

分析背景因素

因為家族健康史會大幅影響個人的營養與健康狀況，所以必須仔細記錄並慎重分析。其他相關的背景資訊包括 (1) 病歷，尤其是會減少營養素的吸收或利用的疾病與治療，(2) 服用藥物的清單，(3) 社交史，(4) 教育程度，(5) 經濟狀況。

利用 ABCDE 評估營養狀況

背景因素之外，加上四大營養檢測類別就構成營養狀況的全貌。**體位測量** (anthropometric assessment) 包括身高、體重 (及體重變化)、皮脂厚度以及體圍，容易取得而且可靠，提供當下的營養狀況數據。較昂貴的**生化評估** (biochemical assessment) 能深入檢驗營養健康，包括血液、尿液和糞便中營養素與營養素副產物濃度的測量，以及特定血液酵素的活性測量。

臨床評估 (clinical assessment) 是健康專家尋找飲食相關疾病或缺乏症的身體證據 (如高血壓)。然後**飲食評估** (dietary assessment) 要仔細檢視個人飲食，包括至少最近幾天的飲食記錄，有助於判斷可能的問題源由。

最後還要**環境評估** (environmental assessment)(來自背景分析)，

雖然專家所做的營養建議針對的是全體健康人口，不過個人的需求會隨著特殊健康狀況和遺傳背景而不盡相同。根據對個人健康狀況的了解而做出建議，會更為適當，但也比較昂貴。

◆ 表 1-7　執行營養健康的評量

參數	實例
背景項目	病歷 (如目前疾病、過去手術、目前體重、體重記錄和目前藥物治療) 社交史 (如婚姻狀況和生活條件) 家族健康史 教育程度 經濟狀況
營養項目	體位評估：身高、體重、皮脂厚度、臂圍以及其他參數 血液和尿液的生化 (檢驗) 評估：酵素活性、營養素或營養素副產物的濃度 臨床評估 (體檢)：皮膚、眼睛和舌頭的一般外觀，快速掉髮，觸覺，行走能力等 飲食評估：平日攝取或前一日的餐點記錄

進一步提供生活條件、教育程度和購買與準備食物的能力等詳細資料。如此可顯示個人真正的營養狀況。這五種方法就是營養評估的 ABCDE：體位測量、生化、臨床、飲食、環境 (圖 1-6)。

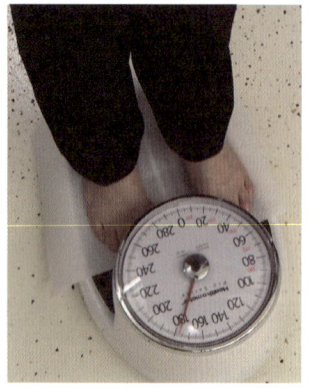

體位 (**A**ntrhopometric)

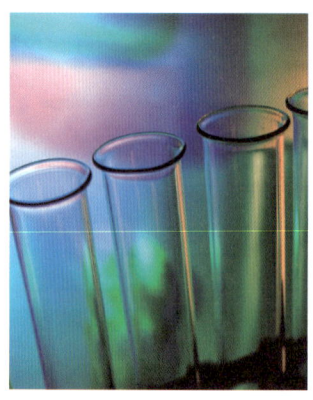

生化 (**B**iochemical)

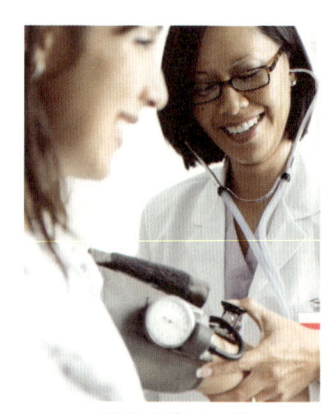

臨床 (**C**linical)

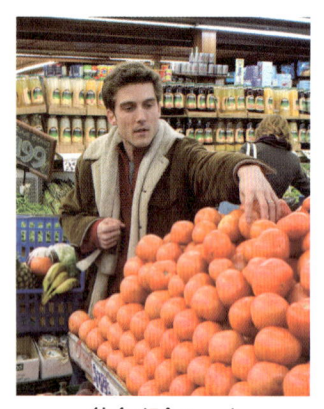

飲食 (**D**ietary)

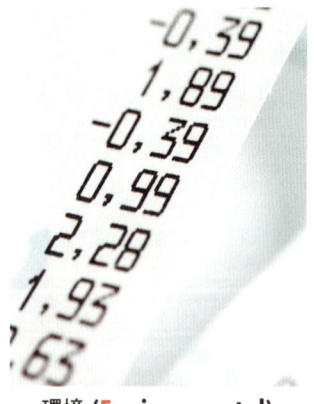

環境 (**E**nvironmental)

圖 1-6 完整的營養評估包括體位、生化、臨床和飲食資訊。環境狀況進一步提供資訊，合起來就是營養評估的 ABCDE。

營養新知：健康飲食降低女性心因性猝死的風險

心因性猝死 (症狀出現後 1 小時內死亡) 占所有心臟相關死亡的一半以上，而且往往發生在心臟出現初次病兆之時，尤其是女性。科學家分析「美國護理師健康研究」(81,722 位女性) 的生活資料，用以評量健康生活型態對女性心因性猝死風險的影響。低風險的生活方式包括不抽菸、不過重、每天運動 30 分鐘以上以及吃地中海飲食。結合這四種方式的健康生活可使心因性猝死風險降低 92%。飲食越近似地中海飲食模式的女性，亦即高比例的蔬果、堅果、ω-3 脂肪和魚類，加上適度飲酒與少量紅肉，比飲食與此最偏離者，風險低了 40%。結論是健康飲食加上其他健康的生活項目，可以保護女性免於心因性猝死。

1.8 特定營養素的標準與建議量

為了維持健康，必須先決定每種必需營養素的需要量。**膳食營養素參考攝取量** (Dietary Reference Intakes, DRI) 涵蓋了說明營養需求的專業術語，包括：建議攝取量 (Recommended Dietary Allowance, RDA)、**足夠攝取量** (Adequate Intakes, AIs)、**能量需要量** (Estimated Energy Requirements, EERs) 以及**上限攝取量** (Tolerable Upper Intake Levels, Upper Levels, or ULs)(表 1-8)。

建議攝取量 (RDA)

RDA 是從飲食獲得某種營養素的每日攝取量，能夠滿足特定年齡和性別人群的幾乎所有人 (97%) 的需求。偶而稍高或稍低於 RDA 並無需擔心，但長期明顯低於 (約 70%) 或高於 (約三倍以上) RDA，會導致該營養素的缺乏或中毒。

足夠攝取量 (AI)

制定 RDA 必須有足夠的人體需求數據。有些營養素如鉻，數據還不足以制定 RDA，此時會用 AI 來代替。這是能夠維持營養健康人群的實際膳食攝取量，可認為足夠是因為人群沒有明顯的營養缺乏證據。

能量需要量 (EER)

能量需求採用 EER 而非 RDA 或 AI。RDA 高於營養素的平均需求，EER 針對人群的平均需求。稍微過量的維生素和礦物質是無害的，但是少量卡路里長期過量必會增重。因此 EER 必須更精確，把年齡、性別、身高、體重、運動量 (如久坐不動或適度運動) 都納入考慮。生長和哺乳所需要的額外卡路里也包括在內。

表 1-8　美國與加拿大使用的營養標準

RDA	建議攝取量。用來評量你目前某種特定營養素的攝取量。你的攝取量高於或低於此一標準越久，就越容易出現營養問題。
AI	足夠攝取量。用來評量你目前的營養素攝取量。AI 的指定意味著科學家必須進一步研究才能制定更精確的建議量。
EER	估計的能量需要量。用來估計特定身高、體重、性別和運動量的人群之平均卡路里需求。
UL	上限攝取量。用來評量營養素長期攝取的每日最高量，此量對幾乎所有人 (97% 到 98%) 都不致引起反效果。這個數值指的是長期攝取量，它的制定是為了保護一般健康人群中十分敏感的人。如果攝取量超過此一標準，副作用的風險就會增加。
DV	每日參考值。比較某種食物的營養素含量與人體需求的粗略指南。一般說來，食品標示上的參考值是針對 4 歲到成年期。它根據的是 2000 大卡飲食。卡路里攝取量增加時，有些基準值也會稍微增加。

上限攝取量 (UL)

一些維生素和礦物質已經有了上限攝取量 (UL)，這是特定營養素長期攝取不致引起反效果的最高攝取量。日復一日超過 UL 會升高中毒的風險，例如吃許多營養強化食品，或服用過大劑量的維生素或礦物質補充劑。

每日參考值

參考值 (Daily Value, DV) 跟日常生活比較有關，這是食品標示通用的基準，應用於 4 歲到成年男女，根據的是 2000 大卡的飲食。參考值大多採用各年齡和性別層的 (或接近) 最高 RDA 值或相關營養素標準。其他脂肪和膽固醇的參考值代表最大限量，而非目標。參考值讓消費者能比對食品含量與最佳攝取量或限量。

圖 1-7 顯示膳食營養素參考攝取量各項標準的相互關係以及它們涵蓋人群的百分比。攝取量在 RDA 和 UL 之間時，營養素缺乏或產生反效果的風險幾近於零。UL 是攝取

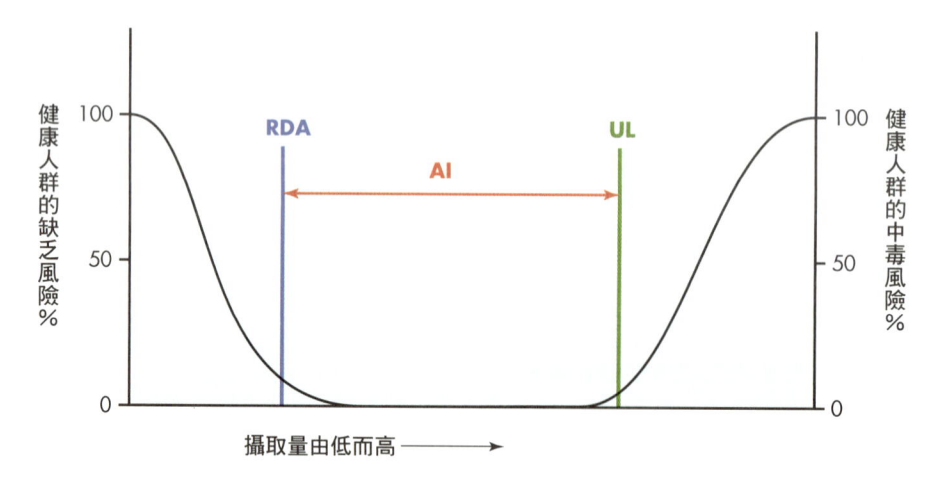

營養標示	
一人份 1 個甜甜圈 (52 公克)	
每包含 12 份	
一人份含量	
熱量大卡 200	**脂肪熱量大卡 100**
	% 參考值*
脂肪 12 公克	18%
飽和脂肪 3 公克	15%
反式脂肪 4 公克	
膽固醇 5 毫克	1%
鈉 95 毫克	4%
總碳水化合物 22 公克	7%
膳食纖維 <1 公克	1%
糖 10 公克	
蛋白質 2 公克	
維生素 A　0%　•　維生素 C　2%	
鈣　6%　•　鐵　4%	
*% 參考值是根據 2000 大卡飲食計算	

參考值是應用於營養標示牌上的營養素基準。每種營養素的 % 參考值是根據 2000 大卡飲食計算。

建議攝取量 (RDA)：能夠滿足生命期特定階段和性別的幾乎全部健康人口 (97% 到 98%) 需要的營養素攝取量。追求營養時以此攝取量為目標。

足夠攝取量 (AI)：針對某健康人群的營養素攝取量，以觀察或實驗方法估算出來的標準；沒有 RDA 時以此代之。追求營養時以此攝取量為目標。

上限攝取量 (UL)：營養素的最高攝取量，對幾乎所有的人都不致引起反效果。攝取量超過此一上限，反效果的風險隨之增加。

圖 1-7 本圖顯示膳食營養素參考攝取量 (DRI) 各項標準的相互關係以及它們涵蓋人群的百分比。攝取量在 RDA 和 UL 之間時，營養素缺乏或產生反效果的風險幾近於零。因此 UL 是營養素攝取量的上限，此標準對大多數人的反效果風險很低。超過 UL 時，出現反效果的風險就開始上升。有些營養素訂有 AI 而非 RDA。食品營養委員會聲明，營養素攝取量高於 RDA 或 AI 並沒有健康效益。

量的上限,對大多數人的反效果風險很低。超過 UL 時反效果的風險會上升。有些營養素訂有 AI 而非 RDA。食品營養委員會聲明,營養素攝取量高於 RDA 或 AI 並沒有更多健康效益。

1.9 台灣的飲食指南與膳食營養素參考攝取量

「每日飲食指南」針對的是健康飲食的食物分類和組合。台灣最新版的「每日飲食指南」在 2011 年發布,其目標是達到 70% 膳食營養素參考攝取量,而能預防營養素缺乏,同時將降低心臟血管代謝疾病及癌症風險列入考量。利用扇型的示意圖,表示六大類食物用量的相對多寡,並且加入運動和攝取水分的概念,另外還增加配合每日能量需求的計量組合建議 (圖 1-8)。因此,在均衡飲食的基礎原則上,增加應用的彈性,讓個人依照實際的需求來組合健康的飲食。

主要的飲食建議包括:

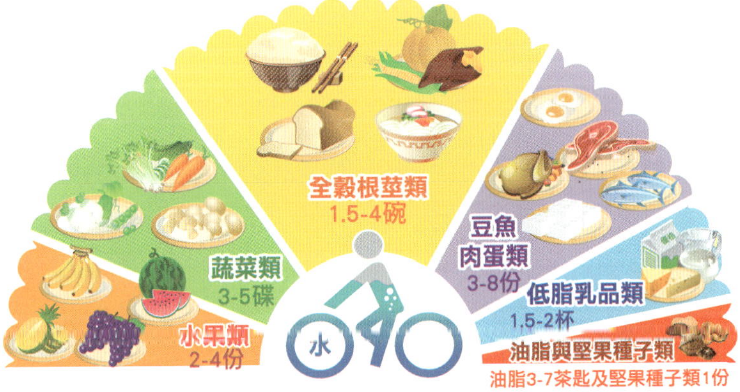

依熱量需求,查出自己的六大類飲食建議份數

	1200 大卡	1500 大卡	1800 大卡	2000 大卡	2200 大卡	2500 大卡	2700 大卡
全穀根莖類(碗)	1.5	2.5	3	3	3.5	4	4
全穀根莖類(未精製)(碗)	1	1	1	1	1.5	1.5	1.5
全穀根莖類(其它)(碗)	0.5	1.5	2	2	2	2.5	2.5
豆魚肉蛋類(份)	3	4	5	6	6	7	8
低脂乳品類(杯)	1.5	1.5	1.5	1.5	1.5	1.5	2
水果類(份)	2	2	2	3	3.5	4	4
油脂與堅果種子類(份)	4	4	5	6	6	7	8

圖 1-8 台灣 2011 年版每日飲食指南,除了食物分類之外,並提供 7 組每日能量需求所對應的食物組合

資料來源:參見參考資料 6

1. 合宜的三大能量營養素比率 (蛋白質 10~20%、脂質 20~30%、碳水化合物 50~60%)。
2. 六大類食物中強調全穀類、低脂乳品類並於油脂類中增加堅果種子，蛋白質類食品以植物性和海產來源優先；由此可知均衡不是平均分配。
3. 提供七組每日能量需求，最少是 1200 大卡，最多是 2700 大卡。

　　必須提醒的是，針對個人飲食設計的建議是依照能量來區分，而不是僵化地依照性別與年齡分組，這是切合實際的策略。試想一位每天有慢跑習慣的年輕女性，每日所需能量大約 1900~2100 大卡，而活動量低的靜態生活男性只需 1800~2100 大卡 (表 1-9)。

　　《膳食營養素參考攝取量》針對的是人體的營養素需求和飲食的供應量，用來作為飲食指南與飲食設計的營養標準。台灣最新版是 2011 年的第七修訂版，其內容大綱與美國 DRI 系列相似。各項營養素的標準如下：

1. RDA：蛋白質，維生素有 A、C、B_1、B_2、B_6、B_{12}、菸鹼素、葉酸，礦物質有鎂、鐵、碘、硒。
2. AI：維生素有 D、E、K、膽素、生物素、泛酸，礦物質有鈣、磷、鋅、氟。
3. UL：維生素有 A、D、E、C、B_6、菸鹼素、葉酸、膽素，礦物質有鈣、磷、鎂、鐵、鋅、碘、硒、氟。

華文個人化飲食管理工具：營養九九資訊網 (http://inyoung99.cloud.ntu.edu.tw/)

　　台灣的這個平台與美國的「SuperTracker」有相似的功能，開放給民眾免費利用。平台的資料庫擁有台灣地區食品營養成分資料庫所有食材資料約 3,000 項，華人食譜資料超過 10,000 筆；營養素涵蓋三大能量營養素、脂肪酸、膽固醇、水溶性與油溶性維生素，

◆ 表 1-9　台灣男女性成人依活動量分級的每日能量需求

男性	依活動量分級的每日能量需求（大卡）			
年齡（歲）	低	稍低	適度	高
19-30	1850	2150	2400	2700
31-50	1800	2100	2400	2650
51-70	1700	1950	2250	2500
71~	1650	1900	2150	
女性	依活動量分級的每日能量需求（大卡）			
年齡（歲）	低	稍低	適度	高
19-30	1450	1650	1900	2100
31-50	1450	1650	1900	2100
51-70	1400	1600	1800	2000
71~	1300	1500	1700	

資料來源：參見參考資料 7

以及巨量和微量礦物質等，超過 50 多種；所有資料均經過專業檢核之後才收錄 (如圖 1-9)。

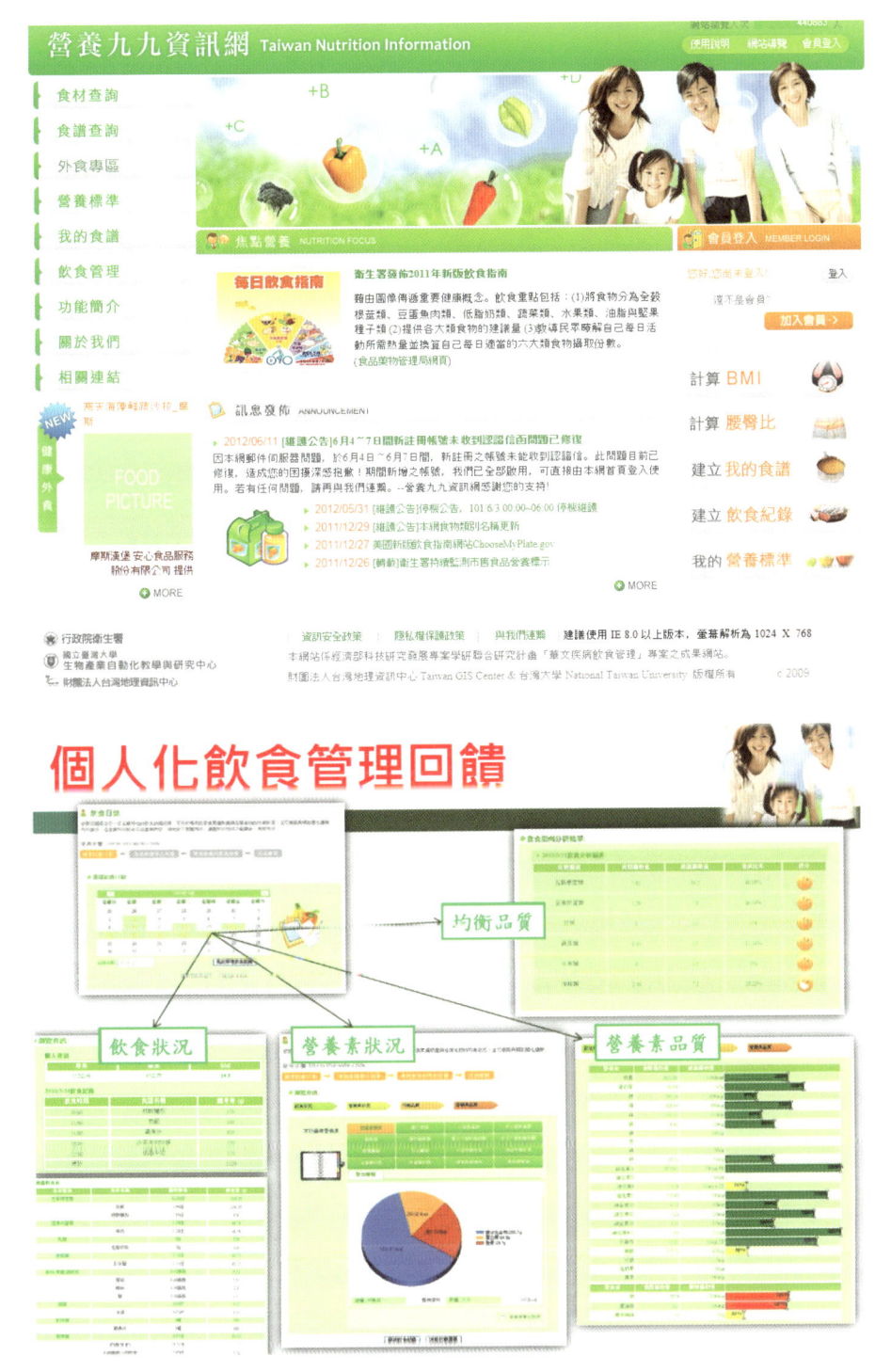

圖 1-9 華文個人化飲食管理工具
資料來源：參見參考資料 8

平台提供三大功能：

1. 營養資訊查詢：食物與食譜的各種營養素含量，有重量和居家單位，最獨特的是具有營養密度計算、查詢與排序功能，可以在相同的熱量之下，提出營養素含量較高的食物建議。
2. 個人化營養標準和運算：包括 BMI、腰圍、國人膳食營養素參考攝取量、台灣飲食指南等飲食設計，都可以按照性別、年齡、活動量程度與生命期階段而查詢。
3. 個人化飲食管理：依照個人資料設計飲食、執行每日飲食與營養攝取之分析回饋；飲食紀錄的保留和追蹤可長達一年，並提供圖像化回饋，包括飲食品質、營養品質、均衡品質，還有長期食物類別與營養素攝取的變化曲線。

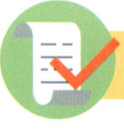

知識檢查站（解答在下方）

1. 促使我們進食的主要心理驅力，而且受到許多外在的食物選擇機制所影響。這種驅力稱為
   a. 飢餓　　b. 胃口　　c. 飽足感　　d. 餵食
2. 能量營養素包括
   a. 維生素、礦物質和水
   b. 碳水化合物、蛋白質和脂肪
   c. 微量礦物質和脂溶性維生素
   d. 鐵、維生素 C 和鉀
3. 必需營養素
   a. 必須每餐都攝取
   b. 嬰兒需要但成人不需要
   c. 人體有需要時可自行合成
   d. 人體無法自行合成而必須攝取以維持健康
4. 糖、澱粉、纖維質等都是
   a. 蛋白質類　　　　c. 碳水化合物類
   b. 維生素類　　　　d. 礦物質類
5. 哪一類營養素對調控身體功能至為必要？
   a. 維生素類　　　　c. 礦物質類
   b. 碳水化合物類　　d. a 和 c
6. 一大卡是
   a. 熱能的量
   b. 食物所含脂肪的量
   c. 加熱器
   d. 描述食物所含糖和脂肪量的專有名詞
7. 食物含有 10 公克脂肪能產生的大卡數是
   a. 40　　b. 70　　c. 90　　d. 120
8. 如果你某天吃了 300 公克碳水化合物，共攝取 2400 大卡，那麼碳水化合物提供總能量的百分比 % 是
   a. 12.5　　b. 30　　c. 50　　d. 60
9. 體位測量包括：
   a. 身高、體重、皮脂厚度和體圍
   b. 血液營養素濃度
   c. 以前的飲食記錄
   d. 血中的酵素活性
10. 高營養素密度的食物提供_____營養素和_____卡路里
    a. 最少，最少　　c. 最多，最少
    b. 最少，最多　　d. 最多，最多
11. 每日參考值 (DV) 是應用在
    a. 餐廳菜單　　　c. 醫學圖表
    b. 食品標示　　　d. 以上皆非
12. 上限攝取量是用來
    a. 估算一般人的卡路里需求
    b. 評估不致影響健康的營養素每日最高攝取量
    c. 評估你目前特定營養素的攝取量

d. 比較食物的營養素含量與人體需求 　　b. 蛋白質缺乏　　　d. 缺鐵

13. 在工業化國家如美國，最常見的營養不足是

a. 厭食症　　　　c. 肥胖

解答：1.b, 2.b, 3.d, 4.c, 5.d, 6.a, 7.c, 8.c, 9.a, 10.c, 11.b, 12.b, 13.d

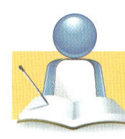

參考資料

1. 台灣衛生福利部 (2015) 中華民國 104 年版衛生福利年報。
2. 台灣衛生福利部 (2014) 中華民國 103 年版衛生福利年報。
3. 台灣衛生福利部 (2015) 103 年國人死因統計結果分析。
4. 台灣衛生福利部 (2016) 中華民國 104 年國人死因統計結果。
5. 國民健康署 (2015) 2012 年癌症登記報告。
6. 衛生署食品藥物管理局 (2011) 每日飲食指南。台灣。
7. 衛生署食品藥物管理局 (2011) 國人膳食營養素參考攝取量及其說明第七版。
8. 營養九九資訊網 http://inyoung99.cloud.ntu.edu.tw/

Chapter 2　消化吸收

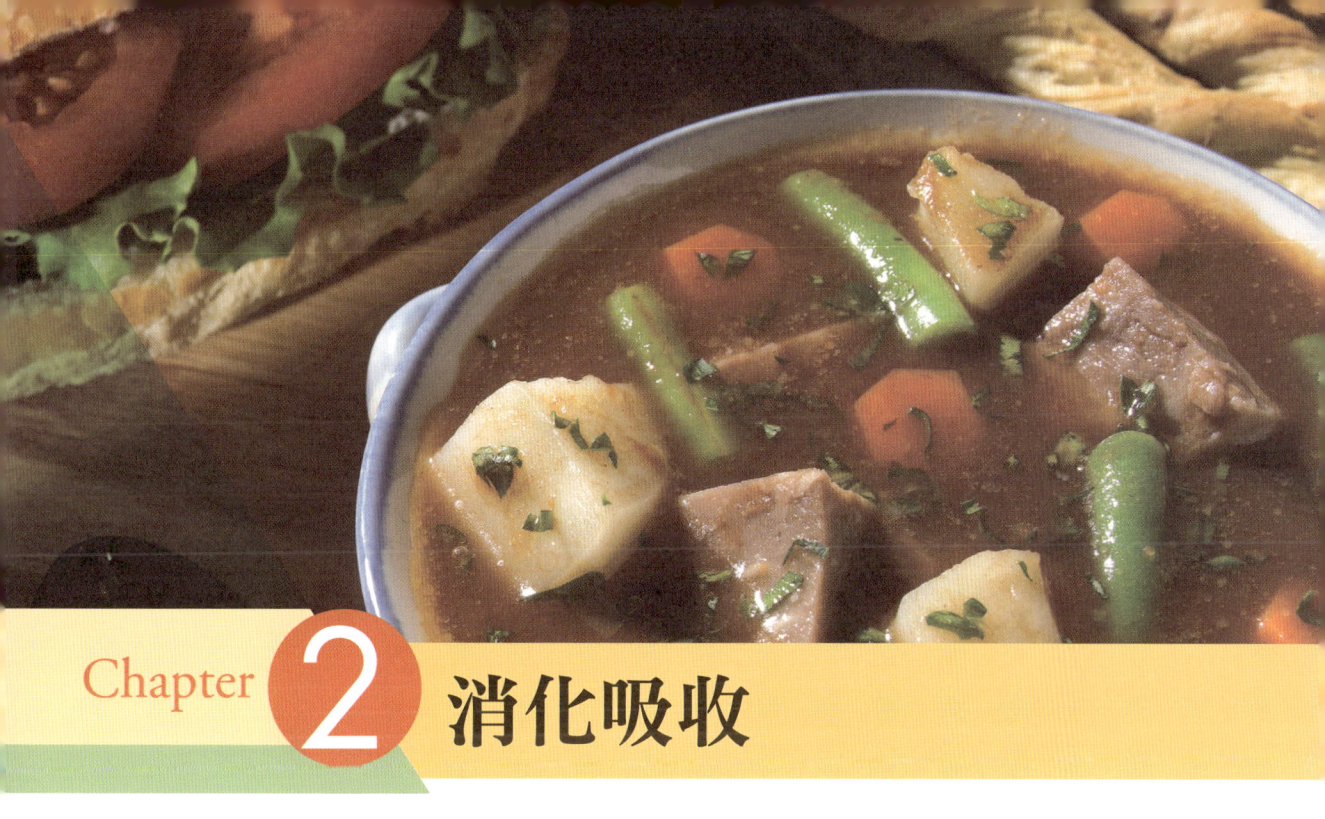

2.1　營養在生理學上的角色

　　人體的日常機能需要高度結構化的器官系統協調合作，這些器官系統是由數兆的細胞構成。每個細胞內不斷進行化學程序 (反應)，製造新物質並分解舊物質以達到平衡，例如骨骼不斷形成和分解。這種新陳代謝不斷需要能量，取自飲食中的碳水化合物、脂肪和/或蛋白質。細胞還需要水，也要蛋白質和礦物質等建構材料，還有化學調節成分如維生素，幾乎所有細胞都需要穩定的氧氣供應。這些物質使人體細胞發揮正常的功能。

　　本章涵蓋細胞和主要器官系統的解剖學與生理學，特別是與營養相關的系統。這些系統特別受到 45 種以上必需營養素的影響。

2.2　細胞：結構、功能和代謝作用

　　細胞是生命的基本結構與功能單位。體內有執行特定功能的各種特化細胞，全數來自已有的細胞。體內細胞共同的特性是細胞膜和執行特定功能的**胞器** (organelles)(圖 2-1)。胞器至少有 15 種，與營養相關的有 6 種。代謝作用是細胞內發生的化學反應。

細胞膜 (cell/plasma membrane) 是細胞的邊界，包住細胞的內容物 (細胞質與胞器)，並調控物質出入細胞的流量與方向，也傳遞細胞間的訊息。

細胞質 (cytoplasm) 是細胞內的液體物質和胞器的總稱，但不包括細胞核。

粒線體 (mitochondria) 是細胞的「發電廠」，負責將能量營養素 (碳水化合物、蛋白質、脂肪) 的能量轉化成能量分子。這是**有氧** (aerobic) **代謝**，會利用氧氣、水、酵素和一些維

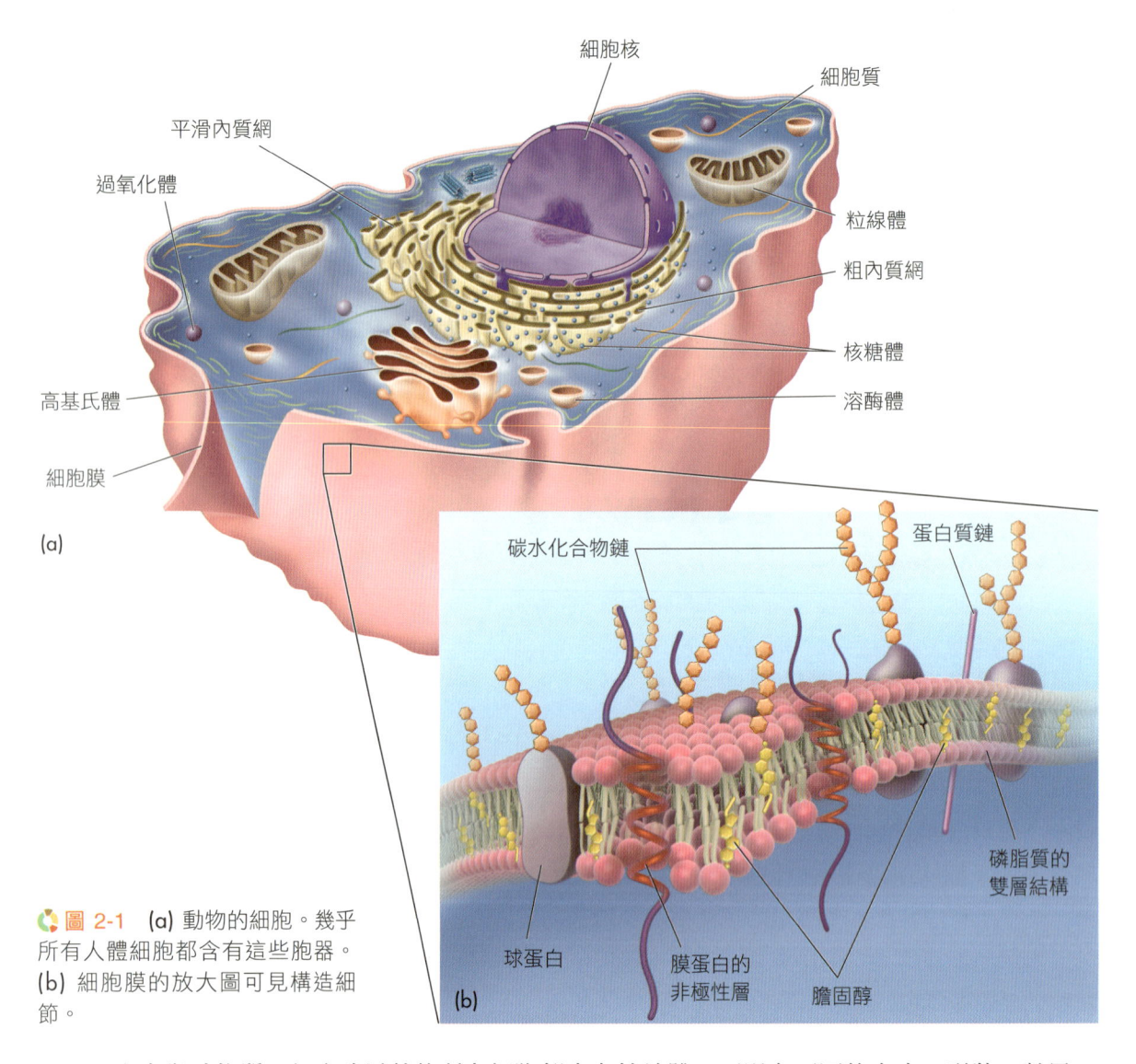

○ 圖 2-1 (a) 動物的細胞。幾乎所有人體細胞都含有這些胞器。(b) 細胞膜的放大圖可見構造細節。

生素與礦物質。紅血球以外的所有細胞都含有粒線體，不過有不同的大小、形狀、數目。

細胞核 (cell nucleus) 的邊界是雙層核膜，其內含有遺傳物質，控制細胞內的活動。遺傳物質是許多**染色體** (chromosome)，其成分有**去氧核糖核酸** (deoxyribonucleic acid, DNA) 所構成的許多**基因** (gene)。DNA 是「密碼簿」，含有製造細胞所需物質的指令。細胞核內的基因密碼要藉由「傳訊者」分子**核糖核酸** (ribonucleic acid, RNA) 把資訊傳給其他胞器。

內質網 (endoplasmic reticulum, ER) 是細胞核外核膜延伸的管狀網絡，分為粗糙和平滑兩種。粗糙內質網上有核糖體，是合成蛋白質的場所。平滑內質網的功能包括脂質合成、解毒作用以及細胞內鈣的儲存和釋出。

高基氏體 (Golgi complex) 為細胞質中的**分泌小囊** (secretory vesicles)，負責包裝蛋白質，以供胞內利用或分泌到胞外。

溶酶體 (lysosome) 是細胞的消化系統，小囊中有酵素可分解外來物質，也分解老化或破損的細胞元件。有些免疫細胞含有大量溶酶體。

過氧化體 (peroxisomes) 含有消除化學毒物的解毒酵素群，因酵素反應的產物有過氧化氫 (H_2O_2) 而得名。過氧化體中有「過氧化氫酶/觸媒」，分解過氧化氫以免積聚過量而損傷細胞。此胞器可代謝酒精而產能。

細胞代謝 (metabolism) 是指維持生命所需而進行的所有化學反應的集合，包括細胞內全系列的化學步驟。細胞代謝釋放並利用食物中的能量，利用原料物質合成新物質，並可排泄廢物。人體內有兩大代謝反應：合成代謝可結合不同的分子，因而需要能量；分解代謝把分子拆解，因而釋出能量。細胞最終會利用這些反應，把食物能量轉變成高能化合物**三磷酸腺苷** (adenosine triphosphate, ATP) 分子內的能量。

2.3 人體系統

系統內的器官可以同時服務其他系統；例如消化系統也能防止病原體侵入，也屬免疫系統。許多器官都具有這種多重角色 (圖 2-2)。

心血管系統與淋巴系統

這兩個獨立的系統將體液循環全身：**心血管系統** (cardiovascular system) 和**淋巴系統** (lymphatic system)，可合稱為「循環系統」，但元件和功能不同。心血管系統由心臟和血管構成，淋巴系統由淋巴管和淋巴組織構成。血液在心血管系統中流動，**淋巴液** (lymph) 在淋巴系統中流動。

心血管系統在體內和外在環境之間促進氧氣、營養素、廢物的交換；還能運送荷爾蒙，維持體溫恆定，協助免疫系統傳送白血球到全身對抗病原體。

消化道的肝門靜脈循環。進食吸收的水溶性營養素大部分進入**肝門循環** (hepatic portal circulation)。這是一種特殊的循環，路徑先從腸微血管進入靜脈，最後注入很大的**肝門靜脈** (hepatic portal vein)，把血液先帶到肝臟，以處理吸收的營養素，然後再進入血液循環回到心臟。

泌尿系統

泌尿系統 (urinary system) 由兩個腎臟構成。腎臟由輸尿管 (ureter) 連接到膀胱，膀胱藉**尿道** (urethra) 排空。腎臟的主要功能是移除體內的代謝廢物，不停地過濾血液以控制血液成分。腎臟過濾後形成尿液，含有水分、溶解的代謝廢物如**尿素** (urea) 以及過量的和無用的水溶性維生素與礦物質。

腎臟和肺一起維持血液的酸鹼平衡 (pH)，也活化維生素 D 成荷爾蒙，並製造刺激紅

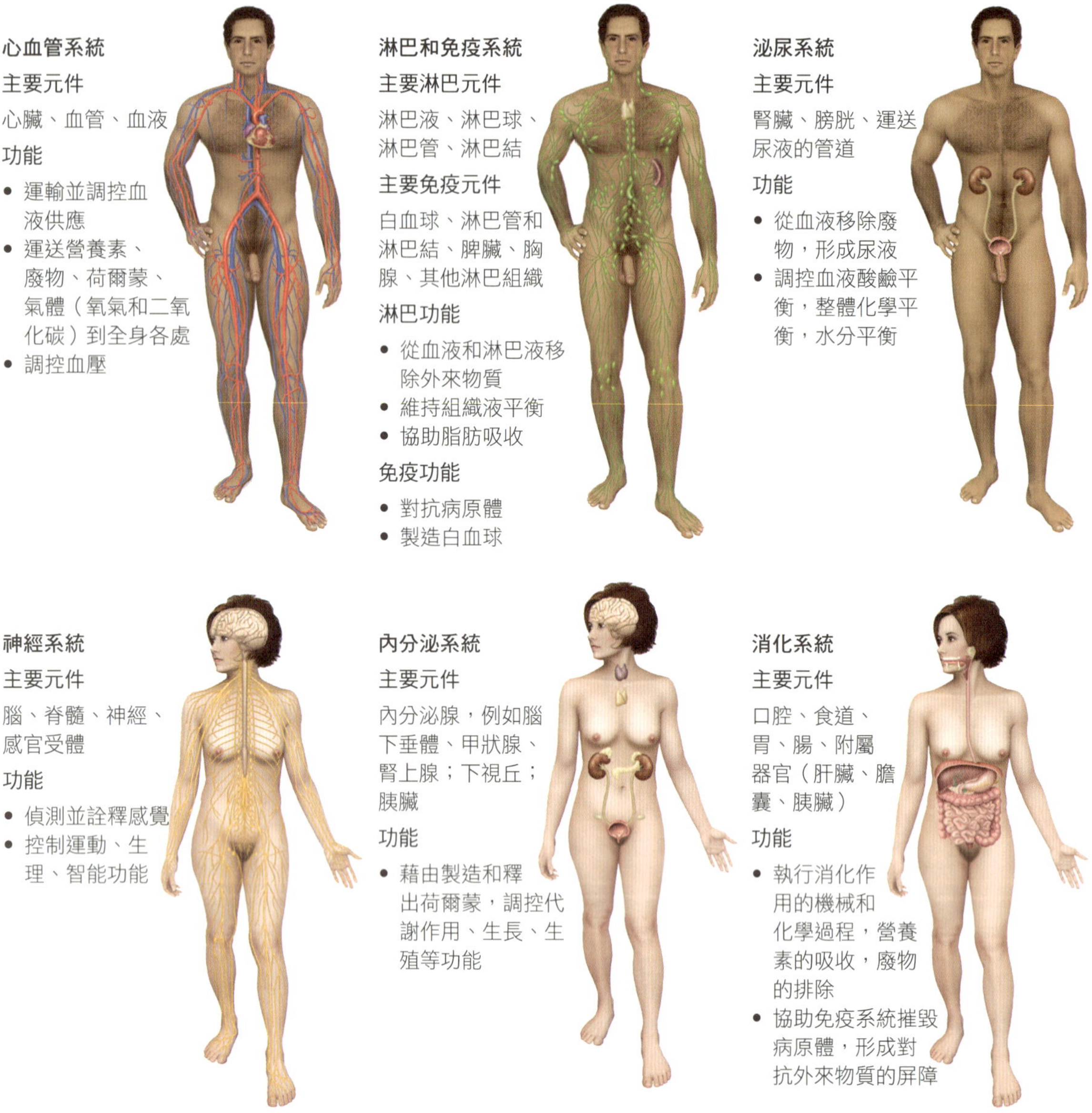

心血管系統
主要元件
心臟、血管、血液
功能
- 運輸並調控血液供應
- 運送營養素、廢物、荷爾蒙、氣體（氧氣和二氧化碳）到全身各處
- 調控血壓

淋巴和免疫系統
主要淋巴元件
淋巴液、淋巴球、淋巴管、淋巴結
主要免疫元件
白血球、淋巴管和淋巴結、脾臟、胸腺、其他淋巴組織
淋巴功能
- 從血液和淋巴液移除外來物質
- 維持組織液平衡
- 協助脂肪吸收
免疫功能
- 對抗病原體
- 製造白血球

泌尿系統
主要元件
腎臟、膀胱、運送尿液的管道
功能
- 從血液移除廢物，形成尿液
- 調控血液酸鹼平衡，整體化學平衡，水分平衡

神經系統
主要元件
腦、脊髓、神經、感官受體
功能
- 偵測並詮釋感覺
- 控制運動、生理、智能功能

內分泌系統
主要元件
內分泌腺，例如腦下垂體、甲狀腺、腎上腺；下視丘；胰臟
功能
- 藉由製造和釋出荷爾蒙，調控代謝作用、生長、生殖等功能

消化系統
主要元件
口腔、食道、胃、腸、附屬器官（肝臟、膽囊、胰臟）
功能
- 執行消化作用的機械和化學過程，營養素的吸收，廢物的排除
- 協助免疫系統摧毀病原體，形成對抗外來物質的屏障

圖 2-2　人體的器官系統。

血球合成的荷爾蒙**紅血球生成素** (erythropoietin)。禁食時腎臟可由胺基酸合成葡萄糖。腎臟有許多營養相關的重要功能，是不可或缺的器官。

　　腎臟功能與心血管系統的健康密切相關，負責維持適當血壓和攝取足夠的水分。控制不良的糖尿病、高血壓、藥物濫用都會傷害腎臟。

神經系統

　　神經系統 (nervous system) 是大部分人體機能的控制系統，可偵測各種器官和外在環境發生的變化，並採取措施以維持體內的恆定性。神經系統的基本結構和功能單位是**神經**

Chapter 2 消化吸收

皮毛系統
主要元件
皮膚、毛髮、指甲、汗腺
功能
- 保護人體
- 調控體溫
- 防止水分喪失製造維生素 D

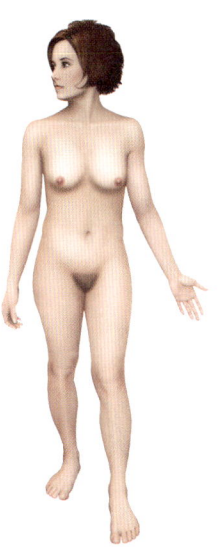

骨骼系統
主要元件
骨骼、軟骨、韌帶、關節
功能
- 保護器官
- 支撐體重
- 運動
- 製造骨骼細胞
- 儲存礦物質

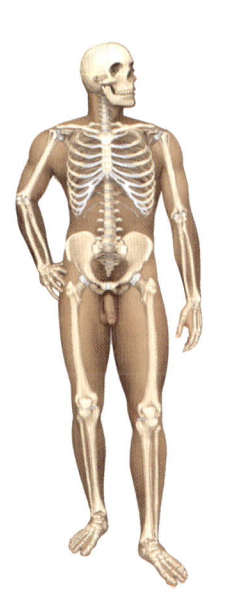

肌肉系統
主要元件
平滑肌、心肌、骨骼肌
功能
- 產生運動、心跳、體溫
- 在消化道中推進食物
- 維持姿勢

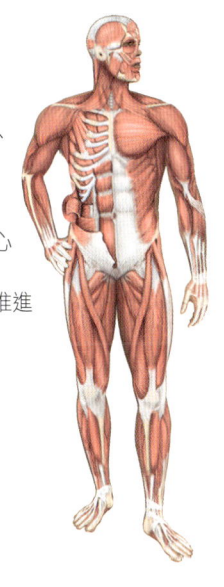

呼吸系統
主要元件
肺和呼吸道
功能
- 在血液和空氣之間交換氣體（氧和二氧化碳）
- 調控血液酸鹼平衡

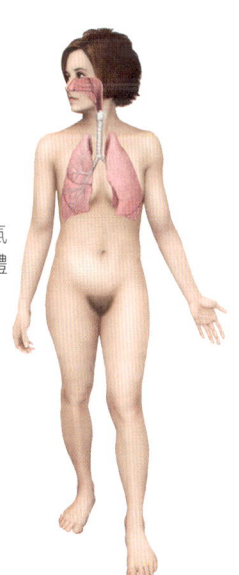

生殖系統
主要元件
性腺（卵巢和睪丸）、生殖器、乳房
功能
- 執行性成熟和生殖過程
- 影響性功能和性行為
- 製造母乳，以哺餵嬰兒

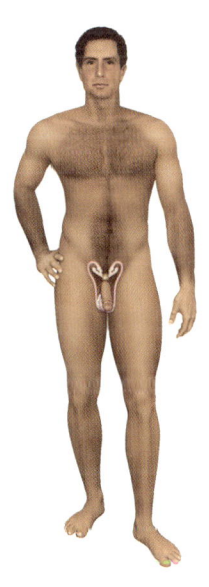

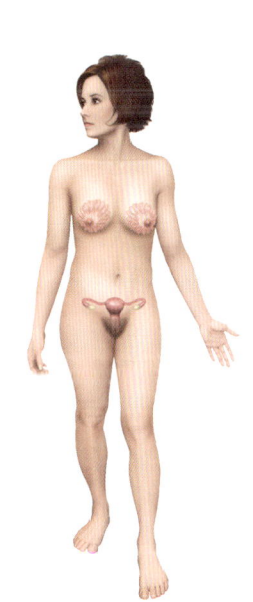

元 (neuron)，可對電和化學訊號產生反應，傳導神經衝動，並釋出化學調節素。

神經系統透過各種分支發出訊號，訊號的傳輸是透過神經元中兩種營養素濃度的改變：鈉和鉀。當訊號必須跨越不同神經元之間的空隙 (**突觸**，synapse) 時，電訊號就轉成化學訊號，稱為**神經傳導素** (neurotransmitter)(圖 2-3)。神經傳導素通常由營養素合成，例如色胺酸合成成血清素，酪胺酸合成**正腎上腺素** (norepinehprine) 和**腎上腺素** (epinephrine)。

神經系統也會用到其他營養素，例如神經元釋出神經傳導素時需要鈣。**鞘磷脂** (myelin) 是神經元的絕緣材料，其合成需維生素 B_{12}。葡萄糖是腦的主要燃料，必須持續

29

🟢 圖 2-3　訊息藉著神經傳導素從神經元傳送到另一個神經元或細胞。(a) 含有神經傳導素的分泌小囊與神經元的細胞膜融合，並釋出神經傳導素進入突觸。(b) 放大圖顯示神經傳導素與鄰近的神經元 (或細胞) 上的受體結合。如此一來，訊息就從神經元傳遞到另一神經元，或是接收訊息而執行動作的細胞。

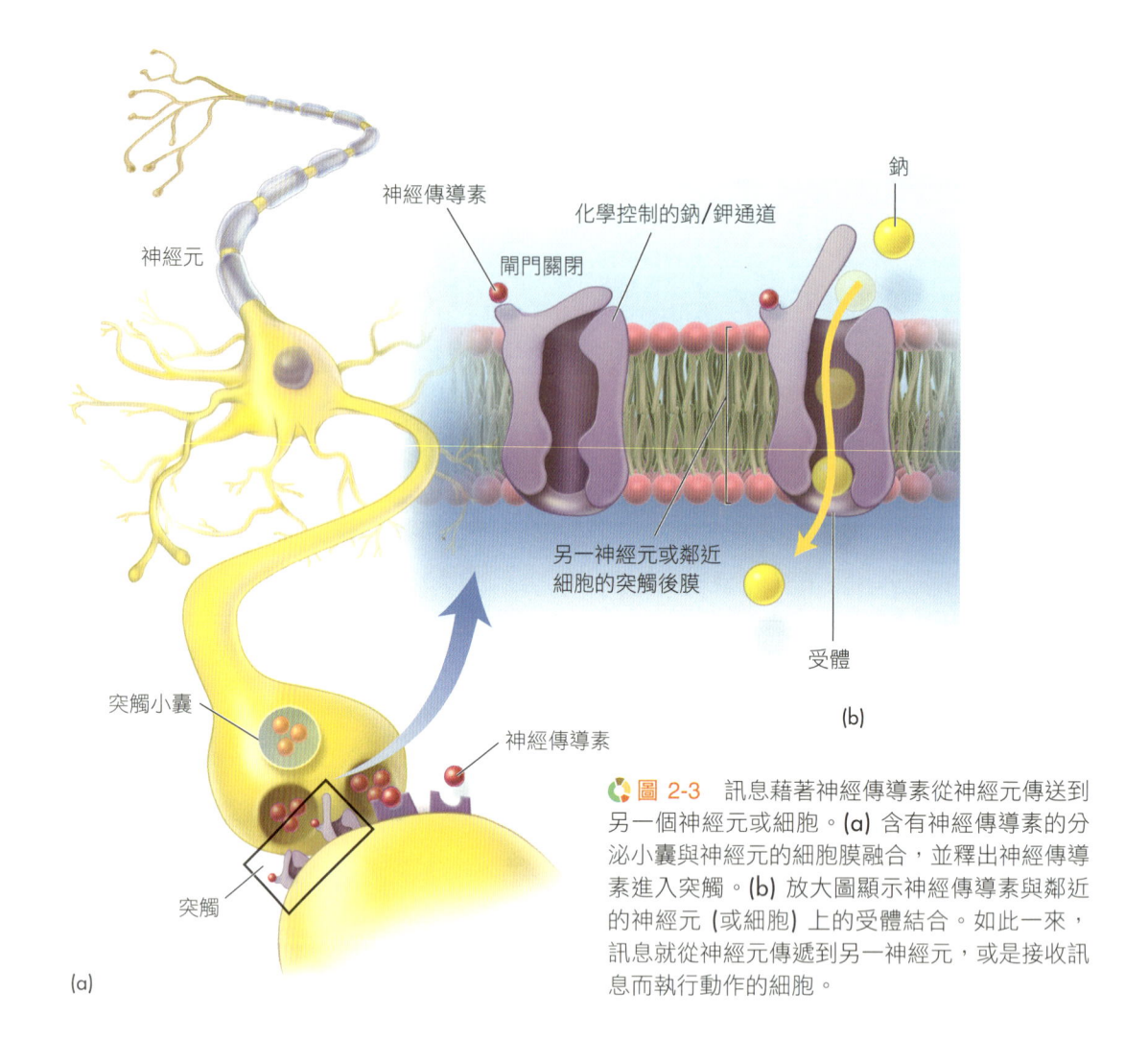

供應。

內分泌系統

內分泌系統 (endocrine system) 藉**內分泌腺** (endocrine gland) 製造和釋出荷爾蒙，參與代謝、生殖、水分平衡等重要功能 (表 2-1)。荷爾蒙是調節性化合物，由特定細胞合成，進入血液到目標細胞。有些化合物需經化學變化才能成為活性荷爾蒙，例如維生素 D 由皮膚合成或來自食物，要在肝臟和腎臟進行化學變化而成為荷爾蒙。

胰島素 (insulin) 是胰臟合成和釋出的荷爾蒙，控制血糖濃度 (圖 2-4)。餐後血糖上升時，胰島素大量生成並釋入血中，到達肌肉、脂肪組織和肝細胞作用。胰島素的功能有：讓血中葡萄糖進入肌肉和脂肪細胞，在肝細胞內刺激葡萄糖合成肝醣，使肝醣的存量增加。血糖降低後，胰島素合成減少。其他荷爾蒙如腎上腺素、正腎上腺素、升糖素、生長激素等有相反的影響，透過各種作用讓血糖上升 (表 2-1)。**甲狀腺素** (thyroid hormones) 由

◆ 表 2-1　內分泌系統中與營養相關的荷爾蒙

荷爾蒙	腺體/器官	目標	作用	營養角色
胰島素	胰臟	脂肪組織、肌肉、肝細胞	降低血糖	細胞擷取和儲存葡萄糖、脂肪、胺基酸
升糖素	胰臟	肝臟	升高血糖	肝臟釋出葡萄糖，脂肪組織釋出脂肪
腎上腺素，正腎上腺素	腎上腺	心臟、血管、腦、肺	升高代謝速率和血糖	釋出葡萄糖和脂肪進入血液
生長激素	腦下垂體	大部分細胞	促進細胞擷取胺基酸，升高血糖	促進蛋白質合成和生長，促進脂肪作為能源
甲狀腺素	甲狀腺	大部分器官	促進耗氧，生長，腦部發育	蛋白質合成，升高代謝率

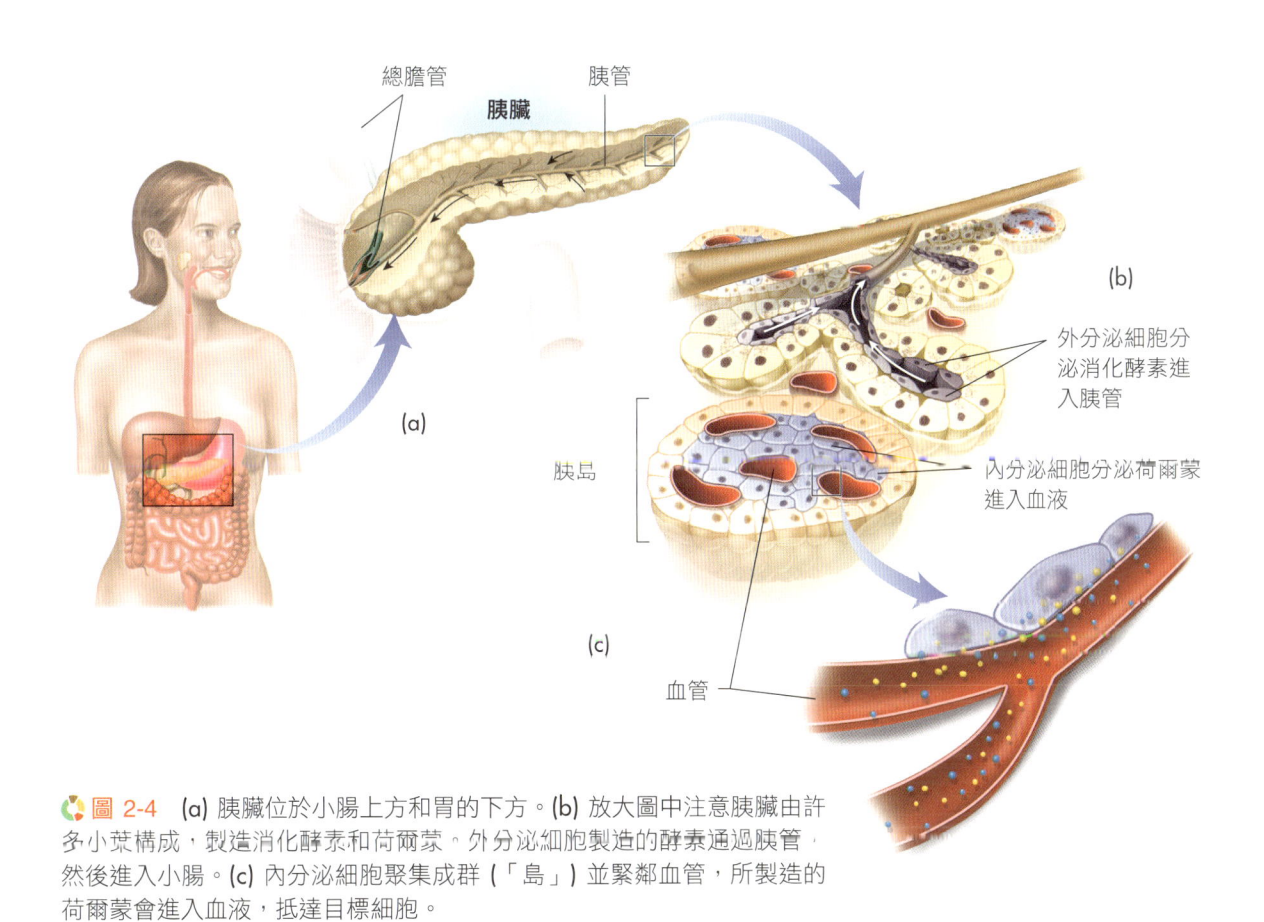

◎ 圖 2-4　(a) 胰臟位於小腸上方和胃的下方。(b) 放大圖中注意胰臟由許多小葉構成，製造消化酵素和荷爾蒙。外分泌細胞製造的酵素通過胰管，然後進入小腸。(c) 內分泌細胞聚集成群（「島」）並緊鄰血管，所製造的荷爾蒙會進入血液，抵達目標細胞。

甲狀腺合成和釋出，協助控制人體的代謝速率。其他荷爾蒙在調控消化過程中特別重要。

　　細胞須有正確專屬的**受體** (receptor) 蛋白質，才能回應特定的荷爾蒙訊息。兩者結合的位置通常在細胞膜上。有些荷爾蒙能通過細胞膜，與細胞內的受體結合。

免疫系統

　　免疫系統最能顯示營養狀況與器官系統功能的相互關係。開發中國家因營養不良而傳染病橫行。皮膚和腸細胞與免疫系統的細胞和組織協力，合作對抗感染。

　　天生的免疫功能有對抗感染的物理和化學屏障、發炎反應、**白血球** (white blood cells) 對微生物的**吞噬作用** (phagocytosis)。這些都是**非特異性免疫** (nonspecific immunity)，可對抗入侵人體的任何微生物。皮膚和腸細胞形成完整的屏障以抵擋入侵的微生物，若完整性被破壞，微生物就會入侵而引發疾病。皮膚和腸細胞的分泌物質也能摧毀病原體。

　　細胞和化學物質負責**特異性免疫** (specific immunity)，可辨識並摧毀病原體。白血球會製造**抗體** (antibody)，又稱為**免疫球蛋白** (immunoglobins)，把特定微生物或外來蛋白質 (抗原，antigens) 當作攻擊目標。人體初次接觸抗原後會產生「記憶」，下次偵測到同樣抗原時，會產生更劇烈和迅速的攻擊。

　　免疫系統的細胞更新快速，只需數小時或數天。不停的細胞合成需要穩定的營養素供應，包括蛋白質、必需脂肪酸、鐵、銅、鋅、維生素 A、C、D 和一些 B 群維生素。

消化系統

　　食物和飲料大都必須經過**消化系統** (digestive system) 的作用，才能提供可利用的營養素。**消化作用** (digestion) 和**吸收作用** (absorption) 的過程發生在長管狀的**消化道** (gastrointestinal tract)(圖 2-5)。長管的兩頭開口分別是口腔和肛門，內部的空間是內腔 (lumen)。食物中的營養素必須從內腔穿越消化道的細胞內襯，才能吸收進入血液。消化道的器官加上鄰近附屬器官，統稱為消化系統。

　　消化系統的食物分解有機械和化學兩種方式。咀嚼食物啟動了機械性消化作用，肌肉收縮同時混合並推進食物通過消化道的過程稱為**能動性** (motility)。

　　化學性消化作用是指食物被酸和消化酵素所分解。酵素是分解關鍵，每種化學反應都有專屬的酵素；分解蔗糖的酵素並不分解乳糖。酵素的作用受對象成分、酸鹼條件、溫度以及參與其中的維生素和礦物質所控制。消化器官能針對食物的營養組成和份量而調整消化酵素的製造，各種酵素合作把攝取的食物分解成可吸收的營養素。

　　食物沿著消化道前進時，營養素被吸收而廢物到大腸。大腸細菌會製造一些可吸收的維生素 K 和生物。消化作用的最後步驟是排出廢物。

　　大部分的消化和吸收過程是無意識的動作，受自主神經、內分泌系統的荷爾蒙，以及類荷爾蒙化合物的訊號所控制。許多常見的病痛來自消化系統的問題。

　　消化系統有六個獨立的器官 (圖 2-5)，各執行至少一種特定功能。

　　❑ **口** (mouth)　　會執行許多功能，嚼碎食物時也感受滋味。舌頭有味蕾可辨識甜、酸、鹹、苦和**鮮味** (umami)，是主要的味覺。鼻子和嗅覺大幅增加滋味的感受力，咀嚼食物時釋出的化學物質會刺激鼻孔，感冒而鼻子不通時會覺得食物無味。

器官	消化功能
1 口和唾液腺	咀嚼食物 感覺味道 用唾液潤濕食物 用黏液潤滑食物 釋出少量澱粉消化酵素 (澱粉酶) 和脂肪消化酵素 (脂肪酶) 啟動吞嚥反射
2 食道	用黏液潤滑食物 以蠕動的方式把食物推送入胃 (吞嚥)
3 胃	儲存、混合、溶解、並繼續消化食物 用分泌物溶解食物粒子 用酸殺死微生物 釋出蛋白質消化酵素 (胃蛋白酶) 和脂肪消化酵素 (脂肪酶) 用黏液潤滑並保護胃壁 調控食糜排空進入小腸 製造內在因子以促進維生素 B_{12} 的吸收
4 肝臟	製造膽汁以協助脂肪消化和吸收
5 膽囊	儲存、濃縮並釋出膽汁進入小腸
6 胰臟	分泌碳酸氫鈉和酵素，以利碳水化合物 (澱粉酶)、脂肪 (脂肪酶)、蛋白質 (胰蛋白酶和糜蛋白酶) 的消化
7 小腸	混合並推進內容物 用黏液潤滑 利用胰臟 (參見上述) 和小腸細胞 (乳糖酶、蔗糖酶、麥芽糖酶、胜肽酶) 製造的酵素消化和吸收大部分物質
8 大腸	混合並推進內容物 吸收鈉、鉀、水分 提供細菌居所 用黏液潤滑 合成維生素和短鏈脂肪酸 形成糞便
9 直腸	儲存糞便並由肛門排出體外

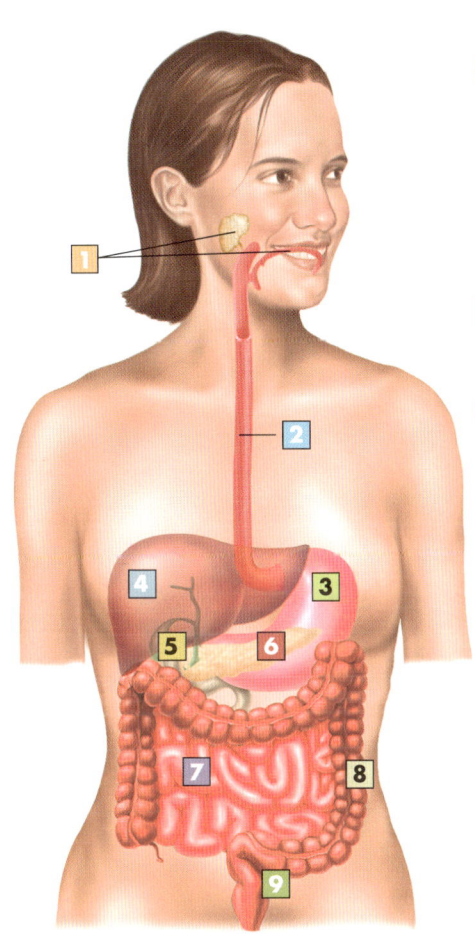

◎ 圖 2-5 消化道生理學。許多器官協同合作將食物營養素加以消化和吸收。部分消化的食物停留在胃 2 到 3 小時 (大餐需要較長時間)。通過小腸需要 3 到 10 小時，其後停留在大腸高達 72 小時。平均說來，一餐的消化和吸收需要兩天左右。食物通過男性消化道通常比女性來得快。

嚐到或渴望食物就可通知消化道的其餘部位準備消化，表 2-2 列出消化作用的重要分泌物和產物。食物一入口就發動機械性和化學性的消化作用。唾液腺製造**唾液** (saliva)，有溶劑作用，讓食物粒子進一步分解和品嚐。唾液有**澱粉酶** (amylase) 和**脂肪酶** (lipase)，還有**黏液** (mucus) 幫助食物容易吞嚥進入食道。

食道 (esophagus) 是連接**喉頭** (pharynx) 和胃的長管通道，沒有消化或吸收作用，也沒

33

▶ 表 2-2　消化道的重要分泌物

分泌	製造場所	目的
唾液	口	• 含有酵素，對澱粉和脂肪的消化有少許幫助 • 潤滑食物以利吞嚥
黏液	口、食道、胃、小腸、大腸	• 保護消化道細胞 • 潤滑食物以利通過消化道
酵素	口、胃、小腸、胰臟	• 促進碳水化合物、脂肪、蛋白質的消化，以利吸收，例如澱粉酶、脂肪酶、蛋白酶 (protease)
酸	胃	• 促進蛋白質吸收 • 摧毀病原體 • 溶解礦物質 • 活化部分酵素
膽汁	肝臟（儲存在膽囊）	• 利用膽酸、膽固醇、卵磷脂使小腸內的脂肪懸浮水中，以利消化
碳酸氫鹽	胰臟、小腸	• 在小腸內中和胃酸
荷爾蒙	胃、小腸、胰臟	• 刺激酸、酵素、膽汁、重碳酸鹽的製造和/或釋出 • 協助調控蠕動和消化道的流程 (例如胃泌素、胰泌素、膽囊收縮素、升糖素)
內在因子	胃	• 促進小腸內維生素 B_{12} 的吸收

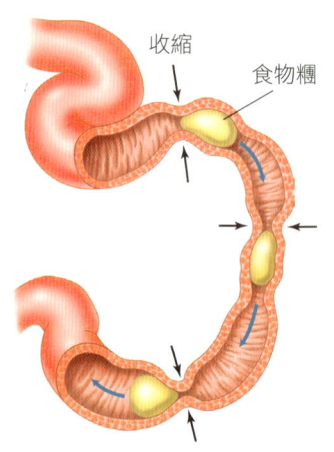

◯ 圖 2-6　蠕動。蠕動是一種連續運動，推動食物沿著消化道前進。開始的時候，在消化道管壁放鬆的部位產生環狀收縮，把食物往前推。前進的食物在下個區域啟動另一個環狀收縮，把食物推得更遠。環狀收縮像波浪一樣沿著消化道前進，把食物往前推。

有酵素。喉頭有封蓋構造，稱為**會厭軟骨** (epiglottis)，防止**食糰** (bolus) 進入氣管。吞嚥的時候，食物落在會厭軟骨上，使它翻下來蓋住氣管的開口，呼吸也自動中止，如此確保食物只進入食道 (圖 2-6)。食道末端有**下食道括約肌** (lower esophageal sphincter)，當食物進入胃後就會封閉，以防止酸性胃內容物逆流。

胃 (stomach)　是個大袋子，可容納約 1 公升的食物數個小時，直到所有食物都進入小腸為止。胃的容量可用手術縮減，這是激進的肥胖治療法。食物在胃內與胃液混合，胃液含有水分、鹽酸、酵素。胃酸破壞蛋白質活性，活化消化酵素，消化部分食物蛋白質，並溶解膳食礦物質以利吸收。胃內的食物為**食糜** (chyme) 狀態，每次約 5 毫升緩緩進入小腸，用餐後到排空進入小腸約需 1 至 4 小時，由胃底的**幽門括約肌** (pyloric sphincter) 控制。胃會吸收一些水分、酒精和極少量營養素。

胃有保護自己不受胃酸和酵素分解的機制。胃壁有厚層黏液隔絕，胃酸和酵素的製造需要特定荷爾蒙胃泌素 (gastrin) 的作用，只在進食或想吃時才會釋出；胃酸濃度增高會使荷爾蒙逐漸關閉其產生。胃負責合成類似蛋白質的**內在因子** (intrinsic factor)，負責維生素 B_{12} 的吸收。

小腸 (small intestine)　的管徑只有 2.5 公分，不過有 3 公尺長 (圖 2-7)，介於胃和大腸之

Chapter 2 消化吸收

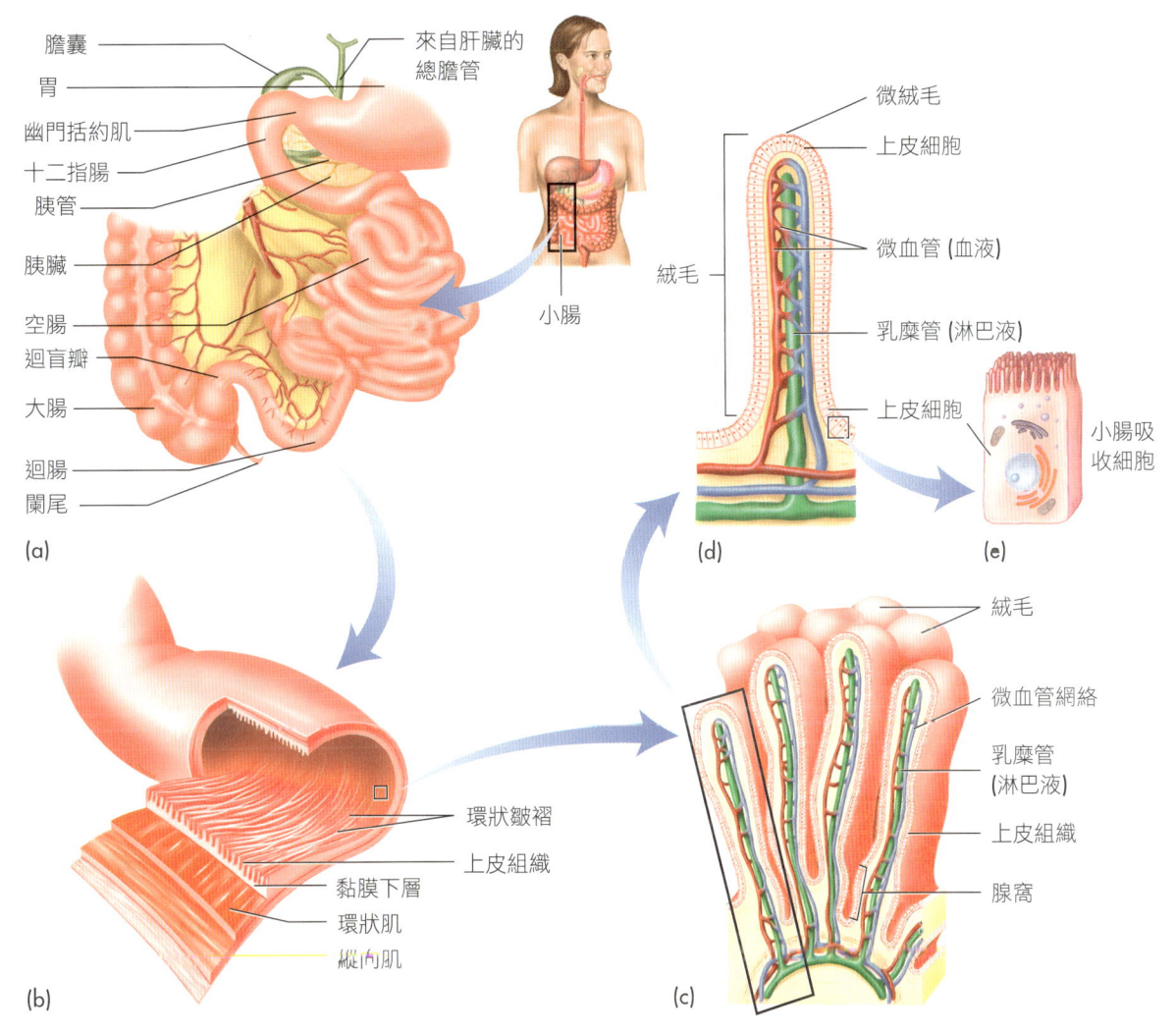

> 圖 2-7　小腸的結構。(a) 小腸分為三段：十二指腸 (25 公分)、空腸 (1.2 公尺) 和迴腸 (1.5 公尺)。(b) 數層肌肉協力合作，混合並推進食糜通過小腸。(c) 高度皺褶的小腸內襯之吸收面積比平滑表面增加達 600 倍之多。(d) 吸收細胞鋪滿絨毛。絨毛內的微血管和乳糜管從吸收細胞運送營養素進入血液和淋巴液。(e) 吸收細胞表面鋪滿微絨毛，使營養素的吸收面積增加到最大極限。

間。小腸分為**十二指腸** (duodenum)(前段 25 公分)，**空腸** (jenunum)(中段 1.2 公尺)，**迴腸** (ileum)(後段 1.5 公尺)，負責大部分的消化和吸收作用。

　　食糜從胃進入小腸前段時酸度很高。小腸沒有黏液保護層，要靠胰臟和小腸細胞分泌碳酸氫鹽以中和胃酸。中性環境也促進小腸消化酵素的活性。小腸的蠕動促進食糜前進，並與消化液充分混合 (參見圖 2-6)。消化液含有許多酵素，分解碳水化合物、蛋白質、脂肪，並預先處理維生素和礦物質以利吸收。

　　小腸有獨特的物理結構。小腸內襯是黏膜層，表面鋪滿皺褶，其上充滿指狀的**絨毛** (villi)，不停擺動以捕捉食物和強化吸收。每根絨毛有許多**吸收細胞** (absorptive cells)，其細胞膜皺褶形成**微絨毛** (microvilli)。絨毛和微絨毛的所有皺褶的總面積是平滑表面的 600

表 2-3　消化道中主要的吸收場所

器官	吸收的主要營養素
胃	酒精 (總量的 20%) 水 (少量)
小腸	鈣、鎂、鐵、其他礦物質 葡萄糖 胺基酸 脂肪 維生素 水 (總量的 70% 到 90%) 酒精 (總量的 80%) 膽酸
大腸	鈉 鉀 一些脂肪酸 氣體 水 (總量的 10% 到 30%)

倍 (圖 2-7)。

大腸 (large intestine)　當小腸的內容物進入大腸時，外觀與食物大不相同。正常狀況下碳水化合物、蛋白質和脂肪只有 5% 會逃過吸收作用到大腸 (表 2-3)。

大腸也稱結腸，分為盲腸、升結腸、橫結腸、降結腸、乙狀結腸 (圖 2-8)。大腸沒有絨毛也沒有消化酵素，很少吸收作用，主要吸收水分、一些維生素、一些脂肪酸以及礦物質鈉和鉀。大腸有很多黏液製造細胞，分泌的黏液把糞便結著，並且保護大腸不受細菌的影響。

大腸中有巨量多樣的細菌，品種超過 500 種。嬰兒期的飲食就可決定消化道細菌的種類。科學家現在對大腸細菌的數目和種類很感興趣。研究顯示腸道細菌對全身與結腸健康的影響很大，較多的益菌可抑制病菌的活動，代表腸道是重要的免疫器官。一般認為雙歧桿菌和乳酸菌有益健康，而梭胞桿菌則有害。大腸細菌能分解一些食物殘渣如乳糖和纖維質，代謝產物有各種脂肪酸和氣體，可被人體吸收。

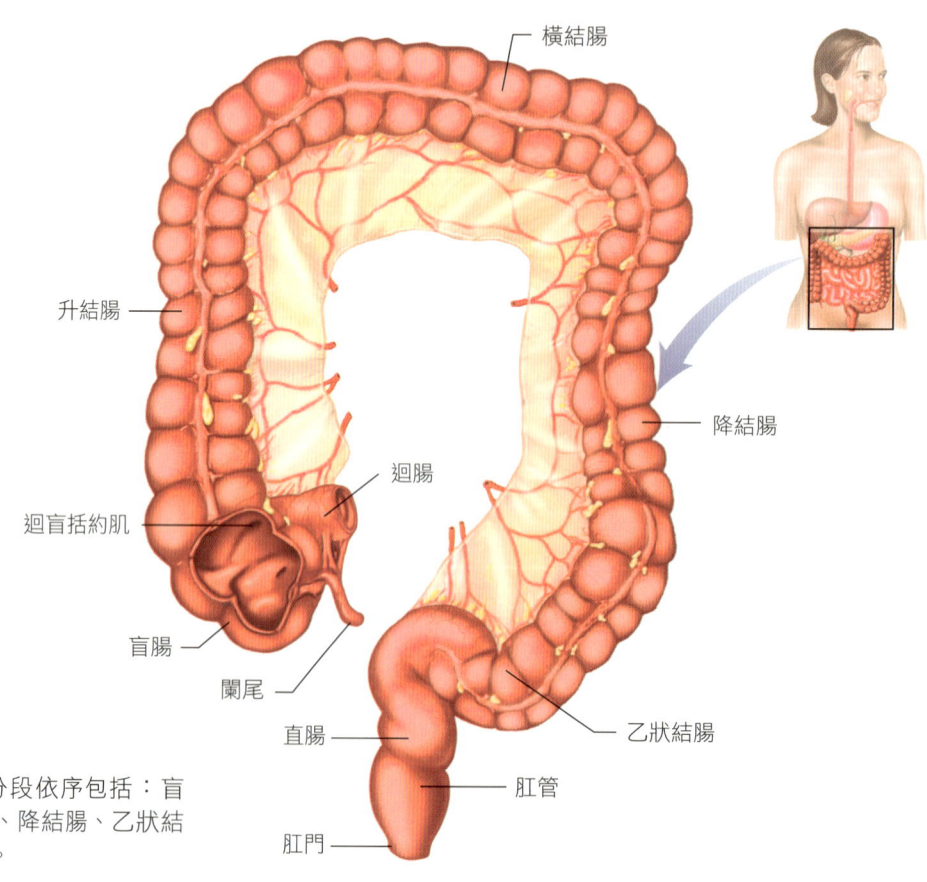

圖 2-8　大腸的分段依序包括：盲腸、升結腸、橫結腸、降結腸、乙狀結腸，總長約 1.1 公尺。

營養新知　腸道細菌與健康和疾病的關係

專家建議用益生菌來預防和治療消化道疾病，如發炎、感染、過敏等；某些含乳酸菌等活體微生物的食物有改善腸道健康等保健功能，這些微生物稱為**益生菌** (probiotic)，攝食後會定居大腸並帶來健康效益。含益生菌的食物有液態奶、發酵奶、優格，也有丸錠形式。**益生素** (prebiotic) 是能夠促進益生菌生長的物質如果寡醣。

糞便 (feces) 在大腸中形成，除了水分和未消化的纖維質之外，含有堅韌的結締組織 (來自動物性食品)、大腸細菌以及人體廢棄物如死亡的腸道細胞等。

直腸 (rectum)　是大腸末端，糞便在此停留，直到肌肉運動將它推過**肛門** (anus) 而排出體外。糞便會刺激排便。肛門有內和外二層**肛門括約肌** (anal sphincters)，外括約肌可自主控制，放鬆時即可排便。

附屬器官　包括肝臟 (liver)、**膽囊** (gallbladder)、胰臟 (pancreas)，與消化道一起工作 (參見圖 2-5)，不是消化道的一部分，但分泌消化液進入消化道，促進食物的消化和吸收。

肝臟製造**膽汁** (bile)，在膽囊中儲存並濃縮，接到荷爾蒙訊號會釋出。訊號主要由小腸內的脂肪引發。膽汁經膽管釋出到十二指腸去作用 (圖 2-9)。

膽汁成分使脂肪分散成較小的油滴而分散水中。有些膽汁成分由小腸再吸收，經肝門靜脈回到肝臟再度使用，此「回收」再利用過程稱為**腸肝循環** (enterohepatic circulation)。血中的廢物可經肝臟排除，隨膽汁進入膽囊，再經小腸與大腸而排出。

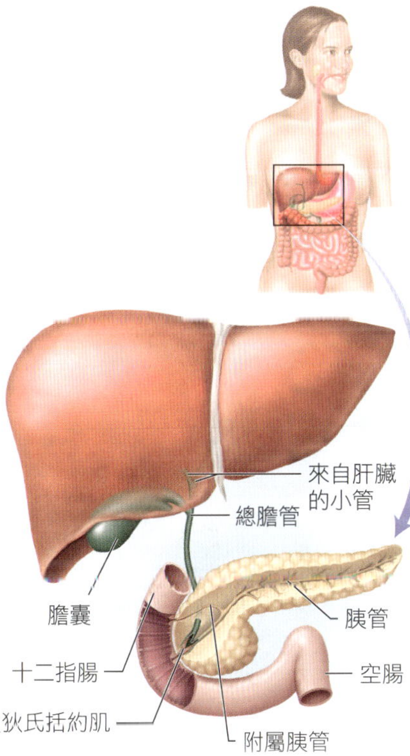

胰臟具有內分泌和消化的功能。在內分泌系統中，胰臟製造與分泌胰島素和升糖素，調控血糖濃度 (圖 2-4)。在消化系統中，它製造「胰液」，含有水、碳酸氫鹽及各種消化酵素，可分解碳水化合物、蛋白質和脂肪。碳酸氫鹽可以中和胃酸，保護小腸壁不受酸侵蝕形成潰瘍。

圖 2-9　膽汁由肝臟製造並儲存在膽囊裡。胰臟製造胰液，其中含有水分、碳酸氫鹽、消化酵素。當食糜抵達小腸時，膽汁即從膽囊透過總膽管釋出。此外，胰液流經胰管，胰管與總膽管在奧狄氏括約肌會合。此括約肌放鬆即釋出膽汁和胰液一起進入十二指腸，促進消化作用。

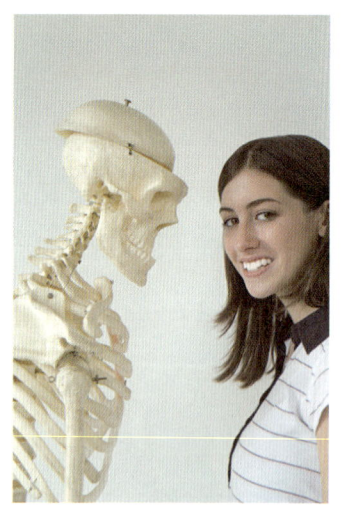

飲食含鈣不足時，骨骼系統即成為每日所需鈣質的來源。長此以往將會損害骨骼。

2.4 營養素儲存能力

人體必備營養素庫存，以免吃個不停。各種營養素的儲量不同。脂肪儲存在脂肪組織，碳水化合物以肝醣的形式短期儲存於肌肉和肝臟。血中暫存少量葡萄糖和胺基酸。許多維生素和礦物質儲存在肝臟。

當營養素攝取不敷需求時，含大量該營養素的組織就會分解提供；例如骨骼提供鈣質，肌肉提供蛋白質。所以長期營養缺乏會傷害組織。

許多人認為過量攝取營養素時，身體會保留需要之量，將其餘排出。不過大劑量的維生素A和鐵會造成有害的副作用，因為不易排泄。從均衡飲食攝取營養素是最安全的方式。

2.5 常見的消化問題

本節說明利用營養策略對付心灼痛、潰瘍、便秘、痔瘡、大腸激躁症、腹瀉、膽結石和麩質不耐症等。

心灼痛

心灼痛又稱為胃酸逆流 (圖 2-10)，因胃酸進入食道而引起上胸腔疼痛，反覆發生的嚴重情況稱為**胃食道逆流症** (gastroesophageal reflux disease, GERD)，未加治療會造成食道發炎，並升高食道癌風險。心灼痛患者應遵循表 2-4 的一般建議。偶爾的心灼痛可用非處方的制酸劑迅速減少胃酸，但不會阻止逆流。每天的心灼痛或 GERD 需要組織胺阻斷劑 (如 H_2 受體阻抗劑，H_2 antagonist) 或**質子泵抑制劑** (proton pump inhibitors, PPIs)，減少胃酸的製造，具有長效的緩解，但要每天第一餐前服用，因為發揮作用的時間較長，藥物無法控制時須用手術。

懷孕和肥胖都會造成心灼痛，因為下食道括約肌的壓力增加，以及雌激素和黃體激素使下食道括約肌鬆弛。

潰瘍

消化性**潰瘍** (ulcer) 是指食道、胃或小腸的內壁被胃酸腐蝕 (圖 2-11)。胃潰瘍是因為保護胃的黏液層損毀，

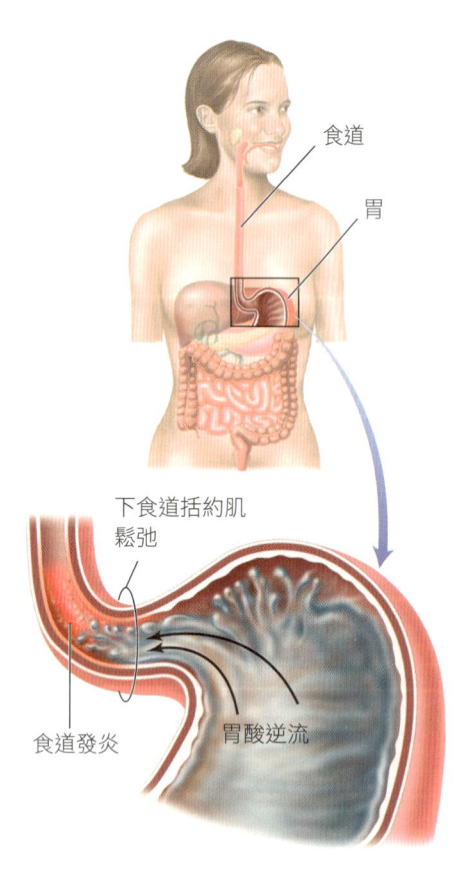

圖 2-10 心灼痛的原因是胃酸逆流進入食道。

Chapter 2 消化吸收

◆ 表 2-4　照護心灼痛和潰瘍的營養與生活方式的建議

	心灼痛	消化性潰瘍
避免抽菸	√	√
除非醫生指示，避免大劑量的阿斯匹靈、ibuprofen 或其它非類固醇消炎藥[a]	√	√
維持健康體重	√	√
少量多餐和低脂飲食	√	√
節制飲酒	√	√
節制咖啡因的攝取 (如咖啡、某些清涼飲料)	√	√
吃均衡飲食，攝取足量纖維 (參見第 3 章纖維質的來源)	√	√
忌吃會使症狀惡化的食物[b] － 酸性食物 (例如柳橙汁、番茄製品) － 刺激性食物 (例如辣椒、黑胡椒) － 汽泡飲料 － 巧克力 － 洋蔥與大蒜 － 薄荷與留蘭香	√ √ √ √ √ √	√ √ √ √
避免穿緊身衣物	√	
床頭墊高 15 到 20 公分	√	
餐後 3 到 4 小時才躺下	√	
經常洗手，遵循食品安全指南 (參見第 12 章)		√

[a] 對於必須使用這些藥物的人，美國 FDA 已經核准一種和非類固醇消炎藥併用的胃藥，可減少胃的傷害。這種藥會減少胃酸的製造並促進黏液分泌。
[b] 這些食物不會引起心灼痛或潰瘍，不過會刺激食道或胃已經受傷的部位。

(a)

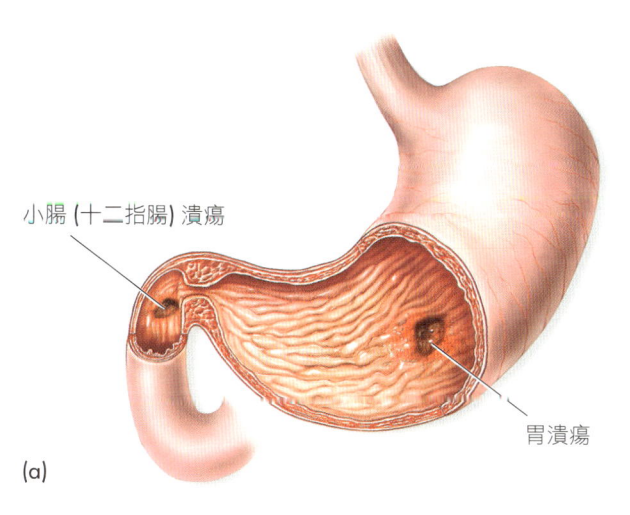

◯ 圖 2-11　(a) 胃與小腸的潰瘍。幽門螺旋桿菌和非類固醇消炎藥 (如阿斯匹靈) 破壞黏液保護層，特別是在胃，造成潰瘍。同樣地，抽菸、遺傳、壓力也會破壞黏液防衛，並且增加胃蛋白酶和胃酸的釋出。所有這些因素都會造成潰瘍。(b) 胃潰瘍特寫。這種狀況需要治療，否則可能會胃穿孔。

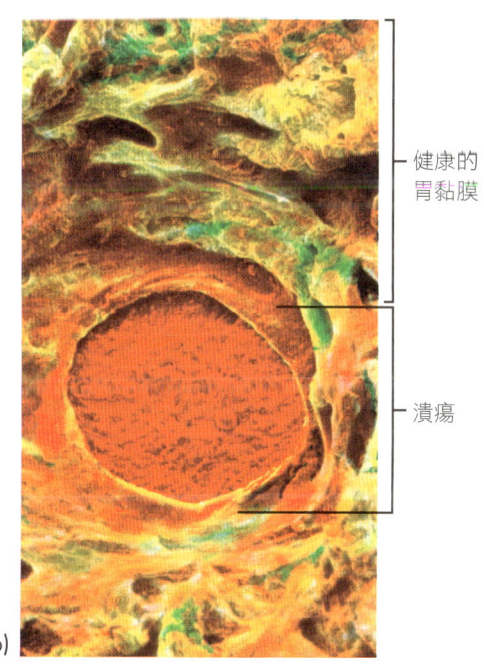

內壁被酸和蛋白酶損傷，造成疼痛、失血甚至穿孔。年輕人的潰瘍多在小腸，中老年人主要是胃。

消化性潰瘍患者在餐後 2 小時會胃痛，因為餐點離開潰瘍部位，反而受胃酸刺激。其他症狀還有體重減輕、沒有胃口、反胃和嘔吐、脹氣。吐出鮮血或像咖啡渣的東西，或者排出黑便，都是消化道出血的徵象，必須立刻就醫。

以往認定潰瘍的原因是胃酸過多，現在已經發現禍首是抗酸的幽門螺旋桿菌感染了胃，以及重度用藥阻礙了胃黏液的分泌。壓力、抽菸都會造成潰瘍與併發症，並使治療失敗。

胃潰瘍和十二指腸潰瘍患者 80% 以上感染幽門螺旋菌，抗生素治療可讓潰瘍痊癒且不再復發。

許多人以為辛辣或酸性食物會引發潰瘍，事實上這些食物不會引發潰瘍。然而有潰瘍時，這些食物會刺激受傷的組織，所以忌吃可以緩解症狀。

有人用牛奶和奶油來緩解潰瘍，醫生現在知道這兩種食物會使潰瘍惡化，因為所含的鈣會刺激胃酸分泌，使潰瘍無法復原。藥物治療幽門螺旋菌感染是革命性的潰瘍療法。潰瘍患者應該戒菸，少用 NSAIDs。飲食療法只是建議別吃會惡化症狀的食物 (表 2-4)。

便秘

便秘 (constipation) 是指排便困難或次數太少。糞便通過大腸太慢才會造成便秘，因為大腸持續吸收糞便水分，停留太久使糞便變得乾硬。

經常忽略排便反應的人長期容易便秘。大腸肌肉痙攣會減緩糞便的推進而造成便秘。制酸劑和鈣、鐵補充劑等也會引起便秘。

治療輕微便秘最好的方法是吃富含纖維質的食物，如全穀類麵包、麥片、豆類，並喝足夠的水。纖維質吸收水分進入大腸，刺激蠕動，形成體積大而軟的糞便。便秘者最好養成定時排便的習慣，訓練大腸做規律的反應。放鬆心情和經常運動也能治療便秘。

痔瘡

痔瘡 (hemorrhoids) 是指腫脹的直腸和肛門靜脈。這個部位的血管常受到很大的壓力，排便、懷孕、肥胖、久坐、劇烈咳嗽或噴嚏、使勁的排便等，都會造成痔瘡，通常不知不覺，直到排便時才有疼痛、發癢、出血症狀。發癢是因肛門的濕氣。排便後感覺肛門內有東西卡住，是內痔突出肛門所致。

年過 50 的成人半數會得此症。飲食、生活習慣甚至遺傳都是可能原因。醫生可能建議各種自我療法，如溫熱而輕柔的緊壓，或溫水中坐浴 15~20 分鐘。飲食建議與治療便秘相同，要攝取足夠的纖維質和水分。

大腸激躁症

大腸激躁症 (irritable bowel syndrome) 的症狀有腹絞痛、脹氣、腸道功能異常 (腹瀉、便秘或兩症交替出現)。真正的致病原因很難查明，消化不良的碳水化合物、果糖、糖醇以及其他碳水化合物，會在大腸造成腹瀉或脹氣，沮喪和壓力也有關。

由於症狀和致病原因分歧，治療方法會因人而異。低脂和少量多餐的飲食可能有幫助，其他方法還有：減少壓力、心理諮商、抗憂鬱劑以及其他藥物。

腹瀉

腹瀉 (diarrhea) 是消化道疾病，通常持續數天，排便次數增加，糞便較多或較稀。大多數的腹瀉是因細菌或病毒感染腸道，其毒素使腸細胞從吸收液體變成分泌液體。吃了不能吸收的物質如山梨醇，或大量的高纖食物如麥麩，無法吸收的物質會吸取水分進入腸道造成腹瀉。

任何腹瀉的飲食療法，目標都是預防脫水。最重要的是增加水分和電解質的攝取。嬰兒和老人必須迅速治療 (在 24 到 48 小時之內)，以免因腹瀉而脫水。成人腹瀉超過 7 天必須就醫，有可能是更嚴重的腸病。

感染引發的腹瀉沒有必要改變飲食，維持平日飲食可能加速復原。含益生菌的食物或有幫助。若是因為無法吸收的食物所引起的腹瀉，就不要再吃這類食物。

膽結石

膽結石 (gallstones) 是疾病與手術的主因之一，膽汁中的膽固醇 (80% 的膽結石) 形成結晶粒子，在膽囊內出現固體物，可小可大，就是膽結石 (圖 2-12)。結石形成的因素很多：體重過重、基因背景、老年、懷孕、膽囊活動減少 (比平常收縮得少)、膽汁成分改變 (膽固醇太多或膽鹽太少)、糖尿病、飲食 (低纖飲食) 等等。快速減重或長期禁食期間也會形成結石，因為肝臟代謝更多脂肪，也分泌更多膽固醇進入膽汁。

膽結石的症狀包括上右腹間歇性疼痛、脹氣、反胃或嘔吐等。雖有藥物可緩慢溶解結石，但以動手術移除最為常見。

預防膽結石不外乎避免過重，避免快速減重 (每週超過 1.4 公斤)，節制動物蛋白質，高纖飲食，經常運動，節制咖啡因和酒精等。

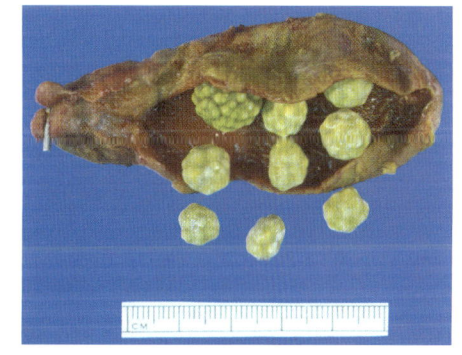

圖 2-12 手術摘除後的膽囊與膽結石。結石的大小和組成因人而異。

麩質不耐症

麩質不耐症 (celiac disease) 取決於兩個因素：遺傳傾向和飲食中的麩質的蛋白質。麩質存在小麥、裸麥和大

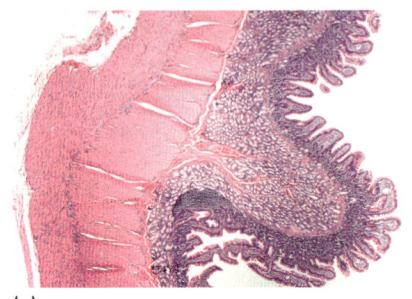

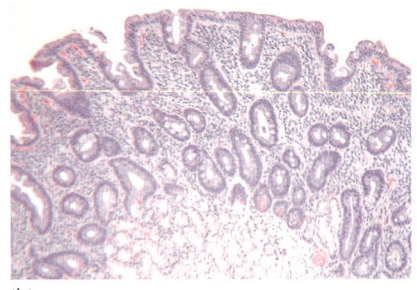

麥中，在消化道中消化不完全，殘留小胜肽和個別的胺基酸。如果某人有麩質不耐的遺傳傾向，接觸到麩質的小胜肽時，就會產生發炎反應，這是自體免疫反應：免疫系統攻擊並摧毀自己的細胞。

接觸麩質而引發的免疫反應把小腸細胞當作攻擊目標，使絨毛變得扁平而減少吸收面積 (圖 2-13)。消化酵素減少，營養素的吸收不良，造成各種消化道狀況：腹瀉、脹氣、腹絞痛等，導致疲勞、體重下降 (或兒童生長不良)、貧血、不孕甚至骨質流失等。

對麩質不耐症唯一有效的管理辦法是，嚴格限制含有小麥、裸麥、大麥的食品。因此必須仔細閱讀食品標示，辨識麩質來源，包括：小麥、裸麥、大麥、麥麩、全麥粉、粗粒麥粉、斯佩耳特小麥和麥芽等。燕麥不含麩質，但在田野或加工過程可能受到麩質污染。無麩質飲食是目前唯一對付麩質不耐症的方法。

(a)

(b)

◐ 圖 2-13　麩質不耐症患者與非患者的組織切片檢查。**(a)** 正常小腸細胞，注意完好無損的絨毛，大幅增加營養素吸收的面積。**(b)** 麩質不耐症患者的小腸細胞，絨毛變平。

總結

以上各種狀況或許極為嚴重，可能導致營養不良、內出血以及致命的感染。總之，維持健康體重，攝取足量的纖維和水分，避免抽菸和過度依賴非類固醇消炎劑，可以幫助你對抗幾種常見的消化道障礙。

2.6 台灣的消化道疾病現況

國人死因居首的惡性腫瘤中，消化道的部位最多，包括口腔、食道、胃、肝膽、胰、結直腸等。隨著國人的飲食西化和生活型態的改變，北美人常見的消化道疾病也一樣發生在國人身上，雖然盛行率低於美國人，但是增加的趨勢表示風險不容輕忽。

便秘。根據中央健保署公布的 103 年國人十大用藥量，中和胃酸的制酸劑氧化鎂排名第三，一年用量達三億顆，僅次於降血糖和高血壓藥。便秘用藥成長快速，100 年全國用了一億五千萬顆，102 年增加到一億七千萬顆。便秘藥物中，許多人習慣使用浣腸劑。這些統計顯示，便秘是國人平日常見的消化道問題。

老年人也是便秘的高風險群。『台北市長期照顧發展協會』於 2010 年針對照護機構的 200 多名老人進行「老人便秘問題調查」發現，高達 74% 表示有排便困難的問題。

胃食道逆流症。台灣過去的盛行率大約是 5%，但近年的統計已經升高到 10~20%，各家

營養學家的選擇

便秘是大腸內糞便的移動太慢。飲食中增加纖維質和水分可以緩解便秘，無需借助非處方的瀉劑。想增加纖維質攝取量就應選擇全穀類、蔬果、豆類。這個任務可不簡單，因為速食店和便利店的食品大多是低纖的。

最佳選擇是湯！一杯豆子麵湯就如醫生所指示的，能夠緩解便秘。它提供 6 公克纖維質和額外的水分。

最後，一定要喝足夠的水。脫水是便秘的原因之一，但往往被忽略。水分有助於潤滑消化道，而且纖維質會吸水，能增加糞便體積。

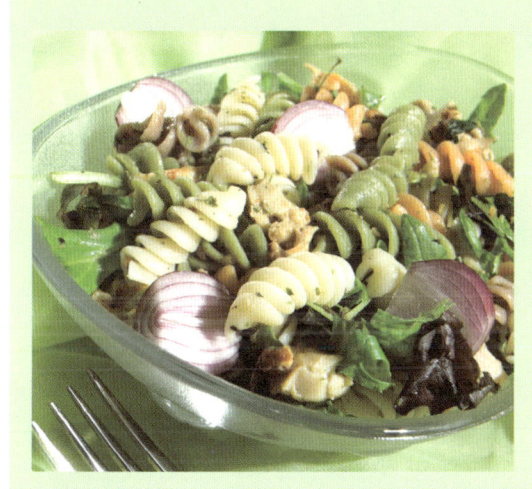

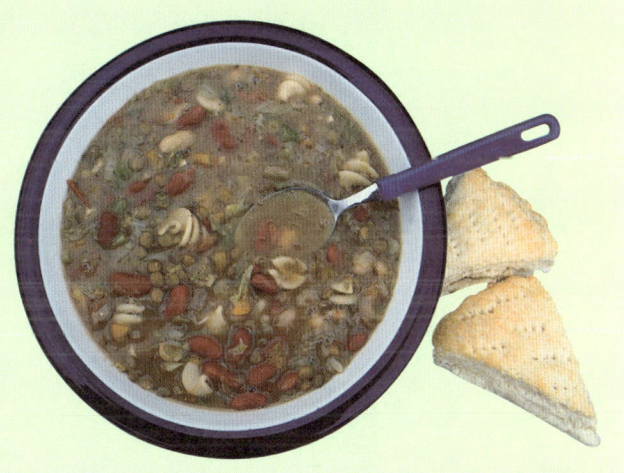

全穀類麵食和沙拉與湯的豆子是纖維質的良好來源，能夠預防腸道問題如便秘。

醫院的統計數字有些差異，好發於 30 歲以上成人。美國的研究指出，患者於夜間出現症狀的比例高達 89%，生活和睡眠品質都深受影響，而且會落入惡性循環。

<u>膽結石</u>是所有腸胃疾病中，最常導致住院的原因之一，而且常見於健康、年輕的族群。根據統計，台灣地區估計約有 10% 的成人罹患膽結石症，以女性的比例較高。大部分膽結石病患都不會有症狀，每年有症狀的只有 2%，因此，膽結石容易被忽略，常常是在體檢時意外發現。

結石可按成分可分為兩大類：

1. 色素結石：主要是膽紅素及鈣鹽；黑色素結石 (black pigment stones)，好發於有肝硬化或慢性溶血性疾病 (如鐮刀狀紅血球貧血) 的病患；棕色素結石 (brown pigment stones)，好發於東方人。
2. 膽固醇結石：主成分是膽固醇，多為白色而堅硬，以西方國家較常見，與飲食有關，台灣近年也逐漸增多。

然而最多的是混合型結石，膽固醇及膽紅色素約各占一半。結石因滑動而擋住膽囊

的出口時，膽汁無法排出，通常在飯後 15 分鐘到 2 小時間感覺上腹部及右上腹部腫脹疼痛。若膽管阻塞持續，膽囊因壓力過大，會腫脹誘發發炎反應，而引起急性膽囊炎。大約有十分之一會併發總膽管結石，進而引起急性膽囊炎、急性膽管炎、急性胰臟炎、急性肝炎等嚴重併發症。如果有發燒、黃疸及長期疼痛的現象，應該盡速就醫。

消化性潰瘍。人體的消化道各個部位都可能發生潰瘍，不過目前用來指胃潰瘍和十二指腸潰瘍。台灣的消化性潰瘍盛行率是 8~10%，還會引起出血、穿孔、阻塞等併發症，20 歲以後就有增加的情形，男性對女性的比率約 2:1。病人求診的月份以每年 12 月至隔年 3 月之間最多，好發於較冷的季節。

胃潰瘍與十二指腸潰瘍不能混為一談。胃潰瘍好發在 50~60 歲，與服用非固醇類消炎藥劑有關；不少患者是在服用治療關節酸痛的止痛藥後發生的。十二指腸潰瘍好發在 20~40 歲，與消炎藥劑較無關聯。過去的治療策略復發率很高。

胃部是強酸性的環境，通常細菌無法存活，但是胃幽門螺旋桿菌推翻了這個原則。這種細菌具有鞭毛，可以快速深入胃表面的黏液層，並且具有「**尿素酶 (urease)**」，可以分解尿素生成碳酸氫根與氨等鹼性物質，用來中和胃酸。因此這種菌不被胃酸殺滅，反而可以附著胃壁，產生毒素破壞胃壁細胞，並且引起發炎反應等傷害。

根據流行病學統計，台灣的健康人群中感染「胃幽門螺旋桿菌」的高達一千多萬人；他們也是胃腺癌的高風險群。疾病調查顯示，消化性潰瘍患者七成以上都有感染這種細菌。目前最普遍的治療稱為「三合一療法」，合併使用質子泵抑制劑和兩種抗生素，連續服用一週，然後繼續服用質子泵抑制劑，這樣可使潰瘍得到完全的治療，復發率可由 75% 降至 5%。這種治療可獲得健保給付長達四個月。

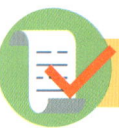

知識檢查站（解答在下方）

1. 胃保護自己不受消化傷害是分泌
   a. 碳酸氫鹽
   b. 濃稠黏液層
   c. 羥基離子以中和胃酸
   d. 摧毀酵素的抗胃蛋白酶
2. 下食道括約肌位於哪兩者之間
   a. 胃與食道　　　c. 迴腸與盲腸
   b. 胃與十二指腸　d. 結腸與肛門
3. 推動食物沿著消化道前進的肌肉收縮稱為
   a. 括約肌　　　　c. 重力作用
   b. 腸肝循環　　　d. 蠕動
4. 來自胰臟的碳酸氫根離子 (HCO_3^-)
   a. 在胃部中和胃酸
   b. 在幽門括約肌合成
   c. 在十二指腸中和膽汁
   d. 在十二指腸中和胃酸
5. 大部分消化過程發生於
   a. 口　　　　c. 小腸　　　　e. 肝臟
   b. 胃　　　　d. 大腸
6. 膽汁形成於＿＿＿＿並儲存於＿＿＿＿
   a. 胃，胰臟　　　　c. 肝臟，膽囊
   b. 十二指腸，腎臟　d. 膽囊，肝臟

7. 大腸中進行的消化作用大多是由_____進行
   a. 脂肪酶　　　　　c. 唾液
   b. 胃蛋白酶　　　　d. 細菌
8. 治療潰瘍的方法
   a. H_2 阻斷劑　　c. 抗生素
   b. 質子泵抑制劑　　d. 以上皆是
9. 研究食物如何與基因互相作用而影響健康的是
   a. 營養基因體學　　c. 免疫學
   b. 流行病學　　　　d. 營養遺傳學
10. 細胞液中進行的能量產出是無氧代謝，因為它不需要
    a. 水分　　　　　c. 合成代謝類固醇
    b. 氧氣　　　　　d. 厭氧菌

題解：1.b, 2.a, 3.d, 4.d, 5.c, 6.c, 7.d, 8.d, 9.a, 10.b

參考資料

1. 中央健康保險署 (2014) 藥品使用量分析。
2. 吳子聰、陳亮恭、許曉琦、黃信彰 (2002) 台灣國小學童營養健康狀況調查 2001-2002──台灣國小學童便秘與相關因子的探討。
3. 蕭宗賢 (2013) 胃食道逆流的診斷與治療。台北市醫師公會會刊 2013; 57: 39-43。
4. 全民健康保險醫療品質資訊公開網：消化性潰瘍簡介。衛生福利部中央健康保險署。
5. Nobel Prizes and Laureates (2005) 胃幽門桿菌簡介。http://www.nobelprize.org/nobel_prizes/medicine/laureates/2005/illpres/illpres.html。

Chapter 3 碳水化合物

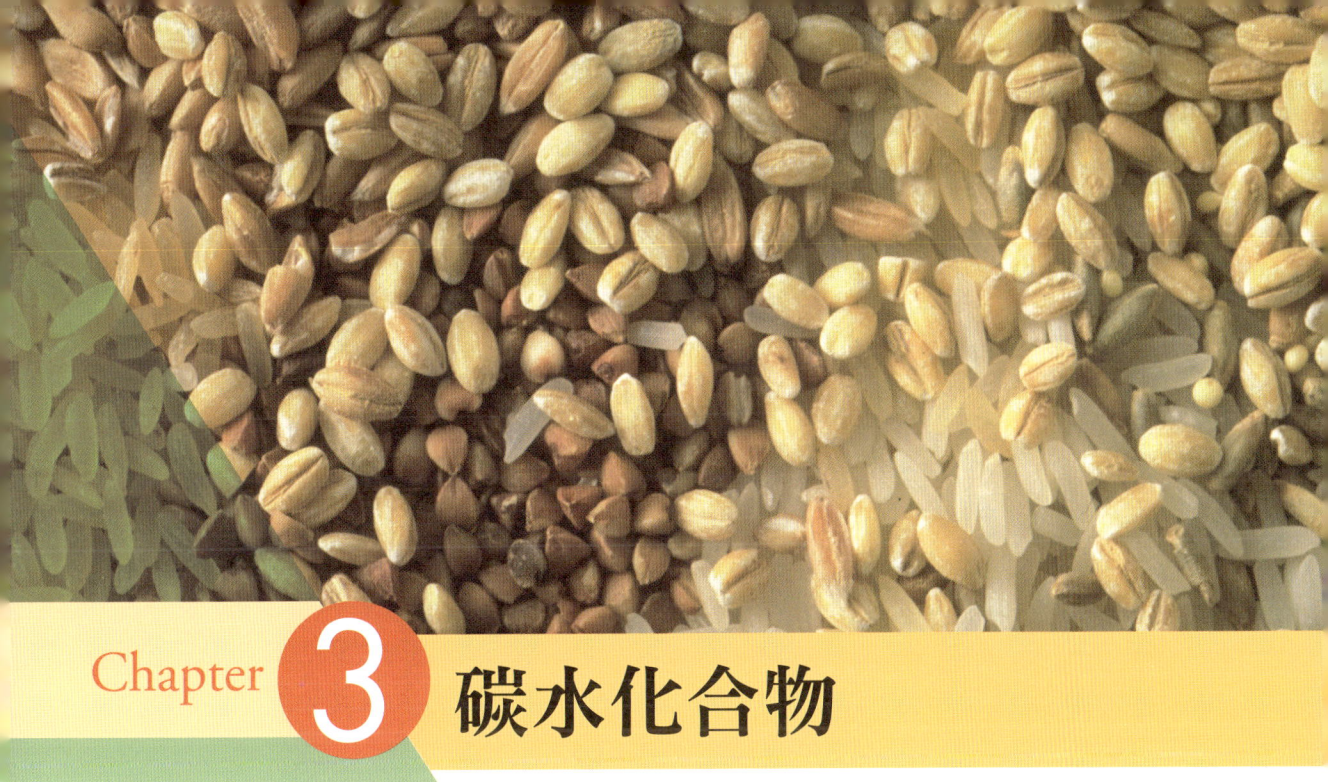

3.1 碳水化合物——最重要的能源

碳水化合物是某些細胞的主要能源，尤其是腦、神經系統、紅血球等。劇烈運動的肌肉也倚賴大量碳水化合物。碳水化合物平均每公克有 4 大卡，以血糖形式隨時提供細胞燃料，以**肝醣** (glycogen) 形式儲存在肝臟和肌肉。數小時沒有進食或飲食的碳水化合物不足，肝臟的肝醣可維持血糖濃度。人體必須經常攝取碳水化合物，否則肝臟的肝醣會在 18 小時之內用盡，人體就會分解體蛋白質以製造葡萄糖。最後必損害健康如喪失肌肉組織。每日攝取的總熱量要有 45% 到 65% 來自碳水化合物。

某些形式的碳水化合物比其他形式來得健康。全穀類麵包和麥片比精製和加工的碳水化合物更有健康效益。經常挑選最健康的來源，節制不健康的來源，會使飲食計劃更加完善。飲食不太可能碳水化合物不足，簡單碳水化合物攝取過量的問題比較常見。

3.2 碳水化合物的種類

碳水化合物也稱醣類，由碳、氫、氧原子所構成。簡單形式的醣類稱為**糖** (sugar)。較大而複雜的形式主要是**澱粉** (starch) 或**纖維質** (fiber)，取決於人體消化酵素的能力。澱粉可消化，纖維質則否。簡單碳水化合物只含一個或兩個糖分子，分別稱為單醣類或雙醣類。食品標示中兩者統稱為「糖」。

單醣類——葡萄糖、果糖、半乳糖

單醣類 (monosaccharide) 是**簡單糖類** (simple sugar) 與所有碳水化合物的基本單位，常見的是葡萄糖、果糖和半乳糖 (圖 3-1)。

單醣類

葡萄糖　　果糖　　半乳糖

圖 3-1　重要單醣類的化學式。

葡萄糖是體內主要的單醣，血液中的葡萄糖又稱血糖，是細胞的重要能源。大部分的葡萄糖是澱粉和**蔗糖** (sucrose，砂糖) 的消化產物。食物中的糖和其他碳水化合物最後都在肝臟中轉變成葡萄糖，以供細胞利用。

果糖 (fructose) 天然存在於水果中，小腸吸收後運送到肝臟，會很快代謝。大量的果糖多半會轉變成葡萄糖，其餘就形成脂肪。飲食中的果糖大多來自**高果糖玉米糖漿** (high-fructose corn syrup, HFCS)。清涼飲料、糖果、果醬、果凍以及許多水果製品和甜點都使用這種糖漿。

半乳糖 (galactose) 的結構和葡萄糖相似。單純的半乳糖在自然界中很少，主要與葡萄糖結合形成**乳糖** (lactose)，是牛奶和乳製品中的糖。乳糖經過消化和吸收後，半乳糖送到肝臟，或轉變成葡萄糖或代謝成肝醣。乳婦的乳腺製造母乳時，就將葡萄糖轉化成半乳糖以合成乳糖。

雙醣類：蔗糖、乳糖、麥芽糖

雙醣類 (disaccharide) 由兩個單醣結合而成。食物中的雙醣類為蔗糖、乳糖和**麥芽糖** (maltose)，全都含有葡萄糖。

雙醣類
蔗糖：葡萄糖＋果糖
乳糖：葡萄糖＋半乳糖
麥芽糖：葡萄糖＋葡萄糖

蔗糖是葡萄糖和果糖結合而得 (圖 3-2)，天然存於甘蔗、甜菜、蜂蜜、楓糖中。這些產品經過不同程度的加工，成為黑糖、白糖、糖粉等。

乳糖是在製造乳汁時由半乳糖和葡萄糖結合而成，乳製品是主要的食物來源。無法消化乳糖的人有乳糖消化不良和不耐症的問題。

麥芽糖是兩個葡萄糖結合的分子，為澱粉分解的產物。麥芽糖是啤酒和烈酒產業的要角。小腸的麥芽糖來自飲食

蔗糖

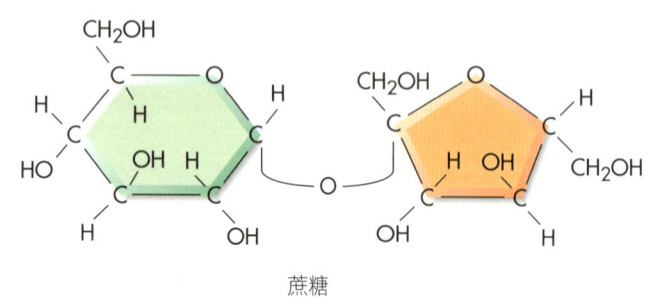

圖 3-2　雙醣類之蔗糖的化學式。

澱粉的消化產物。

多醣類

許多單醣結合而成的長鏈分子就是**多醣類** (polysaccharides)，又稱複合碳水化合物或澱粉，含有 1,000 個以上的葡萄糖，主要存在於五穀類、蔬菜、水果。營養標示上的「其他碳水化合物」主要是指澱粉。

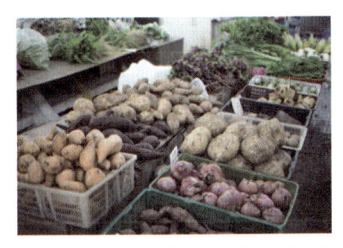

根莖類如馬鈴薯、山藥、樹薯等都含有豐富的支鏈澱粉。

植物儲存的澱粉有兩種形式：**直鏈澱粉** (amylose) 和**支鏈澱粉** (amylopectin)。直鏈澱粉的葡萄糖分子結合成直鏈形分子；在蔬菜、豆子、麵包、麵食、米飯的澱粉中，約有 20%。支鏈澱粉是極度分叉的長鏈形分子，約占 80% (圖 3-3)。將澱粉分解成葡萄糖的酵素，只作用於葡萄糖鏈的末端。支鏈澱粉因分支多而有利酵素的作用，因此消化快，提升血糖也快。

人類和其他動物都以肝醣形式儲存葡萄糖。肝醣主要儲存在肝臟和肌肉，具有很多支鏈，比支鏈澱粉有更多的酵素作用部位 (圖 3-3)，因此分解迅速，是人體儲存碳水化合物的理想形式。肌肉的肝醣在劇烈和持久的運動時供應葡萄糖給肌肉。雖然動物也有肌肉肝醣，但屠宰後就完全分解，因此肉類、魚類、禽肉等動物性食品並不提供碳水化合物。

纖維質

纖維質 (fiber) 主要是多醣類，但與澱粉不同，因為糖分子間的化學鍵不能被人體酵素分解，其中的糖無法釋出，也不被小腸吸收。纖維質是一組特性類似的物質，其成分是碳水化合物，如**纖維素** (cellulose)、**半纖維素** (hemicellulose)、**果膠** (pectin)、樹膠和黏膠質 (mucilages)，以及非碳水化合物的**木質素** (lignin)。這些成分統稱為「非澱粉多醣類」，營養標示不列個別形式，而是統稱為**膳食纖維** (dietary fiber)。

纖維素、半纖維素、木質素都是植物的結構成分，這些纖維質通常不溶於水，也無法被腸道細菌代謝，所以叫作**難發酵** (nonfermentable) 或不溶性纖維 (圖 3-4)。不溶性纖維存

葡萄糖　　　　　葡萄糖　　　　　葡萄糖

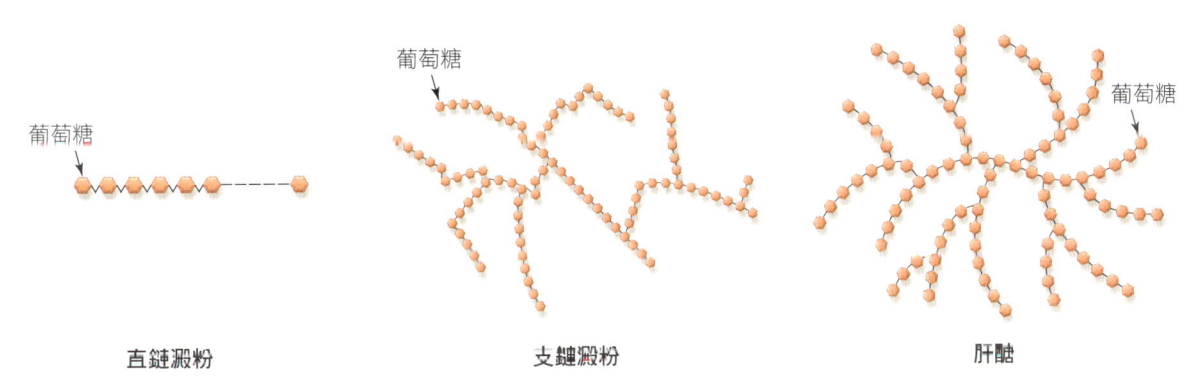

直鏈澱粉　　　　支鏈澱粉　　　　肝醣

圖 3-3　常見的直鏈與支鏈澱粉及肝醣。事實上肝醣並非食物，人體內的肝醣都是由細胞製造的，主要儲存在肝臟和和肌肉中。

果膠：黏稠性纖維

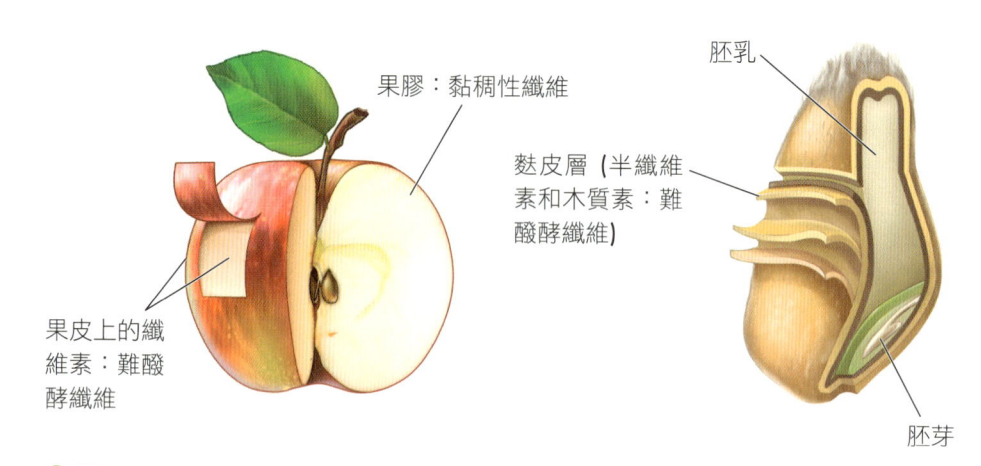

胚乳

麩皮層（半纖維素和木質素：難酸酵纖維）

果皮上的纖維素：難酸酵纖維

胚芽

🍏 圖 3-4　黏稠性 (水溶性) 纖維和難酸酵 (不溶性) 纖維。(a) 蘋果皮由難酸酵的纖維素構成，賦予蘋果外形。而黏稠性的果膠把水果細胞「黏」在一起。(b) 小麥粒的外表有幾層麩皮 (主要是半纖維素，一種難酸酵纖維)，是纖維質的良好來源。總之，水果、蔬菜、全穀類麵包和麥片、豆類都富含纖維質。

在麥麩、堅果、果皮、部分蔬菜中，其作用有如天然瀉劑，可加速食物通過消化道。

果膠、樹膠、黏膠質存在植物細胞的內部和四周，在水中可溶解或膨脹，稱為**黏稠性** (viscous) 或水溶性纖維，可被大腸細菌醱酵。這類纖維存在豆類、燕麥、燕麥麩、部分蔬果中；還有食品添加物的阿拉伯膠、關華豆膠、槐豆膠等，添加於沙拉醬、冷凍甜點、果醬、果凍中。水溶性纖維的作用是吸留進入消化道的水分，可延緩吸收速率，降低血膽固醇，並控制血糖。

有些機能纖維稱為「益生素」，包括一群短鏈碳水化合物或寡醣，人體無法消化但大腸細菌能醱酵，能刺激大腸益菌的生長和活性，因而有益宿主的健康。

3.3　食物中的碳水化合物

植物性食品是澱粉的最佳來源，例如：豆類、馬鈴薯以及製造麵包、麥片、麵食的穀類。這類食物同時提供充足的碳水化合物、許多微量營養素與植化素，也有膳食纖維。水溶性纖維 (果膠、樹膠、黏膠質) 存在水果和莓果的果皮與果肉中，當作增稠劑和安定劑添加於果醬、優格、調味料、內餡、洋車前和海藻製品中。纖維質也做成補充劑或食品添加物，補充攝取不足，提供健康效益。

規劃健康飲食要重視各項食物能量中的碳水化合物百分比。碳水化合物百分比最高的食物是：砂糖、蜂蜜、果醬、果凍、水果以及原味烤洋芋 (圖 3-5)；其次是玉米片、米飯、麵包、麵條等，全都含有至少 75% 的碳水化合物能量。含適量碳水化合物能量的食物是：豌豆、綠花菜、燕麥粥、乾豆及其他豆類、奶油派、薯條、脫脂牛奶等；這些食物的碳水化合物會被蛋白質稀釋 (例如脫脂牛奶)，或被脂肪稀釋 (例如奶油派)。實質上不含碳水化合物的食物是牛肉、蛋類、雞肉、魚類、植物油、奶油、乳瑪琳等。

Chapter 3　碳水化合物

碳水化合物概念圖

簡單碳水化合物/簡單糖類

單醣類：在消化過程中不會進一步分解的簡單糖類（葡萄糖、果糖、半乳糖）

結合後形成

雙醣類：兩個單醣以化學鍵結合

- 存在於食用砂糖：**蔗糖**（葡萄糖 + 果糖）
- 來自澱粉分解：**麥芽糖**（葡萄糖 + 葡萄糖）
- 存在牛乳中：**乳糖**（葡萄糖 + 半乳糖）

複合碳水化合物/複合醣類

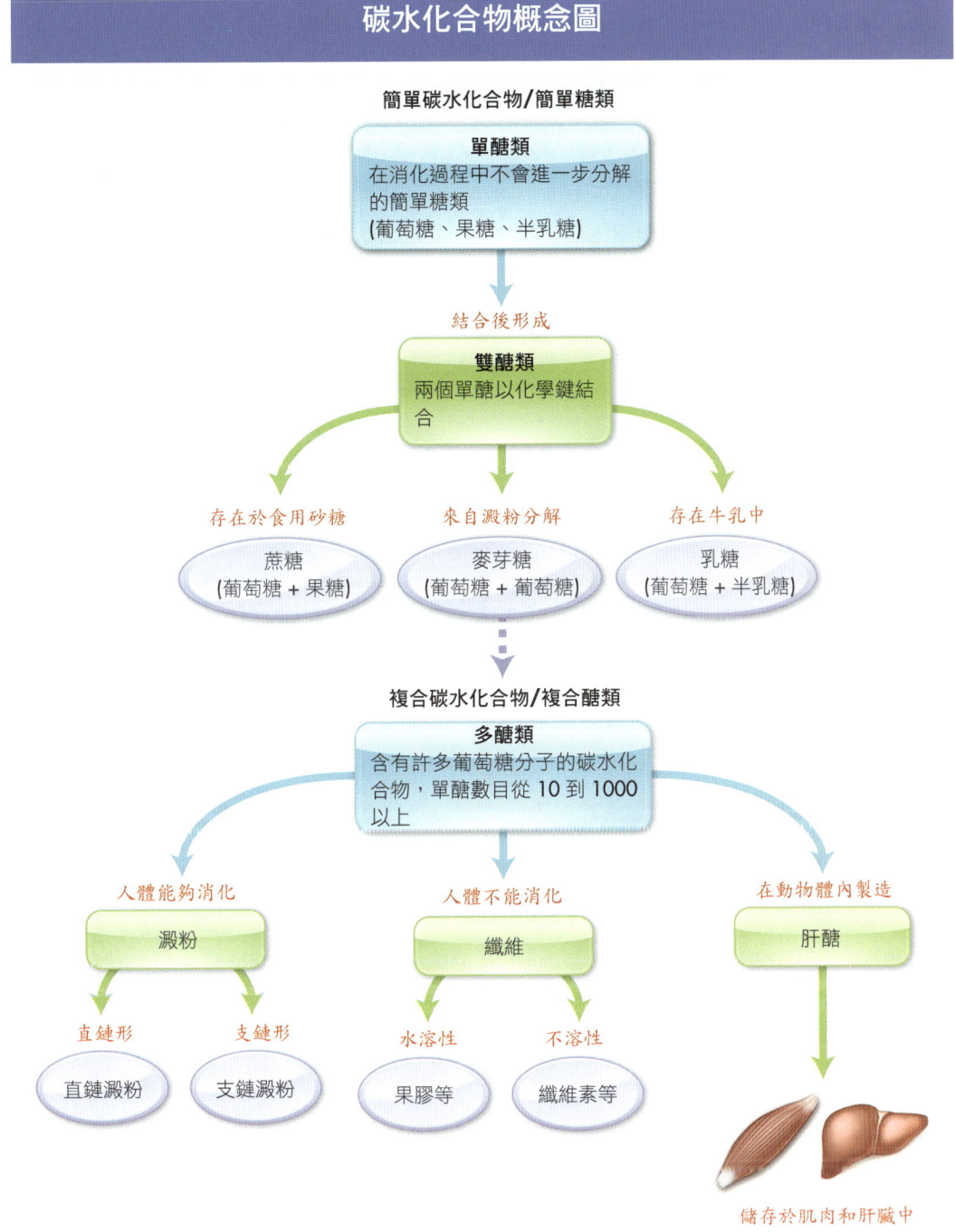

多醣類：含有許多葡萄糖分子的碳水化合物，單醣數目從 10 到 1000 以上

- 人體能夠消化：**澱粉**
  - 直鏈形：直鏈澱粉
  - 支鏈形：支鏈澱粉
- 人體不能消化：**纖維**
  - 水溶性：果膠等
  - 不溶性：纖維素等
- 在動物體內製造：**肝醣**（儲存於肌肉和肝臟中）

這個概念圖顯示簡單碳水化合物和複合碳水化合物的各種形式與特性。

全穀類

美國「2010 飲食指南」建議所吃的穀類至少一半是**全穀類** (whole grains)(表 3-1)；指南對全穀類的定義是：穀類植物的完整種子，包括麩皮、胚芽、胚乳三個部分。經過加工

砂糖	99.9%
硬糖果和軟糖	98~99%
甜穀片	90~93%
水果乾	75~90%
糕餅	84%
低脂餅乾、米餅、洋芋片	82%
果醬和蜜餞	64~68%
薯餅	35%
薯條	27%
烤洋芋	21%
低脂沙拉醬	32%
披薩	22~30%

圖 3-5 　碳水化合物重量比最高的前十大食物。

的精製穀類通常只含有種子的澱粉質胚乳部分，因此纖維質很少。

全穀類的主要益處包括：提供更多纖維質，還有礦物質、微量礦物質、維生素、類胡蘿蔔素、其他植化素等，主要存在於麩皮和胚芽部分。多項研究指出，這種做法有許多健康效益，如降低心血管疾病、糖尿病、代謝症候群、某些癌症、肥胖等的風險。

蔬菜類

蔬菜提供澱粉和纖維質，是碳水化合物的寶貴來源。它們的脂肪和卡路里含量低，並且富含重要營養素如鉀、葉酸、維生素A、維生素C等。攝取建議用量的蔬菜可以降低多種慢性病的風險。蔬菜根據所含的營養素分為五類：深綠色、澱粉質、紅橙色、豆莢類和豌豆其他類。每週每類都要吃足夠的份數，以符合每日建議量。蔬菜的需要量取決於年齡、性別和運動量。

果菜汁比完整蔬果來得健康嗎？

榨果菜汁已經成為攝取蔬果的流行方式，不喜歡吃的蔬果也可以榨汁來喝。榨汁的過程中，從蔬果萃取的維生素、礦物質、植化素大部分保留在汁液中。此外，可以自行決定加糖量和不用防腐劑。榨汁濾渣的缺點是喪失蔬果天然的纖維質。去渣的果菜汁不比蔬果健康。有人宣稱果菜汁別具健康效益或是營養素比較容易吸收，不過沒有科學證據支持這種說法。喜歡純榨汁要記得，果菜汁含有大量糖，攝取過量會使卡路里升高。比較健康果菜汁可以把果菜渣加回去，以獲得寶貴的纖維質和飽足感。果菜渣的創意用法可為食譜增加纖維質，例如添加在鮪魚沙拉、速成麵包、鬆餅、麵食中。

水果類

水果的碳水化合物是天然的糖和纖維質，健康效益類似吃蔬菜，可降低多種慢性病的風險。水果的膳食纖維有助於減少血膽固醇，幫助排便，提供飽足感。記得果汁通常幾乎沒有纖維質。

奶類

奶類食物提供乳糖，同時提供鈣、鉀、維生素 D、蛋白質等，帶來許多健康效益，特別是改善骨骼健康。幾乎全是脂肪的乳製品，如奶油乳酪、鮮奶油、奶油都不屬於奶類。

營養甜味劑

增加食物甜味的物質有兩大類：營養甜味劑類，能提供卡路里，以及代糖類，多半不含卡路里。代糖的甜度比營養甜味劑強得多。蔗糖的滋味和甜度是測量其他甜味劑的基準。

◆ 表 3-1　了解全穀類

五穀類	特性	如何發現全穀類	健康效益
大麥	纖維質最多，外殼堅硬，脫殼會損失部分麩皮；很難煮熟。	尋找全大麥、脫殼大麥、無殼大麥。珍珠大麥不算全穀類，因為喪失少量麩皮。	大麥纖維比燕麥纖維更能有效降低膽固醇。
蕎麥	富含抗氧化劑芸香素和蛋白質；大黃的遠親，其實不算是穀類——更不是小麥。	如果蕎麥出現在成分表上，幾乎一定是全蕎麥。	芸香素促進血液循環並且防止LDL膽固醇阻塞血管。
玉米	以甜味知名	尋找「全玉米」字樣，避免「去胚芽」。	在所有穀類和蔬菜中，玉米含有最多抗氧化劑。
燕麥	富含蛋白質，加工時幾乎從未除去麩皮和胚芽。具有甜味，是受歡迎的早餐麥片。	成分表上的燕麥幾乎一定是全燕麥。鋼切燕麥是整顆燕麥粒切碎以利水分滲入和便於烹煮。美國燕麥大多蒸熟壓扁，做成「老式」燕麥、快煮燕麥、即食燕麥等。	燕麥纖維降低膽固醇特別有效。
藜麥	富含高品質蛋白質。小而淺色的圓形穀類，外表類似芝麻。	如果藜麥出現在成分表上，幾乎一定是全藜麥。	含有全部必需胺基酸的完整蛋白質。
稻米	許多全穀類品系，如糙米、黑米、紫米、紅米。糙米的纖維質較少，不過富含營養素。白米是精製米，胚芽和麩皮已去除。	糙米是全穀類，其他顏色的米也大部分是全穀類，如黑米或紅米。	最容易消化的穀類；適合節食或麩質不耐的人。
裸麥	裸麥是穀類中的異類，因為它的胚乳也富含纖維質——不只是麩皮而已。	尋找成分表上的全裸麥或莓子黑麥。	裸麥纖維迅速帶來飽足感，特別適合減重的人。裸麥製品的升糖指數比小麥和其他穀類來得低，適合糖尿病患者。
小麥	西式飲食的人宗穀類，含大量麩質 (彈性蛋白質，可做出美味的麵包)。	尋找「全麥」字眼 (加拿大稱為「全穀類全麥」)。	由於小麥是美國人最常吃的穀類，大部分「全穀類」的研究都能證實全麥的健康效益；例如降低中風、第 2 型糖尿病、心臟病、炎症、氣喘的風險；有助於體重和血壓管理。

資料來源：Adapted from the Whole Grains Council, Whole Grains A to Z, at http://wholegrainscouncil.org/whole-grains-101/whole-grains-a-to-z.

糖類。單醣類和雙醣類的成分都是營養甜味劑，可提供卡路里。美國 2010 飲食指南建議減少攝取添加糖的卡路里。添加糖的定義是，加工或烹飪過程中或是食用之前添加的熱量甜味劑，每天少於 8 茶匙。

　　高果糖玉米糖漿 (HFCS) 是目前使用於所有食物的甜味劑，從清涼飲料到烤肉醬。HFCS 的生產是利用酵素將玉米澱粉的部分葡萄糖轉變成果糖，而果糖比葡萄糖來得甜。「高果糖」指果糖有 55%，超過蔗糖只含 50% 果糖。食品廠商偏好 HFCS，因為價格低廉而且應用廣泛，容易運送，保質能力佳，且可改善食物品質。HFCS 可能與肥胖相關，對健康的影響有許多爭論。

53

除了蔗糖和 HFCS 之外，黑糖、紅糖 (粗糖)、蜂蜜、楓糖漿、龍舌蘭蜜等也加入食物。黑糖基本上是蔗糖，加工時保留一部分糖蜜，或將糖蜜加入蔗糖結晶。紅糖是部分精製的粗糖。楓糖漿來自糖楓樹冬末流出的樹液濃縮而成。楓糖漿很貴，所以鬆餅糖漿主要是玉米糖漿和 HFCS 加入楓糖香料。

蜂蜜是植物花蜜經過蜜蜂酵素轉化的產品，酵素將蔗糖分解成果糖和葡萄糖。蜂蜜的營養價值和簡單糖類一樣提供能量。蜂蜜餵食嬰兒並不安全，因為含有肉毒桿菌的孢子，會引發致命的食源性疾病。成人的胃酸能抑制細菌生長，但嬰兒胃酸不足。

糖醇 (sugar alcohols)。和代糖一樣，主要是讓糖尿病患者享受甜味且控制血糖，也是減重或控制體重使用的無卡或極低卡的糖代用品。**山梨醇 (sorbitol)** 和**木糖醇 (xylitol)** 是營養甜味劑，每公克 2.6 大卡，其吸收和代謝較慢，停留在腸道的時間較長，大量糖醇會造成腹瀉，需標示警語「食取過量有致瀉效果」。糖醇應用在無糖口香糖、口氣清香劑、糖果等，不易被口腔細菌代謝成酸，不易造成齲齒。

美國規定糖醇必須在營養標示上列出。每種糖醇的實際能量值都經過計算，加到產品的總能量，所以美國營養標示上的總能量包括糖醇在內。

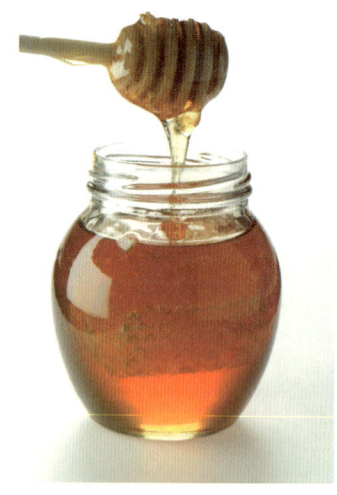

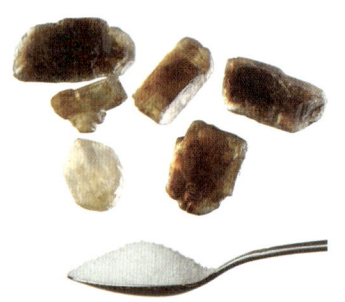

市面上有許多種糖，每日在我們的飲食中添加了大約 100 公克 (20 茶匙) 的糖。

代糖

代糖 (alternative sweeteners) 不含能量或能量很少，口腔細菌不能利用，不會造成齲齒。美國 FDA 為每種甜味劑制定了**每日容許攝取量 (Acceptable Daily Intake, ADI)**，這是是根據動物實驗的最大無作用量除以安全係數而得。代糖對成人、兒童、孕婦都很安全。

糖精 (saccharin)。是歷史最悠久的代糖，占北美代糖市場的半數 (典型的包裝是粉紅色小包)。

阿斯巴甜。的成分是苯丙胺酸和天門冬胺酸兩種胺基酸，苯酮尿症 (phenylketonuria, PKU) 患者無法代謝苯丙胺酸，應當避免食用阿斯巴甜。

蔗糖素 (sucralose)。是把三個氯加入蔗糖分子，不能分解也不能吸收，所以沒有能量，而且比蔗糖甜 600 倍。

紐甜 (neotame)。是一般用途的甜味劑，甜度是砂糖的 7,000~13,000 倍，性質耐熱，可用在餐桌和廚房。紐甜相當安全，包括兒童、孕乳婦、糖尿病人。紐甜結構類似阿斯巴甜，在體內不會分解成胺基酸，對苯酮尿症患者為安全。

醋磺內酯鉀 (Acesulfame-K)。是有機酸與鉀 (K) 結合，比蔗糖甜 200 倍，可耐熱。

甜菊糖 (stevia)。源自南美灌木的萃取物，比蔗糖甜 100 到 300 倍，不提供能量。日本從 1970 年代就用於茶和甜味劑，美國 FDA 於 2008 年列入「安全認定」(GRAS) 清單，可安全應用於食品。

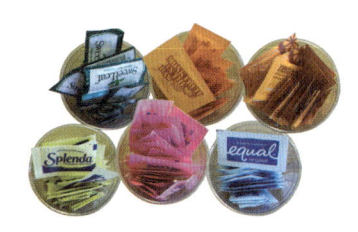

市面上各種代糖粉末包。

羅漢果 (Luo han guo)。比蔗糖甜 150 到 300 倍，美國 FDA 於 2009 年核准。

Advantame 是美國 FDA 於 2014 年核可的新食品添加物，作為一般用途的甜味劑和增味劑，比蔗糖甜 20,000 倍，可耐高溫。Advantame 的化學結構類似阿斯巴甜，但用量極少，無需警告 PKU 患者。

3.4 使碳水化合物能供人體利用

澱粉與糖的消化

烹煮食物是消化的開始，加熱軟化了堅硬的植物纖維組織，如花椰菜梗。澱粉加熱時，澱粉粒吸水而膨脹，比較容易消化。烹煮使食物容易咀嚼、吞嚥，並在消化時容易分解。

消化酵素作用始於口中，唾液有**澱粉酶** (amylase)，將澱粉分解成較小的單位如麥芽糖 (圖 3-6)，長時間咀嚼會使澱粉食物變甜。食物進入胃中，酸性環境會抑制澱粉酶活性。

小腸的鹼性環境適合碳水化合物進一步消化。胰臟的胰澱粉酶協助最後階段的消化，能將食物的多醣類分解成為葡萄糖、果糖、麥芽糖等。一旦接觸到小腸壁，小腸吸收細胞上的特定酵素會把雙醣分解成單醣：**麥芽糖酶** (maltase) 分解麥芽糖成兩個葡萄糖；**蔗糖酶** (sucrase) 分解蔗糖成葡萄糖和果糖；**乳糖酶** (lactase) 分解乳糖成葡萄糖和半乳糖。

乳糖消化不良與乳糖不耐症

乳糖酶製造不足會阻礙乳糖的消化，最常見的是**原發性乳糖消化不良** (primary lactose maldigestion)，這是 3 到 5 歲之後常見的生理狀況，發生率約占全世界人口的 75%。續發性**乳糖消化不良** (secondary lactose maldigestion) 是疾病造成乳糖酶不足的暫時性狀況。**先天乳糖酶缺乏症** (congenital lactase deficiency) 是罕見的遺傳疾病。這些乳糖消化不良都會造成脹氣、絞痛、腹瀉。脹氣是大腸細菌醱酵乳糖產出氣體；腹瀉是大腸中未消化的乳糖吸留水分。攝取乳糖會有明顯症狀就稱為**乳糖不耐症** (lactose intolerance)，這不是牛乳過敏。

能消化乳糖的人不必限制含乳糖的食物，以獲得足夠的鈣質。其他避免乳糖不耐的方

碳水化合物的消化和吸收

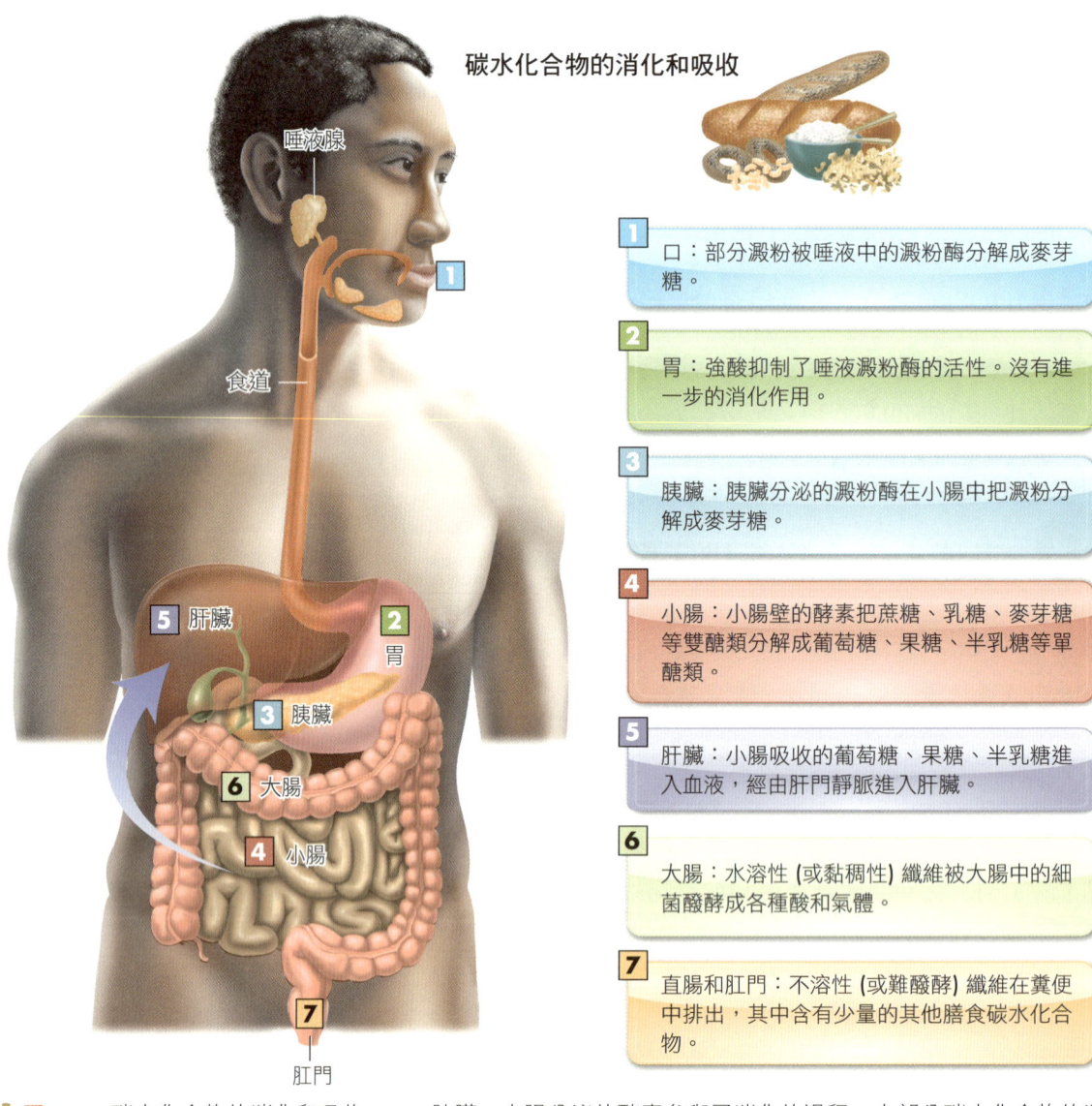

1 口：部分澱粉被唾液中的澱粉酶分解成麥芽糖。

2 胃：強酸抑制了唾液澱粉酶的活性。沒有進一步的消化作用。

3 胰臟：胰臟分泌的澱粉酶在小腸中把澱粉分解成麥芽糖。

4 小腸：小腸壁的酵素把蔗糖、乳糖、麥芽糖等雙醣類分解成葡萄糖、果糖、半乳糖等單醣類。

5 肝臟：小腸吸收的葡萄糖、果糖、半乳糖進入血液，經由肝門靜脈進入肝臟。

6 大腸：水溶性(或黏稠性)纖維被大腸中的細菌醱酵成各種酸和氣體。

7 直腸和肛門：不溶性(或難醱酵)纖維在糞便中排出，其中含有少量的其他膳食碳水化合物。

圖 3-6 碳水化合物的消化和吸收。口、胰臟、小腸分泌的酵素參與了消化的過程。大部分碳水化合物的消化和吸收都在小腸中進行。第 2 章對消化和吸收的生理學有詳盡的討論。

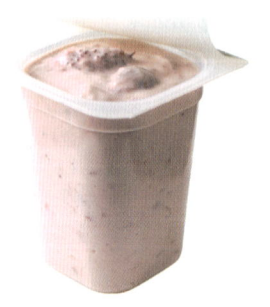

乳糖消化不良的人吃優格可以滿足鈣的需求。

法有：與其他食物共食來增長乳糖酶作用時間，選擇乳糖少的硬質起司，含有活菌的優格，乳糖酶處理過的無乳糖或低乳糖牛奶等，也可以借助於乳糖酶補充劑。許多植物性「乳品」如豆漿、杏仁乳、米漿本來就不含乳糖。

碳水化合物的吸收

葡萄糖和半乳糖為主動吸收(果糖除外)，需要特定的蛋白質載體和消耗能量。果糖為便利擴散，只利用蛋白質載體而不耗能，吸

收較慢，大量果糖會滯留小腸而造成腹瀉。

糖的吸收率 > 90%。單醣進入吸收細胞，一部分果糖被代謝成葡萄糖。所有單醣經肝門靜脈直接到肝臟，半乳糖和果糖都代謝成葡萄糖，然後：

- 經由血液運送到各器官如腦、肌肉、腎臟、脂肪組織等。
- 製造碳水化合物的儲存形式：肝醣。
- 製造脂肪：攝取量偏高且能量大幅超過需求時，就會製造脂肪。

未消化的碳水化合物進入大腸，被細菌醱酵成酸和氣體，可被大腸吸收，對腸道健康有益。

纖維質與腸道健康

大腸細菌將水溶性纖維醱酵成酸和氣體。酸吸收後可提供能量，每公克 1.5~2.5 大卡。容易產生氣體的食物是水溶性纖維的良好來源。人體適應高纖後氣體就會減少。

不溶性纖維在腸道賦予糞便體積，使排便容易，吸水使糞便量多而軟，刺激腸道肌肉運動使排便省力。如果纖維質吃太少，糞便會又小又硬，可能造成便秘，排便需要更大壓力，容易使部分大腸壁肌肉外凸形成小囊，稱為**憩室** (diverticula)(圖 3-7)。長憩室而沒有症狀是**憩室症** (diverticulosis)。糞便和細菌進入憩室會發炎或感染而成為痛苦的**憩室炎** (diverticulitis)，此時要減少纖維質量以限制細菌的活動；發炎消退後要改吃高纖飲食以利排便並避免復發。排便困難也會造成**痔瘡** (hemorrhoid)。

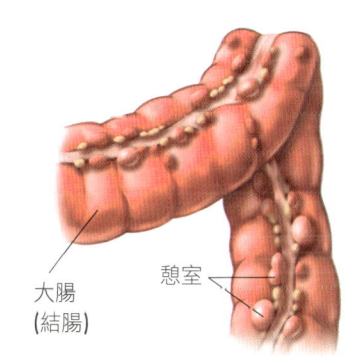

🟢 圖 3-7　大腸中的憩室。低纖飲食促進了憩室的形成。超過 45 歲的人有 1/3 長有憩室，而過了 85 歲則有 2/3 會發生憩室。

極高纖飲食如一天 60 公克，會有健康風險。高纖飲食必須配合增加水分的攝取，若水分攝取不足，會使糞便極硬，造成排便疼痛，嚴重者造成腸道阻塞。高纖飲食也會妨礙必需礦物質鋅和鐵的吸收。

許多族群研究都指出，增加纖維質攝取量可降低結腸癌，可能來自其中的多種營養素如維生素、礦物質、植化素、必需脂肪酸等。增加纖維質最好是吃天然的高纖食物，而非依賴纖維質補充劑。

3.5　碳水化合物的作用

碳水化合物在人體的功能以葡萄糖為代表，因為所有可消化的碳水化合物最終都轉變成體內葡萄糖。葡萄糖在人體內的功能始於提供能量。

提供能量

葡萄糖的首要功能是提供卡路里供人體利用。紅血球、腦和中樞神經系統主要從

葡萄糖獲取能量。飲食提供的葡萄糖幾近於無時，腦可以利用來自脂肪的**酮體** (ketone bodies)。其他人體細胞除了利用葡萄糖之外，也常利用脂肪為能源。

飲食提供足夠的碳水化合物以避免蛋白質分解作為能源，稱為「蛋白質救援」。正常情況下，飲食的碳水化合物轉變成血糖，蛋白質保留來構成和維持肌肉與重要器官之用。若碳水化合物不夠，身體就被迫從體蛋白質製造葡萄糖，消耗細胞中重要的胺基酸庫。長期挨餓使肌肉、心臟、肝臟、腎臟和其他重要器官持續消耗蛋白質，導致身體虛弱，功能不良，甚至器官系統衰竭。

快速減重的產品要有足夠的碳水化合物，以避免分解體蛋白質，保護心臟等重要的組織和器官。碳水化合物不足時，除了損失體蛋白質之外，也會使脂肪代謝效率降低。脂肪沒有完全分解，反而產生酮體，稱為**酮症** (ketosis)，會干擾人體的酸鹼平衡，並有其他健康問題。

調控血糖

正常情況下的血糖濃度控制在狹窄的範圍內。用餐期間或餐後血糖升高時，胰臟釋出**胰島素** (insulin) 進入血液，可預防血糖飆高 (圖 3-8)。

當沒有進食而血糖下降時，胰臟釋出**升糖素** (glucagon)，作用與胰島素相反，以此補

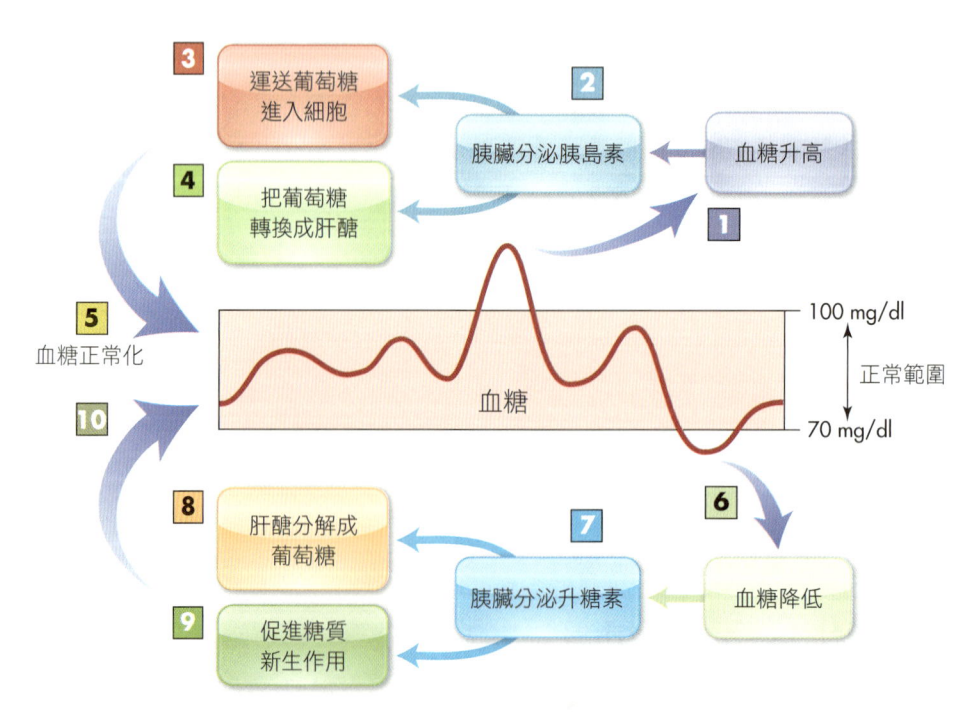

圖 3-8　血糖的調控。胰島素和升糖素是控制血糖的關鍵因素。當血糖升高超過正常範圍 70-100 mg/dl 時 (1)，胰島素釋出 (2)，血糖降低 (3)，以及 (4) 血糖恢復正常 (5)。當血糖低於正常範圍時 (6)，升糖素釋出 (7)，與胰島素的作用相反，使肝醣分解 (8)，同時糖質新生增加 (9)，血糖因而恢復正常 (10)。其他荷爾蒙如腎上腺素、正腎上腺素、皮質醇、生長激素等，也都有助於血糖的調控。

充血糖而避免過低。

緊急壓力下的升糖機制是**腎上腺素** (epinephrine)，負責「戰或逃」反應，由腎上腺和神經末稍釋出，使血糖迅速升高，以備心智和體力都能快速反應。

升糖指數與血糖。人體對不同來源的碳水化合物反應不同，高纖食物避免血糖升高，因為血糖升高促使胰島素大量分泌，對人體有許多害處，會使血液三酸甘油酯升高，增加脂肪組織的脂肪積聚，增加血液凝塊，促進肝臟合成脂肪，以及餐後易餓等。長期增加的胰島素會使肌肉產生抗性，最後造成第 2 型糖尿病。

升糖指數 (glycemic index, GI) 是衡量碳水化合物食物升高血糖的程度，有助於規劃飲食以避免高糖和高胰島素血症。升糖指數是食用某種食物之後，血糖反應和標準食物 (葡萄糖或白麵包) 的百分比對照，可以排序比較 (表 3-3)。

其他為了平衡對血糖的影響，高 GI 食物可搭配低 GI 食物一起吃；搭配黏稠性 (水溶性) 纖維的食物如燕麥纖維，可延緩葡萄糖的吸收。

◆ 表 3-3　常用食物*的升糖指數 (GI)

參考食物葡萄糖＝100　低 GI 食物──55 以下　中 GI 食物──55 到 70　高 GI 食物　70 以上

	升糖指數 (GI)		升糖指數 (GI)
麵食／穀類		**麵包和馬芬糕**	
長粒白米	56	貝果	72
短粒白米	72	全麥麵包	69
義大利麵	41	白麵包	70
蔬菜		**水果**	
紅蘿蔔，水煮	49	蘋果	38
甜玉米	55	香蕉	55
馬鈴薯，烤	85	柳橙	44
乳製品		**飲料**	
牛奶，脫脂	32	柳橙汁	46
優格，低脂	33	運動飲料	78
冰淇淋	61	可口可樂	63
豆類		**點心**	
烤豆	48	洋芋片	54
菜豆	27	香草夾心餅	77
白豆	38	果凍糖	80
糖類			
蜂蜜	73		
蔗糖	65		
果糖	23		

*根據一份食物提供 50 公克碳水化合物
資料來源：Foster-Powell K and others: International table of glycemic index and glycemic load. *American Journal of Clinical Nutrition* 76:5, 2002.

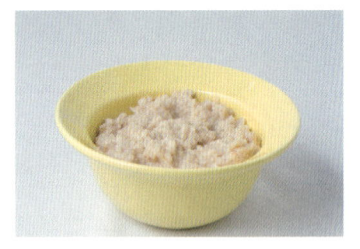

燕麥富含水溶性 (又稱為黏稠性) 纖維。美國 FDA 准許燕麥可以降低血膽固醇的健康宣稱。

纖維質：降低膽固醇吸收和肥胖風險

水溶性纖維的良好來源有蘋果、香蕉、柳橙、紅蘿蔔、大麥、燕麥、菜豆等，能抑制膽固醇和膽酸的吸收，減緩葡萄糖的吸收，而降血膽固醇。蔬果、豆類、全穀類麵包和穀片 (包括全穀類早餐穀片) 構成的高纖飲食，可以降低心血管疾病 (冠心症和中風) 的風險。高纖食物體積較大，咀嚼時間較長，熱量較少而飽足，有助於控制體重並降低肥胖的風險。

3.6 碳水化合物的需求

美國成人的碳水化合物的建議是每日 130 公克，為腦和中樞神經系統不用酮體所需的葡萄糖量，稍高無妨。美國食品營養委員會建議，碳水化合物占總能量的 45% 到 65%。營養標示的參考值使用 60% 能量，相當於 2000 大卡飲食中有 300 克碳水化合物。碳水化合物的主要來源應該是水果、蔬菜、全穀類麵包和穀片、豆類，而非精製穀類、馬鈴薯、糖等。

我們需要多少纖維質？

纖維質的足夠攝取量是以降低心血管疾病 (可能包括糖尿病) 風險為目的，每 1000 大卡含 14 公克，女性每日 25 公克，男性 38 公克，50 歲之後分別降至每日 21 公克和 30 公克。食品標示的基準值是 25 公克 (2000 大卡飲食)。增加纖維質的攝取量，每日至少要吃三份全穀類 (圖 3-9)。記得高纖飲食要增加水分攝取量。

糖攝取過量使飲食品質下降。飲食中太多的糖會排擠水果和蔬菜，兒童和青少年特別容易以空卡取代了成長所需的營養素，例如以汽水代替牛奶犧牲了骨骼健康。注意低脂和無脂點心通常含許多糖而卡路里未必減少。

美國訂定「添加糖」的上限是總卡路里的 25%，這是食品加工或烹煮時外加的糖。世界衛生組織一再「強烈建議」添加糖 < 10% 總卡路里，相當於 2000 大卡飲食中 50 公克。美國心臟協會建議每日女性 ≤ 100 大卡 (25 公克)，男性 ≤ 150 大卡 (37.5 公克)。世衛組織在 2014 年建議：糖攝取量應以每日卡路里的 5% 為目標 (約 25 公克)。

糖與過動。兒童的過動症是注意力缺乏/過動症候群的症狀之一。然而許多研究並未證實糖的影響。

糖與口腔健康。飲食所含的糖 (以及容易在口中醱酵的澱粉，如餅乾和白麵包) 會增加**齲齒** (dental caries) 的罹患率。糖等碳水化合物被口腔細菌代謝成酸，溶解牙齒表面的琺瑯質及其下層結構。細菌也利用糖製造黏性的牙菌斑，增加附著力，並減少唾液對酸的中和

Chapter 3　碳水化合物

Nutrition Facts
Serving Size: 1 cup (55g/2.0 oz.)
Servings Per Container: 10

Amount Per Serving	Cereal	Cereal with ½ Cup Vitamins A & D Skim Milk
Calories	170	210
Calories from Fat	10	10
	% Daily Value**	
Total Fat 1.0g*	2%	2%
Sat. Fat 0g	0%	0%
Trans Fat 0g		*
Cholesterol 0mg	0%	0%
Sodium 300mg	13%	15%
Potassium 340mg	10%	16%
Total Carbohydrate 43g	14%	16%
Dietary Fiber 7g	28%	28%
Sugars 16g		
Other Carbohydrate 20g		
Protein 4g		
Vitamin A	15%	20%
Vitamin C	20%	22%
Calcium	2%	15%
Iron	65%	65%
Vitamin D	10%	25%
Thiamin	25%	30%
Riboflavin	25%	35%
Niacin	25%	25%
Vitamin B_6	25%	25%
Folic acid	30%	30%
Vitamin B_{12}	25%	35%
Phosphorus	20%	30%
Magnesium	20%	25%
Zinc	25%	25%
Copper	10%	10%

*Amount in cereal. One half cup skim milk contributes an additional 40 calories, 65mg sodium, 6g total carbohydrate (6g sugars), and 4g protein.
**Percent Daily Values are based on a 2,000 calorie diet. Your daily values may be higher or lower depending on your calorie needs:

	Calories:	2,000	2,500
Total Fat	Less than	65g	80g
Sat Fat	Less than	20g	25g
Cholesterol	Less than	300mg	300mg
Sodium	Less than	2,400mg	2,400mg
Potassium		3,500mg	3,500mg
Total Carbohydrate		300g	375g
Dietary Fiber		25g	30g

Calories per gram:
Fat 9　•　Carbohydrate 4　•　Protein 4
*Intake of *trans* fat should be as low as possible.

Ingredients: Wheat bran with other parts of wheat, raisins, sugar, corn syrup, salt, malt flavoring, glycerin, iron, niacinamide, zinc oxide, pyridoxine hydrochloride (vitamin B_6), riboflavin (vitamin B_2), vitamin A palmitate, thiamin hydrochloride (vitamin B_1), folic acid, vitamin B_{12}, and vitamin D.

Nutrition Facts
Serving Size: ¾ Cup (30g)
Servings Per Package: About 17

Amount Per Serving	Cereal	Cereal With ½ Cup Skim Milk
Calories	170	210
Calories from Fat	0	5
	%Daily Value**	
Total Fat 0g*	0%	1%
Saturated Fat 0g	0%	1%
Trans Fat 0g		*
Cholesterol 0mg	0%	1%
Sodium 60mg	2%	4%
Potassium 80mg	2%	8%
Total Carbohydrate 35g	9%	11%
Dietary Fiber 1g	4%	4%
Sugars 20g		
Other Carbohydrate 13g		
Protein 3g		
Vitamin A	25%	30%
Vitamin C	0%	2%
Calcium	0%	15%
Iron	10%	10%
Vitamin D	10%	20%
Thiamin	25%	25%
Riboflavin	25%	35%
Niacin	25%	25%
Vitamin B_6	25%	25%
Folic acid	25%	25%
Vitamin B_{12}	25%	30%
Phosphorus	4%	15%
Magnesium	4%	8%
Zinc	10%	10%
Copper	2%	2%

*Amount in Cereal. One-half cup skim milk contributes an additional 65mg sodium, 6g total carbohydrate (6g sugars), and 4g protein.
**Percent Daily Values are based on a 2,000 calorie diet. Your daily values may be higher or lower depending on your calorie needs:

	Calories:	2,000	2,500
Total Fat	Less than	65g	80g
Sat. Fat	Less than	20g	25g
Cholesterol	Less than	300mg	300mg
Sodium	Less than	2,400mg	2,400mg
Potassium		3,500mg	3,500mg
Total Carbohydrate		300g	375g
Dietary Fiber		25g	30g

Calories per gram:
Fat 9　•　Carbohydrate 4　•　Protein 4
*Intake of *trans* fat should be as low as possible.

Ingredients: Wheat, Sugar, Corn Syrup, Honey, Caramel Color, Partially Hydrogenated Soybean Oil, Salt, Ferric Phosphate, Niacinamide (Niacin), Zinc Oxide, Vitamin A (Palmitate), Pyridoxine Hydrochloride (Vitamin B6), Riboflavin, Thiamin Mononitrate, Folic Acid (Folate), Vitamin B12 and Vitamin D.

圖 3-9　閱讀營養標示有助於挑選更營養的食品。根據營養標示上的資訊，哪一種穀片適合當早餐？比較它們的纖維質含量。所列出來的原料成分提供了什麼線索？(註：原料按重量從大到小排列。) 挑選早餐穀片的關鍵在纖維質。簡單糖類的含量也可作為參考，不過有時候它的數值並不反映添加的糖，而是其中所含的水果如葡萄乾，使得評估不易。

61

表 3-4　減少簡單糖類攝取的建議

在超市
- 閱讀食品標示，了解食品中所有的外加糖，儘量挑選含糖量少者。
- 購買新鮮水果，或是浸泡於水、果汁或淡糖漿中的水果，不要挑選浸泡於濃糖漿者。
- 少買含糖量高的食品，如市售烘焙食品、糖果、甜麥片、甜點、汽水或水果飲料；代之以消化餅、雜糧餅、貝果、英式馬芬糕、低卡汽水或其他低糖替代品。
- 購買低脂的微波爆米花取代糖果當點心。

在廚房
- 烹飪時減少用糖。嘗試新食譜或調整舊食譜，逐步減少用糖，降到原本用量的三分之一左右。
- 嘗試用香料加強食物的味道，如肉桂、小豆蔻、胡荽、肉豆、薑和豆蔻。
- 自製含糖量低的糕餅，取代市售含糖量高的糕餅。

在餐桌
- 儘量少用糖，包括白糖、紅糖、蜂蜜、糖蜜、糖漿、果醬和果凍。
- 少吃含糖量高的食品，如市售烘焙食品、糖果和甜點。
- 吃點心或飯後甜點時，以新鮮水果取代甜食。
- 食物少放糖，如咖啡、茶、穀片和水果。用量減半，習慣之後看能否再減。用代糖取代部分的糖。
- 少喝含糖汽水、水果飲料、果汁，代之以水、低卡汽水和水果。

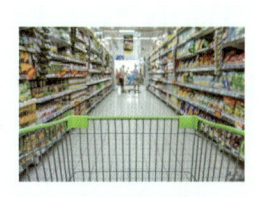

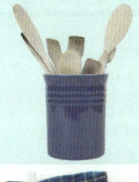

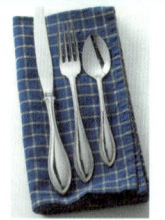

作用。氟有強化牙齒的效果，過去 20 年加氟自來水和牙膏已減少了北美兒童齲齒數。

3.7 糖尿病——血糖失控

血糖調控不當會造成高糖血症或低糖血症，血糖偏高最常與糖尿病相關。糖尿病在美國已經達到流行病的程度，而且有超過 37% 的患者不知道自己有病。幾十年來糖尿病的診斷標準都是空腹血糖高於 126 mg/dl。2010 年糖尿病協會與國際糖尿病組織建議，用糖化血色素 (HbA1C)(臨界值為 6.5%) 來診斷糖尿病。當血中葡萄糖堆積，會與血紅素結合成糖化血紅素，含量反映過去數週的血糖濃度，是比空腹血糖更加敏感的長期指標。

糖尿病

糖尿病症狀

糖尿病的症狀可能會突然出現，包括下列至少一種現象：
- 極渴
- 頻尿
- 困倦、昏睡
- 突然視力模糊
- 胃口增加
- 體重突然下降
- 尿液含糖
- 呼氣有水果味、甜味、酒味
- 呼吸沈重
- 恍惚、昏迷

糖尿病主要分兩種：第 1 型糖尿病 (type 1 diabetes) 和第 2 型糖尿病 (type 2 diabetes) (表 3-5)。第三種糖尿病是孕婦的妊娠糖尿病 (參見第 13 章)，通常用飲食療法控制胰島素，分娩後即可恢復正常，應注意日後糖尿病風險較高。

糖尿病的傳統症狀有三頻：頻尿、頻渴、頻餓；其他還有：不明原因的體重降低、疲倦、視力模糊、手腳震顫、經常感染、傷口癒合困難、陽萎等。

低糖血症 Hypoglycemia

糖尿病人施打胰島素時若吃得不夠，會造成血糖過低。低糖血

◆ 表 3-5　第 1 型和第 2 型糖尿病的對比

	第 1 型糖尿病	第 2 型糖尿病
罹患率	占糖尿病病例的 5-10%	占糖尿病病例的 90%
原因	自體免疫	胰島素抗性
風險因素	中度的遺傳傾向	強烈的遺傳傾向 肥胖與缺乏運動 種族 代謝症候群 糖尿病前期
特性	明顯的症狀 (頻渴、頻餓、頻尿) 酮症 體重減輕	輕微的症狀，尤其是發病的早期 (疲倦和夜尿) 通常不會出現酮症
治療	胰島素 飲食 運動	飲食 運動 口服藥劑 胰島素 (晚期病例)
併發症	心血管疾病 腎臟病 神經疾病 失明 感染	心血管疾病 腎臟病 神經疾病 失明 感染
追蹤	血糖 尿酮 糖化血色素*	血糖 糖化血色素

*血紅素 A1c

症最初的徵象是震顫、出汗、心悸、焦慮、飢餓等。後期症狀是腦部血糖不足，產生心智混亂、極度疲憊、痙攣、失去意識等。此時必須立刻給予患者葡萄糖或是含碳水化合物的食物。

代謝症候群

　　代謝症候群 (metabolic syndrome) 當事人必須具有以下至少三種代謝風險因素 (或是正在服藥治療這些風險因素) 才可診斷為代謝症候群：因腹部肥胖而腰圍巨大，高血液三酸甘油酯，低 HDL 或「好」膽固醇，高血壓，高空腹血糖 (圖 3-10)。代謝症候群的每一方面都是獨特的健康問題，治療方法各不相同。不過在代謝症候群中，這些風險因素都聚集在一起，使當事人患心血管疾病的風險加倍，患糖尿病的風險增加五倍。

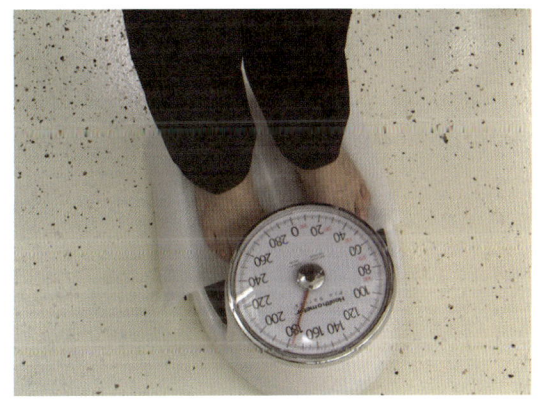

降低體重和增加運動量可預防代謝症候群。

代謝症候群的風險指標

患者必須具有以下的至少三種風險因素才可診斷為代謝症候群。

- 高血壓
  130/85 mmHg 以上
- 低 LDL 膽固醇
  - 男性 LDL 濃度低於 40 mg/dl
  - 女性 LDL 濃度低於 50 mg/dl
- 血糖升高
  空腹血糖 100 mg/dl 或以上
- 三酸甘油酯 (血脂) 升高
  150 mg/dl 或以上
- 腹部肥胖
  - 男性腰圍大於 40 吋
  - 女性腰圍大於 35 吋

圖 3-10 代謝症候群的特徵是具有糖尿病和心血管疾病的幾種風險因素。

代謝症候群的關鍵因素是胰島素抗性。遺傳、老化、環境因素如飲食和運動等，都會影響胰島素抗性和代謝症候群的其他症狀。營養與調整生活方式是對抗代謝症候群所有不健康狀況的關鍵對策。建議的療法包括：

- 降低體重。過重或肥胖者即使少許改善 (例如減掉 5% 體重) 都可降低疾病風險。最成功的減重和體重管理計劃包括節制飲食與運動雙管齊下。
- 經常運動。2010 美國飲食指標建議每週至少做 150 分鐘中等強度的運動。
- 限制總脂肪攝取量，尤其是動物脂肪和反式脂肪。不過 ω-3 脂肪 (例如魚類和堅果)是健康的脂肪。
- 心血管疾病風險特別高者，有必要用藥物降低血壓、總膽固醇、三酸甘油酯。

營養學家的選擇

三明治是中午快餐不錯的選擇，能夠提供多種食物大類。就穀類的份數而言，所有三明治都同樣提共兩份 (2 盎司)。

接下來的挑戰是如何填滿餐盤的另一半，也就是說，獲得一些蔬菜或水果。

除此之外，還得考慮穀類、蛋白質、乳製品的營養品質。如果根據碳水化合物的來源評估這些三明治，會發現其中三種提供蔬菜。我們通常不會在三明治看到水果，雖然花生醬三明治有草莓果醬，但果醬不算水果，反而提供 32 大卡 (約占 10% 的三明治卡路里) 的添加糖。

雖然熱狗和白麵包是美國人愛吃的食物，但它提供的營養最少。穀類只有最低的 1.5 盎司，並且是精製而非全穀類。蛋白質含量也是最低的 1.5 盎司，而且只有 1 公克纖維。此外，鈉高達 700 毫克，還有 6 公克動物脂肪。

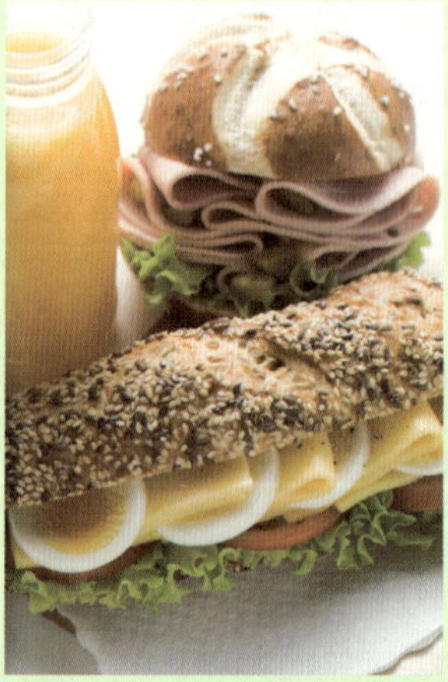

總之，營養學家會挑選無肉的黃豆漢堡或是鮪魚沙拉三明治，以擴大健康碳水化合物來源的份數，包括蔬菜和全穀類。

3.8 台灣的營養與健康

醣類與糖的攝取狀況

根據近十年內的台灣營養健康狀況變遷調查 (Nutrition and Health Survey in Taiwan, NAHSIT)，民眾各年齡層的醣類攝取量以老年人最低，其他年齡大約在每天 250~350 公克，相當於 1~1.5 碗白飯；醣類占熱量的比例大約 50%，符合我國飲食指南的建議 (表 3-6)。

檢視提供醣類的食物，可見複合醣類減少、簡單糖類增加的趨勢 (圖 3-11)。精製的米麥主食類仍為大宗，而且表現出米類減少、小麥製品增多的現象，因為速食食品如泡麵、麵包、三明治、漢堡、包子水餃等成為方便取得的主食。全穀類、乾豆類、根莖類的攝取量明顯比過去增多，表示膳食纖維攝取增多。但是含糖的糕點餅乾類也明顯增多 (圖 3-11)。一般民眾從小到老，膳食纖維的攝取量都沒有達到最低的建議量 (表 3-6)。

成人攝取的簡單糖類占熱量比值越年輕越高，只有老年人不超過 5% (表 3-6)。來自飲料、果汁、冰品類的糖量增加了一倍，男性從 25 公克增為 50 公克 (200 大卡)，女性從 17 公克增加到 38 公克 (150 大卡)；這樣的糖量對總熱量的比率是男性 8.5%，女性 8.8%，兩者都超過 WHO (2014) 最新建議的 5% 熱量，也超過美國心臟病協會建議的男性 < 150 大卡和女性 < 100 大卡的標準 (圖 3-11)。

糖尿病的風險和防治系統

糖尿病是台灣排名第五的死因，在第一章的死因變化趨勢圖 (圖 1-3) 可見，糖尿病致死在民國 70~80 年代急速攀升。根據 NAHSIT 2005~2008 的結果，糖尿病定義為禁食血漿血糖值 ≥ 126 mg/dl，或有服用降血糖藥物，19 歲以上成人的盛行率是男性 10.9%，女性 7.2%，兩性都是隨著年齡增長而升高，45 歲以上罹病率快速攀增 (圖 3-12)。雖然女性罹

◆ 表 3-6 台灣民眾每日的各種醣類和膳食纖維之平均攝取量

年齡 (歲)	男性醣類 攝取量 (公克/天)	男性醣類 熱量比 (%)	女性醣類 攝取量 (公克/天)	女性醣類 熱量比 (%)	膳食纖維(公克/天) 男性	膳食纖維(公克/天) 女性	簡單糖類熱量比 (%) 男性	簡單糖類熱量比 (%) 女性
≥65	231	54	184	56	17.2	14.5	3.4	2.6
31–64	282	52	217	52	16.7	16.7	6.6	6.9
19–30	274	49	235	50			10.3	6.9
高中生 (16-18)	359	52	267	52	13.8	12.6		
國中生 (13-15)	320	50	256	50	13.5	12.4		
國小生 (6-12)	279	54	249	54	16.4	15.6		

資料來源：參見參考資料 1,2

實用營養學

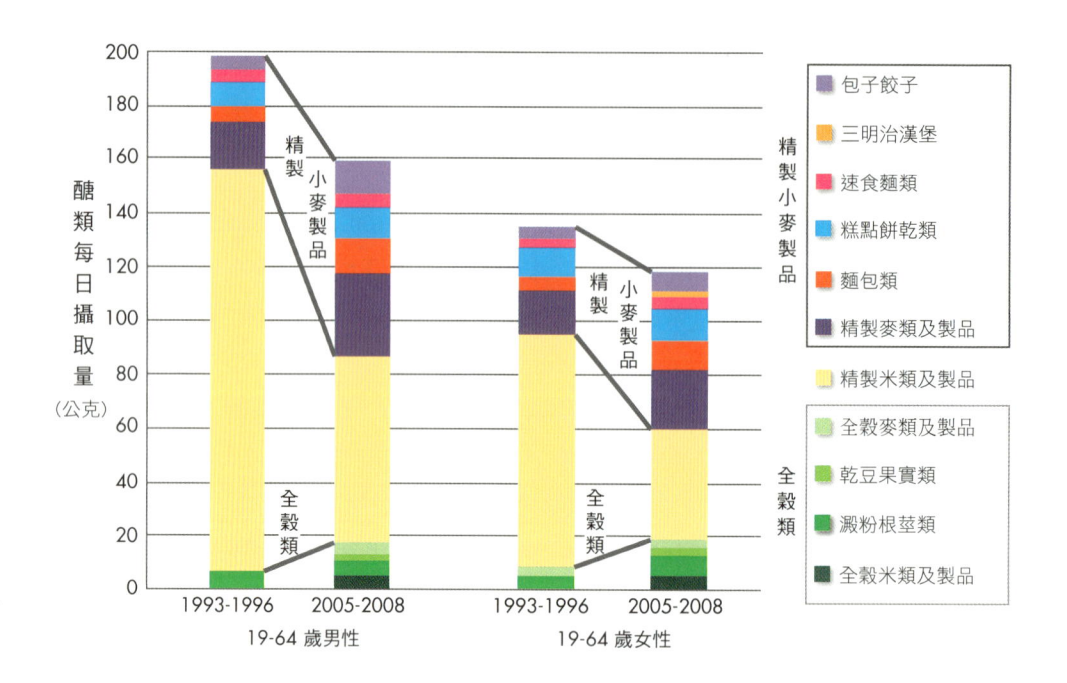

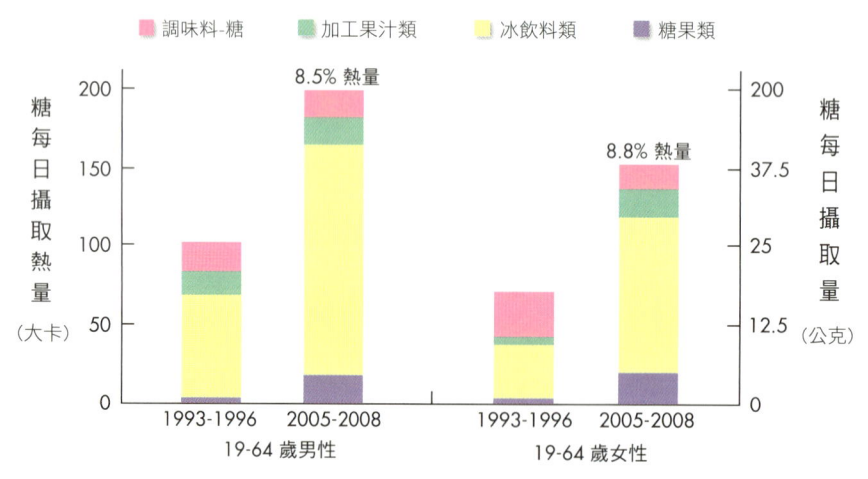

◎ 圖 3-11 台灣 19-64 歲成人每日攝取的醣類和糖的食物來源,顯示複合醣類減少,簡單糖類增加的趨勢。
資料來源:參見參考資料 1,2

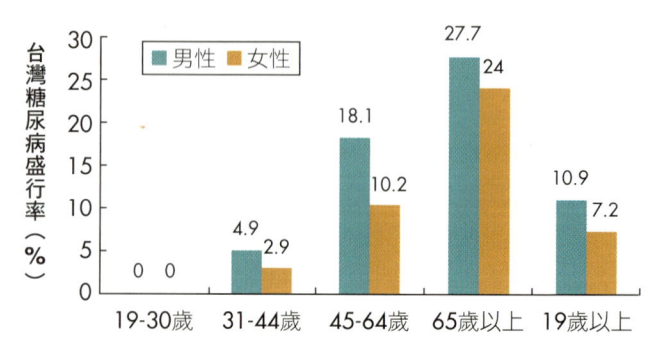

◎ 圖 3-12 台灣成年民眾的糖尿病盛行率隨性別和年齡的變化趨勢。
資料來源:參見參考資料 3

病率通常低於男性，但是原住民男女性卻分別高達 19.5% 與 20.7%，表示原住民有獨特的糖尿病風險。

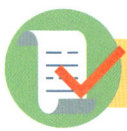

知識檢查站（解答在下方）

1. 膳食纖維的功能有
   a. 升高血膽固醇濃度
   b. 加速食物通過消化道
   c. 引發憩室症
   d. 造成便秘

2. 胰臟偵知血糖過量時會釋出
   a. 酵素澱粉酶　　　c. 荷爾蒙胰島素
   b. 單醣類的葡萄糖　d. 荷爾蒙升糖素

3. 纖維素是
   a. 不可消化的纖維　c. 能量營養素
   b. 簡單碳水化合物　d. 動物性多醣類

4. 白糖消化後分解成＿＿＿＿和＿＿＿＿
   a. 葡萄糖、乳糖　　c. 蔗糖、麥芽糖
   b. 葡萄糖、果糖　　d. 果糖、蔗糖

5. 澱粉是
   a. 複合碳水化合物　c. 簡單碳水化合物
   b. 纖維質　　　　　d. 麩質

6. 添加＿＿＿＿可增加飲食的纖維質含量
   a. 新鮮水果　　c. 蛋類　　　e. a & d
   b. 魚類和禽肉　d. 全穀類和麥片

7. 哪種糖尿病最常見？
   a. 第 1 型　　c. 第 3 型
   b. 第 2 型　　d. 妊娠

8. 纖維質的每日建議攝取量大約＿＿＿＿公克
   a. 5　　　c. 100
   b. 30　　 d. 450

9. 乳糖不耐症是＿＿＿＿的結果
   a. 喝高脂牛奶　　c. 乳糖酶活性不足
   b. 吃大量的優格　d. 高纖飲食

10. 代謝症候群的症狀之一是
    a. 過重　　　c. 低血糖
    b. 腰圍太大　d. 低血壓

解答：1.b, 2.c, 3.a, 4.b, 5.a, 6.e, 7.b, 8.b, 9.c, 10.b

參考資料

1. Wu SJ, Pan WH, Yeh NH, Chang HY. Dietary nutrient intake and major food sources: theNutrition and Health Survey of Taiwan elementaryschool children 2001-2002. Asia Pacific J Clin Nutr 2007; 16 (S2): 518-53.

2. Pan WH, Wu HJ, Yeh CJ,Chuang SY, Chang HY, Yeh NH, Hsieh YT. Diet and health trends in Taiwan: comparison of two nutrition and health surveys from 1993-1996 and 2005-2008. Asia Pac J Clin Nutr 2011; 20: 238-250.

3. 台灣營養健康狀況變遷調查：2005-2008 國人血漿血糖異常之狀況。http://nahsit.nhri.org.tw/public_frontpage?page=5

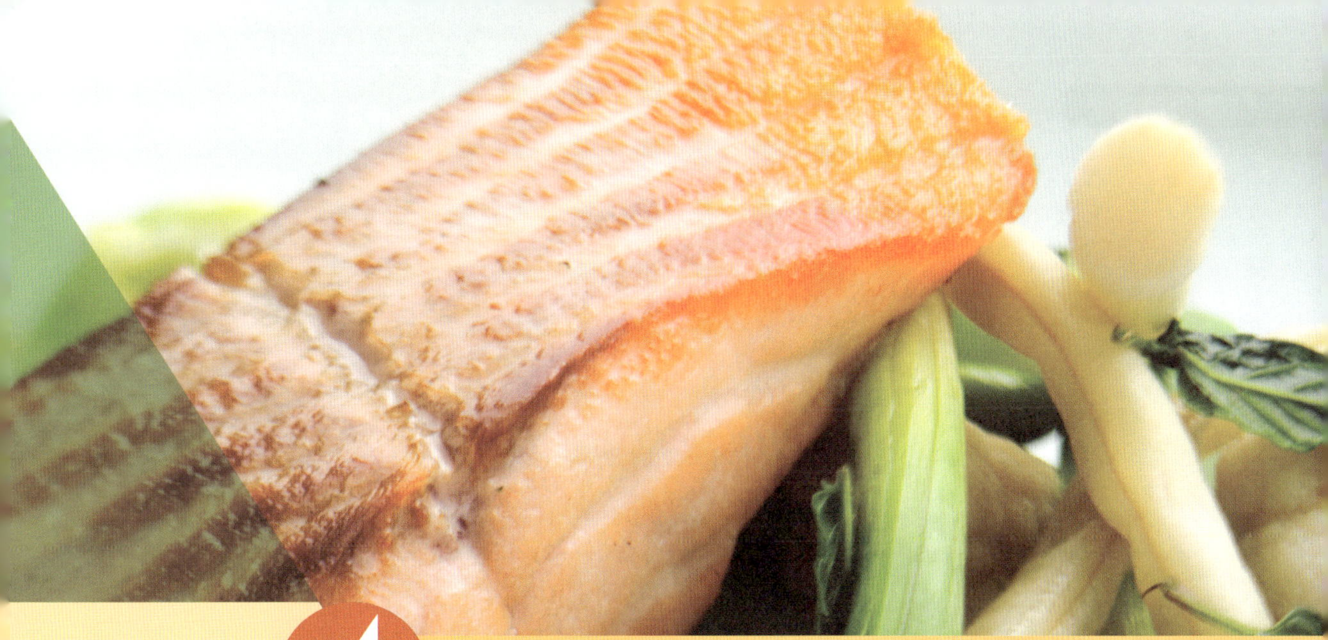

Chapter 4 脂質

4.1 脂質：一般特性

　　脂質包括許多不同性質的化合物，它們只有一種共通的特性：不溶於水。想想看沙拉吧的油醋醬，油不溶於醋；靜置的時候它們清楚地分為兩層，油在上而醋在下。

4.2 脂質：三酸甘油酯、磷脂質與固醇

　　脂質 (脂肪和油) 的構成元素是碳和氫，氧原子比碳水化合物少，故能量多。**三酸甘油酯** (triglycerides) 是人體和食物中最常見的脂質，每個分子包含一個**甘油** (glycerol) 和三個結合的脂肪酸分子。**磷脂質** (phospholipid) 和**膽固醇** (cholesterol) 等**固醇** (sterol) 也屬於脂質。食品專家把室溫下固體的脂質稱為「脂肪」，液體的稱為「油」；人們通稱為脂肪。

脂肪酸與三酸甘油酯

　　脂肪酸：最簡單的脂質。三酸甘油酯是人體和食物中主要的脂質，脂肪酸就在其中。脂肪酸分子是一條碳原子長鏈，每個碳原子與其他兩個碳原子以及氫原子結合，分子的一端 (α 端) 是**酸基** (acid group)，另一端 (ω 端) 是**甲基** (methyl group)(圖 4-1)。其他碳原子間的化學鍵都是單鍵者稱為**飽和脂肪酸** (saturated fatty acid)(圖 4-1a)，分子為直線型，可緊密聚集或堆疊，室溫下會固態化。

　　單元不飽和 (monounsaturated) 脂肪酸含一個雙鍵 (圖 4-1b)，在芥花油和橄欖油中含量高。**多元不飽和** (polyunsaturated) 脂肪酸有

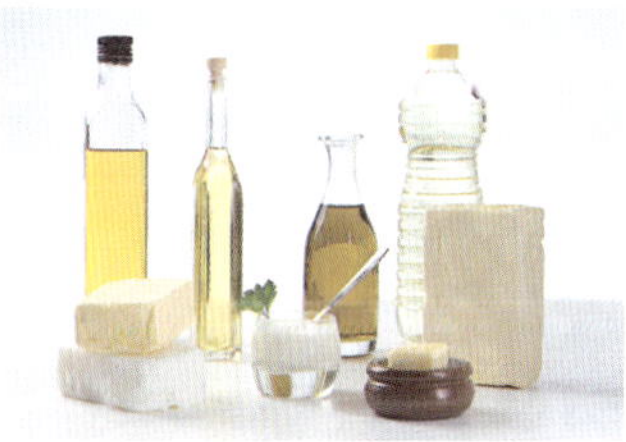

飽和脂肪如奶油，在室溫下呈固態；而不飽和脂肪如橄欖油和玉米油，在室溫下呈液態。

實用營養學

飽和脂肪酸 (硬脂酸)

(a) [結構式：18個碳的飽和脂肪酸，左端為甲基，右端為酸基]

單元不飽和脂肪酸 (油酸；ω-9)

(b) [結構式：含一個雙鍵的18碳脂肪酸]

多元不飽和脂肪酸 (α-次亞麻油酸；ω-3)

(c) [結構式：含三個雙鍵的18碳脂肪酸]

第一個雙鍵位於 ω 端的第 3 個碳。

多元不飽和脂肪酸 (亞麻油酸；ω-6)

(d) [結構式：含兩個雙鍵的18碳脂肪酸]

第一個雙鍵位於 ω 端的第 6 個碳。

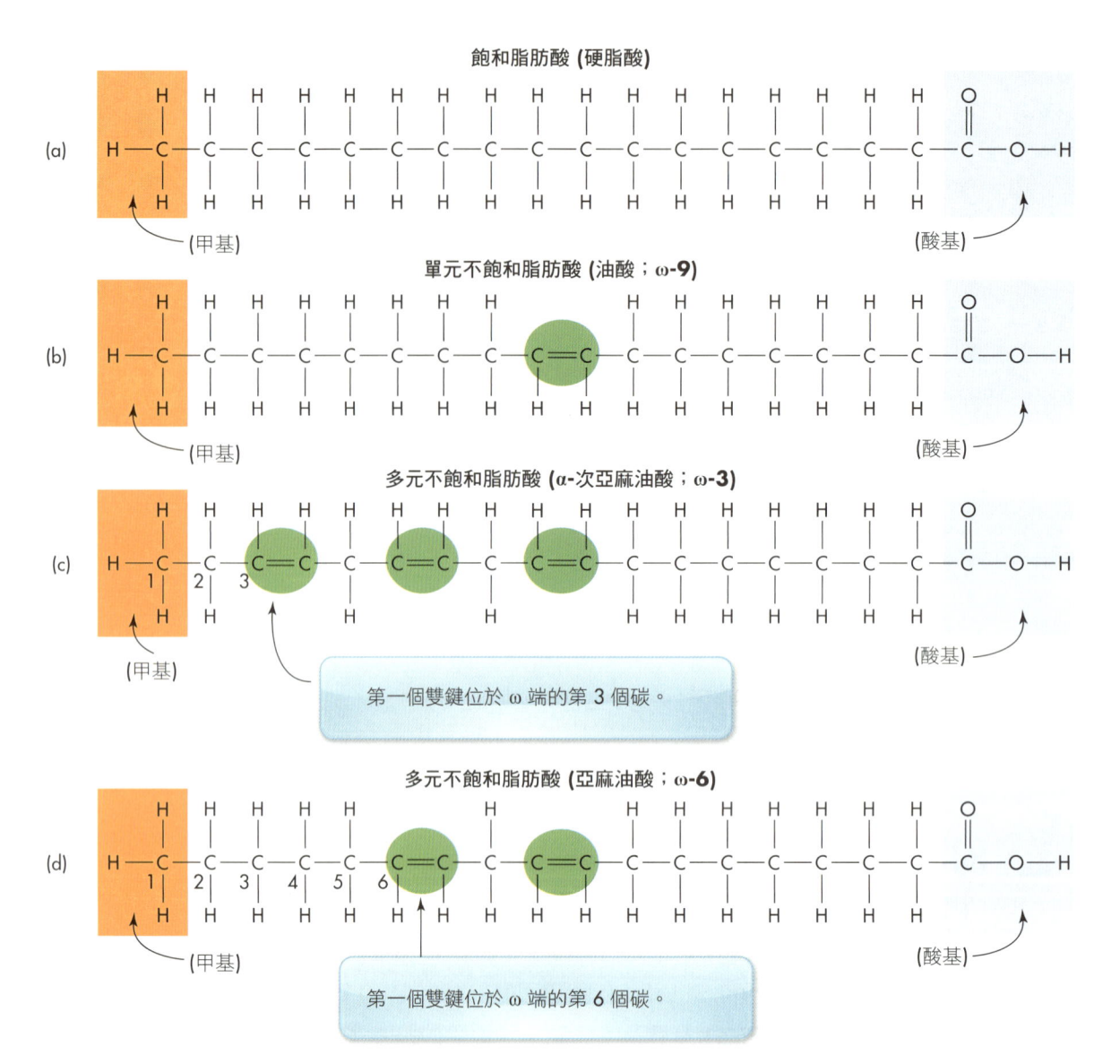

🔵 **圖 4-1** (a-d) 飽和、單元不飽和、多元不飽和脂肪酸的化學式。這些脂肪酸都含有 18 個碳原子，不過雙鍵的位置與數目各不相同。雙鍵在綠色陰影中。如 (a) 所示，飽和脂肪酸形狀筆直，使它們可以緊密聚集在一起，在室溫下形成固體。與此相反，不飽和脂肪酸 (b-d) 在雙鍵的位置有「彎折」(參見圖 4-2)。因此之故，不飽和脂肪酸只能鬆散地聚在一起，在室溫下通常為液體。

兩個以上的雙鍵 (圖 4-1c, d)，雙鍵位置有彎折，只能鬆散聚合，室溫下為液體；玉米油、大豆油、葵花油和紅花籽油含量豐富。

不飽和脂肪酸依雙鍵結構分為：順式和反式。天然的單元和多元不飽和脂肪酸是順式 (圖 4-2)。美國 FDA 確認加工食品的反式脂肪酸或反式脂肪應該越少越好。

體內與食物中的所有脂肪酸幾乎都是**長鏈脂肪酸** (long-chain fatty acid)。不飽和脂肪酸第一個雙鍵的位置至關重要，第一個雙

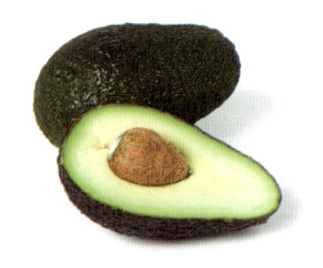

酪梨是單元不飽和脂肪的豐富來源。

鍵在甲基端 (ω 端) 數過來第 3 個碳，就叫 **ω-3 脂肪酸** (omega-3 fatty acid)(參見圖 4-1c)；在甲基端 (ω 端) 數過來第 6 個碳，就叫 **ω-6 脂肪酸** (omega-6 fatty acid)(參見圖 4-1d)。ω-9 脂肪酸的第一個雙鍵在甲基端數過來第 9 個碳 (參見圖 4-1b)。

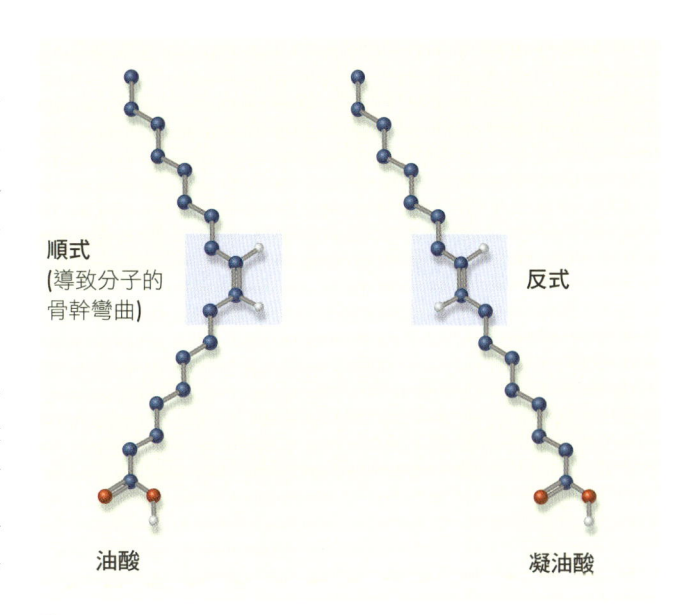

必需脂肪酸 (essential fatty acids, EFA) 是飲食中非有不可的，因為人體無法自行合成，因此亞麻油酸 (ω-6 脂肪酸) 和 α-次亞麻油酸 (ω-3 脂肪酸) 被稱為「必需」脂肪酸 (圖 4-3)，只有植物能夠製造 ω-6 和 ω-3 脂肪酸。

這些 ω-6 和 ω-3 脂肪酸形成人體重要結構的成分，執行免疫系統和視力的重要功能，協助構成細胞膜，並且製造**類二十碳酸** (eicosanoids)──它們參與了幾乎所有重要的人體功能。來自飲食的 ω-3 和 ω-6 脂肪酸被人體酵素轉變成長鏈多元不飽和脂肪酸如**二十碳五烯酸** (eicosapentaenoic, EPA) 和**二十二碳六烯酸** (docosahexaenoic acid, DHA)，它們對腦和神經系統特別重要。腦部功能、專注力和視力都需要 EPA，並且被轉化成強力消炎劑。DHA 在懷孕期間對胎兒腦部和神經系統的發育特別重要。人體可以自行合成其他脂肪酸如 ω-9 脂肪酸。

如果必需脂肪酸吃得不夠，皮膚會成鱗片狀並發癢，還有腹瀉或感染等其他症狀，也可能導致生長遲緩、傷口不易癒合、貧血等。科學研究指出，因為從 α-次亞麻油酸合成

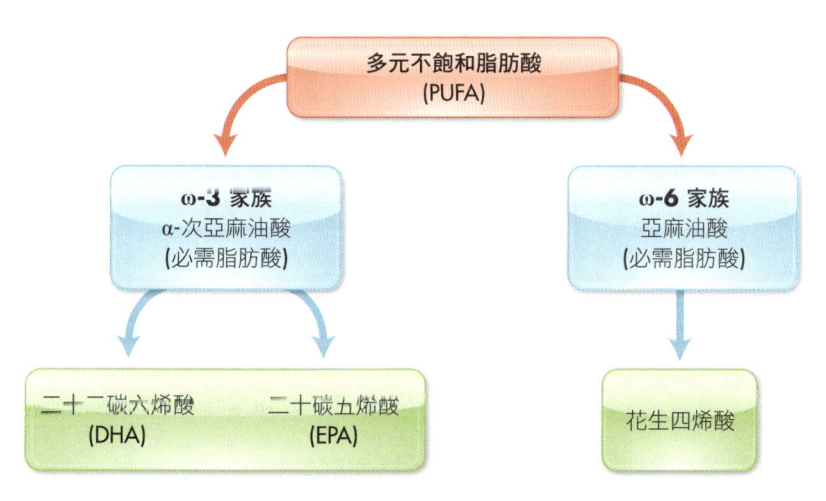

🌀 圖 4-2　順式與反式脂肪酸。在順式脂肪酸中，氫 (白色) 都在碳-碳雙鍵的同一邊，造成脂肪酸的骨幹彎曲。與此相反的是，在反式脂肪酸中，碳-碳雙鍵上的氫不在同一邊，讓脂肪酸的骨幹保持筆直，類似飽和脂肪酸。順式脂肪酸在食物中比較常見。反式脂肪酸主要出現在含有部分氫化脂肪的食物中，如人造奶油、酥油、油炸食品等。

🌀 圖 4-3　必需脂肪酸 (EFA) 家族。全部都能從飲食中獲得；人體無法合成亞麻油酸和 α-次亞麻油酸，是為必需脂肪酸。圖中其它脂肪酸可以從必需脂肪酸轉化合成。

EPA 和 DHA 的量不足,我們應當經常攝取既成的脂肪酸,以確保腦部和心血管的健康。其他若沒有良好膳食來源,可吃 EPA/DHA 補充劑。

三酸甘油酯是食物脂肪和油的主要成分,體內脂肪也一樣。血液中有少量脂肪酸,但體內大部分的脂肪酸都結合成三酸甘油酯。

三酸甘油酯以一個簡單的三碳醇甘油為骨幹,和三個脂肪酸結合 (圖 4-4a),分解失去一個脂肪酸就成為**雙酸甘油酯 (diglyceride)**,失去兩個脂肪酸就成為**單酸甘油酯**

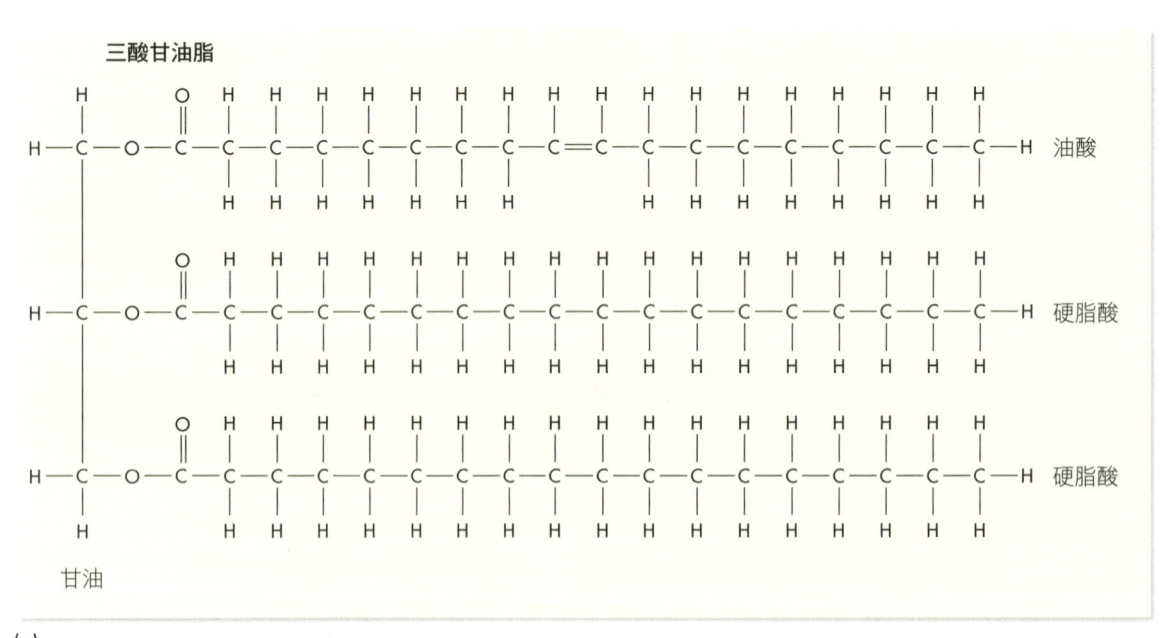

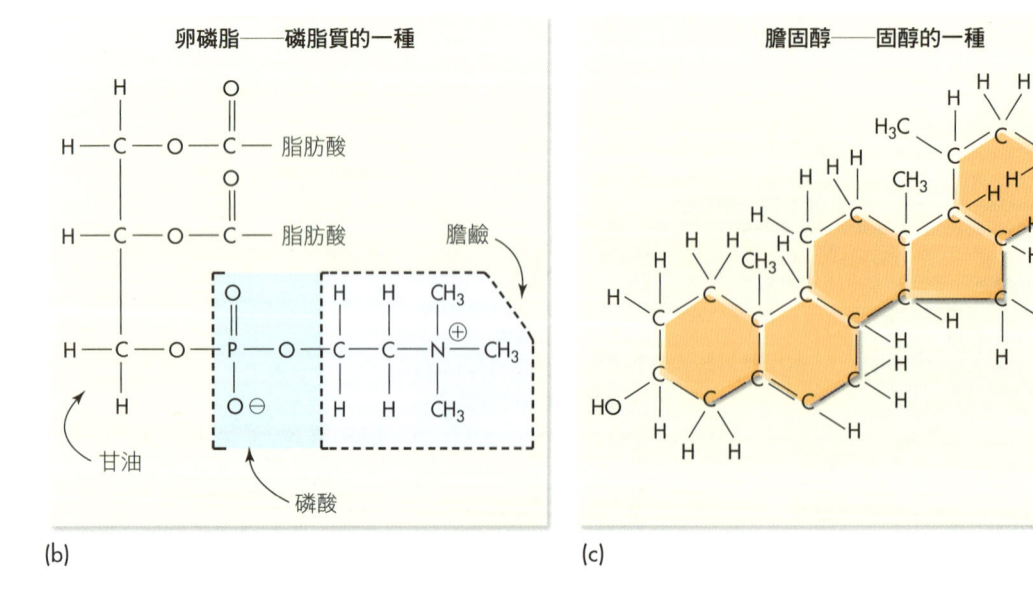

🌐 圖 4-4　常見脂質的化學式:**(a)** 三酸甘油酯,**(b)** 磷脂質 (以卵磷脂代表),**(c)** 固醇 (以膽固醇代表)。

(monoglyceride)。膳食脂肪在消化過程中，已經移除了外圍的兩個脂肪酸，產物是脂肪酸和單酸甘油酯的混合物，被小腸細胞吸收後，又重新結合成三酸甘油酯。

磷脂質

磷脂質和三酸甘油酯一樣，利用甘油為骨幹，但有一個脂肪酸被含磷其他的分子取代 (圖 4-4b)。人體有許多不同的磷脂質，尤其是腦部，用來構成細胞膜的重要成分。**卵磷脂** (lecithin) 很常見，存在細胞，也參與脂肪的消化、吸收和運送。人體能夠製造本身所需的全部磷脂質。即使卵磷脂已經做成膳食補充品銷售，也是許多食品的添加物，但它不是必要成分。

固醇

固醇不同於其他脂質，有獨特的多環結構 (圖 4-4c)。最常見的是膽固醇，為臘狀物質，沒有甘油和脂肪酸，因為不溶於水而歸脂質。膽固醇的功能是形成荷爾蒙和膽酸，且是細胞結構的成分。人體能夠製造本身所需的全部膽固醇。

4.3 食物中的脂肪和油

圖 4-5 列出脂肪的各種食物來源。數值只是粗略的估計，要仔細閱讀食品標示才能知道正確的脂肪含量。飲食中的肉類也提供脂肪能量，食用量應限制在 90 公克以內。

食物中脂肪的種類和總量都很重要。動物脂肪中是飽和脂肪酸的來源，乳製品和肉品有 40% 到 60% 是飽和脂肪酸。富含脂肪的魚類提供 50% 來自脂肪的能量，也是重要的 ω-3 脂肪酸來源。植物油大多是不飽和脂肪酸，占脂肪總量的 73% 到 94%。芥花油、花生油、橄欖油含單元不飽和脂肪酸 49%~77%。有些動物脂肪也含單元不飽和脂肪酸 (30~47%)(圖 4-6)。玉米油、棉籽油、葵花油、大豆油、紅花籽油含多元不飽和脂肪酸 54%~77%。這些是我們常吃的植物油，也是 ω-6 亞麻油酸的主要來源。平衡 ω-6 脂肪酸與 ω-3α-次亞麻油酸的供應很重要。芥花油和黃豆油提供最多 α-次

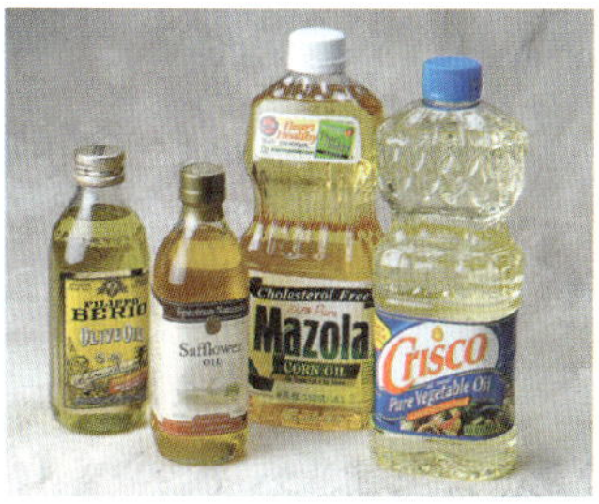

植物油的脂肪酸成分各不相同。外觀相似的脂肪其脂肪酸成分可能大異其趣。橄欖油和芥花油富含單元不飽和脂肪；近年來橄欖油日益受到重視。但對消費而言，芥花油要便宜得多。紅花籽油富含多元不飽和脂肪。

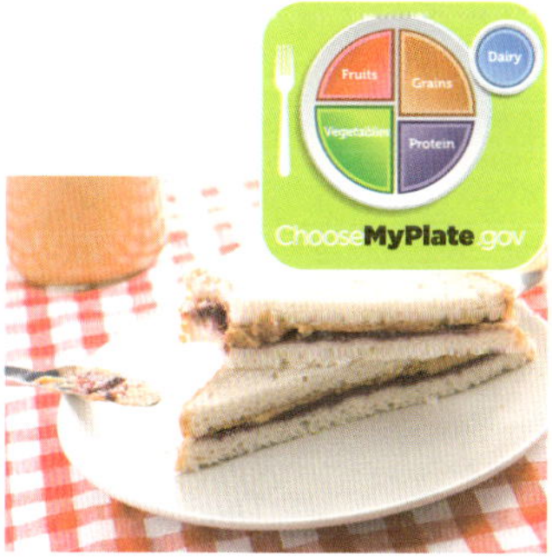

全麥麵包 (穀類) 夾花生醬 (蛋白質類) 和果醬搭配低脂牛奶 (奶類) 符合健康餐盤指南，並且提供來自花生醬的健康植物油。所缺乏者是哪些大類？

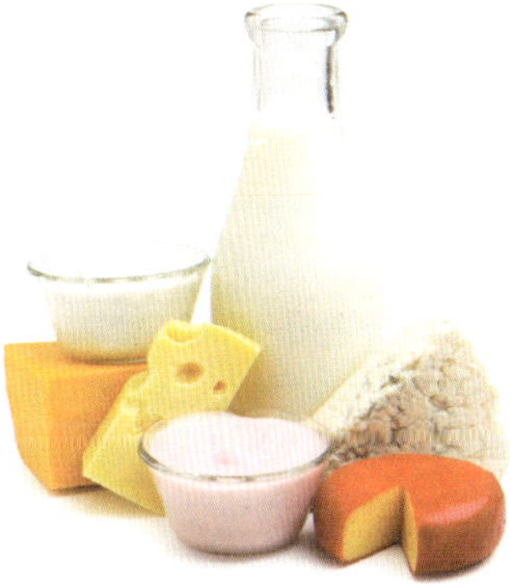

乳製品是我們飲食中飽和脂肪的主要來源。

魚肉中的水銀

每週至少吃兩次富含脂肪的魚類是 ω-3 脂肪酸的良好來源。有些魚可能含有水銀，大量攝取會中毒其他其他，不要單吃同一品種，儘量多樣化。研究指出吃魚的保健效果，尤其是降低心血管疾病風險，勝過水銀污染的風險。

脂肪的食物來源

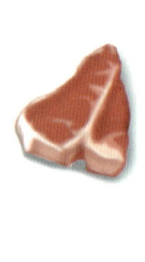

食物	脂肪 (公克)	來自脂肪的能量 %	% 心臟協會建議
心臟協會建議	70	30%	100%
丁骨牛排，90 公克	17	66%	24%
綜合堅果，30 公克	16	78%	23%
芥花油，1 湯匙	14	100%	20%
漢堡包，1 個	12	39%	17%
人造奶油，1 湯匙	12	100%	17%
酪梨，120 毫升	11	86%	16%
切達起司，30 公克	10	74%	14%
鮭魚，90 公克	10	54%	14%
全脂牛奶，240 毫升	8	49%	11%
帶皮雞胸肉，90 公克	7	36%	10%
全脂優格，240 毫升	7	28%	10%
餅乾，30 公克	7	45%	10%
烤豆子，120 毫升	7	31%	10%
M&M 巧克力，30 公克	6	39%	9%
亞麻籽，1 湯匙	3	62%	4%
無花果餅乾，2 個	3	23%	4%

圖例：穀類、蔬菜類、水果類、奶類、蛋白質類、空卡、脂肪類

圖 4-5　脂肪的食物來源與美國心臟協會 (AHA) 建議的 2100 大卡飲食含 70 公克脂肪或 30% 能量的比較。

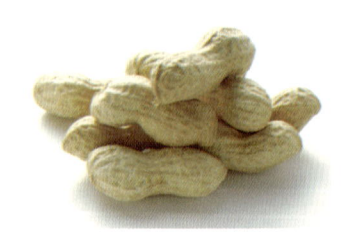

除了小麥胚芽和蛋黃之外，花生也是卵磷脂的來源。

亞麻油酸。ω-3 脂肪酸的其他來源包括魚油、奇亞籽、核桃、亞麻籽等。

小麥胚芽、花生、蛋黃、大豆、肉類都富含磷脂質。卵磷脂 (蛋黃成分) 常添加在沙拉醬中，可作為**乳化劑** (emulsifier) 把脂質和水混合 (圖 4-7)。

膽固醇只存在動物性食品。一個蛋黃有 210 毫克膽固醇，是主要的膽固醇來源，還有肉類和全脂牛奶。食品商吹噓花生醬、植物酥油、人造奶油等植物油「不含膽固醇」，這是欺騙消費者：因為這些產品本來就不會含膽固醇。有些植物含有類似膽固醇的其他固醇類，它們並不會危害心臟健康還可以降低血膽固醇。

Chapter 4　脂質

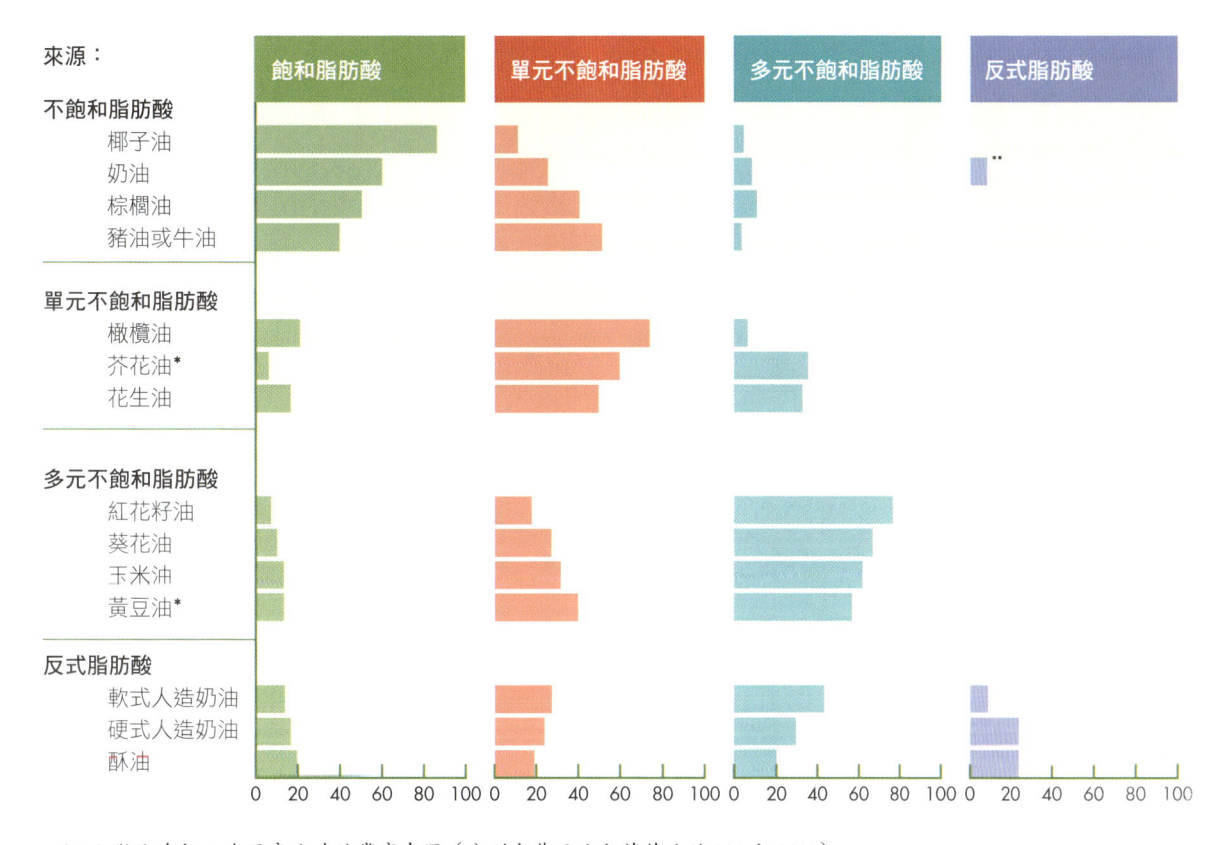

來源：

不飽和脂肪酸
　椰子油
　奶油
　棕櫚油
　豬油或牛油

單元不飽和脂肪酸
　橄欖油
　芥花油*
　花生油

多元不飽和脂肪酸
　紅花籽油
　葵花油
　玉米油
　黃豆油*

反式脂肪酸
　軟式人造奶油
　硬式人造奶油
　酥油

（飽和脂肪酸 ｜ 單元不飽和脂肪酸 ｜ 多元不飽和脂肪酸 ｜ 反式脂肪酸，橫軸：0　20　40　60　80　100）

*ω-3 脂肪酸和 α-次亞麻油酸的豐富來源（分別占黃豆油和芥花油的 7% 和 12%）
**奶油中的天然反式脂肪酸不但對人體無害，甚至有保健效果，例如防止某些癌症

🔆 圖 4-6　常見脂肪和油的飽和、單元不飽和、多元不飽和反式脂肪酸的組成 (以各脂肪酸的百分比表示)。

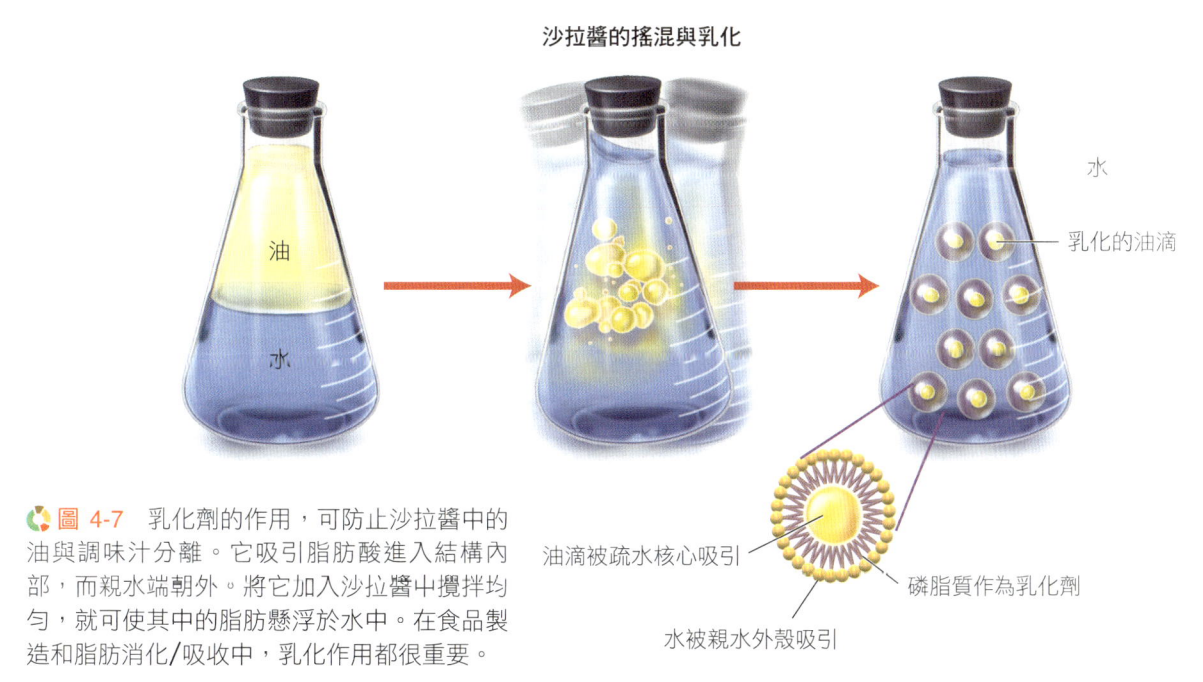

沙拉醬的搖混與乳化

水
乳化的油滴
油滴被疏水核心吸引
水被親水外殼吸引
磷脂質作為乳化劑

🔆 圖 4-7　乳化劑的作用，可防止沙拉醬中的油與調味汁分離。它吸引脂肪酸進入結構內部，而親水端朝外。將它加入沙拉醬中攪拌均勻，就可使其中的脂肪懸浮於水中。在食品製造和脂肪消化/吸收中，乳化作用都很重要。

實用營養學

食物中隱藏的脂肪

有些食物脂肪明顯可見：麵包的奶油、沙拉的美乃滋、牛排的肥肉。其他食物中難以察覺的脂肪也占相當的比例。脂肪隱藏在全脂牛奶、糕餅、起司、熱狗、薯條和冰淇淋中。若要減少脂肪的攝取，除了明顯可見的脂肪之外，必須找出和控制隱藏的脂肪。搜尋隱藏的脂肪可以從營養標示著手 (圖 4-8)。如果沒有營養標示可看，縮小份量是讓你少吃脂肪的好辦法。

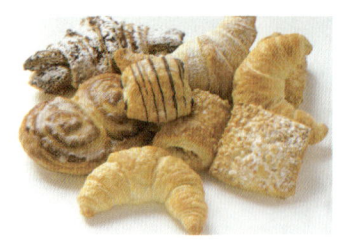

北美飲食中有許多高脂食物如西點餅乾。這類食物少吃為宜，尤其是想要減重的人。

脂肪使食物提供飽足感、滋味、口感

脂肪賦予食物質感和滋味，「無脂」意味著「無味」，減脂食品必須花費許多巧思才能保留滋味和口感。低脂和全脂牛奶中的脂肪賦予牛奶稠度，最嫩的肉富含脂肪，許多調味料都溶於脂肪，香料在油中加熱，強化了美食的味覺和嗅覺滋味。

低脂飲食

強調美味的水果、蔬菜、全穀類可以幫助民眾適應低脂飲食。有趣的是，習慣低脂飲食之後，可能不再覺得高脂食物美味，甚至會引起腸胃不舒服。從高脂飲食轉換到低脂飲食絕對行得通，會帶來體重管理和降低慢性病風險的益處。

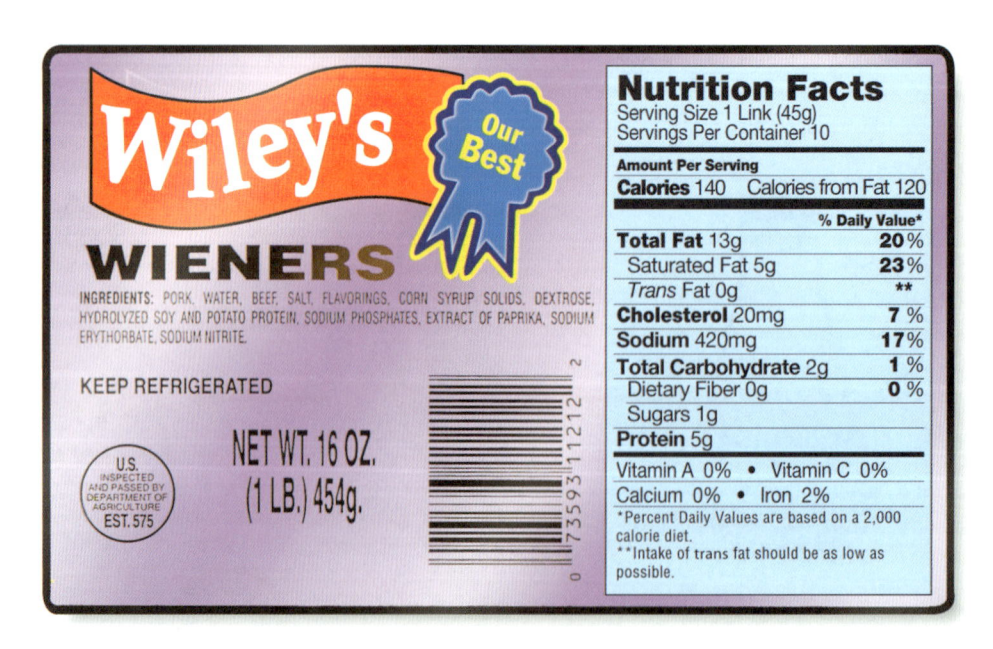

圖 4-8　閱讀食品標示有助於找出隱藏的脂肪。誰會想到熱狗的能量有 85% 來自脂肪？熱狗從外表看來並不像是所有的能量幾乎全部來自脂肪，但標示上的記載正是如此。讓我們計算一下：總脂肪 13 公克 × 9 大卡/公克 = 120 大卡來自脂肪；120 大卡/140 大卡總熱量 = 0.86 或 86% 來自脂肪。

Chapter 4　脂質

> **食品標示中脂肪和膽固醇之營養宣稱的定義**
>
> **脂肪**
> - 無脂：每份低於 0.5 公克。
> - 無飽和脂肪：每份低於 0.5 公克，而且反式脂肪酸不超過每份 0.5 公克。
> - 低脂：每份少於 3 公克。如果每份重量低於 30 公克 (或少於 2 湯匙)，則以 50 公克為一份。2% 牛奶不得再標示為低脂，因為每份高於 3 公克，必須稱為減脂。
> - 低飽和脂肪：每份少於 1 公克，並且來自飽和脂肪酸的能量不超過 15%。
> - 減脂：每份比類似食品少 25% 以上。
> - 減飽和脂肪：每份比類似食品少 25% 以上。
>
> **膽固醇**
> - 無膽固醇：每份低於 2 毫克，而且飽和脂肪低於 2 公克。
> - 低膽固醇：每份低於 20 毫克，而且飽和脂肪低於 2 公克；如果每份重量低於 30 公克 (或少於 2 湯匙)，則以 50 公克為一份。
> - 減膽固醇：每份比類似食品少 25% 以上，而且飽和脂肪低於 2 公克。

脂肪酸敗影響食品保存期限

脂肪腐敗會發出令人不快的氣味，嚐起來有酸臭味。當不飽和脂肪酸中的雙鍵分解時，就會出現酸敗 (rancid) 的副產物。紫外線、氧氣、高溫 (例如油炸時) 會破壞了多元不飽和脂肪酸的結構。飽和脂肪和反式脂肪比較穩定，因為它們所含的雙鍵比較少。食品製造商要防止酸敗，通常添加合成抗氧化劑 BHA 和 BHT 或維生素 C，或把產品密封或用其他技術來減少包裝袋內的氧氣。

氫化脂肪酸有助於食品製造但也增加了反式脂肪酸的含量

若要將液態油變為固態，就必須把不飽和脂肪酸加氫變得比較飽和，方法是在壓力下將氫氣導入植物油中，稱為**氫化作用 (hydrogenation)**(圖 4-9)。氫化的過程會產生反式脂肪酸，升高心臟病風險，增加體內的發炎，所以美國最新的飲食指南、美國心臟協會、美國食品營養委員會都建議反式脂肪少吃為宜 (表 4-1)。美國已經規定食品商再也不能添加反式脂肪到食物中。

要降低反式脂肪的攝取，應少吃煎炸食品、任何西點或酥脆麵粉製品 (派餅皮、餅乾、可頌、比斯吉) 以及糕餅。儘量不用硬式人造奶油或酥油。用低脂或脫脂牛奶來取代非乳製奶精。

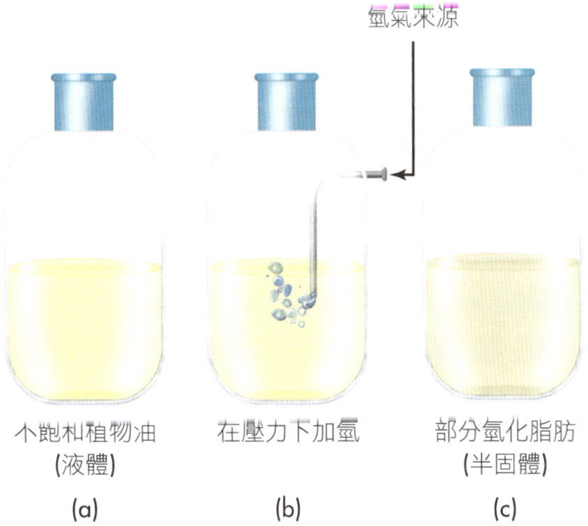

氫氣來源

不飽和植物油　　在壓力下加氫　　部分氫化脂肪
(液體)　　　　　　　　　　　　　　(半固體)
(a)　　　　　　　(b)　　　　　　　(c)

圖 4-9　液態油如何變成固態脂肪。**(a)** 大型金屬槽中不飽和脂肪酸呈液態。**(b)** 加氫 (氫化作用) 把一些碳-碳雙鍵變成單鍵，並產生一些反式脂肪酸。**(c)** 製造出部分氫化的產品，可以用於人造奶油、酥油或油炸用油。

◆ 表 4-1　脂肪酸的主要來源及其在室溫下的狀態

形式與對健康的影響	主要來源	室溫下的狀態
飽和脂肪酸 升高血膽固醇		
長鏈	豬油；牛肉、豬肉和羊肉中的油	固體
中鏈和短鏈	牛奶脂肪（奶油）、椰子油、棕櫚油和棕櫚仁油	半固體或液體
單元不飽和脂肪酸 降低血膽固醇	橄欖油、芥花油和花生油	液體
多元不飽和脂肪酸 降低血膽固醇	黃豆油、葵花油、玉米油、紅花籽油和魚油	液體
必需脂肪酸		
ω-3：α-次亞麻油酸 　減少發炎反應、血液凝結和血中 　三酸甘油酯	冷水魚（鮭魚、鮪魚、沙丁魚、鯖魚）、核桃、亞麻籽、大麻油、芥花油、黃豆油、奇亞籽和紫蘇油	液體
ω-6：亞麻油酸 　調控血壓和促進血液凝結	牛肉、禽肉、紅花籽油和玉米油	固體到液體
反式脂肪酸 比飽和脂肪更能升高血膽固醇	人造奶油（擠壓式、盒裝、棒狀）和酥油	半固體到極硬

4.4 使脂質能供人體利用

消化作用

脂肪消化第一步是胃和唾液腺提供少量脂肪酶 (lipase)，分解有短鏈脂肪酸的三酸甘油酯如奶油。小腸中有胰臟分泌的脂肪酶，一般植物油和肉類中的三酸甘油酯和其他有較長的碳鏈，要到小腸才開始消化 (圖 4-10)。

吸收作用

小腸內的脂肪消化產物是單酸甘油酯和脂肪酸，藉擴散作用進入小腸吸收細胞，吸收率大約 95%。在吸收細胞內，碳鏈長度決定代謝途徑。少於 12 個碳的脂肪酸可溶於水，通過門靜脈進入肝臟；長鏈脂肪酸則在吸收細胞重新合成三酸甘油酯，經淋巴系統進入血液循環。

4.5 血液中的脂質

脂肪和水不相容，藉著水性的血液和淋巴液運送脂肪是個挑戰。脂蛋白 (lipoprotein) 就是運送脂質到身體組織的載體，其組成和角色如表 4-2。它存在於血液中，含有一個脂質核心，外面包覆著磷脂質、膽固醇和蛋白質的外殼 (圖 4-11)。

Chapter 4　脂質

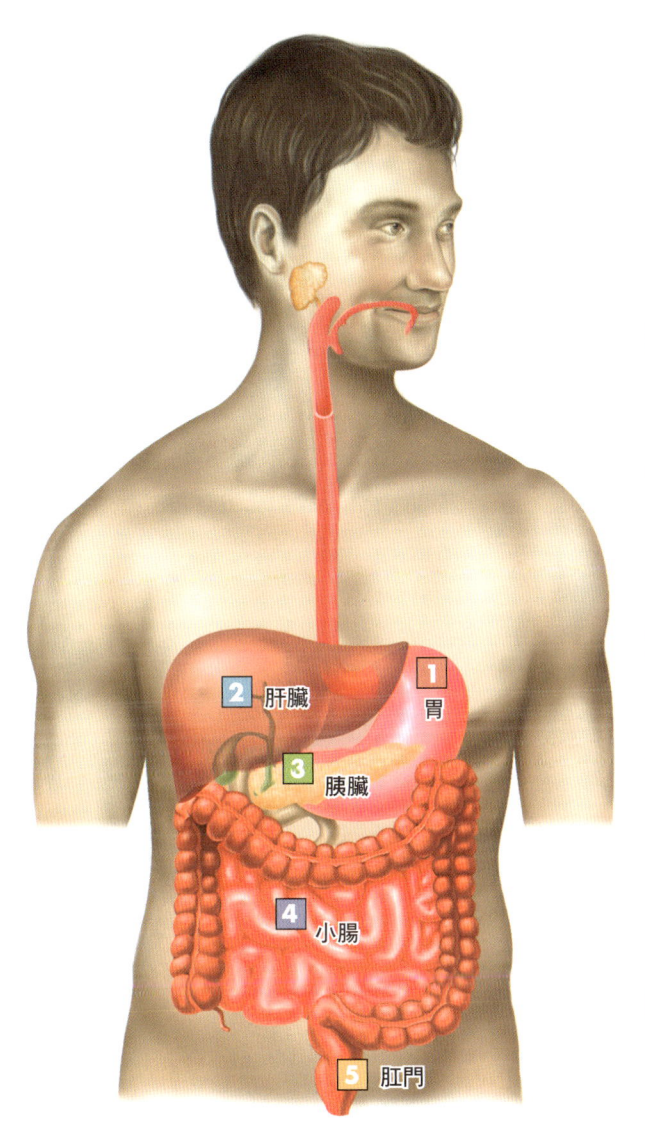

脂肪的消化和吸收

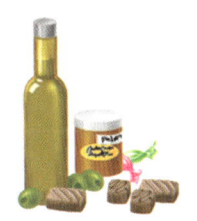

1 極少量的脂肪在胃消化。

2 肝臟製造的膽汁儲存在膽囊中，從膽管釋出進入小腸。膽汁乳化食糜中的脂質以利消化和吸收。

3 胰臟分泌酵素混合液進入小腸，脂肪酶也在其中。

4 小腸是脂質主要的消化和吸收場所。長鏈脂肪酸一旦吸收就打包以便透過淋巴液和血液運送。(短鏈脂肪酸吸收後直接進入肝門循環。)

5 不到 5% 的脂肪會從糞便排泄。

圖 4-10　脂肪消化與吸收的摘要。第 2 章已經說明過這個過程。

表 4-2　血液中主要脂蛋白的組成和角色

脂蛋白	主要組成	重要角色
乳糜微粒	二酸甘油酯	從小腸攜帶膳食脂肪到細胞
VLDL	三酸甘油酯	攜帶肝臟製造或攝取的脂質到細胞
LDL	膽固醇	攜帶肝臟製造及其他來源的膽固醇到細胞
HDL	蛋白質	協助細胞移除膽固醇並排出體外

79

實用營養學

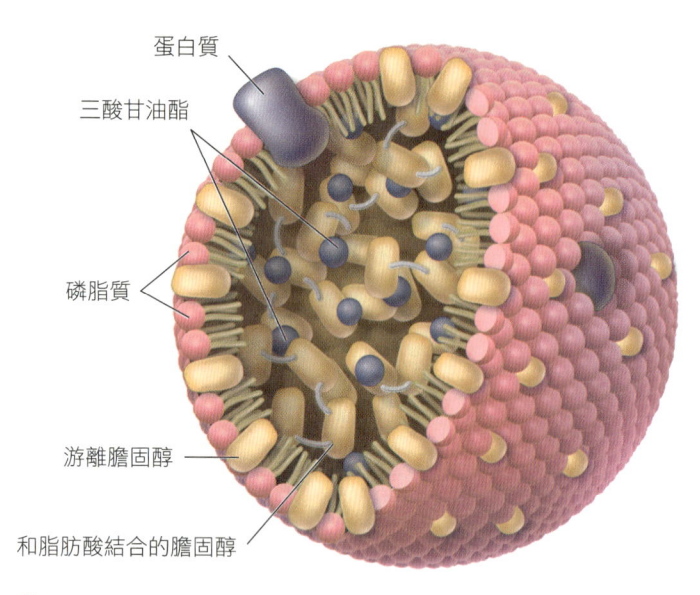

蛋白質
三酸甘油酯
磷脂質
游離膽固醇
和脂肪酸結合的膽固醇

◎ 圖 4-11　脂蛋白的結構，以 LDL 為例。此結構讓脂肪可以在水性的血液中循環。血液中有各種脂蛋白。LDL 的主要成分是膽固醇。

飽和脂肪酸似乎會增加肝臟中的游離膽固醇 (未與脂肪酸結合者)，而不飽和脂肪酸的作用正好相反。當肝臟中的游離膽固醇增加時，會抑制肝臟從血液擷取膽固醇，因而升高血膽固醇。(反式脂肪酸的作用與飽和脂肪酸類似。)

脂蛋白質根據密度分為四類—乳糜微粒、VLDL、LDL、HDL。脂質的密度比蛋白質低，因此含脂質比例高則密度較輕。

血液中的「好」與「壞」膽固醇

HDL 和 LDL 往往分別被稱為「好」與「壞」膽固醇。女性血液中 HDL 較高，尤其是**停經** (menopause) 之前，而男性較少。大量的 HDL 延緩心血管疾病的發展，所以任何 HDL 攜帶的膽固醇都是「好」膽固醇。

LDL 有時被認為是「壞」膽固醇。各種細胞經由受體擷取 LDL，如果留存在血液中，動脈裡的**清道夫細胞** (scavenger cells) 就會將膽固醇堆積在血管壁中，稱為**動脈粥狀硬化** (atherosclerosis)，大幅升高心血管疾病的風險。

食物中的膽固醇並沒有「好」或「壞」之分。只有出現在血液中才有 LDL 和 HDL 的區別。飲食富含飽和脂肪、反式脂肪、膽固醇時，會抑制肝臟擷取 LDL，而使血膽固醇和心血管疾病的風險升高。

4.6　人體內脂質的廣泛角色

供應能量

休息和輕度活動時，肌肉主要是靠飲食和脂肪組織中的三酸甘油酯提供燃料。耐力運動中，肌肉主要燃燒脂肪和碳水化合物的混合物做燃料，不過在短時間的劇烈運動中，肌肉主要是倚賴碳水化合物。其他的身體組織也仰賴三酸甘油酯供應的能量。大致說來，人在休息和輕度活動時所消耗的能量有一半來自脂肪酸。

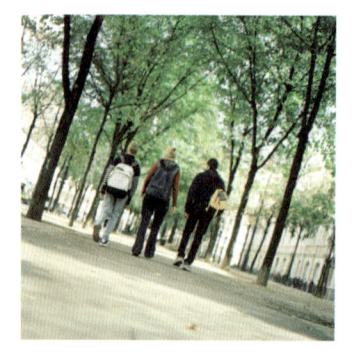

在休息和輕度活動時，人體主要是靠脂肪酸提供燃料。

儲備能量

體內主要以三酸甘油酯儲存能量，其容量可以無限擴張；若

脂肪量超過細胞容量，人體可以再新生脂肪細胞。三酸甘油酯儲存能量的最大好處是能量密實，每公克產生 9 大卡，化學性質相當穩定，不會和其他細胞成分發生反應，可以安全地用來儲存能量。

絕緣和保護人體

皮下脂肪絕緣層由三酸甘油酯構成。脂肪組織環繞和保護重要器官如腎臟以免受傷，寒帶動物如北極熊、海象、鯨魚等，都有一層厚厚的脂肪組織包覆著與寒冷環境隔絕，多餘的脂肪可以儲存，以備食物稀少時可用。

運送脂溶性維生素

食物中的三酸甘油酯和其他脂肪能攜帶脂溶性維生素進入小腸，並協助他們的吸收。脂肪吸收不良的人，也有缺乏脂溶性維生素的風險，未吸收的脂肪酸會與礦物質鈣和鎂結合而排出體外，損害了礦物質營養。

人體內的磷脂質

人體有許多不同形式的磷脂質，是構成細胞膜的重要成分。磷脂質上的脂肪酸是供應細胞的必需脂肪酸來源。有些膽固醇也出現在細胞膜上。

人體內的膽固醇

膽固醇的重要功能包括：重要荷爾蒙的成分，例如雌激素、睪固酮及維生素 D 荷爾蒙的前驅物；擔任細胞的結構成分，也是血液中脂蛋白粒子的外層。膽固醇是膽酸的原料，參與脂肪消化後有 98% 回收利用。利用藥物阻斷膽酸再吸收是治療高血膽固醇的一種方法，因為肝臟會利用膽固醇來補充膽酸。飲食中的水溶性 (黏稠性) 纖維也能與膽酸結合，效果相同。

體內的膽固醇由飲食提供三分之一，其餘三分之二在體內合成並受調控，膳食攝取量高則合成減少。飲食方面男性攝取高於女性，吸收率是 40% 到 65%。

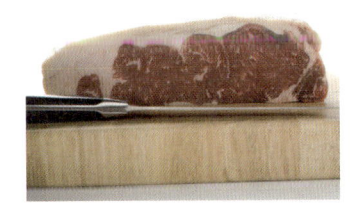

脂肪細胞

切除食物的脂肪部位可以減少飽和脂肪的攝取，不過無法切除大理石紋 (脂肪條紋)。限制份量在 3 盎司以下並少吃油膩肉類有助於控制血膽固醇。

4.7 脂肪攝取量的建議

成人的脂肪攝取量並沒有 RDA，嬰兒則訂有足夠攝取量。美國 2010 飲食指南與「巨量營養素適當分布範圍」(AMDR) 的建議，脂肪攝取量宜控制在總卡路里的 20%~35%，相當於 2,000 大卡飲食中有 78 公克脂肪。最精確的脂肪攝取量來自美國心臟協會的建議：飽和脂肪不要超過總卡路里的 7%，反式脂肪不要超過 1%，膽固醇的上限是每日 300 毫

比較美國 2010 飲食指南對脂肪的建議與表 4-3 之美國心臟協會建議。
- 飽和脂肪攝取量低於卡路里的 10%，代之以單元不飽和或多元不飽和脂肪酸。
- 膳食膽固醇低於每日 300 毫克。
- 儘量少吃反式脂肪酸。限制含有合成的反式脂肪如部分氫化油的食品，並且限制固體脂肪。
- 減少攝取固體脂肪和添加糖的卡路里。
- 儘可能用單元不飽和油 (橄欖油、芥花油和花生油) 取代固體脂肪。
- 限制精製穀類食品，尤其是含固體脂肪、添加糖以及鈉的精製穀類。
- 用固體脂肪含量較低的蛋白質食品 (例如豆類、堅果和種子) 取代固體脂肪含量較高者。
- 增加海鮮的種類和份量以取代部分肉類和禽肉。
- 增加攝取脫脂或低脂乳製品，例如牛奶、優格、起司或強化豆漿。

克。針對降低疾病風險而提出飲食和生活方式的目標，包括健康飲食模式、適當體重、理想的血膽固醇、血壓和血糖等 (表 4-3)。

專家建議常吃富含脂肪的魚類，比魚油補充劑有效和安全。燒烤魚類要比油煎來得好。

不愛吃魚時不妨服用魚油膠囊，建議量是每日 1 公克 ω-3 脂肪酸 (大約 3 個魚油膠囊)，不過對於有出血性疾病、服用抗凝血劑或即將動手術的人，最好不要吃魚油膠囊，以免流血不止和出血性中風的風險。

地中海飲食法。地中海飲食最顯著的效果就是減少心血管疾病，其脂肪來源是豐富的橄欖油和少量動物脂肪 (來自肉類、蛋、乳製品)。脂肪之外，其他吃地中海飲食的人也傾向節制飲酒，多吃全穀類而少吃精製碳水化合物，並且更常從事體力活動。

美國《健康國民 2020》的目標之一是 2 歲以上人口減少飽和脂肪攝取量至總卡路里的 9.5%。

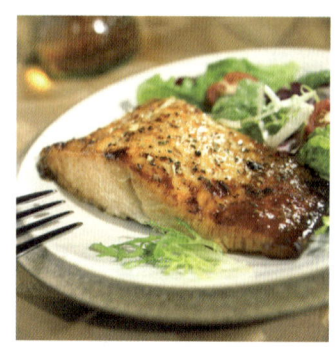

美國心臟協會建議每週至少吃二次富含脂肪的魚類如鮭魚。魚類是 ω-3 脂肪酸的來源，有益心臟健康，而且是動物性蛋白質的良好來源；其他來源可能富含飽和脂肪和膽固醇。

◆ 表 4-3　美國心臟協會 2006 年之降低心血管疾病風險的飲食與生活方式建議

- 平衡能量攝取與運動量以達到或維持健康體重
- 吃富含蔬菜和水果的飲食
- 選擇全穀類、高纖食物
- 每週至少吃兩次魚類，尤其是富含脂肪者
- 限制飽和脂肪低於能量的 7%，反式脂肪低於能量的 1%，膽固醇低於每日 300 毫克
  ✓ 選擇瘦肉和蔬菜替代品；
  ✓ 挑選脫脂或低脂乳製品；而且
  ✓ 儘量少吃部分氫化脂肪
- 儘量少吃有添加糖的食物和飲料
- 選擇或烹煮低鹽或無鹽食物
- 節制飲酒
- 外食時遵循美國心臟協會的飲食和生活方式建議

歐尼許 (Ornish) 飲食法。這也是減少心血管疾病的方法，為歐尼許博士的**純素 (vegan)** 飲食。這種飲食脂肪極低，烹飪只用少許植物油，加上植物食品提供少量脂肪，碳水化合物攝取量會增多。遵循歐尼許飲食法的人一開始血液三酸甘油酯升高，不過只要吃高纖飲食、控制 (或改善) 體重、經常運動，一年之內就會恢復正常值。

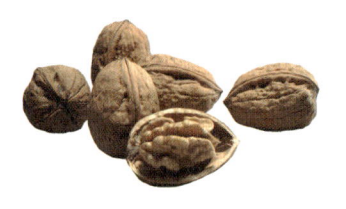

核桃是 α-次亞麻油酸 (ω-3 脂肪酸) 最豐富的植物性來源，也有豐富的植物固醇。

限制飽和脂肪、膽固醇、反式脂肪的攝取是重點所在，而且必須維持 ω-3 和 ω-6 脂肪酸的平衡 (表 4-4)。如果脂肪超過總卡路里的 30%，應該來自單元不飽和脂肪如橄欖油。

脂肪占 20% 到 35% 卡路里的建議不適用於嬰兒和兩歲以下幼兒。嬰幼兒正在形成需要脂肪的新組織，尤其是腦部，因此不可大幅限制脂肪和膽固醇的攝取。

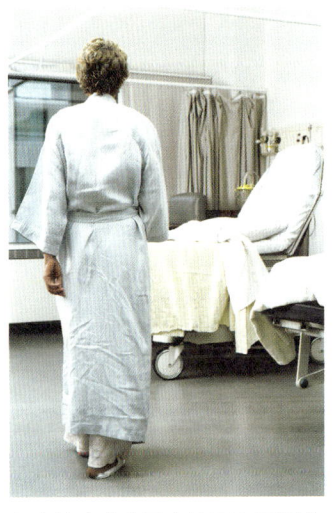

4.8 脂質與心血管疾病

心血管疾病通常與冠狀動脈有關，又稱為冠心病 (coronary heart disease, CHD) 或冠狀動脈症 (coronary artery disease, CAD)。女性發病的年齡比男性晚 10 年，然而心臟病高居女性死因的首位。

心血管疾病高居女性死亡原因的首位。

◆ 表 4-4　避免攝取太多脂肪、飽和脂肪、膽固醇、反式脂肪的建議

	少吃這些食物	多吃這些食物
穀類	• 拌起司或奶油醬的麵食 • 可頌麵包 • 西點 • 甜甜圈 • 派餅皮	• 全麥麵包 • 全穀類麵食 • 糙米 • 無脂爆米花
蔬菜類	• 薯條 • 洋芋片 • 奶油、起司或奶油醬調味的蔬菜	• 新鮮、冷凍、烤或蒸蔬菜
水果類	• 水果派	• 新鮮、冷凍或罐頭水果
奶類	• 全脂牛奶 • 冰淇淋 • 高脂起司 • 乳酪蛋糕	• 脫脂和減脂牛奶 • 低脂冷凍甜點 (例如優格、冰沙和冰牛奶) • 減脂或部分脫脂起司
蛋白質類	• 培根 • 香腸 • 內臟 (例如肝臟) • 蛋黃	• 魚類 • 去皮禽肉 • 瘦肉 (切除脂肪) • 大豆製品 • 蛋/蛋代用品

脂質概念圖

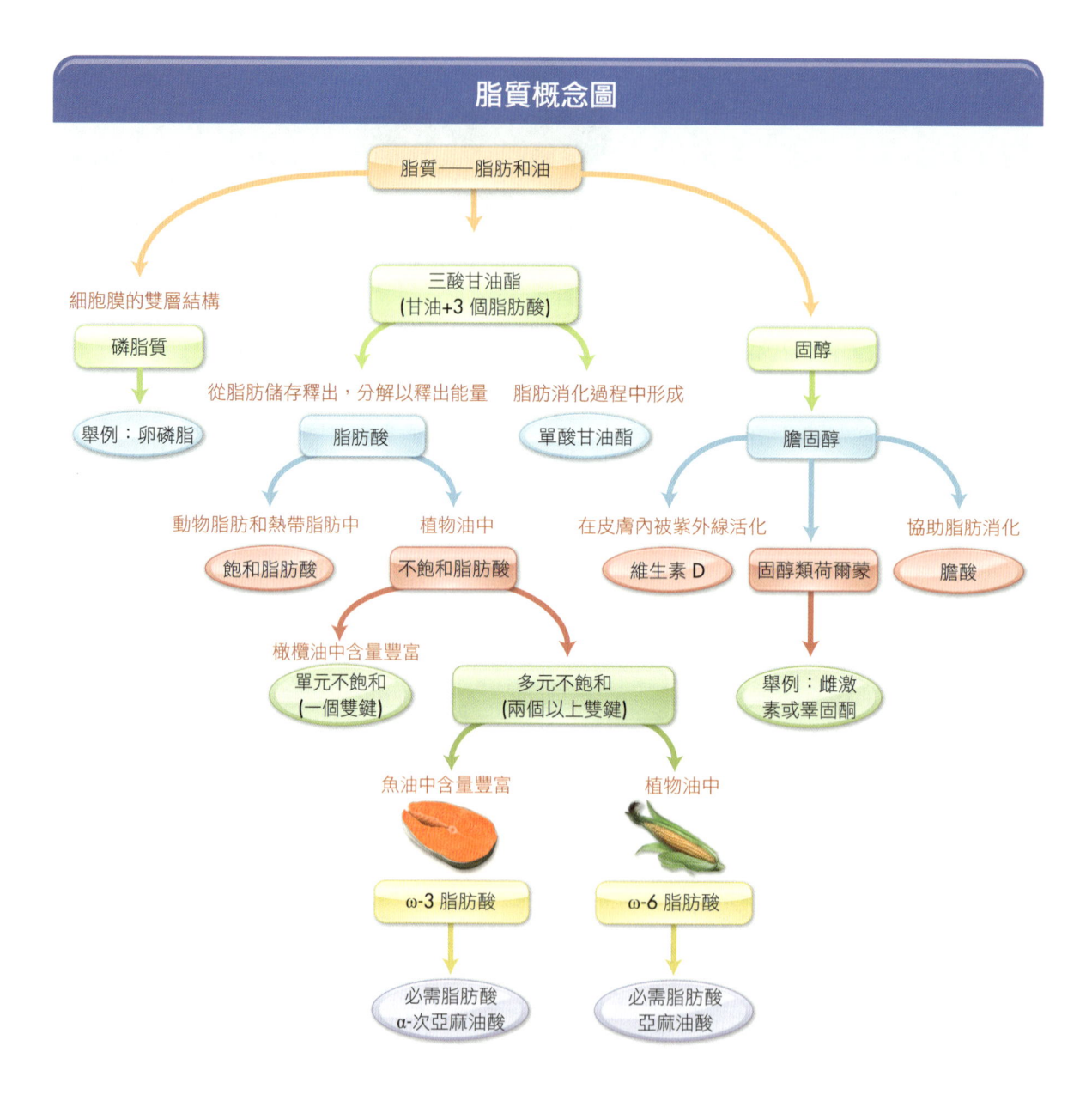

脂質──脂肪和油

- 細胞膜的雙層結構
  - 磷脂質
    - 舉例：卵磷脂
- 三酸甘油酯（甘油+3個脂肪酸）
  - 從脂肪儲存釋出，分解以釋出能量
    - 脂肪酸
      - 動物脂肪和熱帶脂肪中
        - 飽和脂肪酸
      - 植物油中
        - 不飽和脂肪酸
          - 橄欖油中含量豐富
            - 單元不飽和（一個雙鍵）
          - 多元不飽和（兩個以上雙鍵）
            - 魚油中含量豐富
              - ω-3 脂肪酸
                - 必需脂肪酸 α-次亞麻油酸
            - 植物油中
              - ω-6 脂肪酸
                - 必需脂肪酸 亞麻油酸
  - 脂肪消化過程中形成
    - 單酸甘油酯
- 固醇
  - 膽固醇
    - 在皮膚內被紫外線活化
      - 維生素 D
    - 固醇類荷爾蒙
      - 舉例：雌激素或睪固酮
    - 協助脂肪消化
      - 膽酸

心血管疾病的病程

　　冠心病和中風與斑塊堆積及心臟與腦的血液循環不良有關。血液供應氧氣和營養素給心肌和腦（及其他器官）。如果腦部血管阻塞使腦細胞死亡，就是中風或**腦血管意外** (cerebrovascular accident, CVA)。當環繞心臟的冠狀動脈血流受阻，心肌就會受損，導致**心肌梗塞** (myocardial infarction)(圖 4-12)。若有任何心臟病發作跡象，先緊急求救，然後咀嚼一顆阿斯匹靈 (325 毫克)，以減少血栓。

　　斑塊堆積的速度與血液中 LDL 濃度相關。造成動脈硬化的 LDL 是**氧化** (oxidized) LDL，優先被清道夫細胞處理。具有**抗氧化劑** (antioxidant) 特性的營養素和植化素可以減

🌱 **圖 4-12** 心臟病發作的過程。動脈壁受損啟動此一過程。然後持續的斑塊沈積在動脈壁上。心臟病發作就是這個過程的後果。此處明顯可見左冠狀動脈被血栓阻塞。仰賴此段冠狀動脈供應氧氣和營養素的心肌因而受損，甚至死亡。其結果就是心臟功能大幅降低，往往導致心臟衰竭。

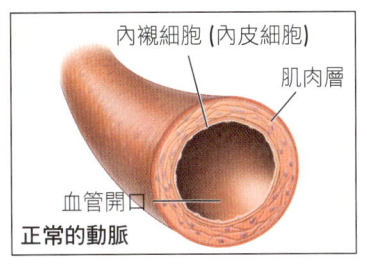

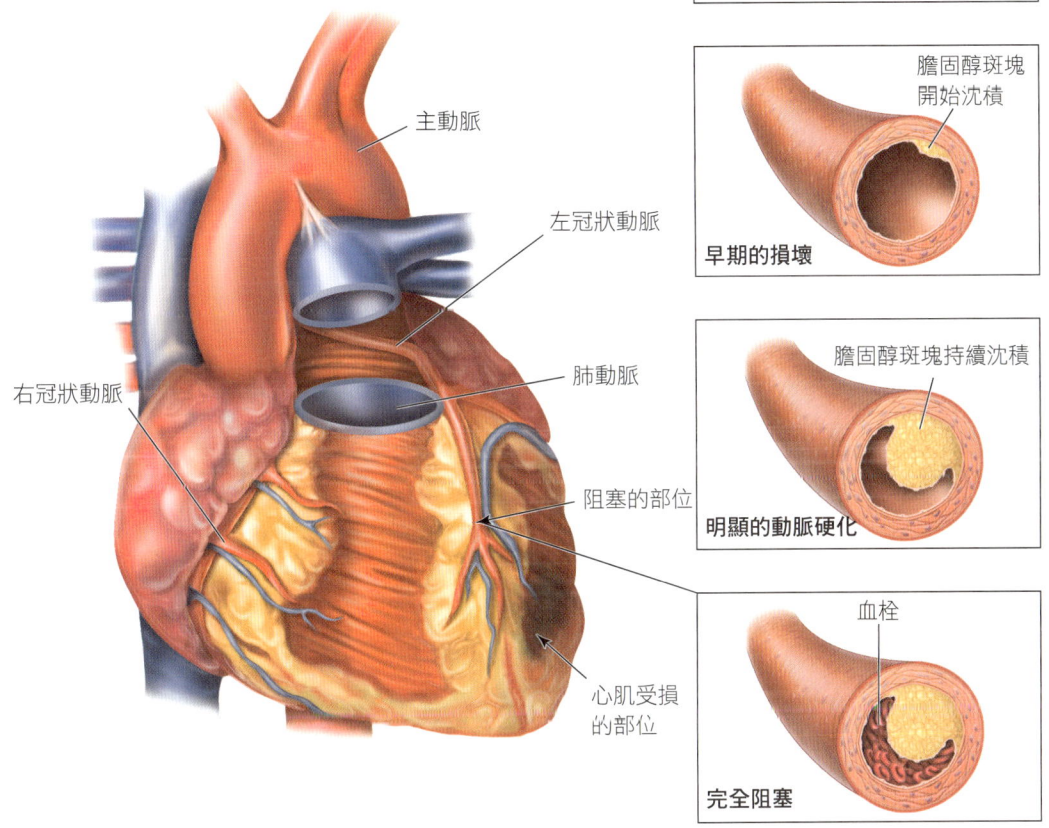

少 LDL 的氧化作用，在水果和蔬菜中最豐富。美國心臟協會不支持用抗氧化補充劑 (維生素 E)，因為大批研究顯示其不能降低心血管疾病風險。

心血管疾病的風險因素

「風險因素」不等於致病原因；但是個人有越多的風險因素，罹患心血管疾病的機會越大。對大多數人最可能的風險因素是：

- **總血膽固醇濃度** > 200 mg/dl，尤其是 > 240 mg/dl，並且 LDL-膽固醇 > 130 到 160 mg/dl。
- **抽菸**使女性較晚發病的優勢不再，而且是 20% 的心血管疾病死亡的主要原因。香菸和口服避孕藥併用使風險升高。抽菸也促進血液凝結，二手菸一樣有害。
- **高血壓**是**收縮壓** (systolic blood pressure) > 139 毫米汞柱和**舒張壓** (diastolic blood

實用營養學

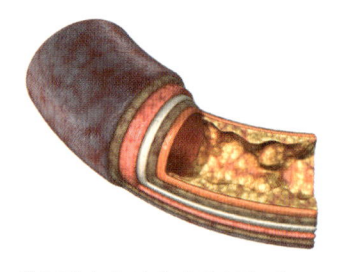

動脈壁上斑塊的堆積稱為動脈硬化。人體送出稱為巨噬細胞的白血球到斑塊的位置，目的是要摧毀它。巨噬細胞包圍脂肪沈積物，製造充滿脂質的泡細胞，如圖所示，在動脈壁呈現泡沫狀的外觀。

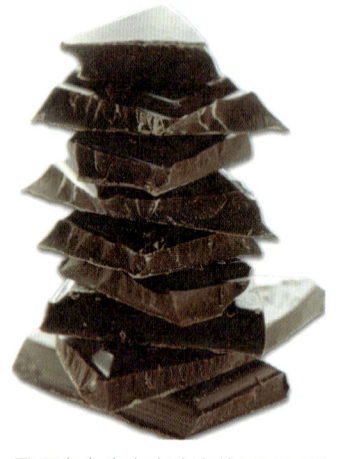

pressure) > 89。理想的血壓分別是 < 120 和 < 80。

- **糖尿病**一定導致心血管疾病，所以患者都屬於高風險群。胰島素促進肝臟合成膽固醇而增加了血中 LDL。這種疾病抵銷了女性的優勢。

以上四項風險因素加起來，涵蓋了大部分心血管疾病的病例。其他風險因素還有：

- **HDL-膽固醇** < 40 mg/dl，特別是總膽固醇對 HDL-膽固醇的比例 > 4:1 (< 3.5:1 較理想)。女性的 HDL-膽固醇應該較高，≥ 60 mg/dl 尤其具有保護作用。每週運動四次，每次至少 45 分鐘，可增加 5 mg/dl 的 HDL。減掉多餘的體重 (尤其是腰部肥胖)，避免抽菸、食不過飽、節制飲酒等，都有助於維持或增加 HDL。
- **年齡**。男性超過 45 歲和女性超過 55 歲。
- **家族病史**。有早發性心血管疾病 (尤其是 60 歲之前) 的家族病史。
- **血液三酸甘油酯**。空腹時 > 200 mg/dl (< 100 mg/dl 最佳)。
- **肥胖** (尤其是脂肪積聚在腰腹) 是 LDL-膽固醇增加的主因。肥胖造成胰島素抗性，風險和糖尿病類似。肥胖也會增加身體各部位的發炎。
- **缺乏運動**。運動可以訓練動脈承受壓力，改善胰島素活性。有氧運動和阻力運動都是很好的建議。心血管疾病患者和老人從事這類運動之前，應先獲得醫生的許可。

黑巧克力含有高比率的可可固形物，其中的黃酮具有抗氧化和消炎的作用。食用黑巧克力可降低 LDL 膽固醇，並升高 HDL 膽固醇。

營養學家的選擇

若要保持心臟健康，應當選擇脂肪、飽和脂肪、膽固醇含量最低的絞肉。如果有營養標示，比較各種產品的脂質含量。尋找脂肪含量最低的「後腿」或「腰脊」肉。

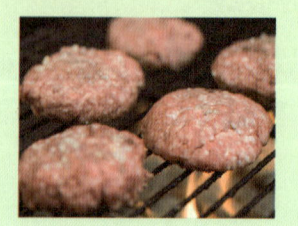

雖然較貴的後腿絞肉和腰脊絞肉脂肪含量低，但較便宜的普通絞肉和肩胛絞肉可在烹飪過程中去除脂肪。所以你可以衡量脂肪含量和價格，然後做出抉擇。

4.9 台灣的營養與健康

飲食的油脂攝取狀況

台灣民眾的油脂攝取量有超過建議量的現象。根據 2000~2011 年期間的台灣營養健康狀況變遷調查 (NAHSIT) (表 4-5)，民眾各年齡層的油脂平均每日攝取量以男性多於女性，攝取量最高的是國中與高中學生，男生每天約 100 公克，女生約 80 公克。成人中以老年人最低，成年男性約 85 公克，女性約 60~70 公克。油脂占熱量的比率只有老年人低於 30%，其他都維持在 31~35%，已經超過我國飲食指南建議的 30%。十年來的油脂攝取量，只有老年人有明顯的減少現象，青少年的攝取量隨著年齡增長而明顯增多 (圖 4-13)。

民眾改變最大的是居家用油的種類。1993~1996 年以大豆油、花生油、豬油和調合油 (豬油、大豆油) 為主，2005~2008 年以大豆油、橄欖油、葵花油為主。傳統的花生油與豬油明顯減少，外來的油脂如葡萄籽油、橄欖油、葵花油，以及西式飲食常用的沙拉醬則明

◆ 表 4-5　台灣民眾每日的油脂與膽固醇平均攝取量

年齡 (歲)	男性油脂 攝取量 (公克/天)	男性油脂 熱量比例 (%)	女性油脂 攝取量 (公克/天)	女性油脂 熱量比例 (%)	膽固醇 (毫克/天) 男性	膽固醇 (毫克/天) 女性
≥ 65	55	29	41	28	233	155
31 – 64	84	33	59	31	418	284
19 – 30	86	35	72	34		
高中生 (16-18)	100	33	76	33	500	373
國中生 (13-15)	96	34	79	35	477	414
國小生 (6-12)	75	31	68	31	356	316

資料來源：參見參考資料 1,2

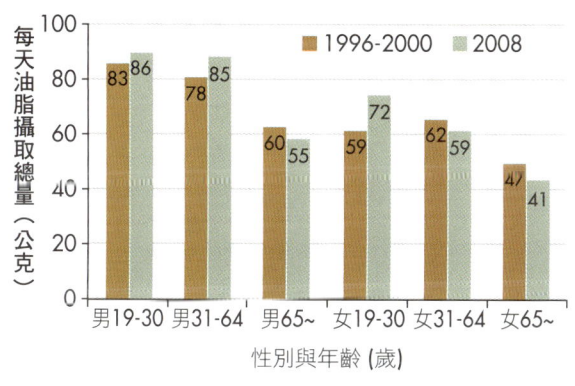

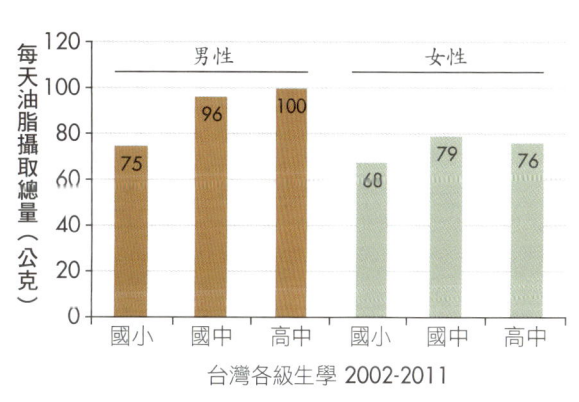

◆ 圖 4-13　近二十年來台灣民眾油脂攝取量的變化趨勢，除了老年人之外，油脂攝取沒有減少，而且隨著年齡增加。

資料來源：參見參考資料 2,3

顯地增多了 (圖 4-14)。這些油脂以健康為訴求而吸引民眾，價格也較黃豆沙拉油為高，民國 102 年的重大食安事件就是廠商以低價油混合而假冒橄欖油，充分地反映出國人的飲食習慣已經不知不覺因食品行銷而改變了，這樣的趨勢還在持續進行之中。

各年齡層的每日膽固醇攝取量都是男性多於女性，除了老年人與成年女性的攝取量不超過300毫克之外，其他年齡層都超過建議的範圍。

血脂的表現

血液中的三酸甘油酯、總膽固醇和 LDL 膽固醇過高，或 HDL 膽固醇過低，都增加心血管疾病的風險。台灣成人中血脂異常的比率都是男性高於女性，並且隨著年齡增長而升高 (圖 4-15)。

用氣相層析儀之極性管柱分析脂肪酸成分，可辨認 31 種脂肪酸。DHA 是神經細胞膜結構的最主要成分，用以維持正常的神經功能。大腦的海馬迴 (hippocampus) 掌管短期記憶，阿茲海默症患者海馬迴中的 DHA 量減少一半。年輕人的血漿 n-3 PUFA 與長鏈 DHA 比率都低於年長者 (圖 4-16)，表示台灣年輕成人的飲食中魚海產類少，是不利健康的飲食習慣。

血脂成分過高的標準值	
血清三酸甘油酯或服用降血脂藥物者	TG ≧ 200 mg/dl
血清總膽固醇	≧ 240 mg/dl
血清低密度脂蛋白膽固醇	LDL ≧ 160 mg/dl
血清高密度脂蛋白膽固醇	HDL < 35 mg/dl
總膽固醇/HDL 比值	≧ 5

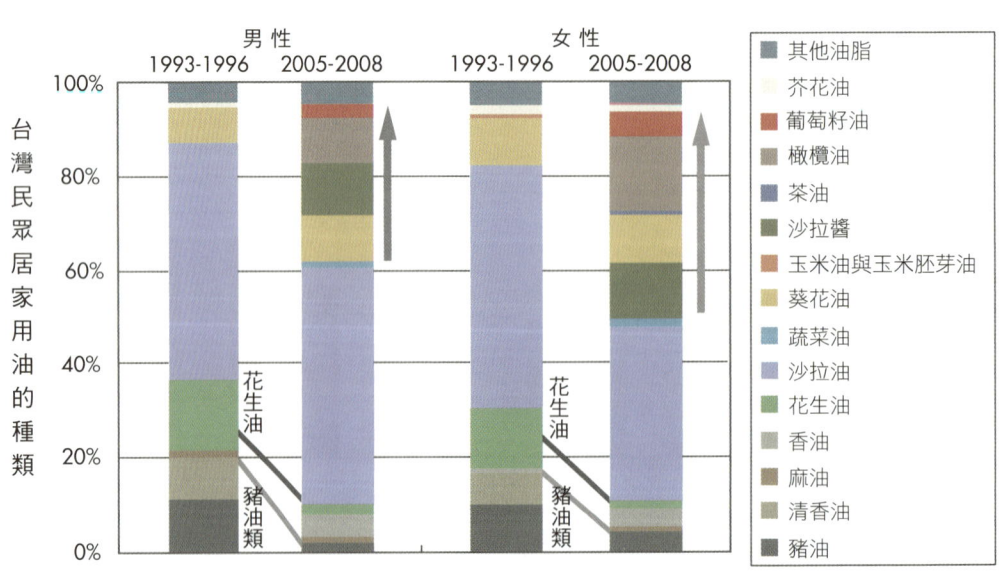

圖 4-14　台灣民眾居家用油的種類已經有明顯的變化。
資料來源：參見參考資料 2,3

Chapter 4　脂質

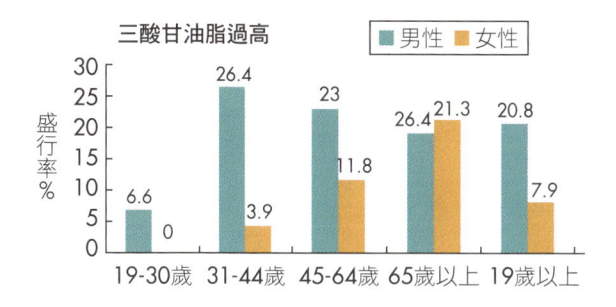

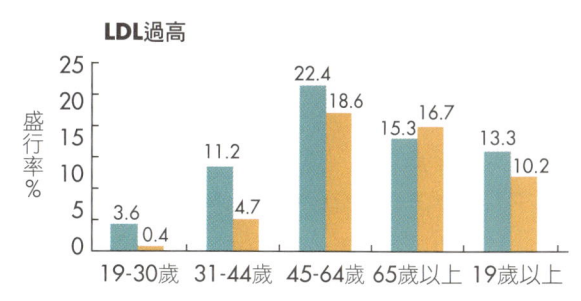

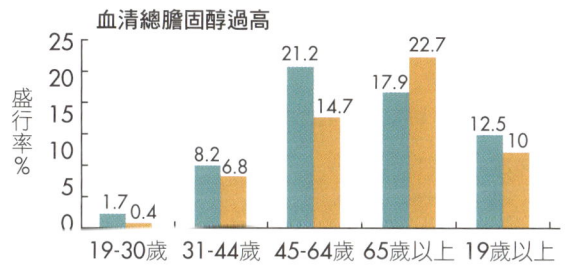

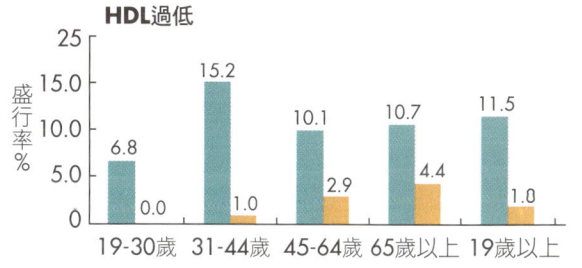

◯ 圖 4-15　台灣成年民眾血中三酸甘油酯、膽固醇、LDL 過高和 HDL 過低的比例。
資料來源：參見參考資料 4

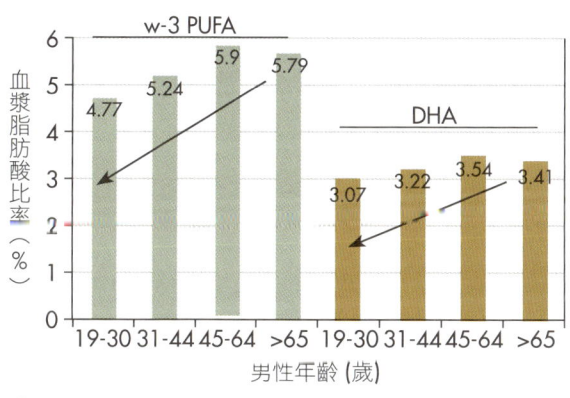

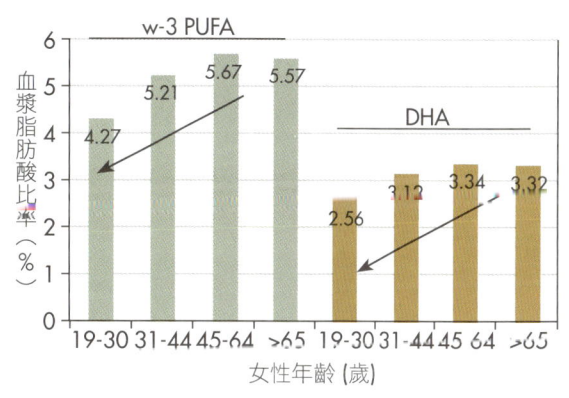

◯ 圖 4-16　台灣成年民眾血漿中 w-3 脂肪酸和 DHA 之比率以年輕者低於年長者。
資料來源：參見參考資料 5

知識檢查站（解答在下方）

1. 人造奶油通常利用＿＿＿＿＿的過程製造，亦即將氫原子加入植物油多元不飽和脂肪酸的碳-碳雙鍵。
   a. 飽和作用　　　　c. 異構化作用
   b. 酯化作用　　　　d. 氫化作用

2. 可減少血液凝結的必需脂肪酸為
   a. ω-3 脂肪酸　　　c. ω-9 脂肪酸
   b. ω-6 脂肪酸　　　d. 前列環素

3. 膽固醇是
   a. 需由膳食供應，人體無法合成

b. 存在於植物性食品中
c. 人體細胞膜的重要成分，也是製造荷爾蒙所不可或缺
d. 以上皆是

4. 下列何者是飽和脂肪酸的重要來源？
a. 橄欖油、花生油、芥花油
b. 棕櫚油、棕櫚仁油、椰子油
c. 紅花籽油、玉米油、黃豆油
d. 以上皆是

5. 脂蛋白的功能是
a. 在血液和淋巴系統中運送脂質
b. 合成三酸甘油酯
c. 合成脂肪組織
d. 製造酵素

6. 下列何者是 ω-3 脂肪酸的最佳來源？
a. 富含脂肪的魚類
b. 花生醬與果醬
c. 豬油與酥油
d. 牛肉和其他紅肉

7. 用餐過後，新近消化和吸收的膳食脂肪與下列何者一起出現於淋巴液和血液中？
a. LDL
b. HDL
c. 乳糜微粒
d. 膽固醇

8. 血液中高濃度的＿＿＿＿可降低心血管疾病風險
a. 低密度脂蛋白
b. 乳糜微粒
c. 高密度脂蛋白
d. 膽固醇

9. 磷脂質如卵磷脂廣泛應用於食品製備，因為它們
a. 提供脂肪在舌頭上溶化的美好感覺
b. 是極佳的乳化劑
c. 提供重要的口感
d. 賦予美妙的滋味

10. 我們飲食中主要的脂質形式是
a. 膽固醇
b. 磷脂質
c. 三酸甘油酯
d. 植物固醇

解答：1.d, 2.a, 3.c, 4.b, 5.a, 6.a, 7.c, 8.c, 9.b, 10.c

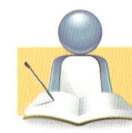

參考資料

1. Wu SJ, Pan WH, Yeh NH, Chang HY. Dietary nutrient intake and major food sources: the Nutrition and Health Survey of Taiwan Elementary School Children 2001-2002. Asia Pacific J Clin Nutr 2007;16 (S2):518-53.
2. Chuang SY, Lee SC, Hsieh YT, Pan WH. Trends in hyperuricemia and gout prevalence: Nutritionand Health Survey in Taiwan from 1993-1996 to 2005-2008. Asia Pac J Clin Nutr 2011;20 :301-308.
3. Pan WH, Wu HJ, Yeh CJ, Chuang SY, Chang HY, Yeh NH, Hsieh YT. Diet and health trends in Taiwan: comparison of two nutrition and health surveys from 1993-1996 and 2005-2008. Asia Pac J Clin Nutr 2011;20 :238-250.
4. 台灣營養狀況變遷調查：2005-2008 國人血脂異常之狀況。
5. 蘇慧敏 (2012)，93-97 年度國民營養健康狀況變遷調查之血液脂肪酸組成之營養生化評估計畫。

Chapter 5 蛋白質

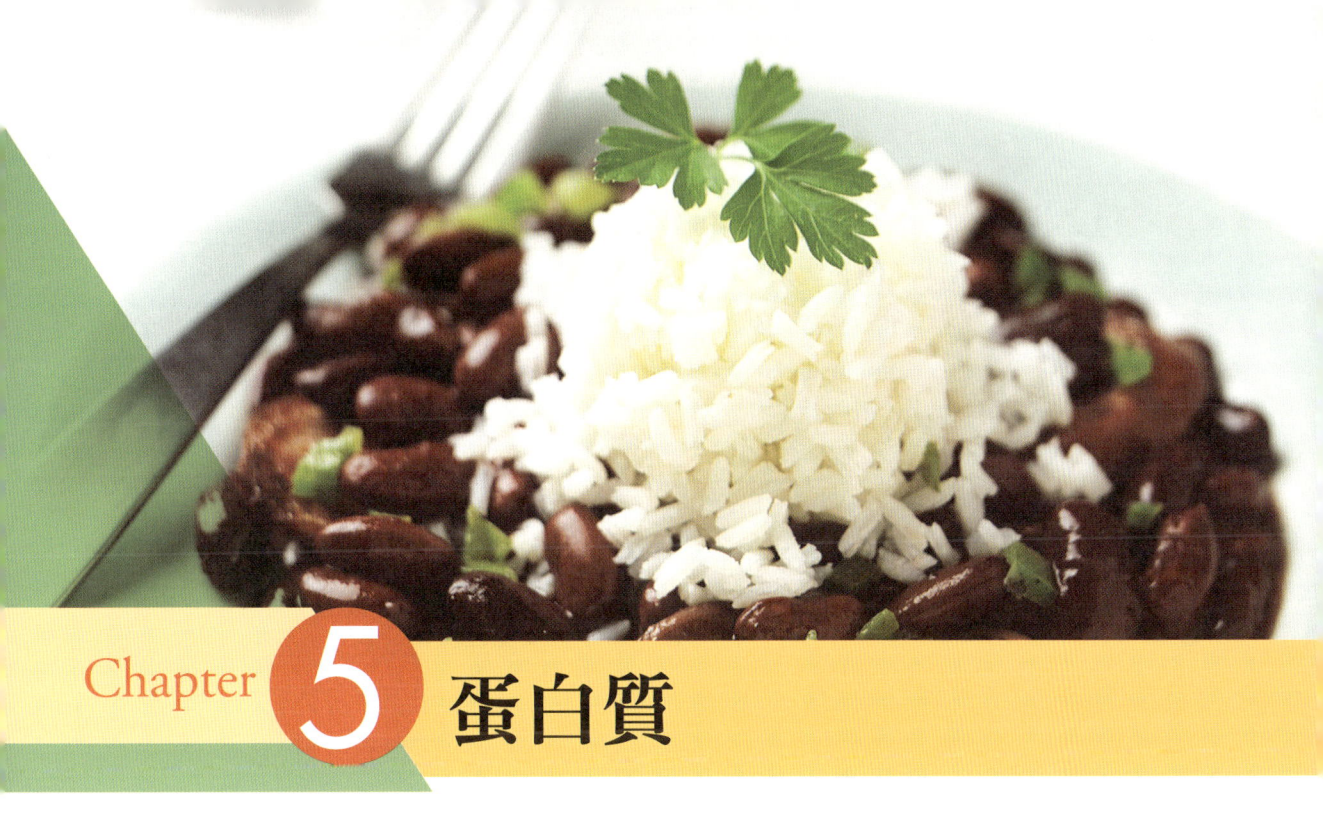

蛋白質不僅能提供熱量，更具有許多生理功能，攝取足量的蛋白質能夠維持身體健康。蛋白質是組成人體結構、構成血液的重要成分，可以幫助調節人體機能，並且參與體內生化謝反應。飲食中蛋白質主要來自畜肉、禽肉、魚類、豆類、蛋、牛奶、起司等食物。

5.1 胺基酸──蛋白質的構造單位

人體內有數以千計的物質是**蛋白質** (protein) 合成的。除了水之外，蛋白質是構成瘦體組織 (肌肉) 的主要成分，占體重的 17%。**胺基酸** (amino acids) 則是合成蛋白質的原料。植物將土壤中的氮與碳和其他元素結合形成胺基酸，然後又將胺基酸結合，進而組成蛋白質。我們食用蛋白質以獲取所需的氮。蛋白質的重要性就在於供我們隨時可以取用的氮，也就是胺基酸。在大部分的情況下，人類無法直接利用簡單形式的氮。

胺基酸大部分由碳、氫、氧和氮結合而成 (圖 5-1)。每種胺基酸都有一個「酸 (羧)」基、一個「胺」基以及一個特定的側鏈或稱 R 基。

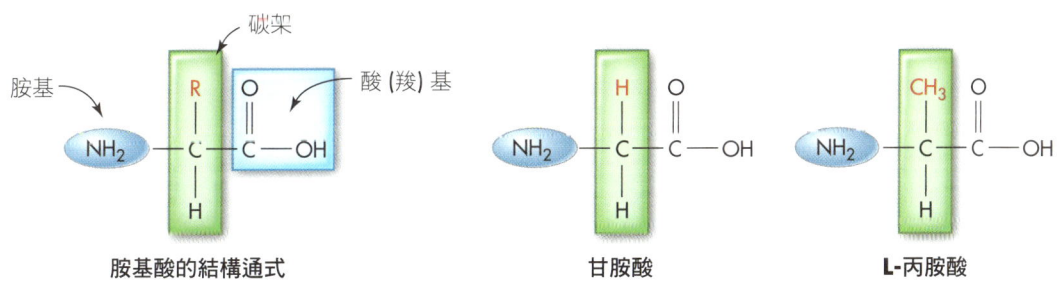

圖 5-1 胺基酸的結構。R 基決定了甘胺酸和丙胺酸的不同。

▶ 表 5-1　胺基酸的分類

必需胺基酸	非必需胺基酸
組胺酸	丙胺酸
異白胺酸*	精胺酸
白胺酸*	天冬醯胺酸
離胺酸	天冬胺酸
甲硫胺酸	半胱胺酸
苯丙胺酸	麩胺酸
羥丁胺酸	麩醯胺酸
色胺酸	甘胺酸
纈胺酸*	脯胺酸
	絲胺酸
	酪胺酸

*支鏈胺基酸

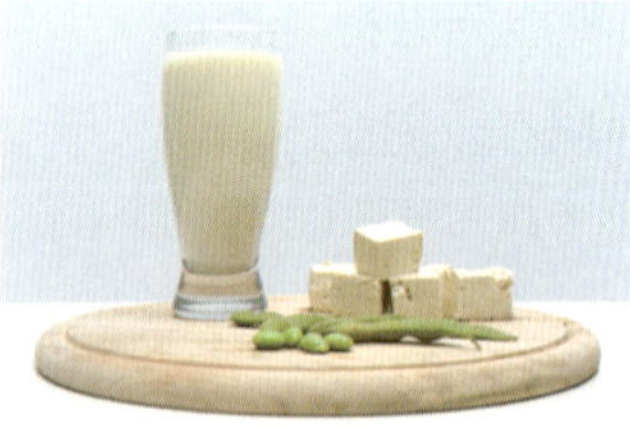

黃豆製品如豆漿、豆腐、黃豆麵包，以及黃豆本身提供植物來源的所有必需胺基酸。

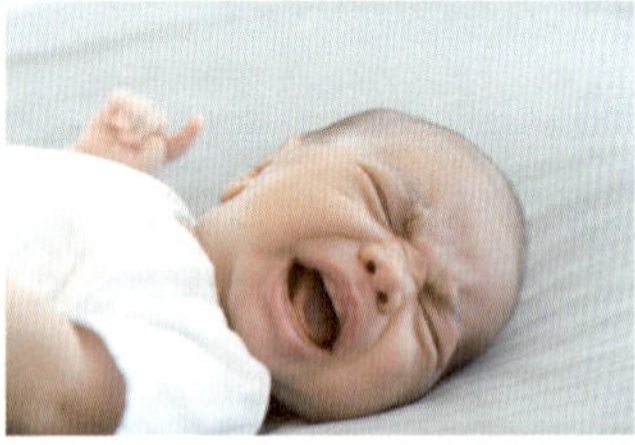

所有新生兒出生數天內都要接受苯酮尿症篩檢。

人體需要利用 20 種胺基酸來發揮功能 (表 5-1)，其中有 11 種 (丙胺酸、精胺酸、天冬醯胺酸、天冬胺酸、半胱胺酸、麩胺酸、麩醯胺酸、甘胺酸、脯胺酸、絲胺酸、酪胺酸) 是**非必需** (nonessential) 胺基酸，所有體組織都有部分的合成能力，不一定要由飲食供應。

必需胺基酸

人體不能合成的 9 種胺基酸 (組胺酸、異白胺酸、白胺酸、離胺酸、甲硫胺酸、苯丙胺酸、羥丁胺酸、色胺酸、纈胺酸) 稱為**必需** (essential) 胺基酸，必須由食物中獲得，因為體內細胞無法合成胺基酸的碳架來結合胺基，或是合成之量不敷需求。

食物或飲食中供應量最低的必需胺基酸會限制了人體所能合成的蛋白質量，故稱為**限制胺基酸** (limiting amino acid)。成人的蛋白質需要量中只需要 11% 來自必需胺基酸就足夠了。一般飲食所含的蛋白質有 50% 來自必需胺基酸。

半必需胺基酸 (conditionally essential amino acids) 也稱為「條件性必需胺基酸」。在快速成長、生病或代謝壓力情況下，有些非必需胺基酸會成為必需，例如手術或燒傷復原的病人需要大量的胺基酸，以致於合成非必需的酵素及活性跟不上需求。精胺酸和麩醯胺酸就是半必需胺基酸的例子。

在正常的情況下，人體可以利用酵素將膳食中的苯丙胺酸轉變成酪胺酸 (非必需胺基酸)。然而，遺傳性苯酮尿症 (PKU) 患者缺乏將苯丙胺酸代謝為酪胺酸的酵素，其結果是 (1) 酪胺酸變成必需胺基酸 (必需從食物中獲取)，(2) 苯丙胺酸在血液中堆積，破壞腦部功能而造成智力障礙。苯酮尿症說明了非必需胺基酸如何轉變成半必需，故 PKU 患者必須吃限制苯丙胺酸但補充酪胺酸的特殊飲食。

5.2　蛋白質的合成與結構

在人體細胞內，胺基酸藉由化學鍵，也就是**肽鍵** (peptide bond) 結合在一起，形成蛋白質 (圖 5-2)。肽鍵是一個胺基酸的胺基與另一個胺基酸的酸 (羧) 基之間連合而成。利用肽鍵，細胞可以合成雙肽 (結合 2 個胺基酸)、三肽 (結合 3 個胺基酸)、寡肽 (結合 4 到 9 個胺基酸) 或多肽 (polypeptide，結合 10 個或以上的胺基酸)。大部分蛋白質都是多肽，含有 50 到 2,000 個胺基酸。肽鍵很難斷裂，不過在烹飪和化學性消化過程中，熱度、酸、

酵素、其他化學劑能夠打斷他們。

　　人體可以利用肽鍵將 20 種胺基酸結合成各式各樣不同的蛋白質。由於各種蛋白質所含的胺基酸的種類及數量不同，再加上排列順序各異，因而產生種類及功能的多樣性。胺基酸的排列順序決定了蛋白質的形狀，蛋白質需摺疊成正確的立體構形，才能具有特定的生理功能。如果蛋白質結構摺疊錯誤，就無法發揮作用。

蛋白質變性

　　接觸酸性或鹼性物質、加熱、震盪 (如攪打蛋白)，都能改變蛋白質的結構，使它的立體結構解開甚至變形，這種改變稱為**變性** (denaturation，參見圖 5-3)，**改變蛋白質的形狀**，同時也摧毀了它的正常功能，使它失去了生物活性。

　　蛋白質變性對於人體的消化作用頗有用處。烹飪加熱使部分蛋白質變性。吃下食物後，胃酸的分泌使細菌蛋白質、植物荷爾蒙、活性酵素和其他食物蛋白質變性；這兩種過程都增加了食物的安全性，也促進了消化酵素的作用。蛋白質變性也會減少某些食物引起的過敏反應。

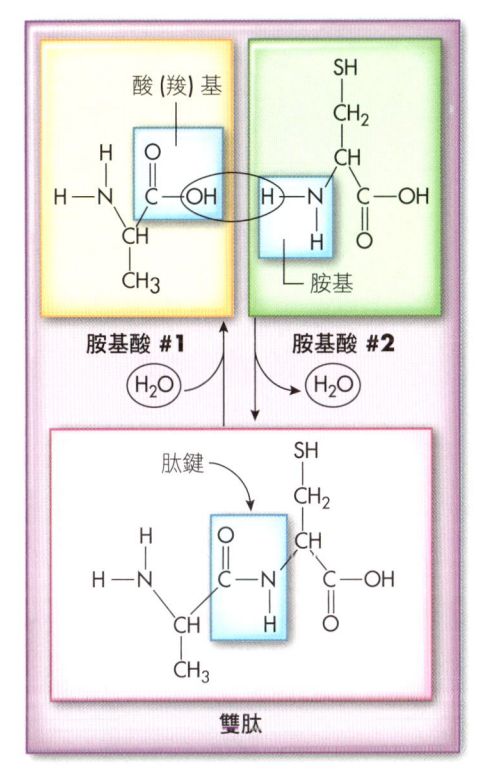

🔴 圖 5-2 肽鍵結合兩個胺基酸，這是脫水反應，產生一個水分子。當肽鍵被打斷 (例如消化時)，得加入一個水分子 (水解作用)。

5.3 食物中的蛋白質

　　在六大類食物中 (圖 5-4)，水果類提供的蛋白質極少 (每份低於 1 公克)。蔬菜類和全穀根莖類提供適量蛋白質 (每份 2~3 公克)。提供許多蛋白質的是奶類 (每份 8~10 公克) 和豆魚肉蛋類 (每份 7 公克)。

食物的蛋白質品質

　　動物性和植物性蛋白質中的必需和非必需胺基酸的比例差異很大。動物性蛋白質含有豐富的九種必需胺基酸，但由膠原製成的明膠例外，因為製造過程失去一種必需胺基酸，而且其他必需胺基酸也很少。植物性蛋白質不能像動物性蛋白質一樣符合人體的必需胺基酸需求，只有黃豆和藜麥例外。尤其是全穀類所含的植物性蛋白質，通常缺乏一種或一種以上的必需胺基酸。

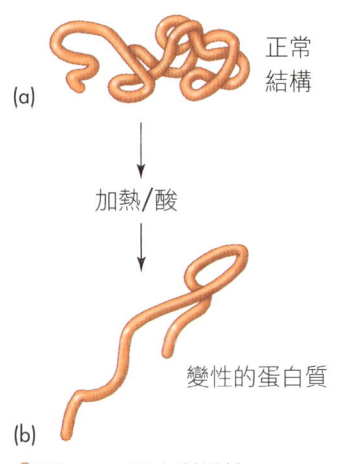

🔴 圖 5-3 蛋白質變性。
(a) 蛋白質的正常盤繞狀態。
(b) 蛋白質部分結構解開。變性使蛋白質降低生物活性，並且讓消化酵素作用於肽鍵。

實用營養學

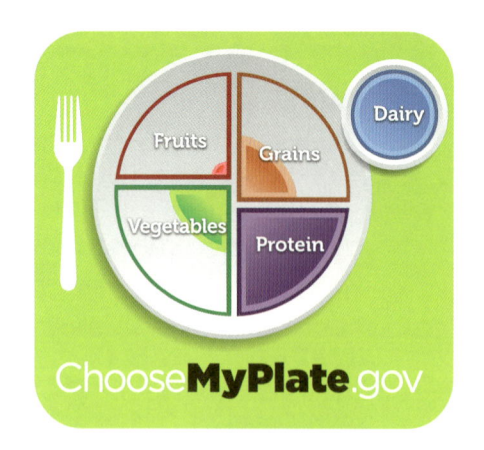

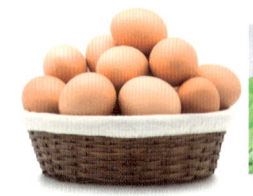

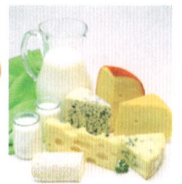

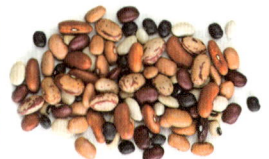

健康餐盤：
蛋白質來源

全穀根莖類	蔬菜類	水果類	低脂乳品類	豆魚肉蛋類	堅果種子類
• 麵包 • 早餐穀片 • 米飯 • 麵食	• 胡蘿蔔 • 玉米 • 花椰菜	• 蘋果 • 柳橙 • 香蕉	• 低脂牛奶 • 優格 • 起司	• 肉類 • 蛋 • 魚類 • 乾豆	• 堅果
每份 2-3 公克	每份 2-3 公克	每份 <1 公克	每份 8-10 公克	每份 7 公克	每份 7 公克

圖 5-4　六大類食物的蛋白質來源及含量。

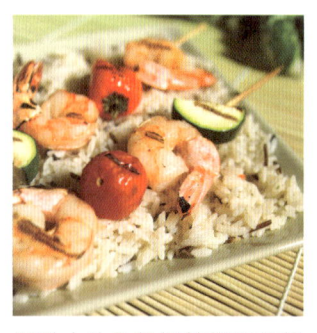

餐點中的全穀根莖類和蔬菜搭配少量動物性蛋白質很容易滿足每日的蛋白質需求。

人體能夠有效利用單一來源的動物蛋白質，但植物蛋白質則否。因此動物性蛋白質 (明膠除外) 是**高品質 (完全) 蛋白質** (high-quality, or complete proteins)，它們含有豐富的九種必需胺基酸。植物蛋白質 (黃豆和藜麥除外) 是**較低品質 (不完全) 蛋白質** (lower-quality, or incomplete proteins)，因為它們或是含量很低，或是缺少一種或一種以上的必需胺基酸。由於植物的胺基酸組成和人體大不相同，單一植物蛋白質如玉米，無法維持生命所需；要獲得足量的九種必需胺基酸，必須攝取多樣的植物蛋白質。

若有兩種或兩種以上的蛋白質，能互相補足所缺的必需胺基酸，稱為**互補蛋白質** (complementary proteins)。多樣化的飲食能提供高品質蛋白質，因為有蛋白質互補的效果；例如豆類缺乏甲硫胺酸，而全穀類則缺乏離胺酸，兩者搭配一起吃，就能獲取足量的所有必需胺基酸 (圖 5-5)。同理，缺乏甲硫胺酸的蔬菜可以搭配缺乏離胺酸的堅果。

植物蛋白質的來源

就每公克蛋白質而言,植物食物比動物食物提供更多鎂、膳食纖維、葉酸、維生素 E、鐵 (若維生素 C 同時存在可促進吸收)、鋅、鈣等。植物食物的植化素也能預防各種慢性病。

豆類是植物的一科,由豆莢包覆著一排種子,例如:豌豆、黑眼豆、菜豆、大北白豆、扁豆、黃豆等。成熟的種子曬乾後,可以提供豐富的蛋白質、維生素、礦物質、膳食纖維。半杯豆類提供 100~150 大卡,蛋白質 5~10 公克,脂肪不到 1 公克,以及大約含 5 公克膳食纖維。

堅果也是植物蛋白質的極佳來源,常吃的有花生、杏仁、開心果、核桃、山胡桃等。而種子的營養成分類似堅果,例如南瓜籽、芝麻、葵瓜籽等。一份堅果或種子含有 160~190 大卡,蛋白質 6~10 公克,脂肪 14~19 公克。堅果和種子的能量密度高,但適量攝取極具保健效果。

植物食品的能量通常低於動物食品,而且有豐富的蛋白質 (圖 5-6)。豆類和堅果只含極少量飽和脂肪且不含膽固醇,對心臟有益,可取代動物蛋白質。

圖 5-5 植物食品根據本身的限制胺基酸互相搭配成為高品質蛋白質。

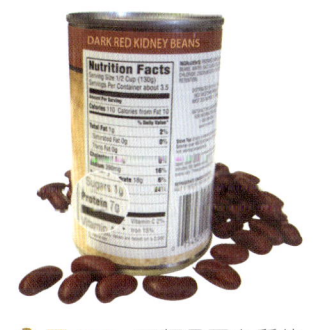

圖 5-6 豆類是蛋白質的豐富來源。

食物蛋白質過敏

當免疫系統誤認食物蛋白質是有害的入侵者而起反應時,就會產生食物過敏。4 歲以下幼兒約有 8% 會對食物過敏,而成人只有 2% 會過敏。90% 的過敏案例與下列八種食物有關:黃豆、花生、堅果、小麥、牛奶、蛋類、魚類、海鮮 (圖 5-7)。過敏反應的程度可能是輕微的不耐,也可能會致命。嬰兒從 4 到 6 個月開始餵食一點過敏性食物如花生和蛋,是對抗食物過敏的新方法。

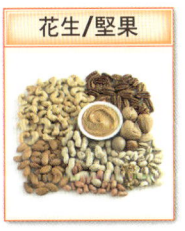

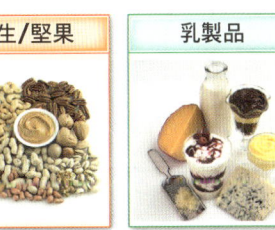

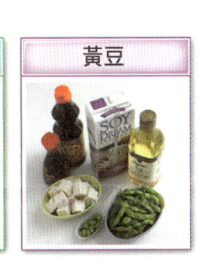

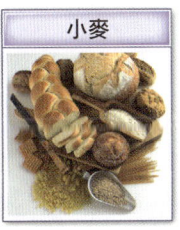

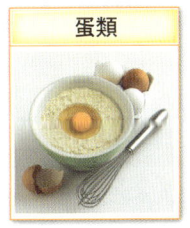

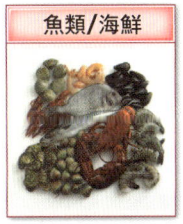

圖 5-7 最常見的食物過敏原。

5.4 蛋白質的消化和吸收

和碳水化合物一樣,烹煮食物可說是蛋白質消化的第一步。烹煮會使蛋白質變性 (圖

5-3)，並軟化肉類堅韌的結締組織。烹煮也使富含蛋白質的食物容易咀嚼、吞嚥，並且在消化的過程中容易分解，利於吸收。此外，烹煮也增進了食物的安全性。

蛋白質的酵素消化從胃開始 (圖 5-8)；蛋白質被胃酸變性後，**胃蛋白酶** (pepsin) 就會開始作用，接觸並分解一部分的多肽鏈成較短的胺基酸鏈，胃蛋白酶無法將蛋白質完全分解成胺基酸。荷爾蒙**胃泌素** (gastrin) 控制了胃蛋白酶和胃酸的分泌。當想到食物或咀嚼食物都會刺激胃泌素的分泌。

部分消化的蛋白質和食糜一起從胃進入小腸前端的十二指腸，多肽 (和脂肪) 一旦進入小腸，就會刺激腸壁細胞分泌荷爾蒙「**膽囊收縮素**」(cholecystokinin, CCK)。膽囊收縮素進入血液，作用於胰臟和膽囊，促進胰臟釋出多種蛋白質分解酵素如**胰蛋白酶** (trypsin)，共同作用將多肽分解成短肽 (三肽、雙肽) 和胺基酸。最後小腸黏膜上及小腸細胞內的酵素，把所有的短肽完全分解成胺基酸。

吸收作用

小腸腔內的寡肽和胺基酸以主動吸收進入小腸細胞。寡肽殘餘的肽鍵都在小腸細胞內

🌐 **圖 5-8** 蛋白質的消化和吸收摘要。蛋白質的酵素消化始於胃，而終於小腸的吸收細胞。肽到了小腸才完全分解成個別的胺基酸。胃酸和酵素協助蛋白質的消化作用。胺基酸從小腸內腔進入吸收細胞需要能量的輸入。

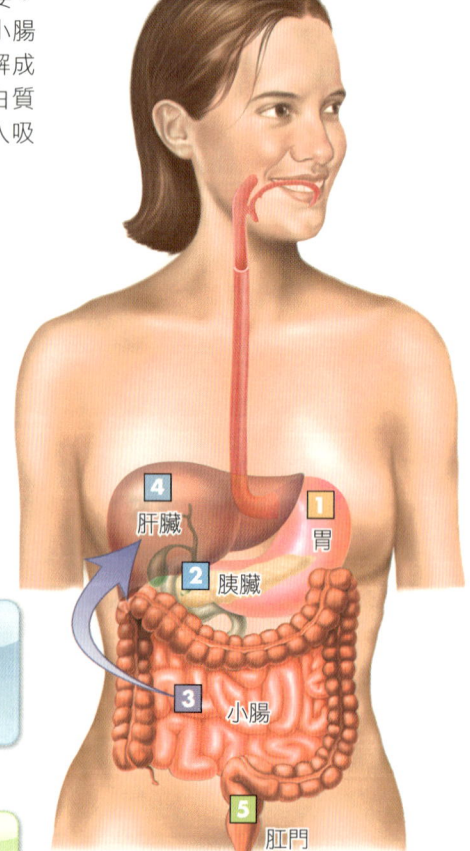

蛋白質的消化和吸收

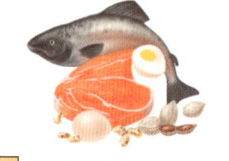

1 胃蛋白酶和胃酸消化一部分蛋白質。

2 胰臟釋出酵素進一步消化小腸內的多肽。

3 多肽 (和脂肪) 一旦進入小腸，就刺激腸壁細胞分泌荷爾蒙「膽囊收縮素」(CCK)。它促使胰臟釋出分解蛋白質的酵素如胰蛋白酶，將多肽分解成短肽和胺基酸，最後短肽在小腸細胞內再完全分解成胺基酸。

4 吸收的胺基酸進入肝門靜脈抵達肝臟，然後進入循環系統。

5 極少膳食蛋白質由糞便排出。

圖中標示：1 胃、2 胰臟、3 小腸、4 肝臟、5 肛門

斷裂，產生個別的胺基酸。胺基酸具水溶性，因此與其他水溶性的營養素經由肝門靜脈進入肝臟。肝臟中的胺基酸視身體需求可進行數種代謝：組合成蛋白質，分解提供能量，進入血液循環，轉化成非必需胺基酸、葡萄糖、脂肪等。如果蛋白質攝取過量，胺基酸的最後歸宿就是轉化成脂肪。

5.5 使蛋白質在人體內發揮作用

蛋白質在代謝作用建構和人體上扮演重要的功能。我們仰賴食物供應胺基酸，以便合成所需的蛋白質，我們也必須攝取足夠的碳水化合物和脂肪，身體才能充分利用食物中的蛋白質。能量攝取不足時，有些胺基酸會被分解做為能源，而無法作為合成身體蛋白質的原料。

製造人體的重要成分

細胞內的胺基酸庫可以用來製造身體蛋白質，以及其他各種產物。每個細胞內都含有蛋白質。肌肉組織、結締組織、黏液、凝血因子、脂蛋白 (血液中的運送蛋白質)、酵素、抗體、荷爾蒙、視覺色素，以及骨骼內的支撐結構，大多是由蛋白質製造而成。

人體大部分的蛋白質經常在動態的分解、重建和修復；例如腸壁細胞就經常脫落，剝落的細胞會與食物一起被消化道分解，並吸收其中的胺基酸。事實上人體釋出的胺基酸大部分都回收進入胺基酸庫，再供未來合成蛋白質之用。這種**蛋白質新陳代謝** (protein turnover) 的過程，讓細胞回應環境的變化，並利用目前不需要的蛋白質去製造必要的蛋白質。

成人一天製造和分解的蛋白質有 250 公克；許多胺基酸都是回收再利用。成人每日攝取約 65~100 公克的蛋白質，相較之下就可以瞭解胺基酸回收的重要性。

如果蛋白質長期攝取不足，重建和修復身體蛋白質的過程就會延遲；久而久之骨骼肌、血液蛋白質及其他重要器官 (例如心臟和肝臟) 就會萎縮。只有腦能抗拒蛋白質的分解。

維持體液平衡

血液中的蛋白質協助維持體液的平衡。動脈的血壓強迫血液進入微血管床，其後血液中的體液由**微血管床** (capillary bed) 進入鄰近的細胞空間 [**胞外空間** (extracellular space)]，

麩質敏感

麩質是一類蛋白質，存在某些全穀類中，如：小麥、裸麥、大麥等。消化道中的蛋白質消化酵素只能分解麩質的一些肽鍵，但不能完全消化，殘留一些短肽和個別的胺基酸。小腸細胞可以吸收短肽。如果某人有麩質不耐的遺傳傾向，當接觸來自麩質的短肽時，就會產生發炎反應。雖然許多人認為麩質不耐症是食物過敏，但它確實是自體免疫反應：免疫系統攻擊並摧毀自己的細胞。麩質不耐症的發展取決於兩個因素：遺傳傾向和飲食含有麩質蛋白質。解決麩質不耐症唯一有效的辦法是，嚴格限制含有小麥、裸麥、大麥的食品。

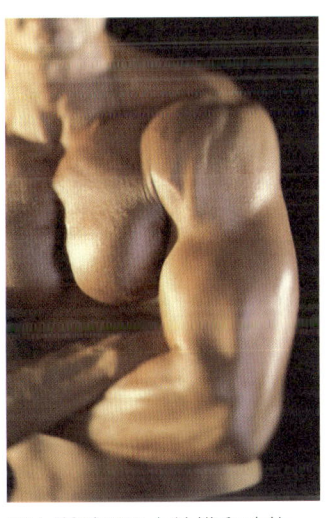

蛋白質賦予肌肉結構和功能。

提供營養素給細胞（圖 5-9）。不過，血液中的蛋白質分子太大，無法離開微血管床進入組織。這些蛋白質負責將體液吸回微血管床，以平衡部分的血壓。

蛋白質若攝取不足，血液中蛋白質濃度終究會下降；血液蛋白質不足，無法把足夠的體液吸回血液，使得鄰近的組織積聚過多的體液，造成組織腫脹稱為**水腫** (edema)。水腫也可能是疾病引發的症狀，所以必須釐清原因。檢驗血液蛋白質濃度是診斷的重要步驟。

維持酸鹼平衡

蛋白質有助於調控血液的酸鹼

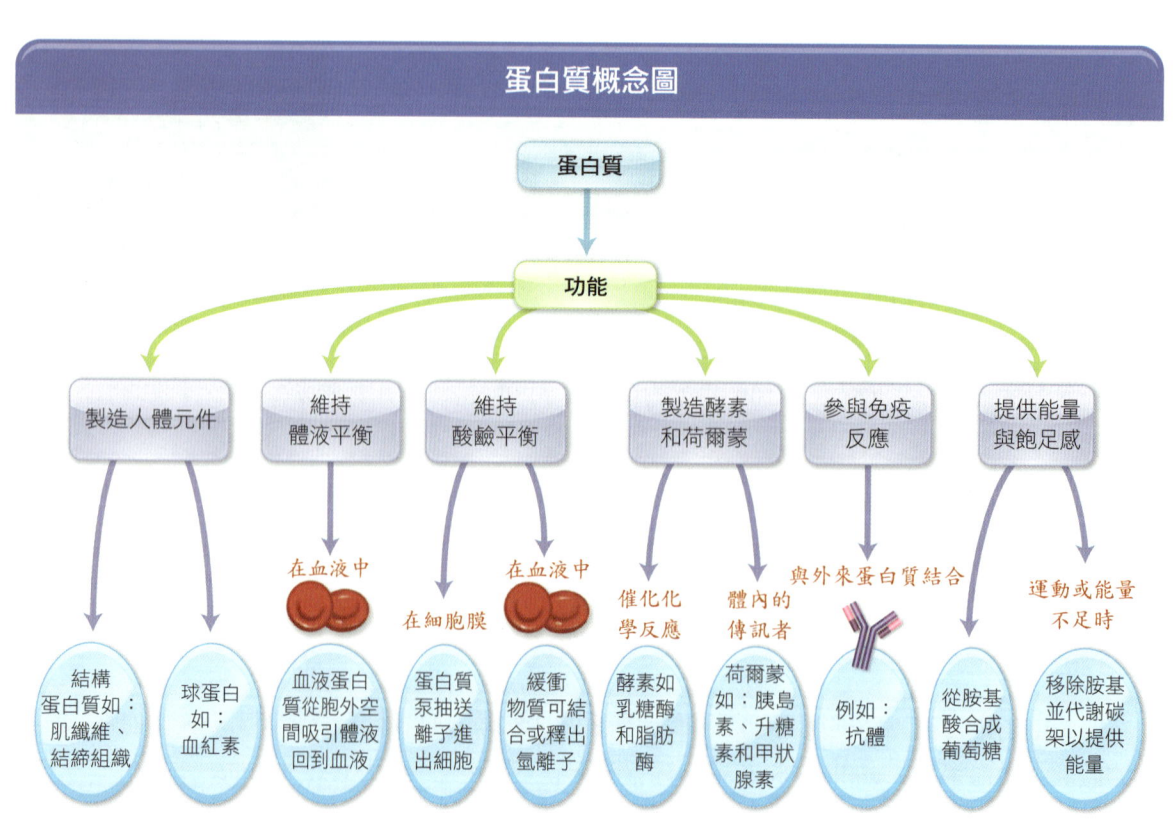

動脈端的微血管床　　　靜脈端的微血管床

心臟搏動造成的血壓強迫體液進入組織空隙

血液細胞

蛋白質

微血管床的血壓降低時，蛋白質將體液吸回血液

(a)

正常組織　　　腫脹的組織 (水腫)

血壓與蛋白質的對抗力量保持平衡

血壓超過蛋白質的對抗力量

(b)

圖 5-9　蛋白質協助維持體液平衡。心臟泵送血液時，部分體液滲出血管。正常情況下，血液蛋白質將體液吸回微血管床。血液蛋白質不足時，體液滯留在組織中，造成水腫。

蛋白質概念圖

蛋白質 → 功能

- 製造人體元件
  - 結構蛋白如：肌纖維、結締組織
  - 球蛋白如：血紅素
- 維持體液平衡（在血液中）
  - 血液蛋白質從胞外空間吸引體液回到血液
- 維持酸鹼平衡（在細胞膜）（在血液中）
  - 蛋白質泵抽送離子進出細胞
  - 緩衝物質可結合或釋出氫離子
- 製造酵素和荷爾蒙
  - 催化化學反應
  - 酵素如乳糖酶和脂肪酶
  - 體內的傳訊者
  - 荷爾蒙如：胰島素、升糖素和甲狀腺素
- 參與免疫反應（與外來蛋白質結合）
  - 例如：抗體
- 提供能量與飽足感（運動或能量不足時）
  - 從胺基酸合成葡萄糖
  - 移除胺基並代謝碳架以提供能量

平衡。細胞膜上的蛋白質抽送離子進出細胞，使血液保持微鹼性。此外，有些血液蛋白質是優良的**緩衝物質** (buffer)，它們是維持小範圍內酸鹼平衡的化合物。

製造荷爾蒙和酵素

許多荷爾蒙 (人體內的傳訊者) 的合成都需要胺基酸；有些荷爾蒙只由一個胺基酸構成，例如甲狀腺素由酪胺酸構成；而胰島素則含有 51 個胺基酸。幾乎所有的酵素都是蛋白質，或含有蛋白質的成分。

> 神經末梢所分泌的神經傳導素通常是胺基酸的衍生物，例如多巴胺和正腎上腺素 (兩者皆由酪胺酸合成)，以及血清素 (由色胺酸合成)。

參與免疫反應

免疫細胞需要利用蛋白質來製造抗體，抗體會與免疫細胞所含的各種特定蛋白質相互合作參與體內的免疫反應，抵抗外來的入侵者，如細菌、病毒等。

生成葡萄糖

人體必須維持穩定的血糖濃度，才能供應能量給腦、紅血球和神經組織。休息時腦部利用的能量大都來自葡萄糖。如果飲食中所提供的葡萄糖不敷所需，肝臟就會被迫利用體組織的胺基酸來合成葡萄糖 (腎臟也會，不過較少)(參見圖 5-10)。

> 維生素 B 群中的菸鹼素能由色胺酸製造，這也是蛋白質的另一個功能。

從胺基酸製造葡萄糖的過程相當常見，從晚上七點到隔天早餐都不吃任何東西，人體就非合成葡萄糖不可。飢荒或疾病的極端情況下，胺基酸會轉變成葡萄糖，因而消耗了許多肌肉組織，也可能會造成水腫。

供應能量

對體重穩定的人而言，蛋白質很少作為人體的能量來源。人體利用蛋白質作為能源只有兩種情況：一是從事長時間的運動，二是能量受限的期間，例如吃減肥飲食。此時胺基酸的胺基被移除，剩餘的碳架則代謝以提供能量 (圖 5-10)，氨 (NH_3) 是廢物，轉變成**尿素** (urea) 由尿液排泄。雖然蛋白質和碳水化合物的能量相同 (4 大卡/公克)，然而蛋白質是非常昂貴的能源，需要肝臟和腎臟辛勤的代謝才能加以利用。

提供飽足感

與其他巨量營養素相較，用餐過後蛋白質最能提供**飽足感** (satiety)，因此，每餐都吃些蛋白質有助於控制食量。減重時滿足蛋白質的需求仍舊很重要。

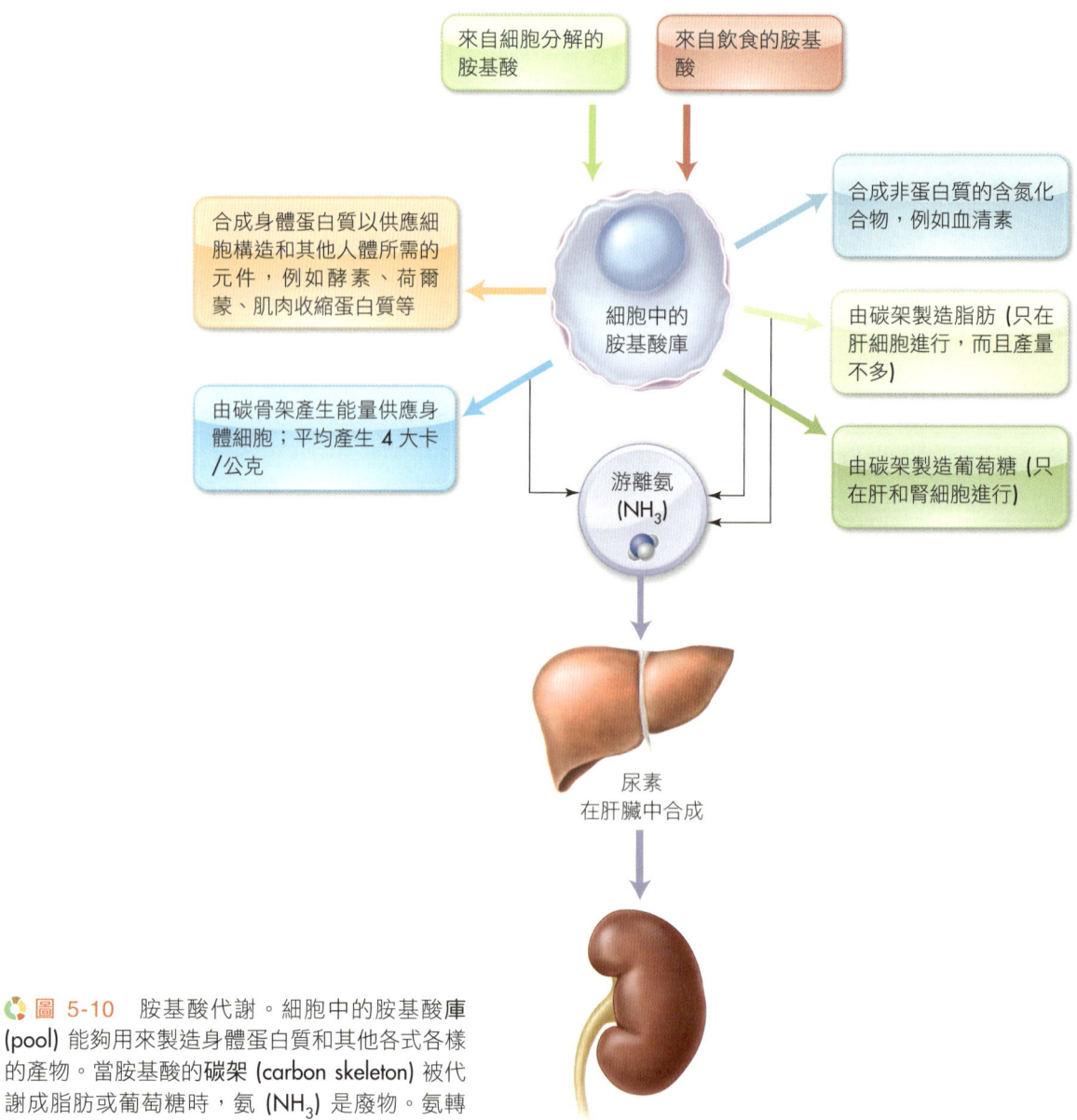

🌿 圖 5-10　胺基酸代謝。細胞中的胺基酸庫 (pool) 能夠用來製造身體蛋白質和其他各式各樣的產物。當胺基酸的**碳架** (carbon skeleton) 被代謝成脂肪或葡萄糖時，氨 (NH_3) 是廢物。氨轉變成尿素，由尿液排泄。

5.6 蛋白質的需要量

　　如果不是處於生長期，蛋白質的攝取量只需彌補分解的損失即可。測量尿液中的尿素和其他含氮化合物，以及從糞便、皮膚、頭髮、指甲等處消耗的蛋白質，就可判斷分解量有多少。簡單地說，我們必須平衡蛋白質的攝取與消耗，維持**蛋白質平衡** (protein equilibrium) 的狀態 (圖 5-11)。

　　在發育成長或從疾病恢復期時，需要「**正蛋白質平衡**」(positive protein balance) 以供

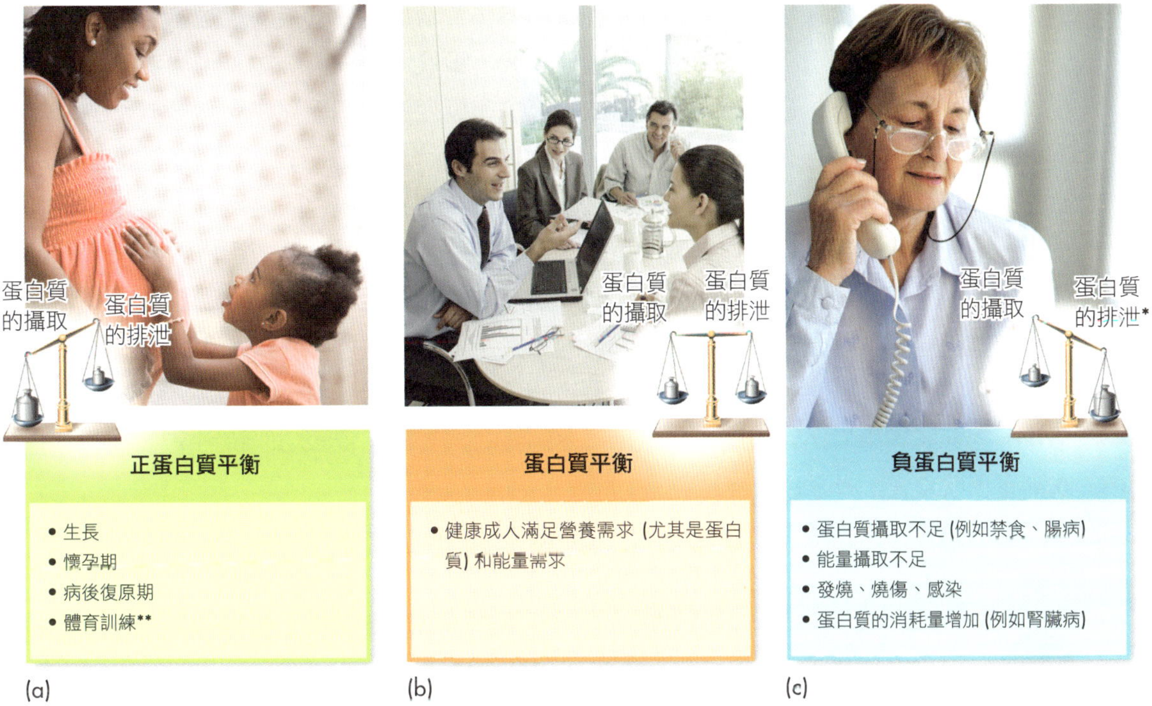

Chapter 5　蛋白質

🔆 圖 5-11　蛋白質平衡的實例：**(a)** 正蛋白質平衡，**(b)** 蛋白質平衡，**(c)** 負蛋白質平衡。
*根據尿液中尿素和其他含氮廢物的喪失，以及糞便、毛髮、指甲等途徑的消耗。
**增加瘦體組織質量。運動員從飲食所攝取的蛋白質可能已經足夠支持額外的蛋白質合成，不需吃蛋白質補充劑。

應額外蛋白質作為構造新組織的原料，此時每天所吃的蛋白質應該多於消耗量。胰島素、生長激素、睪固酮都會促進正蛋白質平衡。阻力運動 (重量訓練) 也會促進蛋白質的合成。蛋白質的攝取量低於需求就會造成「**負蛋白質平衡**」(negative protein balance)，例如急症減少了食慾，使蛋白質的消耗多於攝取量。

健康的人所需的蛋白質量應維持蛋白質平衡，即蛋白質的攝取量正好彌補蛋白質的消耗量，同時能量的攝取也必須充足，以免身體消耗胺基酸作為能量來源。

目前維持蛋白質平衡最好是每公斤健康體重攝取 0.8 公克蛋白質；健康成人蛋白質的 RDA 是 0.8 公克/公斤體重，體重 70 公斤的人，每天約需 56 公克的蛋白質。懷孕期和嬰兒期等生長期間需要量會較高。

蛋白質的 RDA 相當於每天攝取總熱量的 10~14%。過多的蛋白質無法全部儲存，它的碳骨架會變成葡萄糖或脂肪，以供儲存或代謝成為能源 (參見圖 5-10)。

計算蛋白質 RDA：
70 公斤 × 0.8 公克/公斤體重
= 56 公克
57 公斤 × 0.8 公克/公斤體重
= 46 公克

5.7　高蛋白飲食有害嗎？

人們常問高蛋白飲食是否有害。高蛋白飲食的根源問題在於蛋白質來源多為動物性食物，所以也含較少的膳食纖維、某些維生素 (例如葉酸)、某些礦物質 (例如鎂) 和植化

素。此外，這種飲食通常富含飽和脂肪和膽固醇，會增加心血管疾病風險。

肉類是蛋白質最豐富的來源。根據族群研究，攝取太多紅肉，尤其是加工肉品，與結腸癌有關；除此之外，紅肉攝取也與心血管疾病和癌症導致的總死亡率和早逝死亡率有關聯。這種關聯可能有幾個原因：加工肉品 (例如火腿、義式臘腸) 中所含的醃製劑或許會致癌；高溫烹調紅肉會產生致癌成分；紅肉吃得多，脂肪攝取也隨之增多，膳食纖維則太少等。因此，營養專家建議吃禽肉、魚類、堅果、豆類、種子以獲取蛋白質。肉類烹調和燒烤之前，先切除肉眼可見的脂肪。

有些研究認為高蛋白飲食會產生過量的尿素氮，可能會增加腎臟的負擔。此外，動物蛋白質可能使某些人產生腎結石。在腎臟病的早期，攝取低蛋白飲食可以延緩腎臟功能的惡化。對糖尿病患者、腎臟病人或只有一個腎臟的人，維持腎臟功能特別重要，因此不宜吃高蛋白飲食。

有些研究指出高蛋白飲食會增加鈣從尿液流失。如果鈣攝取足夠就不用擔心蛋白質的影響。

5.8 蛋白質-能量營養不良

蛋白質缺乏很少單獨發生，通常是食物不足引起的，並且伴隨著能量和其他營養素缺乏。在已開發國家，酒精中毒會造成蛋白質缺乏，因為酒類提供了大部分的能量，而其中蛋白質很少。蛋白質與能量營養不良是全世界醫院中的重大問題，影響的病患從嬰兒到老人都有。開發中國家的飲食往往只有少量的能量和蛋白質，這種營養不足的情況阻礙了兒童的生長，並且終其一生容易感染。蛋白質和能量攝取不足會造成**蛋白質-能量營養不良** (protein-energy malnutrition, PEM)，也叫做蛋白質-卡路里營養不良 (protein-calorie malnutrition, PCM)。情況不嚴重時，很難辨別 PEM 患者是缺能量還是缺蛋白質，或者兩者都缺乏。蛋白質攝取不足，再加上原本就有的疾病所造成的營養不良叫作**夸許奧卡症** (kwashiorkor)。但如果營養素 (尤其是能量) 嚴重缺乏，會導致**消瘦症** (marasmus)。這兩種疾病的患者大多數為兒童，不過成人也會罹患，尤其是住院的病人 (圖 5-12)。

夸許奧卡症

夸許奧卡 (kwashiorkor) 是迦納語，意謂「老二出生時老大所得的病」。在開發中國家的嬰兒出生後通常哺餵母乳，在一歲或一歲半時，母親再度懷孕或已再度生產，此時老大已不能再喝母乳，飲食轉換成澱粉質的根莖和**稀粥** (gruels)，是屬於低蛋白質密度的食物，這些食物含植物纖維多，體積較大，小孩難以從中獲取足夠的能量。小孩若有感染，則能量和蛋白質的需求急遽升高，這些孩童只能勉強滿足能量需求，而蛋白質的需求則無法滿足，也不足以對抗感染，此外，維生素和礦物質也往往嚴重缺乏。饑荒的災民面臨的也是同樣的問題。

Chapter 5　蛋白質

蛋白質能量營養不良 (PCM)

蛋白質嚴重 (能量中度) 缺乏；往往伴隨感染或其他疾病

夸許奧卡症特徵
- 水腫
- 輕微到中度的體重下降
- 保有部分肌肉和皮下脂肪
- 生長遲緩 (該年齡正常體重的 60% 到 80%)
- 迅速發病
- 脂肪肝

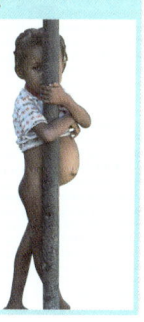

能量與蛋白質均嚴重缺乏

夸許奧卡症特徵
- 體重大幅下降
- 幾無肌肉和皮下脂肪 (皮包骨)
- 嚴重生長遲緩 (低於該年齡正常體重的 60%)
- 逐漸發病

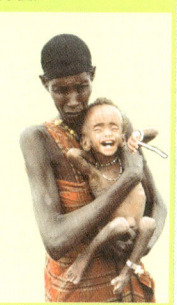

圖 5-12　兒童營養不足的分類圖。

　　夸許奧卡症的主要症狀是虛弱、腹瀉、倦怠、發育不良並且畏縮。這些症狀會使其他疾病更加惡化。舉例來說，健康兒童罹患麻疹病期為一週左右，但對夸許奧卡症的孩童卻會變成重症甚至死亡。這種疾病的進一步症狀是頭髮顏色改變、缺鉀、皮膚鱗片狀脫落、脂肪肝、肌肉質量減少、腹部與四肢嚴重水腫，是夸許奧卡症的標識 (參見圖 5-12)。

　　夸許奧卡的許多症狀都與蛋白質的功能有關，諸如體液平衡、脂蛋白運送、免疫功能、組織製造 (例如皮膚、消化道內襯和頭髮等) 等。缺乏蛋白質的兒童不可能正常地成長和發育。如果夸許奧卡症的孩童及時得到救助及治療，並有足量的蛋白質、能量、其他必需營養素，病程就可以反轉，他們會再度開始成長，先前的症狀會消失，只是體型或許會較瘦小。

消瘦症

　　典型的消瘦症是嬰兒緩慢地餓死，這是由於飲食所含的蛋白質、能量和其他營養素都不足所致。前面提過，這種疾病也叫做蛋白質-能量營養不良，尤其是指較大的兒童和成人。患者的外表只有「皮包骨」，幾乎沒有皮下脂肪 (參見圖 5-12)。

　　消瘦症通常發生在非母乳哺餵或是很早斷奶的嬰兒。在貧窮或衛生設施不足的國家裡，奶瓶哺餵往往造成消瘦症，因為飲水不安全造成斷奶配方沖泡不當，或是父母負擔不起足夠的嬰兒配方，只好把配方稀釋，結果讓嬰兒只是喝了許多水。

　　消瘦症的嬰兒需要大量的能量和蛋白質 (有如**早產兒**，preterm)，如果得不到供應就不可能復原。從懷孕開始一直到週歲，是腦部的生長期，飲食不足就會使腦部發育不足，可能導致智力低下。

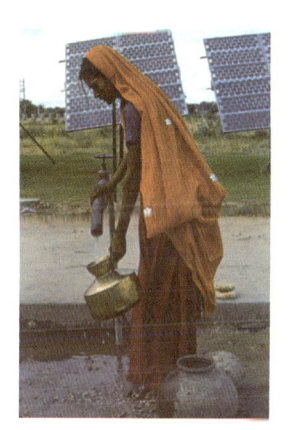

開發中國家供水不安全造成消瘦症，尤其是奶瓶哺餵的嬰兒。

103

知識檢查站（解答在下方）

1. 合成蛋白質時若缺乏必需胺基酸
   a. 細胞會製造胺基酸
   b. 蛋白質的合成將中止
   c. 細胞會繼續製造蛋白質
   d. 蛋白質的半成品將儲存起來以待日後完成
2. 下列何者造成胺基酸的差異？
   a. 胺基　　　　c. 酸基
   b. 側鏈　　　　d. 酮基
3. 胺基酸的吸收主要在_____進行
   a. 胃　　　　　c. 小腸
   b. 肝臟　　　　d. 大腸
4. 傑克體重 80 公斤，非運動選手。他的蛋白質 RDA 是_____公克
   a. 32　　　　c. 64
   b. 40　　　　d. 80
5. 蛋白質的基本構造單位是
   a. 脂肪酸　　c. 胺基酸
   b. 單醣類　　d. 基因

解答：1.b, 2.b, 3.c, 4.c, 5.c

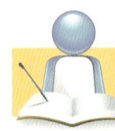

參考資料

1. World Health Organization. Protein and amino acid requirements in human nutrition. Report of a joint FAO/WHO/UNU expert consultation (WHO Technical Report Series 935). 2007, WHO Press.
2. Institute of Medicine. Dietary Reference Intakes for Energy, Carbohydrate, Fiber, Fat, Fatty Acids, Cholesterol, Protein, and Amino Acids (Macronutrients). 2002, National Academies Press.
3. Huang PC, Lin CP. Protein requirements of young chinese male adults on ordinary chinese mixed diet and egg diet at Ordinary Levels of Energy Intake. J Nutr 1982;112: 897-907.
4. Wu SJ, Pan WH, Yeh NH, Chang HY. Dietary nutrient intake and major food sources: the Nutrition and Health Survey of Taiwan Elementary School Children 2001-2002. Asia Pacific J Clin Nutr 2007;16 (S2):518-53.
5. Pan WH, Wu HJ, Yeh CJ, Chuang SY, Chang HY, Yeh NH, Hsieh YT. Diet and health trends in Taiwan: comparison of two nutrition and health surveys from 1993-1996 and 2005-2008. Asia Pac J Clin Nutr 2011;20 :238-250.
6. Chuang SY, Lee SC, Hsieh YT, Pan WH. Trends in hyperuricemia and gout prevalence: Nutrition and Health Survey in Taiwan from 1993-1996 to 2005-2008. Asia Pac J Clin Nutr 2011;20 :301-308.
7. 趙強：痛風飲食面面觀。
8. 台灣營養狀況變遷調查：2005-2008 國人尿酸及痛風之狀況。
9. Choi HK, Liu S, Curhan G. Intake of Purine-Rich Foods, Protein, and Dairy Products and Relationship to Serum Levels of Uric Acid. The Third National Health and Nutrition Examination Survey. Arthritis & rheumatism 2005; 52: 283–289.
10. Choi HK, Atkinson K, Karlson EW, Willett W, Curhan G. Purine-rich foods, dairy and protein intake, and the risk of gout in men. N Engl J Med 2004;350:1093-103.

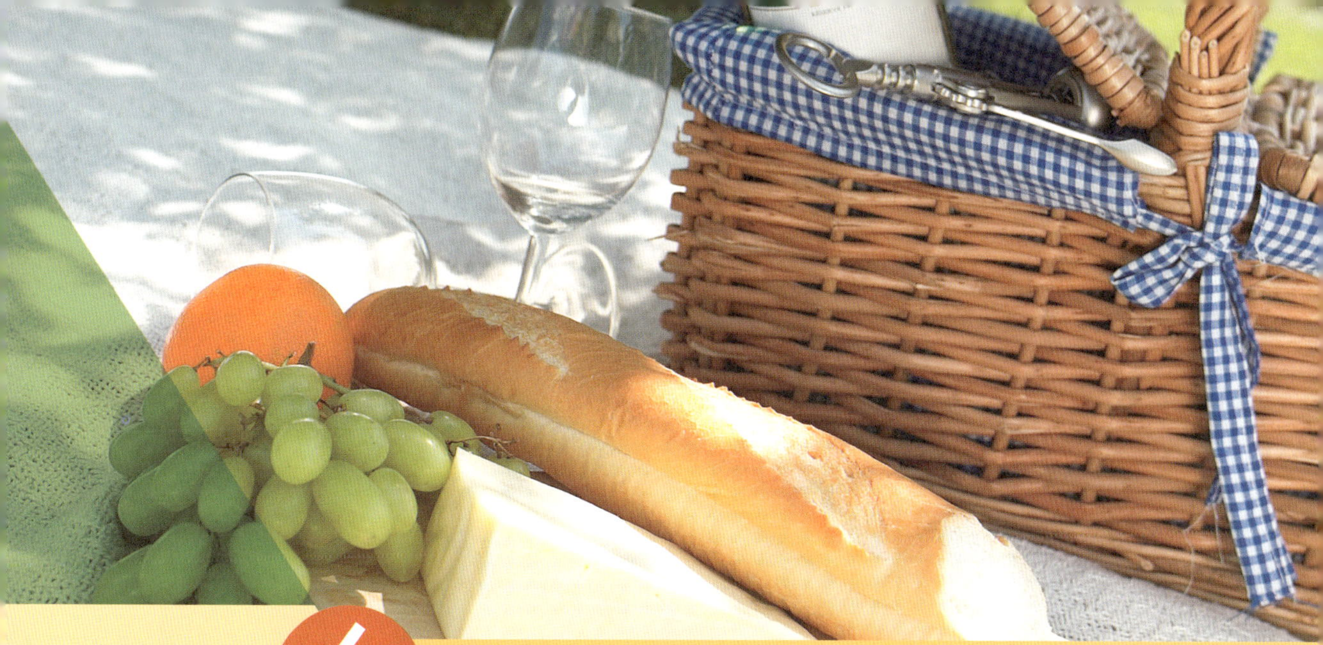

Chapter 6 能量平衡

人類本能地攝取食物，由食物中三大營養素 (即碳水化合物、脂質及蛋白質) 供給人體所需的能量來源，以維持正常的生理功能。能量平衡的概念涵蓋了食物的攝取、能量的支出及身體所儲存的能量。若攝入的能量遠超過支出的能量，就會引起體重過重或肥胖。肥胖會增加許多疾病的風險，例如心血管疾病、高血壓、第 2 型糖尿病、癌症以及骨骼與關節異常等。

6.1 能量平衡

正與負能量平衡

保持健康體重可以活得老又活得好。多加注意**能量平衡** (energy balance) (圖 6-1) 的觀念，就能保持健康體重。可將能量平衡想像成數學公式：

能量輸入＝ 能量輸出
(來自食物的卡路里)　　(代謝；消化、吸收、運送營養素；身體活動)

平衡取決於能量的輸入和輸出，然後影響能量的儲存，主要是脂肪組織中的三酸甘油酯含量。如果攝取的能量大於消耗的能量，就是處於**正能量平衡** (positive energy balance)，過剩能量的儲存會導致體重上升。正能量平衡有時是正常和健康的。例如懷孕期間需額外的能量以供胎兒發育；嬰兒與兒童也必須處於正能量平衡以供生長和發育。然而，成人只要少許正能量平衡就會儲存成為脂肪而非肌肉和骨骼，久而久之，體重就會增加。若能量透支則會成為**負能量平衡** (negative energy balance)，攝取的能量低於消耗的能

實用營養學

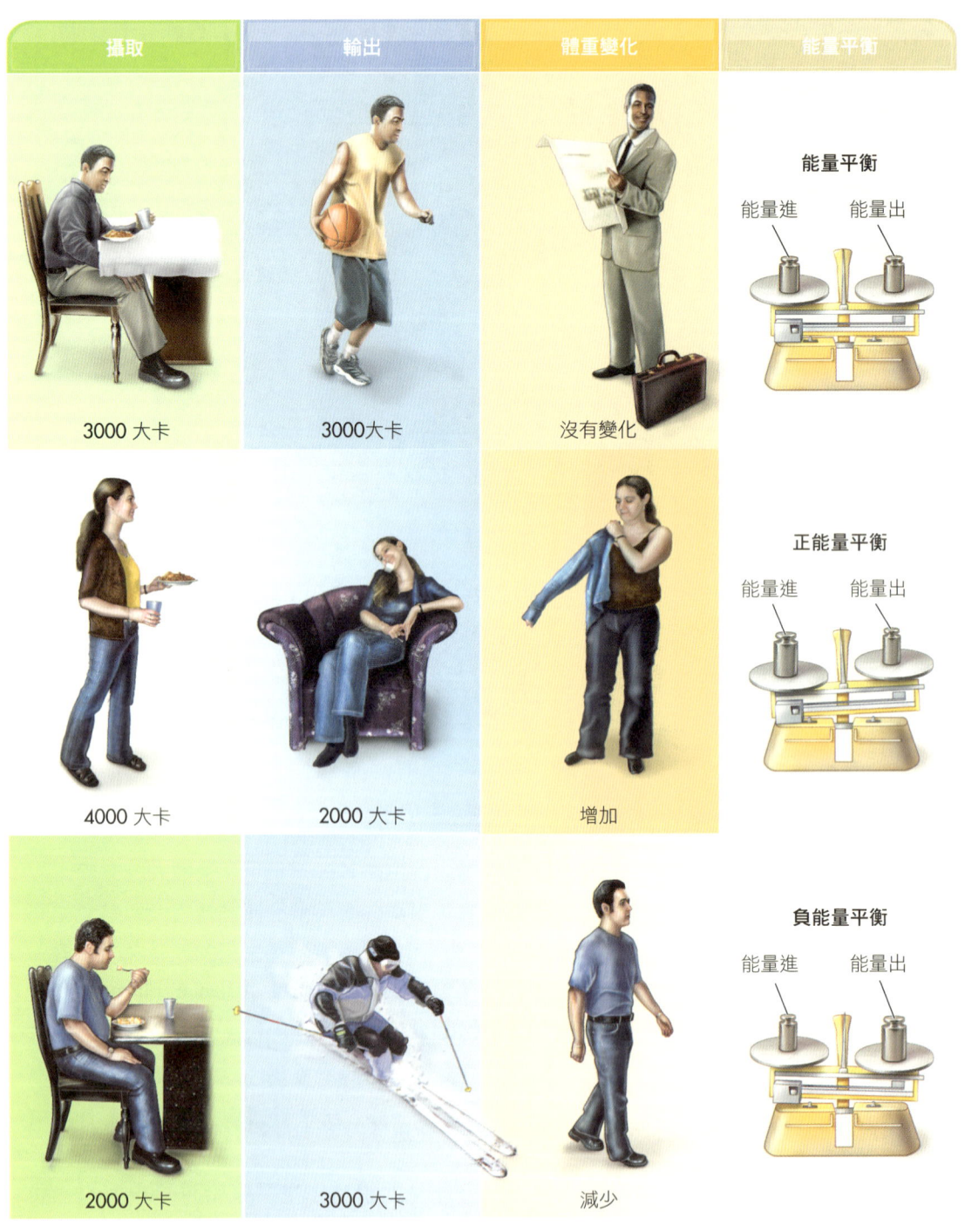

攝取	輸出	體重變化	能量平衡
3000 大卡	3000 大卡	沒有變化	能量平衡
4000 大卡	2000 大卡	增加	正能量平衡
2000 大卡	3000 大卡	減少	負能量平衡

圖 6-1　能量平衡的模型：輸入對比輸出。本圖以實際的生活描述能量平衡。

量。負能量平衡的狀態可以讓人減重，然而減少的重量除了脂肪組織也還有部分瘦體組織(肌肉)。

維持能量平衡能降低許多常見疾病的風險，大幅增進健康品質。成人期往往會不知不

Chapter 6　能量平衡

覺地增重，如果不多加留意就會導致肥胖。然而，年齡並非增重的主要原因，飲食過量和體能活動太少，加上代謝變慢才是元凶。

能量的攝取

飲食滿足人體的能量需求，以每天所攝取的卡路里數表示。如何挑選適量和適當的食物以滿足能量需求是一大挑戰。食物所含有的能量可用**彈卡儀** (bomb calorimeter) 測量 (圖 6-2)。彈卡儀可測得源自碳水化合物、脂肪、蛋白質和酒精的能量值；碳水化合物和蛋白質都是產生 4 大卡/公克，脂肪產生 9 大卡/公克，而酒精產生 7 大卡/公克。這些能量值已經根據 (1) 人體對食物消化的能力，和 (2) 食物中能夠燃燒但不能為人體產生能量的物質 (如膳食纖維) 而修正，最後將數據修飾為整數。因此，現在只要知道食物中碳水化合物、蛋白質、脂肪、酒精的含量，再利用上述的卡數，就可以估計食物可供應的總熱量。

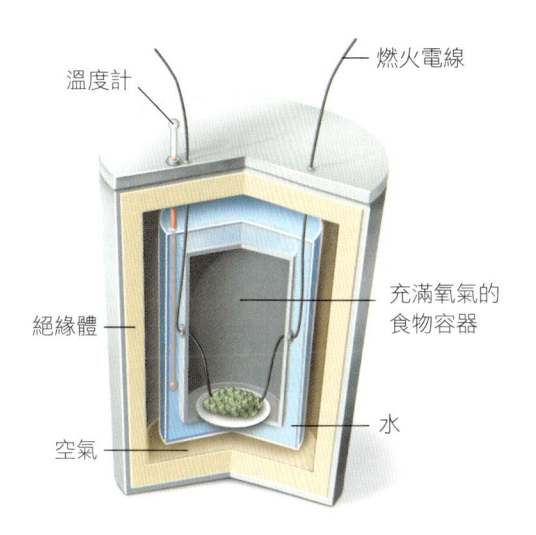

○ 圖 6-2　彈卡儀將乾燥的食物放入浸在水中的容器，然後用氧燃燒。食物燃燒時放出熱量，使容器四周的水溫升高。水溫升高的度數可以推算食物中所含的卡數。記住：1 大卡等於 1 公升 (斤) 的水升高 1°C 所需的熱量。

能量的輸出

人體利用能量有三個目的：基礎代謝、體力活動以及食物熱效應 (thermic effect of food, TEF)。此外，因為冷而發抖以及坐立不安也都會使少數的能量轉變為熱量，稱為「適應性生熱作用」(圖 6-3)。

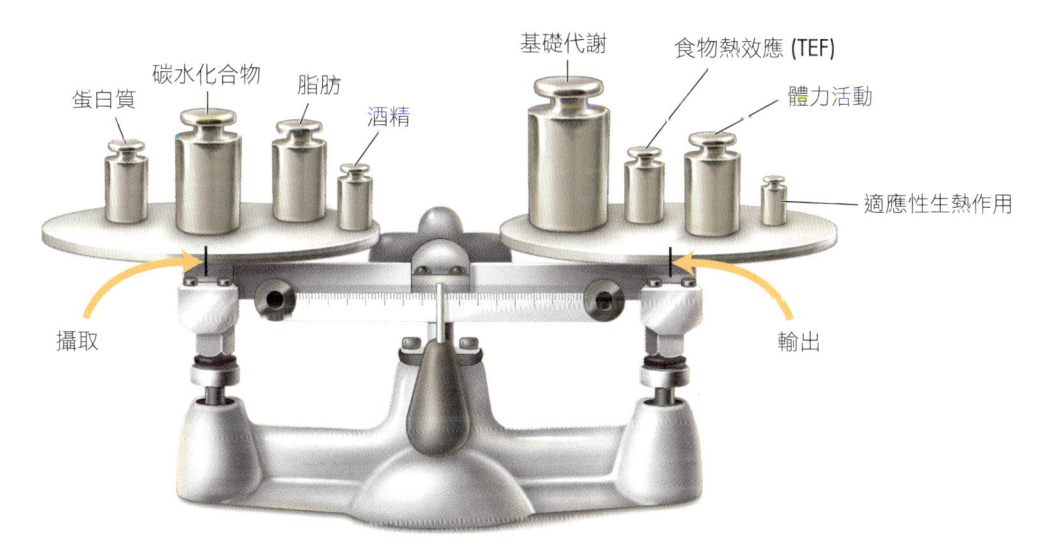

○ 圖 6-3　能量的攝取與消耗。此圖包含了影響能量平衡的主要變數。注意酒精是某些人額外的能量來源。砝碼的大小代表該變數對能量平衡的貢獻程度。

基礎代謝

基礎代謝 (basal metabolism) 以基礎代謝率 (basal metabolic rate, BMR) 表示，是指在禁食情況下，處於溫暖且安靜的環境中，保持休息而清醒的狀態下，所耗費的最低能量。如果一個人過著靜態的生活方式，基礎代謝占總能量的 60% 到 75%，用於維持心跳、呼吸和其他器官如肝臟、腦、腎臟等的活動；但不包括體力活動或消化、吸收、處理最近攝取的營養素所耗費的能量。如果某人並非空腹或完全休息狀態，就稱之為**休息代謝** (resting metabolism)，能量消耗通常高於基礎代謝率。

假設某位婦女的體重是 60 公斤，利用粗估的婦女基礎代謝率是每小時每公斤體重 0.9 大卡 (男性是 1.0 大卡)，計算她的基礎代謝：

$$60 \text{ 公斤} \times 0.9 \text{ 大卡/公斤/小時} = 54 \text{ 大卡/小時}$$

再乘以 24 小時就是全天的基礎代謝所需的能量：

$$54 \text{ 大卡/小時} \times 24 \text{ 小時} = 1276 \text{ 大卡}$$

這些計算只是基礎代謝的估計值，個人還有 25 到 30% 的差異。造成基礎代謝升高的因素有：

- 較多的**瘦體組織** (lean body mass)
- 較大的體表面積 (例如體重相同的人，高個子比小個子有較大的身體表面積)
- 男性 (因為瘦體組織較多)
- 體溫 (發燒或寒冷環境下)
- 甲狀腺素 (甲狀腺機能亢進)
- 壓力 (釋出正腎上腺素)
- 懷孕
- 攝取咖啡因與抽菸 (利用抽菸控制體重並不可取，因為會增加太多健康風險)

在這些因素之中，個人有多少瘦體組織最為重要。瘦體組織較多的人有較高的基礎代謝，因為瘦體組織的代謝活性高於脂肪組織，需要較多能量支持其代謝活動。

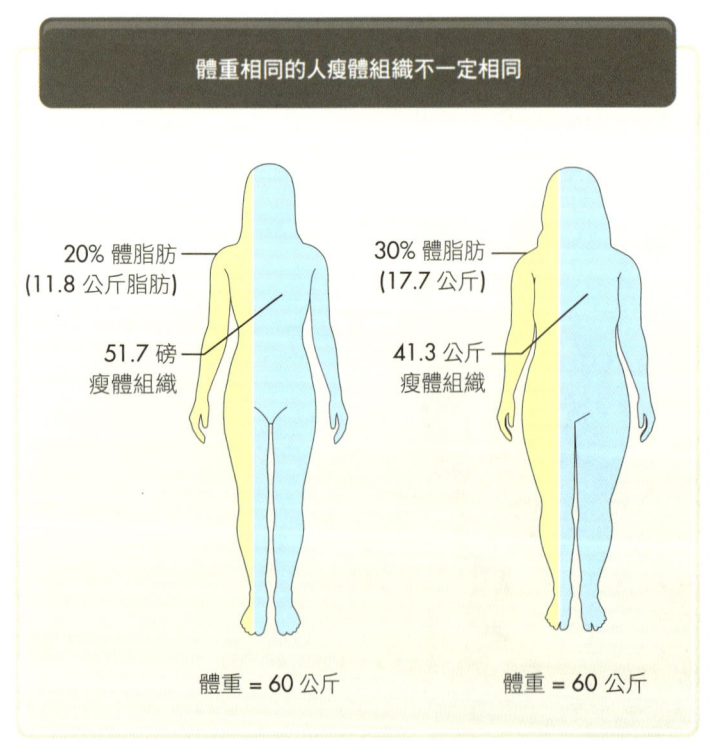

⚫ 圖 6-4　瘦體組織是基礎代謝最重要的決定因素，個人之間差異頗大。體重相同的人其瘦體組織和體脂肪含量並不一定相同。

基礎代謝減少的因素之一是能量攝取偏低 (例如減肥飲食)，因為身體會轉變為節能模式，而使 BMR 降低 10% 到 20% (約 150 到 300 大卡/日)。此外，老化也使體重維持變得困難；30 歲之後的基礎代謝每十年減少 1% 到 2%，因為瘦體組織會逐年緩慢而穩定地減少。由於體力活動有助於維持瘦體組織，所以老化時經常運動可以維持高基礎代謝，有助於體重控制。

體力活動量

體力活動所耗費的能量占總能量的 15% 到 35%。選擇活動或不活動，就決定了一天的能量消耗。體力活動所耗費的能量，視活動的形式、所費的時間、進行的速度和靈敏度而不同，有頗大的個人差異 (如表 6-1)，爬樓梯而不搭電梯，出門步行而不開車，和搭車時站立而不坐下，都會增加體力活動而增加能量消耗。

◆ 表 6-1　各種運動熱量消耗量量表 (不包括基礎代謝及食物特殊動力作用)

活動	大卡/公斤(體重)/小時	以成人 50 公斤體重計算，大卡/小時	活動	大卡/公斤(體重)/小時	以成人 50 公斤體重計算，大卡/小時
園藝	4.7	235	游泳		
掃地	3.9	195	隨意地	6.0	300
拖地	4.9	245	自由式 (23~45 公尺/分鐘)	6.0~12.5	300~625
打高爾夫球	3.7~5.0	185~250	蝶弋	14.0	700
排球	3.5~8.0	175~400	仰式	6.0~12.5	300~625
棒球	4.7	235	舞蹈		
乒乓球	4.9~7.0	245~350	中度—激烈	4.2~5.7	210~285
羽毛球	5.2~10.0	260~500	華爾滋—倫巴	5.7~7.0	285~350
籃球	6.0~9.0	300~450	方塊舞	7.7	385
網球	7.0~11.0	350~550	走路		
足球	9.0	450	室內漫步	3.1	155
溜冰	5.0~15.0	250~750	平路 (5.5 公里/小時)	5.6~7.0	280~350
柔軟體操	5.0	250	上坡 (5~10~15 度)	8.0~11.0~15.0	400~550~750
跳繩	10.0~15.0	500~750	下坡 (5~10 度)	3.6~3.5	180~225
騎腳踏車			(15~20 度)	3.7~4.3	185~215
(8.8 公里/小時)	3.0	150	爬山	10.0	500
(20.9 公里/小時)	9.7	485	跑步速 8 公里/小時	10.0	500
划船 (賽舟)	5.0~15.0	250~750	12 公里/小時	15.0	750
上樓梯	10.0~18.0	500~900	16 公里/小時	20.0	1,000
下樓梯	7.1	355	20 公里/小時	25.0	1,250

食物熱效應

人體必須利用能量來消化、吸收並進一步處理最近攝取的營養素，所消耗的能量稱為**食物熱效應** (thermic effect of food, TEF)。熱效應的能量消耗有如營業稅，支付處理食物的費用占總能量的5%~10%；在用餐時和用餐過後，因代謝作用增加會使體溫升高。若要供應基礎代謝和體力活動所需的100大卡，你得吃105到110大卡。

食物的組成會影響TEF；富含蛋白質的餐點之TEF值 (20%~30%) 高於富含碳水化合物的餐點 (5%~10%)，或富含脂肪的餐點 (0%~3%)，這是因為吸收的脂肪存入脂肪組織，或是將葡萄糖轉成肝醣，所需要的能量都少於把過剩的胺基酸代謝成脂肪。大餐的TEF值高於同樣分量但少量多餐的TEF值。酒精的TFE值是20%。

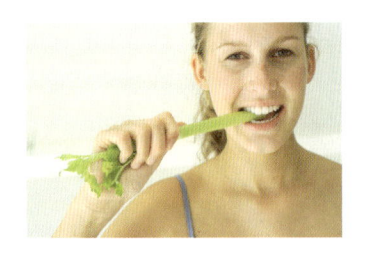

有些食物如芹菜，消耗的TEF比食物本身所含的卡路里還要多，因而成為負卡食物。低油脂的蛋白質食物如雞胸肉、蛋白和魚肉等，擁有最高的熱效應：30%。換句話說，如果你吃100大卡的雞胸肉，光是消化它就要燒掉30大卡。

適應性生熱作用

適應性生熱作用 (adaptive thermogenesis) 指的是由於寒冷或過熱而引起非自主運動的增加，包括寒冷時顫抖、坐立不安、肌肉緊繃和保持固定姿勢 (非躺臥時)。

全部的能量消耗中生熱作用所占極少。久坐不動的人其基礎代謝加上食物熱效應消耗了約70%~85%能量，其餘15%到30%用於體力活動，只有少量用於生熱作用。

嬰兒體內有少量的**棕色脂肪組織** (brown adipose tissue)，亦稱**褐脂組織**，是參與生熱作用的特化脂肪組織，棕色源自於含有大量的粒線體。棕色脂肪能使能量營養素釋出部分熱能到環境中，而非製造ATP，因而增加了生熱作用。嬰兒的棕色脂肪對體溫調控很重要。成人的褐脂極少，其功能不明。

6.2 計算人體的能量消耗

人體的能量消耗可由直接和間接的測卡法得知，或是根據身高、體重、體力活動量和年齡的估算而得知。

直接測卡法 (direct calorimetry) 測量人體的散熱量。受測者被要求處於絕緣的小房間內，釋出的體熱升高了包圍房間的水溫；在人體散熱前後測量水溫，科學家就可以估算出能量的消耗。直接測卡法之所以有效，是基於人體消耗的能量最後幾乎都以熱能的形式離開人體。不過，由於此研究方法昂貴而且複雜，故很少使用。

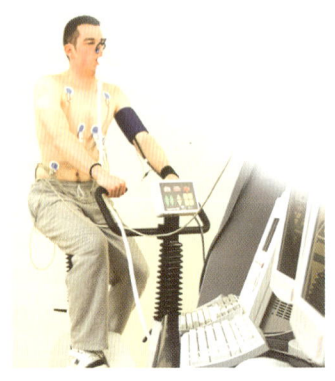

圖 6-5　間接測卡法。這種方法能在運動時監測氧氣的輸入與二氧化碳的輸出，因而得以計算能量的消耗。

最常用的**間接測卡法** (indirect calorimetry) 不測量散熱量，而是測量呼吸的氣體交換，也就是耗氧量與二氧化碳排出量 (圖 6-5)。人體消耗的能量與氧氣有一定的關係，舉例來說，代謝一餐含有

碳水化合物、脂質和蛋白質的混合餐，人體需要消耗 1 公升的氧氣才能產生 4.85 大卡的能量。

間接測卡法中所用的儀器有多種形式，可裝在小推車上或裝入背包，甚至還有最新的手持式儀器。製作各種運動的能量需求表，就是利用間接測卡法所獲得的資訊。大多數運動器材也會顯示運動期間所消耗的卡路里。

每日能量需求的估計

能量需求應依能量平衡之原理而攝取，評估每日所需熱量的方法如下：

1. 不同年齡層每日所需要的熱量不同，依據衛生福利部國民健康署 100 年所公布「國人膳食營養素參考攝取量」對國人的熱量需求之建議如表 6-2。

2. 對於健康的個體，每日的熱量需求可用簡單計算法估算，公式為：

$$每日所需總熱量 = 體重 \times 不同活動(勞力)程度所需的熱量$$

不同活動程度所需的熱量不同 (如表 6-3)；此外，也需考量個人目前體重是否屬於理想體重，理想體重可做為判斷是否該減重或增重的依據；若目前體重處於過重或不足的情況，則熱量需求亦需要加以調整。

理想體重 (Ideal Body Weight, IBW) = 身高 (公尺)^2 × 22 (不分男女)

理想體重範圍 = 理想體重 ± (理想體重×10%)

依個人的身高，可計算理想體重；此公式係使用身體質量指數法 (Body Mass Index, BMI) 計算。在理想體重加減 10% 的範圍內，皆屬於正常體重範圍；若目前體重超過理想體重 10~20% 者稱為體重過重；超過 20% 以上者稱為肥胖。體重低於理想體重 10~20% 者則為體重不足。

範例：陳同學是一位身高 158 公分，體重 50 公斤的女大學生 (屬於理想體重)，目前正積極讀書準備營養師考試 (勞力程度為輕閒)，請依陳同學的現況計算其每日熱量的需求。

$$每日所需熱量為 = 50 \times 30 = 1,500 \text{ (kcal/day)}$$

3. 依年齡、性別、身高、體重、活動量及壓力因子估算每日熱量需求，公式為：

每日所需總熱量 = 基礎能量代謝 (basal energy expenditure, BEE) × 活動因子 × 壓力因子

基礎代謝率 (BEE) 的計算方式則是依據 Harris-Benedict 公式：

男性 BEE (kcal/day) = 66 + (13.7×W) + (5.0×H) − (6.8×A)

女性 BEE (kcal/day) = 655 + (9.6×W) + (1.8×H) − (4.7×A)

▲ 表 6-2　各年齡層每日熱量建議攝取量

營養素 單位/年齡	熱量 大卡 (kcal)		營養素 單位/年齡	熱量 大卡 (kcal)	
0~6 月	100/公斤		31~50 歲		
7~12 月	90/公斤		(低)	1800	1450
1~3 歲	男	女	(稍低)	2100	1650
(稍低)	1150	1150	(適度)	2400	1900
(適度)	1350	1350	(高)	2650	2100
4~6 歲			51~70 歲		
(稍度)	1550	1400	(低)	1700	1400
(適量)	1800	1650	(稍低)	1950	1600
7~9 歲			(適度)	2250	1800
(稍度)	1800	1650	(高)	2500	2000
(適量)	2100	1900	71 歲~		
13~15 歲			(低)	1650	1300
(稍度)	2050	1950	(稍低)	1900	1500
(適量)	2350	2250	(適度)	2150	1700
16~18 歲			懷孕　第一期	+0	
(低)	2150	1650	第二期	+300	
(稍低)	2500	1900	第三期	+300	
(適度)	2900	2250	哺乳期	+500	
(高)	3350	2550			
19~30 歲	男	女			
(低)	1850	1450			
(稍低)	2150	1650			
(適度)	2400	1900			
(高)	2700	2100			

W 為體重 (公斤)；H 為身高 (公分)；A 為年齡 (歲)。

而活動因子及壓力因子參考下列表 6-4、表 6-5。

範例：林太太是一位 25 歲、身高 162 公分、體重 54 公斤的公務員，目前懷孕三個月，請依林太太的現況計算其每日熱量的需求。

BEE＝655＋(9.6×54)＋(1.8×162)－(4.7×25)

　　　＝655＋518＋292－118＝1,347 (kcal)

每日所需熱量為＝1,231 (BEE)×1.3 (活動因子)×1.1 (壓力因子)＝1,926 (kcal/day)

表 6-3　不同活動量程度所需的熱量 (大卡/公斤體重)

勞力程度 \ 體型	體重過重 > 10%	理想範圍 ± 10%	體重不足 < 10%
臥床	20	20~25	30
輕閒：家務或辦公桌工作者	20~25	30	35
中等：工作需要經常走動但不粗重	30	35	40
重度：粗重工作	35	40	45

註：
輕閒：家務或辦公桌工作者
中等：工作需要經常走動但不粗重
重度：粗重工作

6.3　健康體重的評估

醫學文獻已漸漸不再使用理想體重這個名詞，因為不夠個人化，取而代之的是用健康體重來表示體重建議，健康體重是個人的事，體重不是數字計算，健康才是重點所在。因此，每個人都應該根據體重記錄，脂肪分布型式，家族的體重相關疾病史，與目前的健康狀況，而設定「個人的」健康體重。此外，體重不健康的指標還包括下列與體重相關的疾病：

- 高血壓
- 高 LDL 膽固醇
- 家族遺傳的肥胖、心血管疾病、癌症 (例如子宮癌、結腸癌)
- 上身肥胖的脂肪分布型式
- 高血糖

健康與過重不是不能並存，如果一個人不常運動，瘦也不代表健康。

身體質量指數

目前醫學和營養文獻幾乎一致採用**身體質量指數** (body mass index, BMI) 做為身高體重對照的標準，因為它在臨床測量中最能符合體脂肪的含量 (圖 6-6)。

表 6-4　活動因子 (一般常用)

臥床	1.2
輕度活動	1.3
中度活動	1.4

表 6-5　壓力因子

壓力	因子
正常狀態	1.0
輕度飢餓	0.85~1.0
小手術或癌症	1.2
腹膜炎	1.05~1.25
骨折、骨骼創傷	1.3
發燒 1°F	1.07
1°C	1.13
生長	1.4
懷孕	1.1
哺乳	1.4
敗血	1.4~1.8
燒傷 (30%)	1.7
(50%)	2.0
(70%)	2.2
癌病惡病質	1.2~1.4

BMI 的計算公式：$\dfrac{體重(公斤)}{身高^2(公尺)}$

表 6-6 列出 BMI 的體重類別。理想的 BMI 是介於 18.5~23.9 之間；當 BMI 大於 24 就開始有超重帶來的健康風險。過重和肥胖的 BMI 切點值分別是 24 和 27；而當 BMI 值小於 18.5 為體重過輕。BMI 標準不分男女一體適用，不過任何身高體重對照的標準都是大略估算。BMI 在 24 和 26.9 之間表示過重，但不見得體脂過多。許多男性 (尤其是運動員) 的 BMI 大於 25 是因為肌肉組織較多。另外，極矮的成人 (150 公分以下) 可能有偏高的 BMI，但未必是過重或脂肪過多。因此，BMI 只能用來篩檢過重或肥胖，即使大家認可的 BMI 體重標準也不見得適用於每一個人。成人 BMI 不應套用於尚在生長兒童和青少年、孱弱的老人、孕乳婦以及肌肉發達的人。

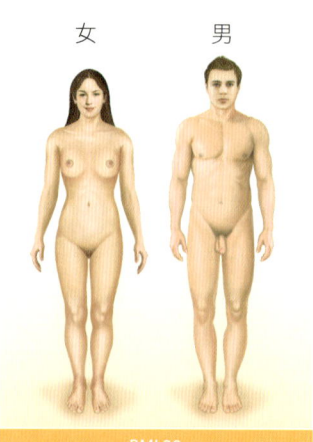

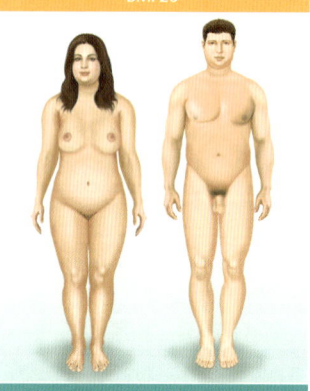

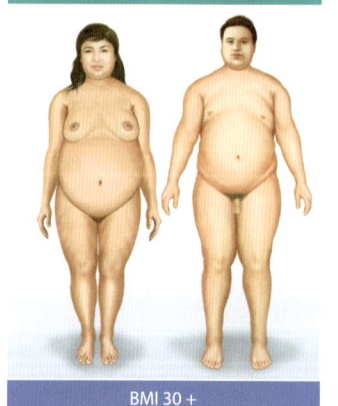

此外，脂肪過多與過重往往同時出現。由於體脂肪測量不易，臨床評估還是仰賴 BMI。

體重增加的主要原因為吃進身體的熱量大於消耗的熱量，累積轉成脂肪存在體內所造成的，當身體累積了多餘的 7700 大卡熱量，就會增加 1 公斤的體重。

體重過重及肥胖者在控制體重時，每日應均衡攝取六大類食物，攝取之總熱量不可低於 1200 大卡。只要每天減少攝取 500 大卡熱量；或減少攝食 300 大卡熱量，並增加體能活動多消耗 200 大卡，就可以每週減重約 0.5 公斤。

體脂肪估計與肥胖症診斷

長期能量攝取超過消耗量就會過重甚至肥胖，健康問題也隨之而來 (如表 6-7)。如前所述，BMI 是方便的臨床工具，可以用來篩檢 20 歲以上的成人過重 (≥ 24)、肥胖 (≥ 27)、嚴重肥胖 (≥ 35) 等。

◆ 圖 6-6 不同 BMI 值的體型差異。

◆ 表 6-6 BMI 的類別。BMI 應用廣泛，是評估體脂肪相關疾病風險的工具

類別	BMI
體重過輕	BMI < 18.5
健康體重	18.5 ≤ BMI < 24
過重	24 ≤ BM < 27
輕度肥胖	27 ≤ BMI < 30
中度肥胖	30 ≤ BMI < 35
嚴重 (病態) 肥胖	35 ≤ BMI

不過醫學專家認為個人肥胖的切點不應完全置於體重，還要考慮脂肪總量，體脂肪的分布，以及是否患有體重相關的疾病。

體脂肪在個人之間差異頗大。男性體脂肪的適當範圍 11%~20%，女性則是 16%~30%；男性的體脂肪如果超過 24%，女性超過 37% 就算是肥胖。女性生理上需要較高的體脂比例，以維持生殖功能，包括雌激素的製造。

一般測量體脂肪含量的方法，就是利用體重和體積計算人體密度。體重用傳統磅秤很容易測量。而測量體積要屬水中稱重法 (underwater weighing) 最為精確，過程中需要由受過

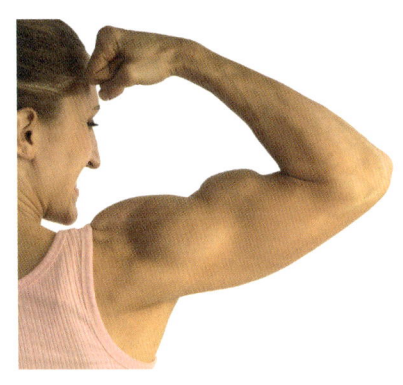

高 BMI 不一定代表過重或脂肪過多。肌肉發達的人 BMI 可能超過 25。

◆ 表 6-7　體脂肪過多所帶來的健康問題

健康問題	部分原因
手術風險	增加麻醉的需要量以及傷口感染的風險 (後者與免疫功能下降有關)
肺病與睡眠障礙	肺與咽頭受到重壓
第 2 型糖尿病	脂肪細胞變大，不易與胰島素結合，並且對胰島素的訊息反應遲鈍；較少合成協助胰島素的因子，而且脂肪細胞合成較多抑制胰島素的因子
高血壓	增加脂肪組織中血管的長度，增加血液量以及脂肪細胞製造的荷爾蒙增加血流阻力
心血管疾病 (如冠心症和中風)	升高 LDL 膽固醇和三酸甘油酯，降低 HDL 膽固醇，減少運動量，還有膨脹的脂肪細胞增加合成血栓和發炎的因子。也會因為心律異常而增加心臟衰竭的風險
骨骼與關節病變 (包括痛風)	膝蓋、足踝和髖關節受到額外壓力
膽結石	增加膽汁中的膽固醇含量
皮膚病變	皮膚皺褶含藏濕氣與微生物
各種癌症，例如腎癌、膽囊癌、結直腸癌、子宮癌和前列腺癌	脂肪細胞製造雌激素；動物實驗顯示過量的雌激素會導致腫瘤
身材較矮 (與肥胖有關)	青春期提早到來
懷孕風險	生產更加困難，增加天生缺陷以及增加麻醉需求
行動不便，增加意外事件和摔跤的風險	過重使人行動遲緩
月經失調與不孕	受脂肪細胞製造的荷爾蒙 (如雌激素) 的影響
視力問題	較常出現白內障和其他眼疾
死產	本表所列各種疾病的風險因素
感染	降低免疫系統功能
肝臟損傷甚至衰竭	過量脂肪積聚在肝臟
男性勃起障礙	過量脂肪引起低度發炎，過重造成血管內襯細胞功能不良

一般說來，肥胖的程度越高，這些健康問題就越容易發生，病情也會更嚴重。上身肥胖和超過雙倍健康體重的人更容易有這些問題。

實用營養學

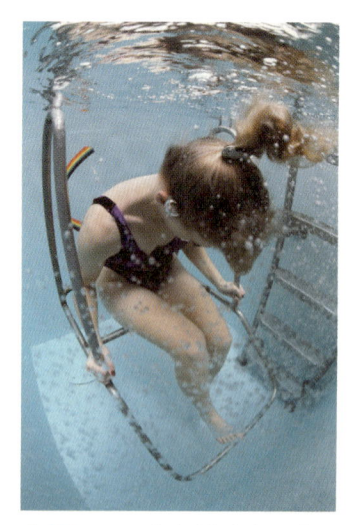

圖 6-7　水中稱重法。受測者盡最大力呼盡氣體，然後閉氣，彎腰。一旦完全沈入水中，記下他在水中的體重。利用這個數值可計算出身體的體積。

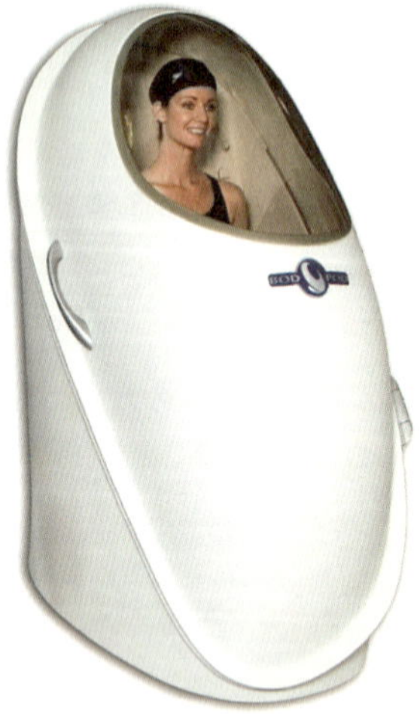

圖 6-8　BodPod。這種裝置以在密閉艙中坐數分鐘所排除的空氣而測得人體的體積。

訓練的技師把人完全沈入水池中 (圖 6-7)，利用傳統體重與水中體重的差異，以及脂肪組織與瘦體組織的相對密度，再加上特殊的數學公式來計算人體的體積。排氣測量法 (air displacement) 是另一種測量體積的方法；乃利用人體在密閉艙中排除的空氣量而得知體積，例如 BodPod (圖 6-8)。

一旦知道體積，再加上體重就可以利用下面的公式計算身體密度和體脂含量。

$$身體密度 (g/cm^3) = 體重 \div 體積$$
$$\% \, 體脂肪 = (495 \div 身體密度) - 450$$

舉例來說，假設某人在水池 (圖 6-7) 中測得身體密度為每立方公分 1.06 公克。利用公式算出體脂肪為 17% ([495÷1.06]－450)＝17)。

雖然皮脂測量法的精確度有其限制，卻是另一常用的體脂肪估計方法。利用「測徑器」(caliper) 直接測量不同部位的皮下脂肪層厚度，然後代入數學公式計算 (圖 6-9) 可估計出體脂肪含量。

生物電阻法 (bioelectrical impedance) 測量體脂肪的方法乃利用電線和電極貼布送出無痛的低能量電流通過人體，研究人員推測脂肪組織所含的電解質和水分較少，其電阻比瘦體組織來得大。所以，如果脂肪組織的比例較高，就表示人體的電阻較大。只要人體的含水量正常，幾秒鐘之內生物電阻分析儀就能把電阻轉換成大約的體脂肪含量 (圖 6-10)。利用生物電阻法的體脂肪分析器，外形和用法類似體重計，電流可以輕易通過導電的踏墊和/或手持電極，現在已可供居家使用，鼓勵民眾不僅關心體重，更關心體重到底來自於脂肪還是肌肉。

估計體脂肪最先進的方法是**雙能量 X 光吸收法** (double energy X-ray absorptiometry, DEXA)。DEXA 是最精確的估計體脂肪的方法，不過設備昂貴，因此不普及。這種 X 光系統能把體重分成三個部分——脂肪、不含脂肪的軟組織和骨骼礦物質。一般使用的放射線劑量低於胸部 X 光，全身掃描約需 5~20 分鐘。這種方法也可以用來評估骨質密度和骨質疏鬆症的風險 (圖 6-11)。

利用體脂肪分布進一步評估肥胖

體脂肪除了儲存量的多寡，儲存部位也可預測疾病的風險。有的人體脂肪儲存於上半身，有的人儲存在下半身。**上身肥胖** (upper-body obesity) 的特徵是腹部龐大，又稱腹部肥

Chapter 6　能量平衡

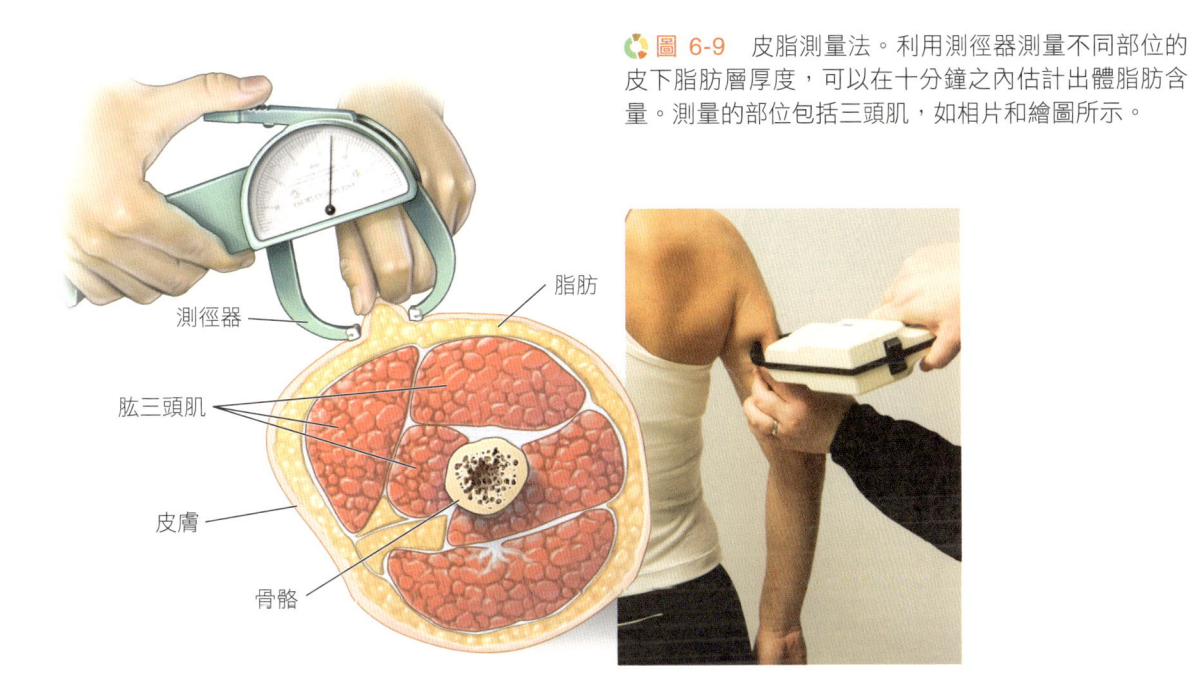

圖 6-9　皮脂測量法。利用測徑器測量不同部位的皮下脂肪層厚度，可以在十分鐘之內估計出體脂肪含量。測量的部位包括三頭肌，如相片和繪圖所示。

脂肪
測徑器
肱三頭肌
皮膚
骨骼

胖或中央型肥胖，與胰島素抗性和脂肪肝相關，容易導致糖尿病、高血脂和心臟病等。由於上身肥胖多為男性，因此，又稱為雄性肥胖。其他部位的脂肪細胞將脂肪排入循環系統，而腹部脂肪細胞排出的脂肪藉著肝門靜脈直接進入肝臟。脂肪的注入會干擾肝臟利用胰島素的能力，並且改變肝臟的脂蛋白代謝。腹部脂肪細胞不僅是儲存倉庫而已，還具有代謝活性，會釋出許多荷爾蒙和其他叫作脂肪因子的肽，長期參與能量控制。當這些脂肪細胞充滿過量的脂肪，就會造成功能不良並釋出變異的分泌物，導致發炎、胰島素抗性和其他慢性病。

　　血液中高濃度的睪固酮 (主要的男性荷爾蒙) 和抽菸或飲酒一樣很容易造成上身肥胖。這種男性特有的脂肪儲存型式使用人體呈現「蘋果串」的形狀 (腹部大而臀部與大腿

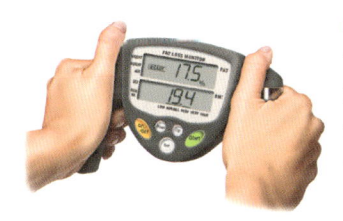

圖 6-10　生物電阻法五分鐘之內就能估算出體脂肪的含量。這種方法的原理是脂肪組織所含的水分和電解質較少，因此對電流的電阻比較大。手持式儀器送出電流通過人體，藉以計算體脂肪百分比。

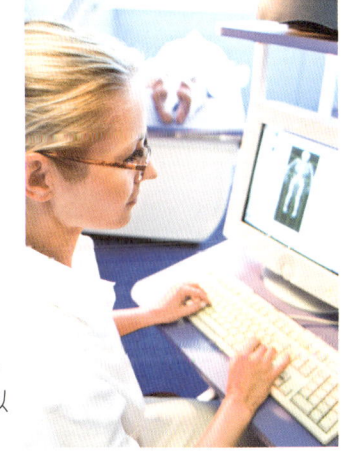

圖 6-11　雙能量 X 光吸收法 (DEXA)。這種方法是用少量放射線照射人體，然後以偵測器定量脂肪、瘦體組織或骨骼。掃描臂從頭部移動到腳趾，就可以估算出體脂肪與骨密度。DEXA 是目前估計體脂肪最精確的方法。

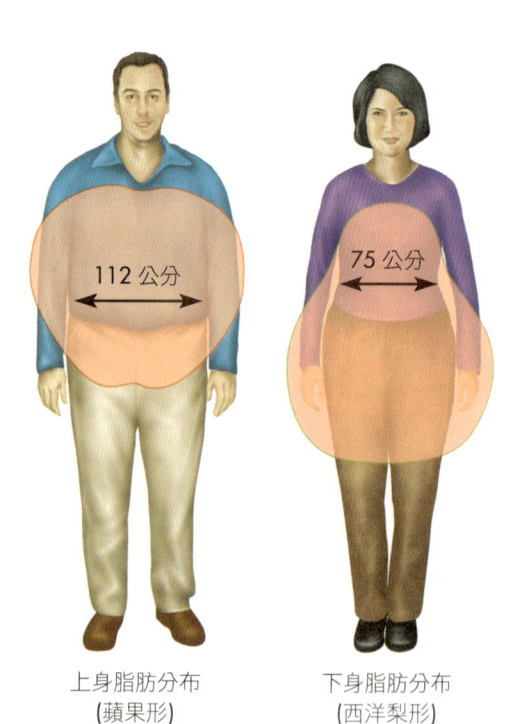

細小)。只要量腰圍 (介於最低肋骨與髖骨上方之間或肚臍附近) 就可以知道是否上身肥胖；男性腰圍大於 90 公分或女性腰圍大部 80 公分均屬上身肥胖 (圖 6-12)，加上 BMI ≥ 24，則疾病風險大增。

雌激素與黃體激素 (主要的女性荷爾蒙) 促使脂肪囤聚在下半身，造成**下身肥胖** (lower-body obesity) 一典型的女性肥胖形式，腹部小而臀部與大腿粗大，使體型呈現「西洋梨」的形狀。儲存在下半身的脂肪往往不易擺脫。停經婦女血液中的雌激素下降，會促使脂肪積聚在上半身並大幅升高停經後婦女的慢性病風險。

6.4 台灣肥胖問題

利用 BMI 可以區分過重和肥胖程度，二十多年來，台灣的肥胖問題也是節節升高。

成人中，男性過重有 32%，輕度肥胖 13%，中重度肥胖 6%；女性則是過重有 19.3%，輕度肥胖 10.5%，中重度肥胖 6.4%。若分為四個年齡層：青年 (19~30 歲)、壯年 (31~44 歲)、中年 (45~64 歲) 及老年 (65 歲以上) 比較，過重的情況隨著年齡增加而上升；各年齡層中，男性過重比率皆高於女性 (圖 6-13)。

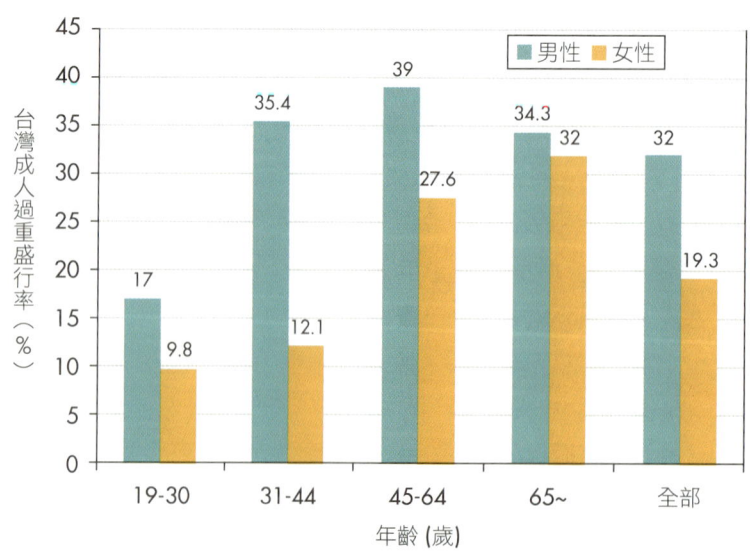

圖 6-12 上身與下身的體脂肪分布。上身囤聚脂肪比下身囤聚脂肪容易招致重大疾病。圖中女性的腰圍是 75 公分，男性腰圍是 112 公分，所以男性屬於上身肥胖而女性則否 (切點是男性＞90 公分，女性＞80 公分)。

圖 6-13 台灣成人的過重比率，隨著年齡而升高，且男性比女性高。

資料來源：參見參考資料 1

代謝症候群

代謝症候群的診斷有五項異常指標 (表 6-8)，具有 3 項以上的個人就是患者了。台灣民眾的代謝症候群盛行率隨著年齡而增加，年輕時男性患者多於女性，但女性 45 歲以上風險快速升高，甚至超過男性 (圖 6-14)。

◆ 表 6-8　代謝症候群的異常指標

(1) 腹部肥胖：男性腰圍 90 公分以上、女性腰圍 80 公分以上。
(2) 高血壓：收縮血壓 130 mmHg 以上，或舒張血壓 85 mmHg 以上。
(3) 高血糖：空腹血糖值 100 mg/dL 以上。
(4) 偏低的 HDL：男性低於 40 mg/dL、女性低於 50 mg/dL。
(5) 高三酸甘油酯血症：150 mg/dL 以上。

資料來源：參見參考資料 1

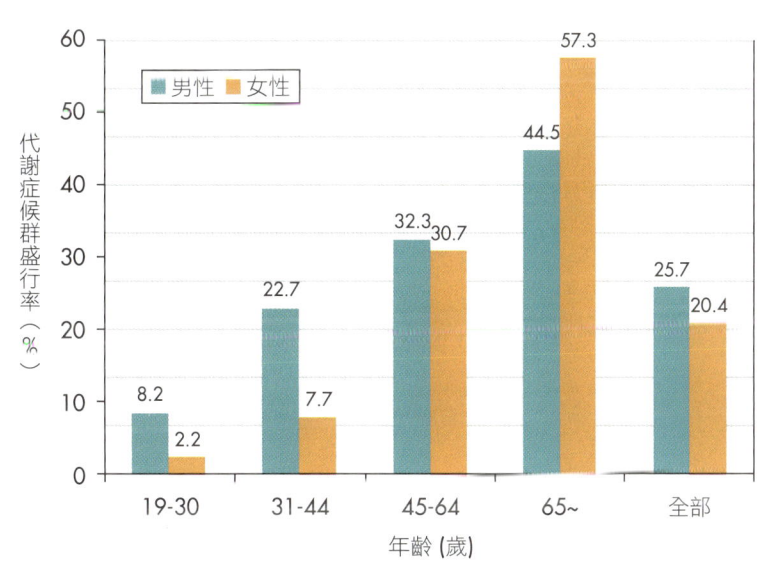

圖 6-14　台灣成人的代謝症候群盛行率，隨著年齡而升高，45 歲以上女性逐漸高於男性。
資料來源：參見參考資料 7

知識檢查站（解答在下方）

1. 每日減少 100 大卡的能量攝取，一年後體重約可減少_____公斤。
   a. 1 週　　c. 1 年　　b. 4 週　　d. 3 年
2. 食物熱效應代表_____的能量消耗。

a. 咀嚼食物
b. 蠕動作用
c. 基礎代謝
d. 消化、吸收、包裝營養素

3. 完善的減肥計劃應該
   a. 增加體力活動　　c. 減少能量攝取
   b. 改變不良習慣　　d. 以上皆是
4. 以下因素都與較高的基礎代謝有關，只有____
   ____除外。
   a. 壓力　　　　　　c. 發燒
   b. 能量攝取偏低　　d. 懷孕
5. 基礎代謝
   a. 占 30% 的總能量消耗
   b. 維持心跳、呼吸等功能以及體力活動所消耗的能量
   c. 占 60% 到 75% 的每日總能量消耗
   d. 包括消化食物所需的能量
6. 治療肥胖的主要目標是減少
   a. 體重　　　　　　c. 體液
   b. 體脂肪　　　　　d. 人體蛋白質
7. 對大多數成人而言，最大的能量消耗是
   a. 運動　　　　　　c. 基礎代謝
   b. 睡眠　　　　　　d. 食物熱效應

解答：1.d, 2.d, 3.d, 4.b, 5.c, 6.b, 7.c

參考資料

1. 國民健康署：台灣國民營養健康狀況變遷調查結果。
2. Wu SJ, Pan WH, Yeh NH, Chang HY. Dietary nutrient intake and major food sources: the Nutrition and Health Survey of Taiwan elementary school children 2001-2002. Asia Pacific J Clin Nutr 2007; 16 (S2): 518-53.
3. Pan WH, Wu HJ, Yeh CJ, Chuang SY, Chang HY, Yeh NH, Hsieh YT. Diet and health trends in Taiwan: comparison of two nutrition and health surveys from 1993-1996 and 2005-2008. Asia Pac J Clin Nutr 2011; 20: 238-250.
4. Wu SJ, Pan WH, Yeh NH, Chang HY. Trends in nutrient and dietary intake among adults and the elderly: from NAHSIT 1993-1996 to 2005-2008. Asia Pac J Clin Nutr 2011; 20: 251-265.
5. 衛生福利部：每日飲食指南。
6. 衛福部 (2012) 國人膳食營養素參考攝取量及其說明第七版。
7. 台灣營養健康狀況變遷調查：2005-2008 國人代謝症候群 (Metabolic Syndrome) 之狀況。

Chapter 7 脂溶性維生素

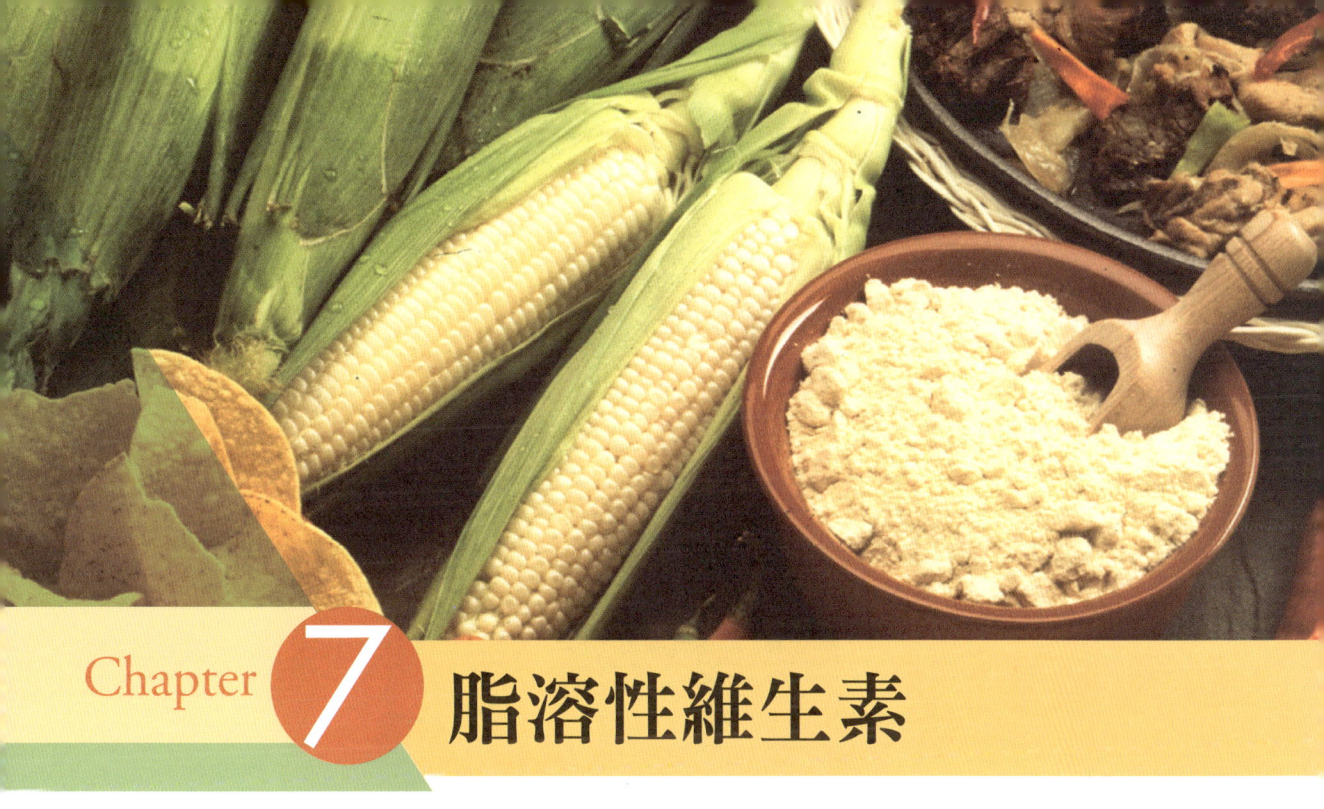

維生素在哪裡？

　　動植物食品都含有維生素。人體只需要少量就可防止維生素的缺乏症。很多人以為維生素是人體所需要的營養素，自然多多益善，事實上，經常服用高量的維生素和/或礦物質補充劑，也可能會有過量的危險。

7.1 維生素：維持生命的要素

維生素是什麼？

　　維生素 (vitamin) 的定義是，由飲食供應的少量重要有機 (含碳) 物質，乃維持人體正常功能和生長所必需。每種維生素對人體都有一種以上重要的功能 (圖 7-1)。

人為什麼需要維生素？ 因為我們人體無法合成這些維生素，或是體內合成量受環境因素影響而減少。所以我們的飲食不可缺少維生素。

人體可合成的維生素。 但是有幾個維生素例外：維生素 A，人體可由某些植物色素合成；維生素 D，皮膚受到充足日曬時人體可自行合成；菸鹼素，由胺基酸色胺酸合成；維生素 K 和生物素，可由腸道細菌來合成一部分。注意！並非所有人體無法合成的化合物都是維生素，真正的維生素具有維持人體功能外，而且有科學證據證明人體一旦缺乏了這種物質會危害健康。

　　自從科學家開始辨識出各種維生素之後，相關的缺乏症如**壞血病 (scurvy)** 和**佝僂症 (rickets)** 很快就治癒了。除了治療缺乏症之外，有些維生素也具有治療其他疾病的功效，

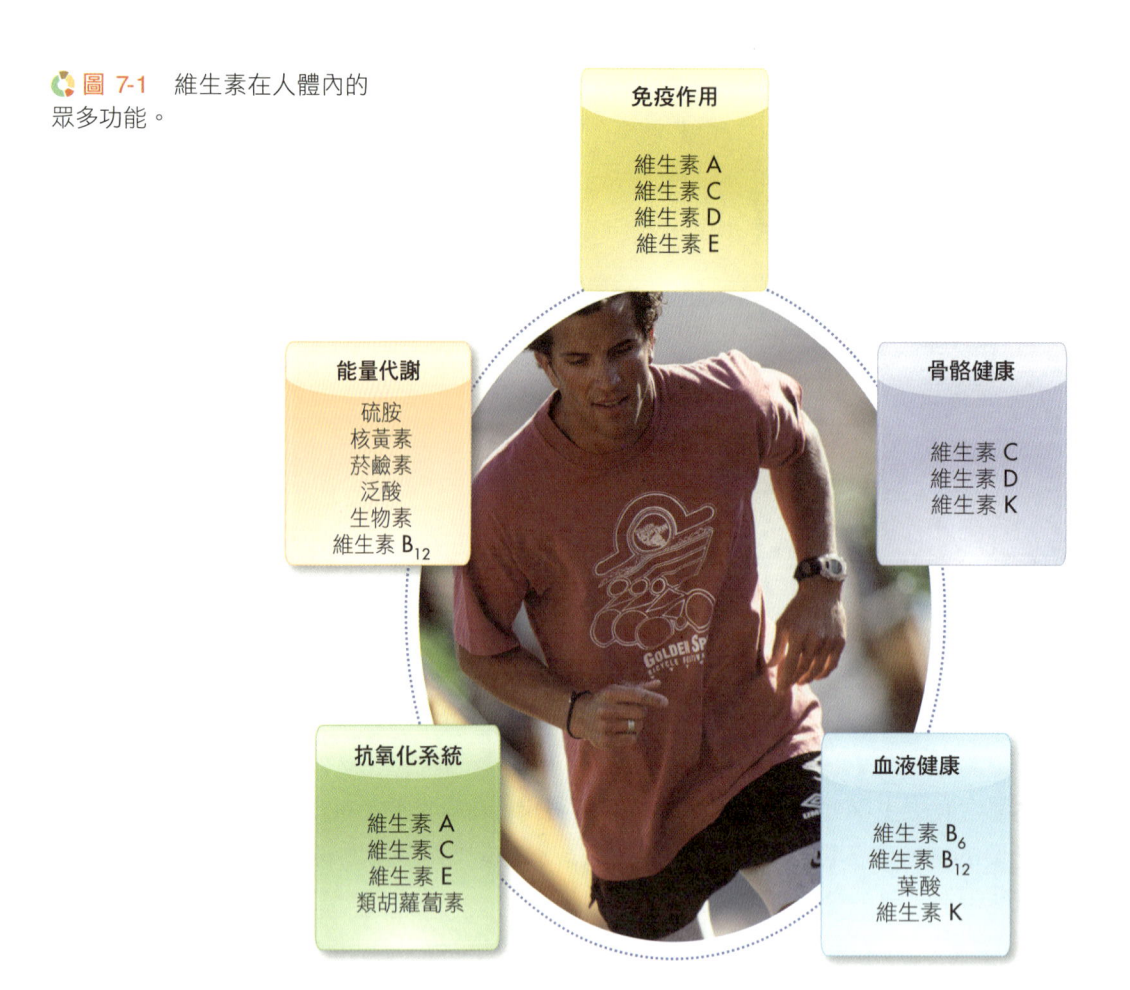

◎ 圖 7-1　維生素在人體內的眾多功能。

免疫作用
維生素 A
維生素 C
維生素 D
維生素 E

能量代謝
硫胺
核黃素
菸鹼素
泛酸
生物素
維生素 B_{12}

骨骼健康
維生素 C
維生素 D
維生素 K

抗氧化系統
維生素 A
維生素 C
維生素 E
類胡蘿蔔素

血液健康
維生素 B_6
維生素 B_{12}
葉酸
維生素 K

通常需要**超大劑量** (megadose)，遠超過人體的需求；例如超大劑量的菸鹼素用來降低血膽固醇。任何大劑量的補充劑都屬於藥物，會有副作用。維生素超過上限攝取量時，必須小心檢視，許多訴求都未經核准。

不論是由食物純化或在實驗室中合成，維生素的化學結構如果相同，在人體內的功能通常也一樣。健康食品的廣告宣稱其維生素是「天然」產品，卻不一定比合成產品更健康。**合成葉酸** (folic acid) 的效力是**天然葉酸** (folate) 的 1.7 倍。不過也有例外，天然維生素 E 比人工合成的更有效力。

脂溶性和水溶性維生素的區別？

根據溶解性可將維生素分為兩大類：維生素 A、D、E 和 K 是**脂溶性維生素** (fat-soluble vitamins)；而 B 群維生素和維生素 C 是**水溶性維生素** (water-soluble vitamins)。B 群維生素包括硫胺、核黃素、菸鹼素、泛酸、生物素、維生素 B_6、葉酸、維生素 B_{12} 和膽素等。人體對維生素的吸收、儲存和排泄的方式也會因為溶解性的不同而有所差別。

維生素的吸收與儲存：脂溶性維生素 (A、D、E、K) 需和膳食脂肪一起吸收，在腸道形成

Chapter 7　**脂溶性維生素**

乳糜微粒，由血液運送到身體細胞。脂溶性維生素大部分儲存在肝臟和脂肪組織。

脂肪可幫助脂溶性維生素的吸收達 40%~90% 的吸收率。像囊腫纖維症 (cystic fibrosis) 患者和使用減肥藥羅氏鮮，會因為干擾阻礙脂肪消化和吸收同時也阻礙了脂溶性維生素的吸收。未吸收的脂肪帶著維生素跟著糞便一起排出體外。

水溶性維生素如 B 群，在食物中是**輔酶** (coenzyme) 形式，經過胃和小腸分解成游離維生素後吸收，吸收率為 50%~90%，**生體可用率** (bioavailability) 相當高。水溶性維生素由肝門靜脈進入肝臟，然後分送到其他組織，到細胞內可再度合成輔酶形式。如果補充劑是輔酶形式的維生素，在消化過程還是會被分解成游離維生素，所以對人體並無額外益處。

維生素的排泄與補充。維生素的排泄因溶解性而不同。脂溶性維生素不易排泄而容易造成中毒。水溶性維生素的排泄是根據**組織飽和度** (tissue saturation) 即組織內維生素存量充滿的程度。組織的儲存容量有其限度，一旦飽和就由腎臟迅速排泄。但是維生素 B_6 和 B_{12} 可儲存在肝臟而不易排泄。

水溶性維生素因為有組織飽和度的限制，最好每天都由飲食供應，不過偶爾缺乏並無大礙，因為飲食供應不足再加上細胞儲存耗盡，才會出現缺乏症狀；例如硫胺停吃 10 天，或維生素 C 停吃 20 到 40 天，才會開始出現缺乏症狀。

維生素的毒性。水溶性維生素攝取量超過 RDA 或 AI 時，過量的部分經腎臟迅速濾除而由尿液排泄。但儲存在肝臟的 B_6 和 B_{12} 可能積聚而造成中毒。

有些脂溶性維生素容易積聚體內而中毒，以維生素 A 最容易中毒，超過 2 倍 RDA 就有危險。當攝取量極大時 (15~100 倍 RDA)，維生素 E 和水溶性的菸鹼素、維生素 B_6、維生素 C 也會中毒。為了避免中毒風險，「每日一顆」的綜合維生素和礦物質補充劑的劑量通常應少於每日參考值 (DV) 的兩倍。

如何保存食物中的維生素？

各大類食物都有維生素的分布，尤其是水果類和蔬菜類來源更豐富 (圖 7-2)。儲存時間和許多環境因素都會影響其含量。食物越成熟，維生素含量越多，不過蔬果經採收到食用的過程會喪失大部分的維生素，越早食用越好。硫胺、維生素 C 和葉酸特別容易因儲存不當或過度烹煮而遭受破壞。溫度、光線、暴露在空氣中、水煮和鹼都會破壞維生素。

保存蔬果的營養素可採取幾個步驟 (表 7-1)。收成後立刻處理，冷凍蔬果的營養價值和新鮮相近。冷凍前的蔬菜都在沸水中迅

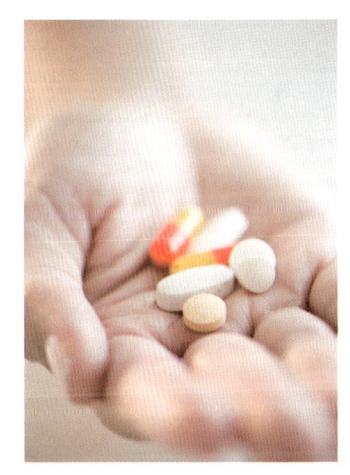

維生素不易中毒，除非服用大量的補充劑。

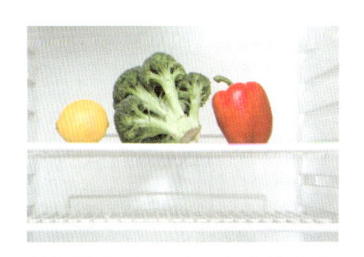

健康點心時間到！在冰箱內儲存新鮮蔬果以保存維生素，以免破壞。

實用營養學

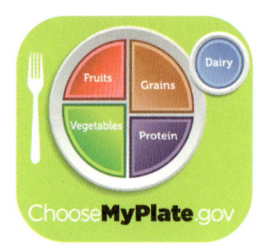

健康餐盤：
維生素和膽素的來源

穀類	蔬菜類	水果類	奶類	蛋白質類
• 硫胺 • 核黃素 • 菸鹼素 • 葉酸	• 維生素 A • 維生素 K • 葉酸 • 維生素 C	• 維生素 A • 維生素 C	• 維生素 D • 核黃素 • 維生素 B_{12} • 膽素	• 硫胺 • 核黃素 • 菸鹼素 • 生物素 • 維生素 B_6 • 維生素 B_{12} • 膽素

圖 7-2　健康餐盤的某些食物大類是各種維生素和膽素的豐富來源，參見本圖所列舉的維生素。每種維生素在其他大類的食物中也有，不過含量較低。除此之外，泛酸在許多大類中都有一些含量，維生素 E 在植物油中含量豐富。

表 7-1　保存蔬果中維生素的方法

做法	理由
食用之前將蔬果保存在陰涼處	蔬果摘採之後，酵素就開始破壞其中的維生素。陰涼的環境可以緩和破壞過程
把蔬果放入保鮮盒或蔬菜盒冷藏 (馬鈴薯、番茄、香蕉和洋蔥例外)	在接近零度、高濕度與隔絕空氣的環境下，營養素的保存情況最好
儘量避免蔬果的修整、去皮和切塊，只要切掉不能食用的部分即可	表面暴露越大，氧氣越容易破壞維生素。蔬果儘可能連皮烹煮
蔬菜使用微波爐、蒸汽或用少量的油快炒	接觸的水分越少，烹煮的時間越短，就能保留越多的營養素
儘量縮短烹煮時間	長時間烹煮 (慢鍋燉煮) 和重複加熱會破壞維生素
煮蔬菜的水如果要倒掉，在煮的過程中不要加入油脂	這種做法會喪失脂溶性維生素。蔬菜煮熟並瀝乾之後，才加入油脂
不要為了強化綠色而在蔬菜中加小蘇打	鹼會破壞維生素 D、硫胺和其他維生素
仔細儲存罐頭和冷凍蔬果	罐頭食品須儲存在乾燥陰涼的地方。冷凍食品須儲存在攝氏零度以下，並在 12 個月內吃完

速燙過，以破壞分解維生素的酵素。如果不在數天之內吃完，應冷藏保存。

7.2　維生素 A 和類胡蘿蔔素

維生素 A 是科學家最早發現的維生素。維生素 A 主要儲存在肝臟，其餘在脂肪組

織、腎臟和肺。

維生素 A 包含三種化學形式：**視網醇** (retinol)、**視網醛** (retinal) 和**視網酸** (retinoic acid)；通稱為既成維生素 A，只存在動物食品中。補充劑的維生素成分通常是視網醇加上醋酸或是脂肪酸的酯化形式，稱為乙酸視網酯或棕櫚酸視網酯。

植物性食物所提供的維生素 A，其實是指橙黃色素 β 黃胡蘿蔔素，這是唯一能被人體充分吸收並轉化成視網醇的一種類胡蘿蔔素，其他如 α-胡蘿蔔素和 β-隱黃素的維生素 A 轉換效率較低。**類胡蘿蔔素** (carotenoids) 是植化素，具有強抗氧化作用且包含以下各種：α-胡蘿蔔素、β-隱黃素和 β-胡蘿蔔素可轉化成維生素 A 稱為**維生素 A 前體** (provitamin A)；其他還包含茄紅素、玉米黃素和葉黃素等，後三者雖具有保健效益，但並非維生素 A 前體。

維生素 A 和類胡蘿蔔素的功能

維持上皮細胞的健康、增強免疫功能。上皮細胞是指分布在肺、小腸、胃、陰道、泌尿道、膀胱以及眼睛和皮膚的內外表面的細胞。因為上皮組織可阻擋感染，強化免疫功能。上皮細胞需要視網酸才能成熟並具有功能；沒有維生素 A 則細胞 (例如腸道和肺的細胞) 會退化並失去功能；對眼睛可能造成失明；使皮膚細胞過度角質化而阻塞毛囊與乾硬。所以缺乏維生素 A 感染率會升高，只要補充維生素 A 就可改善免疫反應。

維持視覺。維生素 A 對明-暗視力有重要的功能，對彩色視力也有部分功能。古埃及就利用肝臟萃取液治療**夜盲症** (night blindness)。接受光線的**視網膜** (retina) 由桿狀和錐狀細胞，以及神經細胞所構成。桿狀細胞偵測黑白影像，負責夜間的視力；錐狀細胞負責彩色視力。兩種細胞都需要維生素 A 才能發揮功能，而視網醛則是讓眼睛細胞適應微弱光線最主要的維生素 A 形式 (例如看過迎面而來的車頭燈之後；圖 7-3)。

類胡蘿蔔素對視力也很重要。黃斑位於視網膜中央，負責最詳細的中央視力，含有豐富的葉黃素和玉米黃素而呈黃色。老年性**黃斑病變** (macular degeneration)(圖 7-4) 是視網膜的黃斑退化，為北美老人失明的主要原因。老人研究可見飲食含類胡蘿蔔素的種類越多 (β-胡蘿蔔素、葉黃素和玉米黃素)，黃斑病變的風險越低。葉黃素和玉米黃素最豐富的來源是綠色葉菜類 (表 7-2)。這些類胡蘿蔔素也能降低白內障風險。不過專家並不建議服用類胡蘿蔔素補充劑。消費者必須注意，類胡蘿蔔素的研究針對的是食物而非補充劑。

預防心血管疾病。類胡蘿蔔素有助於預防高風險者的心血管疾病，或許與類胡蘿蔔素之抗氧化力可抑制低密度脂蛋白 (LDL) 的氧化有關。

促進生長、發育、生殖。維生素 A 可與 DNA 上的受體結合，增加各種蛋白質的合成，有些是生長所需，缺乏使兒童生長遲緩。胎兒早期需維生素 A 參與細胞的分化與成熟，以形成組織和器官。維生素 A 協助骨骼組織的分解與形成，也有助於精子的製造 (與上皮細

實用營養學

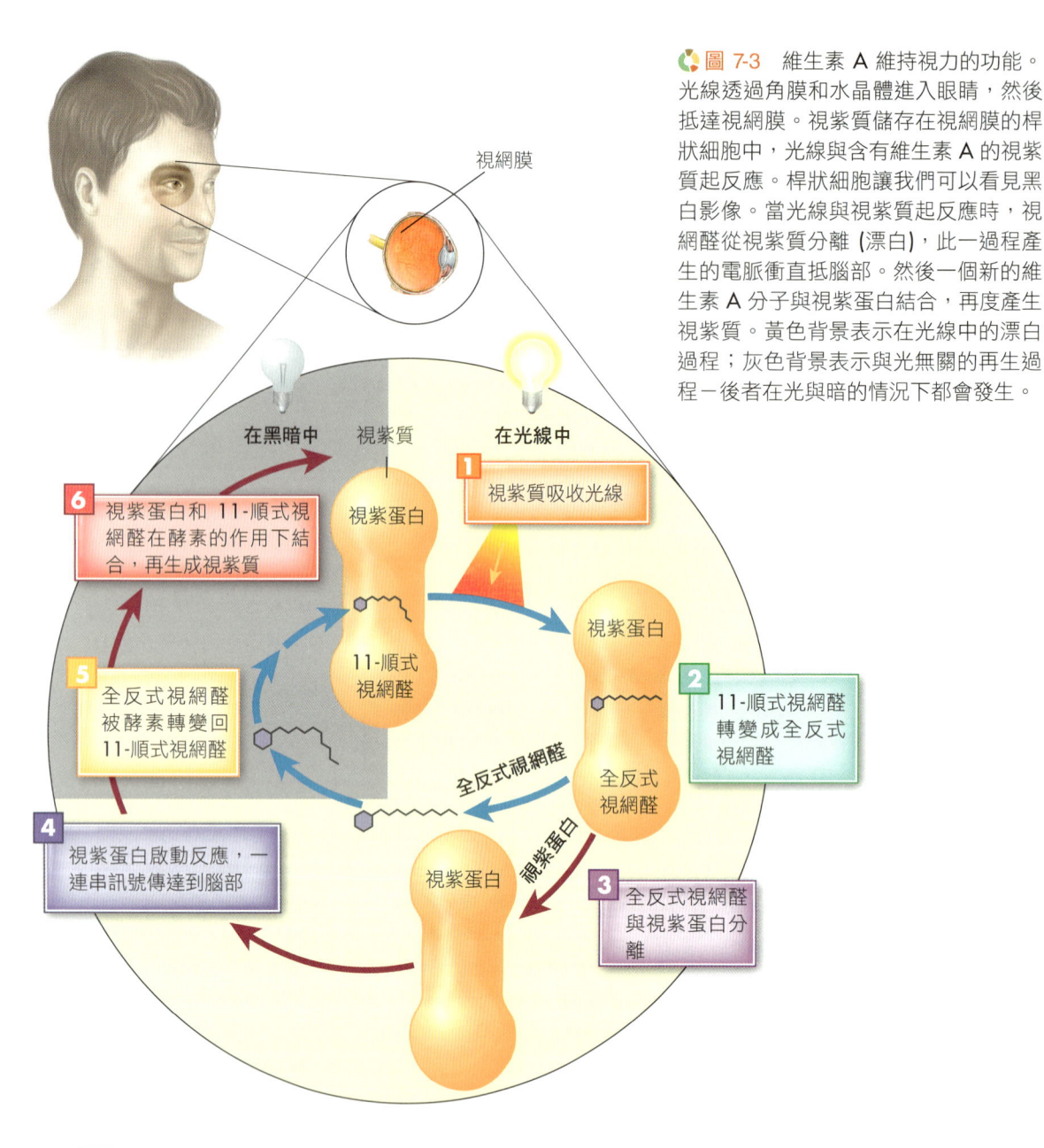

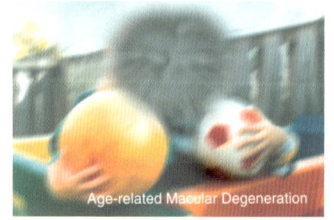

◎ 圖 7-3　維生素 A 維持視力的功能。光線透過角膜和水晶體進入眼睛，然後抵達視網膜。視紫質儲存在視網膜的桿狀細胞中，光線與含有維生素 A 的視紫質起反應。桿狀細胞讓我們可以看見黑白影像。當光線與視紫質起反應時，視網醛從視紫質分離 (漂白)，此一過程產生的電脈衝直抵腦部。然後一個新的維生素 A 分子與視紫蛋白結合，再度產生視紫質。黃色背景表示在光線中的漂白過程；灰色背景表示與光無關的再生過程－後者在光與暗的情況下都會發生。

在黑暗中　視紫質　**在光線中**

1　視紫質吸收光線

2　11-順式視網醛轉變成全反式視網醛

3　全反式視網醛與視紫蛋白分離

4　視紫蛋白啟動反應，一連串訊號傳達到腦部

5　全反式視網醛被酵素轉變回 11-順式視網醛

6　視紫蛋白和 11-順式視網醛在酵素的作用下結合，再生成視紫質

◎ 圖 7-4　影像中心模糊不清，模擬黃斑病變患者的視力。

胞的功能相關) 和女性的正常生殖周期，是生殖作用所必需。

具有防癌作用。許多研究發現，飲食富含維生素 A 前體的類胡蘿蔔素可降低皮膚癌、肺癌、膀胱癌和乳癌的風險。相反的是美國與芬蘭的研究，男性抽菸者和非抽菸者服用 β-胡蘿蔔素補充劑 5 年 (或以上) 反而增加病例。再度說明，最好倚賴食物來源的類胡蘿蔔素以保健康。

膳食類胡蘿蔔素之茄紅素 (番茄、西瓜、粉紅葡萄柚和番石榴中的紅色色素) 具有抗氧化作用，研究發現似乎可對抗**前列腺**

◆ 表 7-2　富含葉黃素和玉米黃素的蔬菜

蔬菜 (份量)	葉黃素和玉米黃素 (毫克)
甘藍 (1 杯，熟)	23.8
菠菜 (1 杯，熟)	20.4
牛皮菜 (1 杯，熟)	19.2
羽衣甘藍 (1 杯，熟)	14.6
菠菜 (2 杯，生)	7.4
豌豆 (1 杯，熟)	3.8
花椰菜 (1 杯，熟)	2.4
羅曼生菜 (2 杯，生)	2.2
抱子甘藍 (1 杯，熟)	2.0
櫛瓜 (1 杯，熟)	2.0

維生素 A
RDA
　男性：600 微克 RAE
　女性：500 微克 RAE
DV：1000 微克 (5000 IU)
UL：3000 微克 RAE

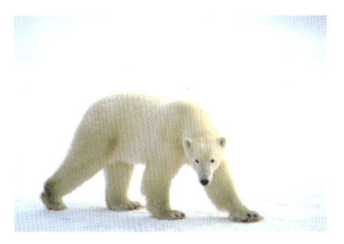

長久以來，住在北極區的因紐特人就知道別吃北極熊的肝，探險家也很快就學會這件事。因為 120 公克北極熊肝就足以令人中毒，其中含有維生素 A 136 萬 RAF，也就是 RDA 的 136 倍！

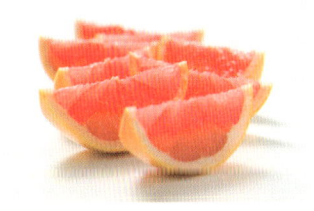

(prostate gland) 癌，這種癌症常見於北美男性。所以有些食品公司以「茄紅素的重要來源」來行銷番茄製品。

缺乏維生素 A 所造成的問題

飲食缺乏維生素 A 會使眼睛在微弱光線下無法迅速調整而看不見，稱為夜盲症。如果持續缺乏則使角膜細胞無法製造黏液，就造成**乾眼症** (xerophthalmia)；最後灰塵粒子刮傷眼睛的乾燥表面導致失明。乾眼症發展過程中，死亡細胞和分泌物積聚在眼睛表面，稱為畢特氏斑 (Bitot's spots)(圖 7-5)。

全世界約有三分之一的兒童苦於維生素 A 缺乏症，有數十萬兒童因而失明，其中有些死於感染。兒童在快速生長期間需要維生素 A，如果維生素 A 攝取不足、脂肪偏低影響維生素 A 吸收或是體內維生素 A 存量偏低等，都會引起缺乏症。改善這些兒童缺乏維生素 A 地區的措施：包括鼓勵母乳哺餵、每年給予兩次大劑量的維生素 A，或在糖和人造奶油中添加維生素 A 強化。

孕婦有夜盲症就是缺乏維生素 A 的指標，可能因此造成懷孕相關死亡、營養不良、貧血和嬰兒死亡等。所以孕婦的維生素 A 的營養應特別注意。

類胡蘿蔔素之茄紅素是番茄、西瓜、粉紅葡萄柚和番石榴中的紅色色素，似乎可對抗前列腺癌。

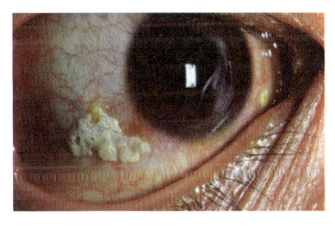

◎ 圖 7-5　缺乏維生素 A 造成死亡細胞的堆積，最後會導致失明。注意這隻眼睛的嚴重症狀，這是今日東南亞常見的問題。

獲取足量的維生素A和類胡蘿蔔素

既成維生素 A 包含視網醇、視網醛和視網酸等，主要存在於肝臟、魚類、魚油、強化牛奶、奶油、優格和蛋類等 (圖 7-6)。既成維生素 A 約占北美飲食

實用營養學

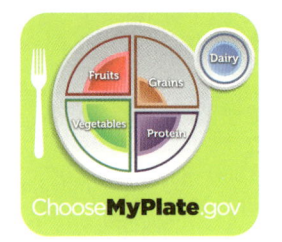

圖 7-6　維生素 A 和類胡蘿蔔素的食物來源。(a) 各食物大類背景顏色的填滿度（空白，1/3，2/3，或填滿），代表維生素 A 和類胡蘿蔔素的營養素密度。(b) 長條圖顯示各食物大類中多種食物的維生素 A 含量與 RDA 的比較。整體而言，水果類和蔬菜類提供許多類胡蘿蔔素的豐富來源，而強化乳製品和某些蛋白質類的食物是維生素 A 前體的良好來源。穀類中也有些營養素密集食物，因為它們添加了維生素 A 強化。

	食物與份量	維生素 A (微克 RAE*)	成年男性的 %RDA (900 微克 RAE)	成年女性的 %RDA (700 微克 RAE)
穀類	Cream of Wheat®，1/2 杯	280	31%	40%
	玉米馬芬，中型 1 個	228	25%	33%
	烤番薯，大型 1 個	59	7%	8%
蔬菜類	熟菠菜，1 杯	1730	192%	247%
	熟甘藍，1 杯	943	105%	135%
	哈密瓜，1 杯	885	98%	126%
水果類	杏乾，1/2 杯	300	33%	43%
	芒果，1 杯	117	13%	17%
	脫脂牛奶，1 杯	90	10%	13%
奶類	強化豆漿，1 杯	150	17%	21%
	切達起司，1.5 盎司	134	15%	19%
		113	13%	16%
蛋白質類	炒牛肝，3 盎司	6273	697%	896%
	烤藍鰭鮪，3 盎司	643	71%	92%
	水煮蛋，大型 1 個	74	8%	11%
油脂類	奶油，1 茶匙	34	4%	5%
	人造奶油，1 茶匙	0	0%	0%
	橄欖油，1 茶匙	0	0%	0%

*視網醇當量

中維生素 A 來源的 65%。

　　類胡蘿蔔素主要存在深綠和橙黃色的蔬菜和部分的水果中，例如胡蘿蔔、菠菜及其他綠色蔬菜、南瓜、番薯、青花菜、芒果、哈密瓜、桃子和杏等。β-胡蘿蔔素是胡蘿蔔的橘色成分。綠色蔬菜也有豐富的 β-胡蘿蔔素，只是被葉綠素的深綠色蓋過，菠菜和甘藍等綠色葉菜類更含有大量的葉黃素和玉米黃素。番茄製品則富含茄紅素。食物經過烹煮後可增加類胡蘿蔔素的生體可用率。

維生素 A 的 RDA 以視網醇當量 (retinol equivalent, RE) 表示，美國則以視網醇活性當量 (retinol activity equivalent, RAE) 表示，由既成維生素 A 加上類胡蘿蔔素的總量。類胡蘿蔔素沒有個別的 DRI。在單位表示上，食物維生素 A 以微克表示，維生素 A 補充劑含量則依法規以**國際單位** (international units, IU) 表示。國際單位依法用來估計營養素的相對生物活性，而非絕對含量 (參見頁緣的換算方式)。

北美成人的飲食裡維生素 A 通常充足，肝中的維生素 A 存量是需要量的三到五倍，故不需補充。有缺乏維生素 A 風險者包括少吃蔬菜者 (例如兒童、老人和窮人等)；酒精中毒或肝病患者；脂肪嚴重吸收不良者等。台灣成人的維生素 A 攝取量十分充足，應與炒青菜的飲食習慣有關。

避免維生素 A 和類胡蘿蔔素過量

維生素 A 攝取超過上限量會導致遺傳性缺陷和肝中毒，其他副作用有髖骨骨折。懷孕初期攝取大量的既成維生素 A 會導致胎兒畸形和自發性流產。美國 FDA 建議育齡婦女，飲食和補充劑的既成維生素 A 總攝取量不要超過 100% DV 值，另外如肝臟之類富含維生素 A 的食物應該節制；因為維生素 A 會長期儲存在體內，懷孕前幾個月大量攝取維生素 A 會置**胎兒** (fetus) 於險境。

攝取大量的類胡蘿蔔素不會有中毒傷害。但是血中高濃度的類胡蘿蔔素 (稱為高胡蘿蔔素血症) 是因為經常吃大量的胡蘿蔔或服用含 β-胡蘿蔔素的藥丸 (超過每日 30 毫克)，或者嬰兒吃太多南瓜，皮膚因而呈黃橙色，尤其是手掌和腳底；只要減少攝取就能恢復正常。這種皮膚變黃的現象與黃疸 (肝衰竭的徵候) 不同，因為眼白不會呈現黃色。類胡蘿蔔素不會中毒是因為 (1) 它們轉化成維生素 A 的速率緩慢並受到調控，而且 (2) 攝取量增加則吸收率大幅下降。

7.3 維生素 D (鈣三醇)

維生素 D 又稱鈣三醇，因為和鈣的吸收利用有密切相關。維生素 D 有兩大特性：一是擔任荷爾蒙的功能。二是皮膚可透過陽光照射來製造的唯一營養素，所以又稱為陽光維生素。

太陽紫外線會將皮膚中的維生素 D 前體，**7-脫氫膽固醇**

---

1 RAE =
- 1 微克視網醇 (或視網醛或視網酸)
- 12 微克食物或補充劑的 β-胡蘿蔔素
- 24 微克來自食物的其他類胡蘿蔔素
- 1 微克視網醇
- 6 微克食物或補充劑的 β-胡蘿蔔素

IU 換算成 RAE
- IU ÷ 3.3，若補充劑為既成維生素 A (例如乙酸視網酯)
- IU ÷ 6.6，若補充劑為類胡蘿蔔素 (通常是 β-胡蘿蔔素)

1 RE = 1 微克視網醇
    = 6 微克 β-胡蘿蔔素

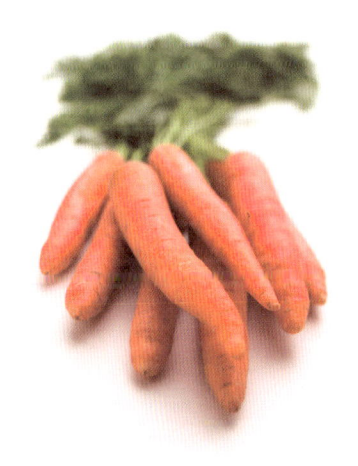

來自食物 (而非補充劑) 的維生素 A 前體之類胡蘿蔔素，是滿足維生素 A 需求最安全的方式。一份胡蘿蔔是健康餐盤的蔬菜類中極佳食物。烹煮食物來源的類胡蘿蔔素可提高其生體可用率。

每天只要吃四到五根大胡蘿蔔，就會造成高胡蘿蔔素血症。停吃胡蘿蔔和南瓜，皮膚就會恢復正常。

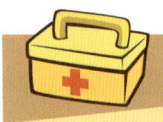

醫藥箱

有兩種維生素 A 的衍生物應用於治療中度到嚴重的痤瘡。「維甲酸」(tretinoin) 是外用藥，而「異維甲酸」(isotretinoin) 是內服藥。這些藥物似能改變皮膚細胞的基因表現。注意！異維甲酸的標示上清楚地警告懷孕期間禁用，並由美國 FDA 嚴密控管。

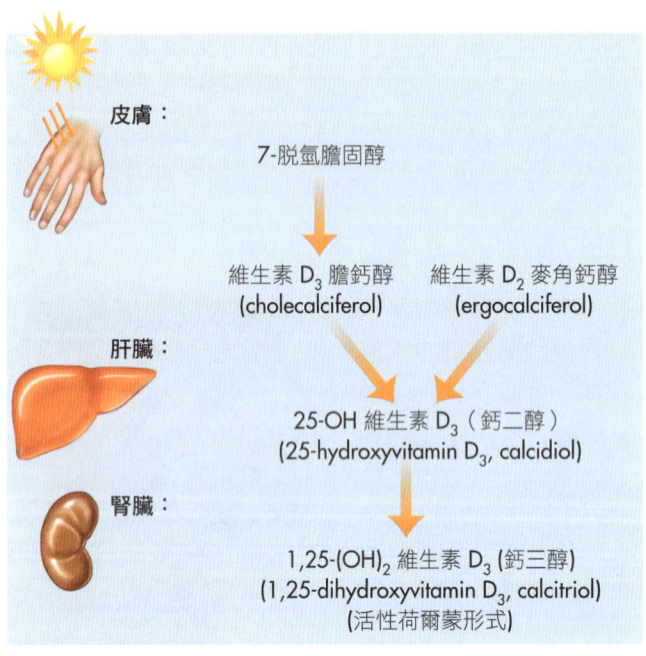

(7-dehydrocho-lesterol) 轉變成**維生素 D$_3$** (**膽鈣醇**，cholecalciferol) (圖 7-7)，經肝臟、腎臟活化成 **1,25-(OH)$_2$ 維生素 D$_3$**，稱為**鈣三醇** (Calcitriol)。鈣三醇才是真正具有荷爾蒙功能的維生素 D。

日曬增進維生素 D 合成

影響皮膚吸收紫外線也同時會影響人體維生素 D 的合成量，影響因素例如膚色、緯度、一日中的時段、季節、天候、衣物、防曬劑覆蓋等 (表 7-3)。雲層完全遮蓋的陰天或嚴重的空氣污染皆能減少 50% 的紫外線。紫外線也無法穿透玻璃。每天把手、臉、手臂日曬 15 分鐘，就可提供兒童和青年足量的維生素 D，但是中老年人和深色皮膚者需要三到五倍的日曬時間才足夠。隨著年紀老化會降低維生素 D 的合成能力，70 歲時可降低 70%。

維生素 D 的功能

幫助調控血鈣。鈣三醇的主要功能是維持血中鈣和磷的正常濃度，合作的荷爾蒙還有副甲狀腺素和抑鈣素，共同將血

圖 7-7 日曬時皮膚合成維生素 D 的前體。前維生素 D 必需由肝和腎進一步修飾才能具有最大的活性。

鈣精密維持在固定濃度內，以確保細胞能充分獲取。

調控血鈣的方式有三種：(1) 影響小腸的鈣和磷吸收；(2) 與副甲狀腺素和抑鈣素一起調控腎臟的鈣排泄；(3) 影響骨骼礦物質的沈積和提取 (圖 7-8)。

促進基因表現與細胞生長。維生素 D 參與了基因表現和細胞生長，並影響免疫系統、腦和神經系統、副甲狀腺、胰臟、皮膚、肌肉以及生殖器官的細胞功能。維生素 D 還會影響某些細胞的正常發育 (例如皮膚、結腸、前列腺和胸部等)，進而減少其癌症發生；也能預防如心血管疾病、糖尿病和高血壓等慢性病。

表 7-3 破壞維生素 D 營養狀況的因素

因素	說明
日曬不足 • 北緯 • 衣物過多 (例如長袍/面紗) • 空氣污染 (亦即霧霾) • 指數 SPF > 8 的防曬劑 • 室內活動時間過長 (例如健康、工作和環境條件)	暴露於紫外線的時間太少，降低皮膚合成維生素 D 的能力
年齡	皮膚減少合成維生素 D 腎臟減少活化維生素 D
深膚色	黑色素降低皮膚製造維生素 D 的能力，尤其是中老年人和女性
膳食攝取量不足	維生素 D 的膳食攝取量無法彌補日曬不足
完全母乳哺餵或很少吃嬰兒配方	嬰兒通常日曬不足 母乳的維生素 D 含量很少 嬰兒配方含有維生素 D，不過較小嬰兒的攝取量可能不敷需求
脂肪吸收不良 • 肝病 • 纖維囊腫症 • 減肥藥	膳食脂肪吸收不良減少了維生素 D 的吸收
肥胖	從皮下脂肪釋出維生素 D 的效率不足
肝病	肝臟減少活化維生素 D
腎病	腎臟減少活化維生素 D

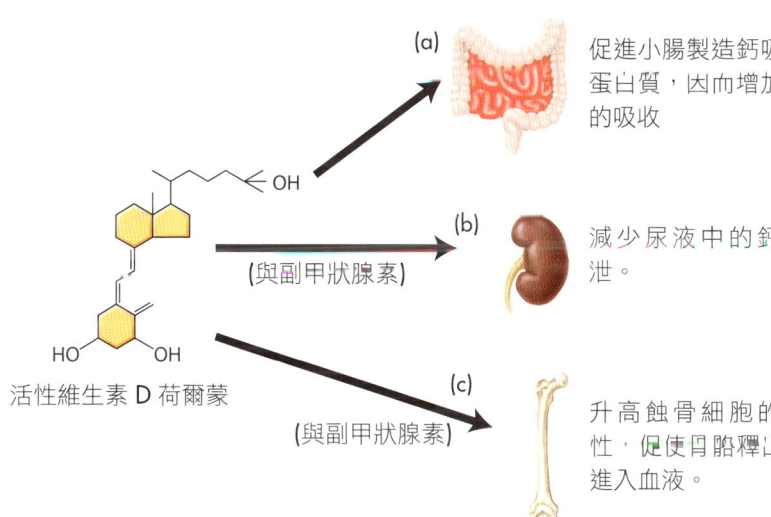

(a) 促進小腸製造鈣吸收蛋白質，因而增加鈣的吸收

(b) (與副甲狀腺素) 減少尿液中的鈣排泄。

活性維生素 D 荷爾蒙

(c) (與副甲狀腺素) 升高蝕骨細胞的活性，促使骨骼釋出鈣進入血液。

圖 7-8 維生素 D 調控血鈣。當血鈣濃度開始下降時，副甲狀腺素刺激腎臟合成最具活性的維生素 D 形式 (鈣三醇)。鈣三醇作用於三個不同部位以增加血鈣：(a) 小腸，(b) 腎臟和 (c) 骨骼。當血鈣濃度高於正常範圍時，副甲狀腺素受到抑制而抑鈣素釋出——它的作用與副甲狀腺素相反。

缺乏維生素 D 所造成的問題

對骨骼健康而言，維生素 D 和鈣同等重要，因為維生素 D 會影響鈣的吸收。當體內維生素 D 濃度充足時，小腸對膳食鈣的吸收率是 30%~40%；但是維生素 D 偏低時，鈣吸

黑色素賦予皮膚顏色，是強力的天然遮光劑。人類學家認為黑膚色可保護人體對抗紫外線，因為赤道附近的人口許多世代以來都是黑膚色。

收率只有 10%~15%，不足以維持骨骼健康和其他功能。

嬰幼兒缺乏維生素 D 會造成佝僂症，這是骨骼異常現象，包括弓形腿、手腕和腳踝粗大、脊柱彎曲、雞胸 (胸腔突出)、頭顱變形以及骨盆畸形等 (圖 7-9)。研究顯示 2009 年美國兒童有 9% (760 萬) 缺乏維生素 D。

成人的佝僂症稱為**軟骨症** (osteomalacia)，主要是鈣攝取不足、小腸對鈣的吸收不良或腎臟流失鈣增多所致；原因大多是腎臟、胃、膽囊、腸病 (特別是切除大部分腸) 等疾病，以及肝硬化所引起。這些疾病影響了維生素 D 的活化和鈣的吸收，造成骨密度下降，骨骼變得多孔和脆弱，容易骨折。

年過 60、居住於北緯地區、深膚色者，以及足不出戶或經常塗防曬霜、患慢性腎病、所服藥物會干擾維生素 D 吸收、脂肪吸收不良、切除部分胃或腸，都是缺乏維生素 D 的高危險群。結合日曬、膳食和補充劑維生素 D，可預防缺乏症。

獲取足量的維生素 D

維生素 D$_2$ (麥角鈣醇)(ergocalciferol) 是植物固醇的輻射產物，有時也作為補充劑成分。維生素 D$_3$ (膽鈣醇) 是人體內合成的形式，常應用於補充劑和強化食品。兩種都必須在腎臟和肝臟經過活化才有作用 (圖 7-7)。

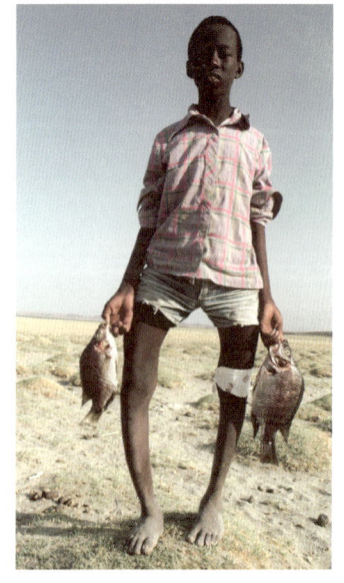

圖 7-9 缺乏維生素 D 造成佝僂症，骨骼與牙齒未能正常發育。

日曬是維生素 D 的最佳來源，而且不會有中毒問題。上午 10 點和下午 3 點之間讓手臂和腿部日曬 10 分鐘，即可合成 3000 IU 的維生素 D。天氣好時製造的維生素 D 可儲存在肝臟和脂肪細胞以備不時之需。然而現代人都避免日曬以降低皮膚癌的風險，尤其是在冬季更日曬不足 (圖 7-10)，所以只靠日曬也無法滿足維生素 D 的需求，此時須增加膳食維生素 D 來源。維生素 D 的 RDA 是根據很少日曬的人維持骨骼健康和正常鈣代謝的需求而制定的。

富含維生素 D 的天然食物不多 (圖 7-11)，高脂

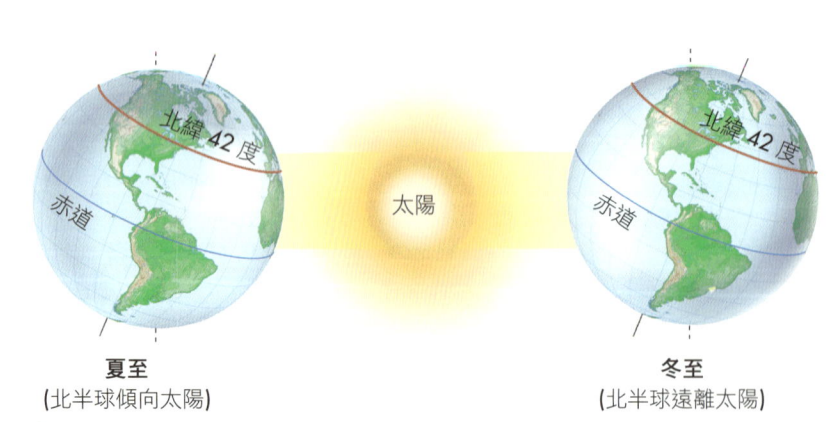

夏至
(北半球傾向太陽)

冬至
(北半球遠離太陽)

圖 7-10 陽光強度依季節而不同。如果你居住在北緯 42 度以北，冬天太陽的角度會使陽光減至一年之中最弱的季節。42 度線通過北美，從西岸的加州北界，直到東岸的波士頓。在極北地區 (例如阿拉斯加)，這種影響長達 6 個月。居住於北緯 34 度以南 (亦即洛杉磯南部到南卡羅萊納的哥倫比亞)，每日 10 分鐘的紫外線照射足敷一整年維生素 D 之需。

Chapter 7　脂溶性維生素

魚類是豐富的來源，名列第一的野生鮭魚每份 (3.5 盎司) 含 600 到 1000 IU；養殖鮭魚含量較低。大蛋黃 1 個含有 41 IU。

強化食品和補充劑是在飲食中添加維生素 D 的有效方法。自 1930 年代開始，美國利用維生素 D 強化牛奶掃除了佝僂症。即食早餐穀片也添加了維生素 D 與其他維生素和礦物質。有些品牌的柳橙汁現在也添加維生素 D 強化。美國政府規定添加維生素 D 強化的上限，每一人份不可超過 100 IU。維生素 D 有 D_2 和 D_3 兩種形式，以維生素 D_3 在提升血液濃度和降低骨折風險方面最有效。

嬰兒、兒童和青少年每天至少攝取 400 IU 的維生素 D，因為這段期間正是骨骼成長期，足量的維生素 D 才能讓骨骼達到最佳

維生素 D
RDA：15 微克 (600 IU)
DV：10 微克 (400 IU)
UL：100 微克 (4000 IU)

許多日光浴機會產生適當波長的紫外線，使皮膚合成維生素 D。不過美國 FDA 和皮膚科學會並不建議使用日光浴機，因為有潛在的危險 (曬傷、傷眼和皮膚癌等)。

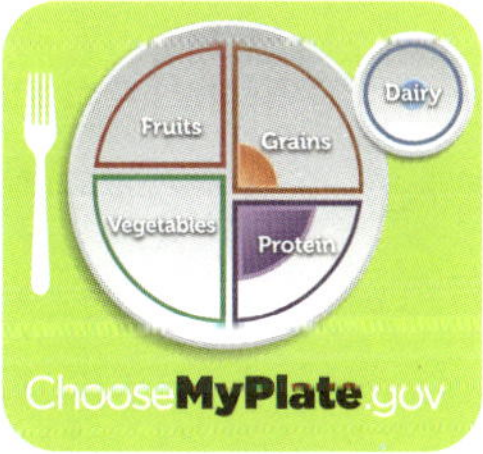

圖 7-11　維生素 D 的食物來源。(a) 各食物大類背景顏色的填滿度 (空白，1/3，2/3，或填滿)，代表維生素 D 的營養素密度。(b) 長條圖顯示各食物大類中數種食物的維生素 D 含量與成人 RDA 的比較。整體而言，維生素 D 最豐富的來源是魚類、強化乳製品和強化早餐穀片等。蔬菜類沒有包括在內，因為除了多種蘑菇之外，蔬菜類並非維生素 D 的來源。

(a)

(b)

	食物與份量	維生素 D (微克)	成年男性和女性的 %RDA (15 微克)
穀類	Total® 葡萄乾麥麩，1 杯	2.5	17%
	加樂氏穀片，1 杯	1.0	7%
	白麵包，1 片	0.0	0%
水果類	強化柳橙汁，1 杯	2.5	17%
	黑莓，1 杯	0.0	0%
	奇異果，1 杯	0.0	0%
奶類	全脂牛奶，1 杯	3.2	21%
	脫脂牛奶，1 杯	2.9	19%
	甜杏仁乳，1 杯	2.4	16%
蛋白質類	烤鮭魚，3 盎司	11.0	73%
	水煮蛋，大型 1 個	1.1	7%
	烤鱈魚，3 盎司	1.0	7%
油脂類	強化人造奶油，1 茶匙	0.5	3%
	奶油，1 茶匙	0.1	1%
	橄欖油，1 茶匙	0.0	0.0

133

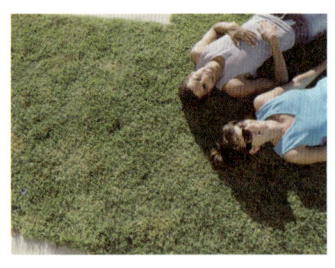

陽光 (紫外線) 照射皮膚是維持維生素 D 營養狀況最好的方法，並且供應 80% 到 100% 的人體所需。如果日曬不足，就必須倚賴膳食來源的維生素 D。充足陽光下日曬 10 分鐘所獲得的維生素 D，相當於吃 30 份強化穀類或 30 杯強化柳橙汁。

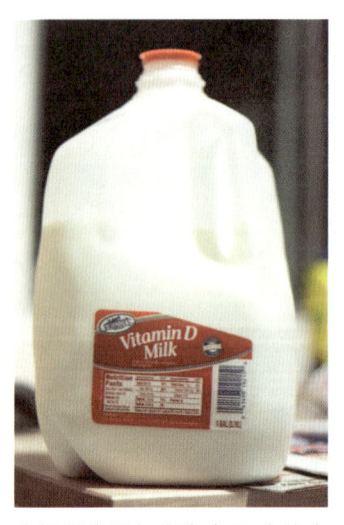

牛奶通常添加維生素 D 和維生素 A 強化。注意維生素 D 的 DV 低於成人的 RDA。

的骨骼礦化。

母乳所含的維生素 D 很少，嬰兒若完全哺餵母乳又日曬不足可能會造成佝僂症。嬰兒配方奶粉則有添加維生素 D (每 100 大卡 60 IU)。

老年人也應該增加維生素 D 建議攝取量，因為年過 70 以後，小腸的吸收能力和皮膚的合成能力都會降低，也因此容易骨折。研究顯示，每日 10 到 20 微克 (400 到 700 IU) 維生素 D 加上充分的膳食鈣，可降低老人骨折的風險。有些專家建議老人食用維生素 D 強化食品和綜合營養素補充劑，必要時每日補充 1000 IU (25 微克) 的維生素 D。

維生素 D 補充避免過量

嬰兒要補充維生素 D 需特別小心，攝取過量的維生素 D 會使血鈣濃度超出正常範圍，造成嚴重的後果，因為鈣會沈積在器官裡，會造成代謝障礙和細胞死亡。維生素 D 中毒症狀包括虛弱、失去胃口、腹瀉、嘔吐、心智障礙以及頻尿。請注意！維生素 D 中毒都是因為補充劑不當攝取所致，並非由於日曬過度，因為人體會自行調節皮膚的產量，當日曬增加時維生素 D 的合成量便會減少。

台灣維生素 D 缺乏普遍

台灣的維生素 D 攝取標準不分男女都採用 AI。國民營養調查發現的最大的警訊是年輕人的維生素 D 營養狀況不如老年人，攝取量 (表 7-4) 與血液值都較低。

民眾獲得維生素 D 的主要食物源是鹹水及淡水魚類與相關製品、奶類及蕈類，民眾對這些食物的喜愛和選用可能有很大的差異。學童及青少常用的補充劑是魚肝油，老年人則多使用綜合維生素礦物質，包括鈣補充劑所添加的維生素 D。青壯年很少服用這兩類補充劑而導致缺乏。

血清的 25-OHD$_3$ (鈣二醇) 平均濃度為成年男性 18.9 ng/ml，女性 17.4 ng/ml。年輕者低於年長者，其中年輕女性最低 (表 7-5)。血清濃度由低而高可分成：嚴重缺乏 (<8 ng/ml)、缺乏 (8~20 ng/ml)、不足 (20~32 ng/ml)、充足

◆ 表 7-4　台灣民眾的維生素 D 攝取狀況

年齡層	平均攝取量 μg/d	
	男性	女性
6-12	4.5	3.9
國中	6.6	6.1
高中	5.4	4.3
19-64	8.2	7.8
>65 (歲)	8.6	7.0

(>33 ng/ml) 四個等級。體內維生素 D 充足的成年男性只有 3%，女性只有 1%。缺乏率以女性高於男性，女性有 70%，男性有 60%。

成人中以年輕者缺乏問題最為嚴重 (圖 7-12)，19~44 歲的缺乏率高達 72%。

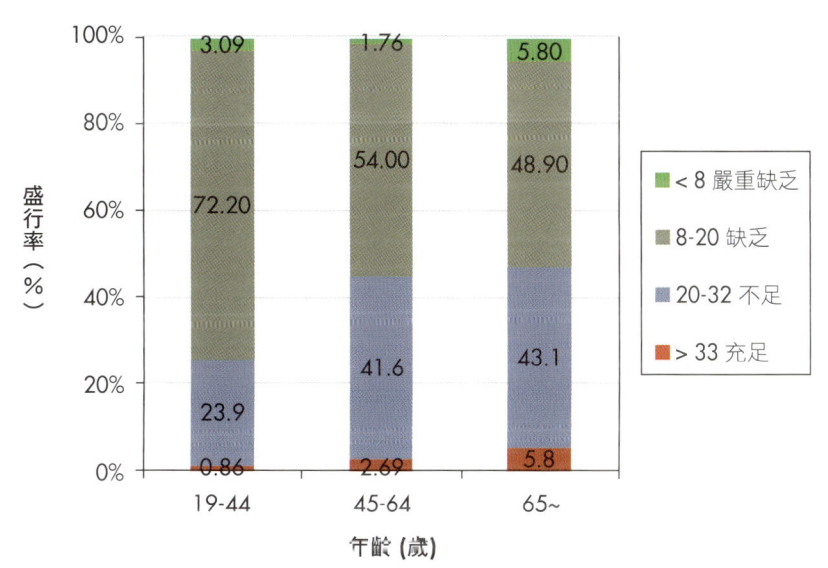

血清 25-OHD$_3$ 濃度因季節而有差異，冬季和春季較低，夏季和秋季稍高；各季節中男性都高於女性，但都不到充足的水準 (圖 7-13)。

台灣日照時數北部低於南部，且逐年減少；加上現在防曬美白的生活習慣，使得台灣民眾的維生素 D 來源以飲食為主；然而維生素 D 強化食品亦不多，因此個人應適當選用補充劑以補維生素 D 之不足。

◆ 表 7-5 國人之血清 25-OHD$_3$ 平均濃度 (ng/ml) 與缺乏率

年齡層 (歲)	男性	女性
19~50	17.9	16.4
51~64	21.0	19.3
>65	20.8	19.9
缺乏率 % (<20 ng/ml)	61.1	71.3
不足率	36	27.7
充足率 % (>33 ng/ml)	3	1

7.4 維生素 E (生育醇)

科學家在 1920 年代發現一種脂溶性化合物與老鼠的生育力密切相關，這就是維生素 E，又稱生育醇 (tocopherol)，含有 α、β、γ、δ，其中以 α-生育醇的生物活性和效力最強。

維生素 E 具抗氧化作用

維生素 E 是體內主要的脂溶性抗氧化劑，主要存在脂肪組織和細胞膜的雙層脂質中 (圖 7-14)。細胞膜的多元不飽和脂肪酸，受自由基的氧化攻擊會損壞細胞膜與細胞功能，

◐ 圖 7-12 根據血清的 25-OHD$_3$ 濃度 (ng/ml)，台灣民眾普遍缺乏維生素 D，其中年輕成人比老年人更為嚴重。

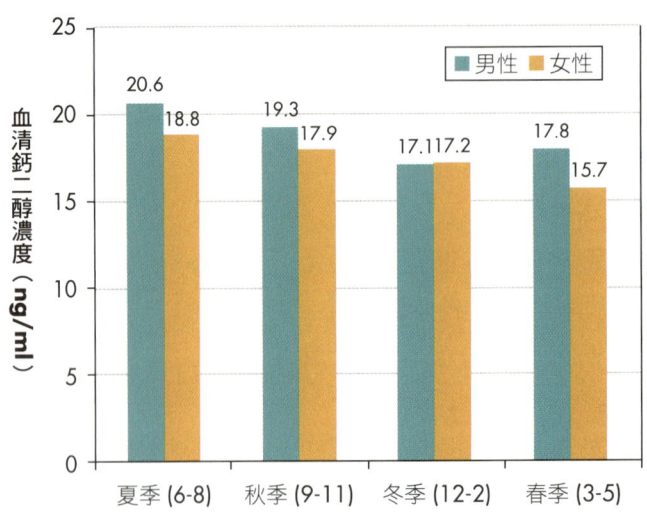

圖 7-13 血清的 25-OHD$_3$ 濃度因季節而異,以夏季時最高,各季節中都是男性高於女性。

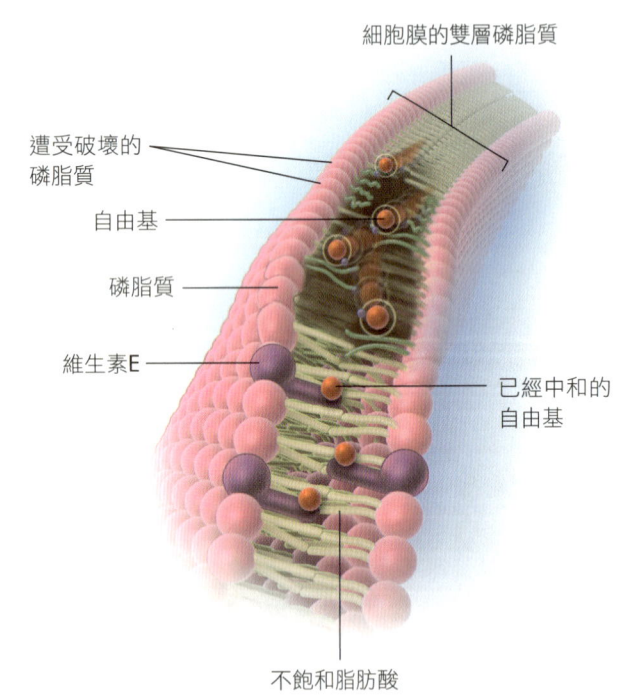

圖 7-14 脂溶性維生素 E 將自己插入細胞膜,有助於阻止自由基的連鎖反應。這些反應如果未被打斷,會對細胞造成氧化破壞並使細胞死亡。

但是維生素 E 可以把電子或氫捐給自由基而使它穩定。像紅血球和肺的內襯細胞因持續暴露高氧環境下,很容易被氧化,所以特別需要維生素 E 的抗氧化功能來保護細胞。另外維生素 E 對肌肉和中樞神經系統的發育與形成也相當重要。

大劑量的維生素 E 保健有效嗎?許多慢性病與氧化破壞有關,專家建議可增加維生素 E 的攝取量來降低氧化傷害,例如可減少 LDL 膽固醇的氧化,而延緩動脈斑塊的形成;減緩眼睛蛋白質的氧化以避免白內障。

至於超大劑量的維生素 E 是否真的有效可對付氧化的相關疾病還不確知,目前的知識和大型臨床實驗結果都不一致。美國 FDA 否決了廠商所提的「補充維生素 E 可降低心血管疾病和癌症風險」健康宣稱。所以也不宜建議民眾補充大量維生素 E,但是良好生活習慣比補充抗氧化劑更有保健效果。

缺乏維生素 E 造成的問題

維生素 E 缺乏會使紅血球容易氧化破裂,造成溶血性貧血。早產兒的生長迅速,維生素 E 存量又偏低,大大升高了紅血球的氧化壓力;使用早產兒專用的維生素 E 強化配

方和補充劑來彌補其不足。吃極低油飲食 (<15% 總脂肪) 和脂肪吸收不良的人，是較容易缺乏維生素 E 的族群。

吸菸會破壞肺的維生素 E，但研究顯示，超大劑量的維生素 E 也無法改善吸菸者維生素 E 遭受破壞的狀況。

獲取足量的維生素 E

沙拉油、橄欖油、葵花油、小麥胚芽油等植物油、抹醬 (低脂人造奶油) 等 (圖 7-15) 都是維生素 E 最佳食物來源。維生素 E 只能由植物合成，植物製品 (尤其是油脂)、堅果和種子都是良好來源。

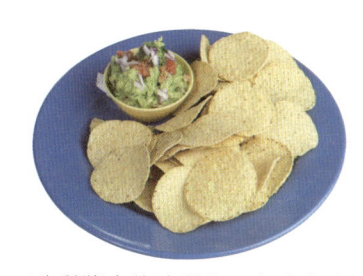

動物製品 (肉類、乳製品、蛋等) 和魚油維生素 E 含量較少 (圖 7-15)。維生素 E 很容

酪梨醬中的酪梨和玉米片中的油脂都是維生素 E 的良好來源。

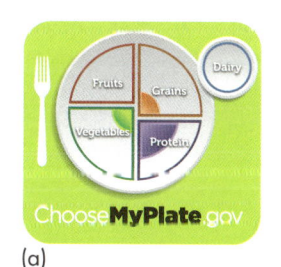

圖 7-15　維生素 E 的食物來源。(a) 各食物大類背景顏色的填滿度（空白，1/3，2/3，或填滿），代表維生素 E 的營養素密度。(b) 長條圖顯示各食物大類中多種食物的維生素 E 含量與成人 RDA 的比較。整體而言，維生素 E 最豐富的來源是堅果、種子、植物油和強化早餐穀片等。奶類沒有包括在內，因為除了植物為主的替代品之外，奶類並非維生素 E 的來源。

(a)

(b)

食物與份量	維生素 E (毫克)	維生素 E (IU)	成年男女兩性的 %RDA (15 毫克)
Total® 葡萄乾麥麩，1 杯	13.5	20.1	90%
全麥麵包，1 片	0.9	1.3	6%
熟藜麥，1/2 杯	0.6	0.9	4%
熟菠菜，1 杯	3.7	5.5	25%
熟蘆筍，1 杯	2.7	4.0	18%
烤番薯，1 杯	1.4	2.1	9%
黑莓，1 杯	1.7	2.5	11%
芒果，1 杯	1.5	2.2	10%
橄欖，大型 5 個	0.7	1.0	5%
烤葵瓜籽，1 盎司	7.4	11.0	49%
熟蝦仁，3 盎司	1.9	2.8	12%
水煮蛋，大型 1 個	0.5	0.8	3%
葵花油，1 茶匙	1.9	2.8	12%
義式沙拉醬，2 湯匙	0.6	1.0	4%
奶油，1 茶匙	0.1	0.2	1%

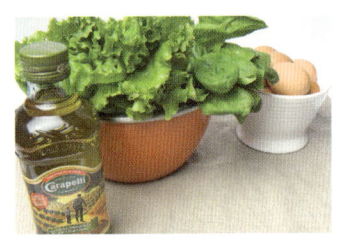

橄欖油、菠菜等葉菜類和蛋黃等都是維生素 E 的來源。

易遭受氧氣、金屬、光線及溫度的破壞，尤其是反覆油炸；因此，食物經加工、儲存與烹調的方式不同，其維生素 E 含量亦有所變化。許多加工食品如泡麵、餅乾添加維生素 E 的目的是作為抗氧化劑而非營養強化。

維生素 E 的成人 RDA 是每日 12 毫克的 α-生育醇 (最具活性的天然維生素 E)，相當於 18 毫克活性較低的合成來源。食品標示和補充劑標示上的維生素 E 基準值是 30 毫克。

維生素 E 補充劑：天然或合成的？

天然維生素 E 的生物活性和合成維生素 E 不同，所以維生素 E 補充劑的含量用國際單位 (IU) 來表示。天然維生素 E 補充劑只含具有高生物活性的形式，比較昂貴。一般補充劑是含有化學合成的維生素 E，包含各種化學形式和立體異構物，其中只有半數具有生物活性，因此等重量時生物活性較低，效力只有天然形式的 67% (亦即 IU 較低)。

當心補充劑的使用，避免維生素 E 過量

維生素 E 過量會干擾維生素 K 的凝血機制而造成出血，每日 1000 毫克的 α-生育醇已是維生素 E 的攝取上限。要當心補充劑的使用！如果維生素 E 補充劑與抗凝血劑 (例如 Coumadin 或大量的阿斯匹靈) 併用，會因為藥物干擾，有凝血不足造成出血不止的重大風險。有時還會造成反胃、腸胃不適和腹瀉等現象。

7.5 維生素 K (醌類)

「K」代表凝血作用的丹麥拼法 koagulation，因為丹麥的研究員首先發現這種維生素與凝血作用的關聯。維生素 K 又稱凝血維生素。維生素 K 的特點是可由人類結腸中的細菌合成，能滿足人體需要量的 10% 左右。

維生素 K 幫助凝血和骨骼健康

在血液凝結的一連串過程中 (圖 7-16)，有 7 種凝血蛋白質需要維生素 K 協助才能與鈣結合，最後使纖維蛋白變成血凝塊，完成凝血。維生素 K 是擔任輔因子，可幫助體內多種蛋白質添加 CO_2 分子後，使其成為可和鈣結合的結構，藉此以促進凝血反應，所以是間接參與血液凝結過程中的要角。

維生素 K 對骨骼健康也很重要。骨骼中三種與鈣結合的蛋白質 (例如骨鈣素) 需要維

維生素 E
RDA：12 毫克
DV：30 毫克
UL：1000 毫克

計算補充劑中的維生素 E 含量

IU 乘以 0.67 即為天然維生素 E 的毫克含量。相反地，毫克乘以 1.49 即為 IU。
舉例來說：維生素 E 的 RDA 是每日 15 毫克，相當於多少 IU 的天然維生素 E？

15 毫克 × 1.49 IU/毫克
= 22.35 IU

IU 乘以 0.45 即為合成維生素 E 的毫克含量。相反地，毫克乘以 2.22 即為 IU。
舉例來說：如果維生素 E 補充劑含有 400 IU，相當於多少毫克的維生素 E？

400 IU × 0.45 毫克/IU
= 180 毫克

Chapter 7　脂溶性維生素

醫藥箱

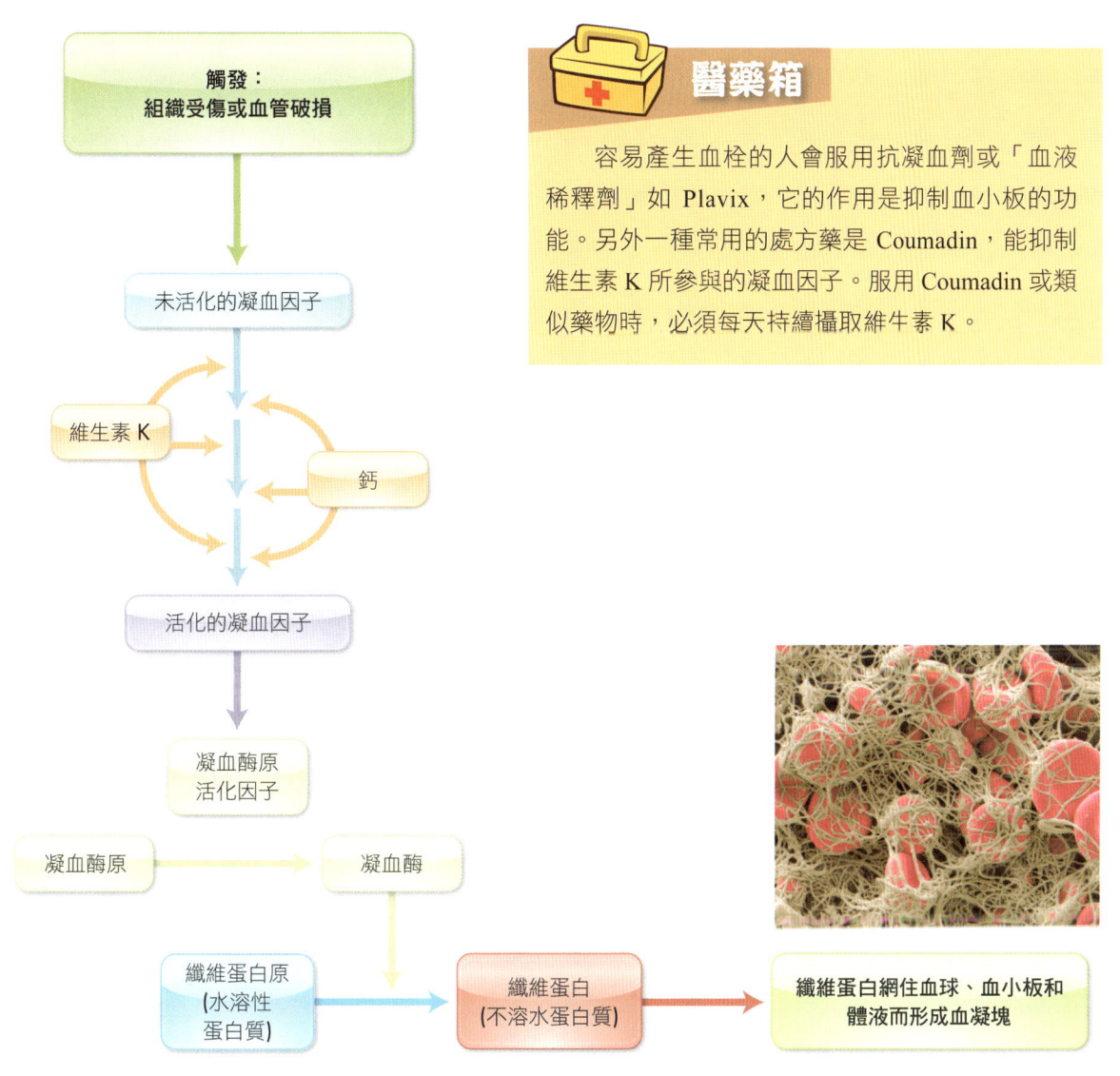

容易產生血栓的人會服用抗凝血劑或「血液稀釋劑」如 Plavix，它的作用是抑制血小板的功能。另外一種常用的處方藥是 Coumadin，能抑制維生素 K 所參與的凝血因子。服用 Coumadin 或類似藥物時，必須每天持續攝取維生素 K。

圖 7-16　維生素 K 活化凝血因子，使它能與鈣結合；此兩者結合才能形成血凝塊。

生素 K 的協助，才能發揮它們在骨骼礦化中的功能。

缺乏維生素 K 容易出血。 新生兒因剛出生時腸道細菌不足，如果受傷或需要開刀，可能無法製造足夠的維生素 K 讓血液凝結，因此新生兒會例行注射維生素 K。長期服用抗生素者(會殺死製造維生素 K 的細菌)或是脂肪吸收不良者，容易缺乏維生素 K，因為人體存量偏低，可服用補充劑以防缺乏症。

　　膳食維生素 K 相當普遍而且結腸細菌也能合成，維生素 K 頗能經得起烹煮，所以一般人很少發生缺乏症。

維生素 K
AI
　男性：120 微克
　女性：90 微克
DV：80 微克
UL：無

實用營養學

獲取足量的維生素 K

維生素 K 有三種形式：葉綠醌 (phylloquinone) 是最豐富的維生素 K，由綠色植物合成；甲萘醌 (menaquinone) 由大腸細菌合成；menadione 是人工合成的補充劑形式。

綠色葉菜、花椰菜、蘆筍和豌豆等 (圖 7-17) 所提供的維生素 K 為葉綠醌，是飲食中重要的來源。肉類、蛋、乳製品以及細菌合成以甲萘醌為主，此為維生素 K 的次要飲食來源。台灣成人的維生素 K 攝取量相當充足，雖然老年有減少的現象，但仍明顯超過 AI (表 7-4)

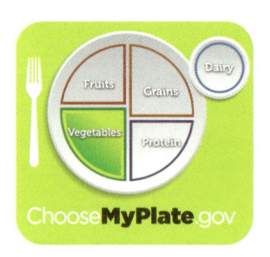

圖 7-17 維生素 K 的食物來源。(a) 各食物大類背景顏色的填滿度 (空白，1/3，2/3，或填滿)，代表維生素 K 的營養素密度。(b) 長條圖顯示各食物大類中多種食物的維生素 K 含量與成年男女兩性 AI 的比較。整體而言，綠色葉菜類是最豐富的來源。穀類不在此圖中，因為維生素 K 含量極少。

食物與份量	維生素 K (微克)	成年男性的 %AI (120 微克)	成年女性的 %AI (90 微克)
熟菠菜，1 杯	889	741%	987%
熟花椰菜，1 杯	220	183%	244%
熟球芽甘藍，1 杯	219	183%	243%
熟大黃，1 杯	51	42%	56%
藍莓，1 杯	29	24%	32%
石榴，1 杯石榴籽	29	24%	32%
切達起司，1.5 盎司	6*	5%	7%
豆漿，1 杯	4	3%	4%
低脂牛奶，1 杯	1*	1%	1%
熟豆腐，1 杯	6*	5%	7%
水煮蛋，大型 1 個	4*	3%	4%
炒牛肝，3 盎司	3	3%	4%
大豆油，1 茶匙	8	7%	9%
人造奶油，1 茶匙	4	4%	5%
奶油，1 茶匙	0	0%	0%

*數值包括葉綠醌和甲萘醌

◆ 表 7-4　台灣民眾的維生素 K 平均攝取量和參考量

年齡 (歲)	男性維生素 K (μg/d) 攝取量	AI	女性維生素 K (μg/d) 攝取量	AI
13-18		75		75
19-30 31-44 45-64	558	120	549	90
65~	430	120	436	90

◆ 表 7-6　脂溶性維生素摘要

維生素	主要功能	RDA 或 AI	膳食來源	缺乏症狀	中毒症狀
維生素 A (既成維生素 A 和維生素 A 前體)	• 提升夜間與彩色視力 • 促進生長 • 防止皮膚和眼睛乾燥 • 對抗細菌感染和提升免疫功能	男性： 900 微克 RAE (3000 IU 既成維生素 A) 女性： 700 微克 RAE (2300 IU 既成維生素 A)	既成維生素 A： • 肝臟 • 強化牛奶 • 強化早餐穀片 維生素 A 前體： • 甘藷 • 菠菜 • 葉菜 • 胡蘿蔔 • 甜瓜 • 杏 • 花椰菜	• 夜盲症 • 乾眼症 • 生長不良 • 皮膚乾燥	• 胎兒畸形 • 掉髮 • 皮膚病變 • 骨痛 • 骨折 上限是 3000 微克 (10,000 IU) 的既成維生素 A，根據的是天生缺陷和肝中毒的風險
維生素 D	• 促進鈣和磷的吸收 • 維持最佳的血鈣與骨骼鈣化 • 調控細胞發育	15 微克 (600 IU)	• 強化牛奶 • 強化早餐穀片 • 魚油 • 沙丁魚 • 鮭魚	• 兒童佝僂症 • 成人軟骨症	• 生長遲滯 • 腎臟受損 • 鈣沈積於軟組織 上限是 100 微克 (4000 IU)，根據的是血鈣升高的風險
維生素 E	• 抗氧化劑；防止維生素 A 和不飽和脂肪酸的分解	15 毫克 α-生育醇 (22 IU 天然形式，33 IU 合成形式)	• 植物油 • 植物油製品 • 葉菜類 • 水果 • 堅果和種子 • 強化早餐穀片	• 紅血球的溶血作用 • 神經退化	• 肌肉衰弱 • 頭痛 • 反胃 • 抑制維生素 K 的代謝 上限是 1000 毫克 (1100 IU 的合成形式或 1500 IU 的天然形式)，根據的是出血的風險
維生素 K	• 活化凝血因子 • 活化參與骨骼代謝的蛋白質	男性： 120 微克 女性： 90 微克	• 綠色蔬菜 • 肝臟 • 植物油 • 鈣補充劑	• 出血 • 骨折	沒有設定上限

縮寫：RAE = 視網醇當量；IU = 國際單位。

知識檢查站（解答在下方）

1. 維生素可分類為
   a. 有機和無機　　c. 必需和非必需
   b. 脂溶性和水溶性　d. 元素和化合物
2. 大腸細菌合成的維生素是
   a. A　　b. D　　c. E　　d. K
3. 缺乏維生素 A 會導致
   a. 乾眼症　　　c. 壞血病
   b. 軟骨症　　　d. 癩皮病
4. 維生素 D 被稱為陽光維生素是因為
   a. 存在於柳橙汁中
   b. 日曬可以製造維生素 D
   c. 會被陽光破壞
   d. 它是遮光劑的成分
5. 維生素 E 的功能是
   a. 輔酶　　　　c. 抗氧化劑
   b. 荷爾蒙　　　d. 過氧化物
6. 兒童的弓形腿、頭部擴大和畸形、膝關節增大是何種疾病的症狀？
   a. 佝僂症　　　c. 骨質疏鬆症
   b. 乾眼症　　　d. 維生素 D 中毒

解答：1.b, 2.d, 3.a, 4.b, 5.c, 6.a

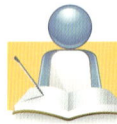

參考資料

1. 黃意婷：建構台灣食物維生素 K1 含量資料庫及其應用。輔仁大學碩士論文 2007，臺北。
2. 李美璇、林以勤、黃怡真、黃琳媛。國人維生素 D 營養狀況初步分析結果：由 NAHSIT 1993-96 到 2005-2008.

Chapter 8 水溶性維生素

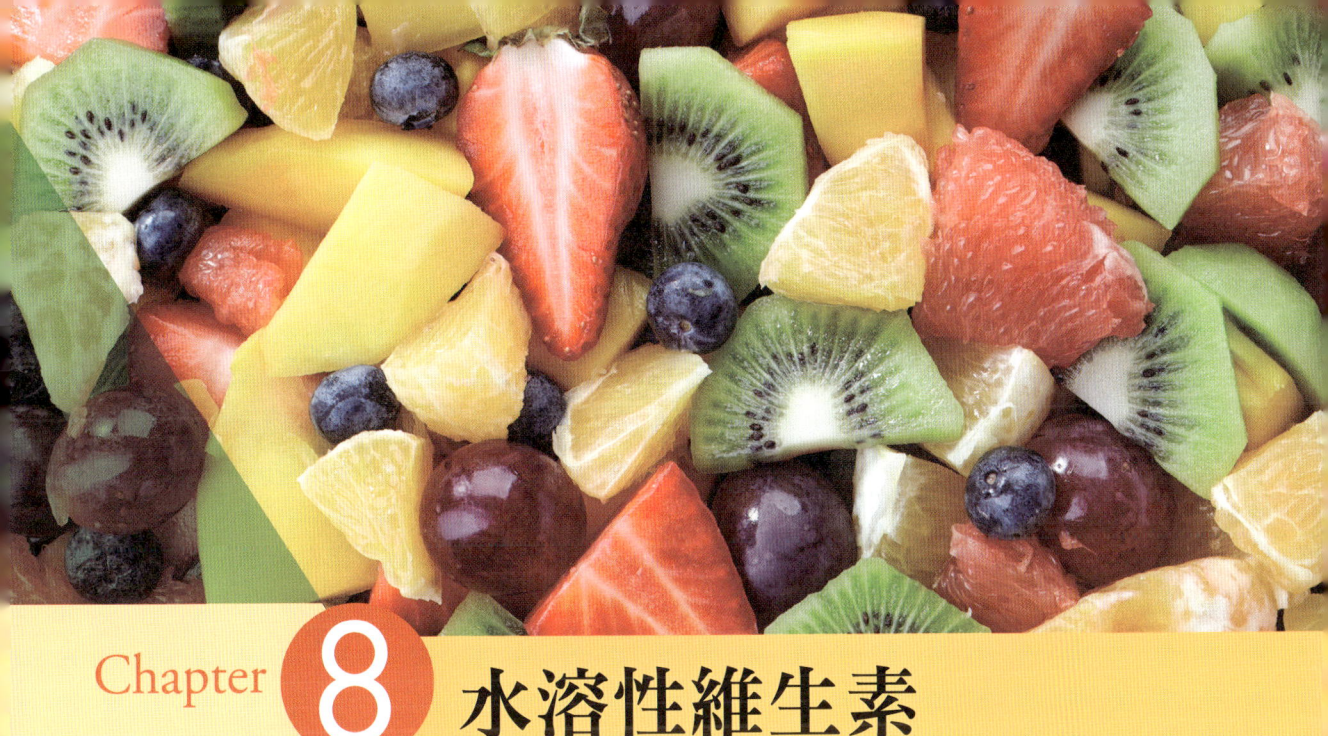

維生素 C 和 B 群是水溶性維生素

水溶性維生素應該經常攝取，因為在人體內的存量很少，稍有過量便從尿液和糞便排出體外。水溶性維生素溶解於水，因此在加工或烹煮過程中也會大量喪失。想要保留食物中的水溶性維生素，最好是用蒸、炒、微波等烹飪方式 (參見表 7-1)。

B 群維生素包含硫胺、核黃素、菸鹼素、泛酸、生物素、維生素 B_6、葉酸、維生素 B_{12} 和膽素。因為共同功能都是做為輔酶——這是活化酵素必備的小分子 (圖 8-1)，可共同幫助碳水化合物 (圖 8-2)、脂肪、胺基酸的能量釋放。

許多 B 群維生素互相依存，因為它們參與相同的生化反應 (圖 8-3)。所以市面上可看到販賣維生素 B 群。缺乏 B 群維生素的症狀通

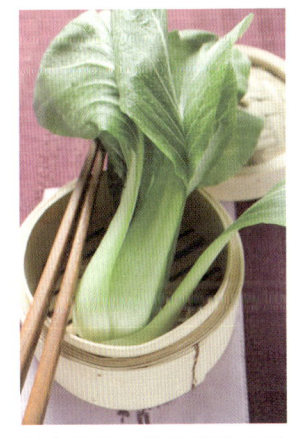

以少量的水快煮蔬菜有助於保存其中的維生素，例如蒸煮。

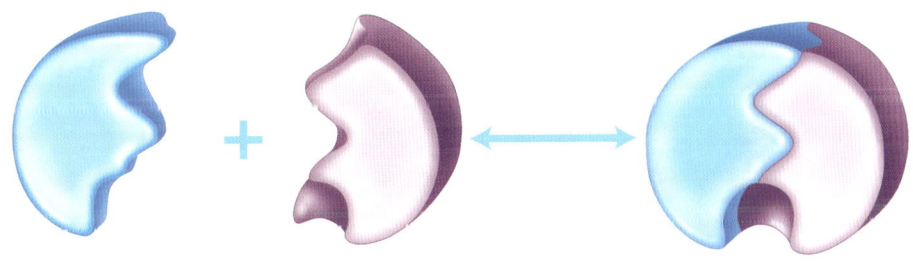

未活化的酵素　　　　維生素輔酶　　　　　活化的酵素

圖 8-1　B 群維生素形成的輔酶協助各種酵素發揮功能。如果沒有輔酶，酵素無法作用，就會出現維生素缺乏的症狀。健康食品店販售的輔酶形式的維生素比較貴，但是沒有必要，因為人體會從維生素自行合成輔酶。

常發生在腦和神經系統、皮膚和消化道等。這些組織的細胞代謝活躍,而且皮膚和消化道的細胞也經常汰舊換新。

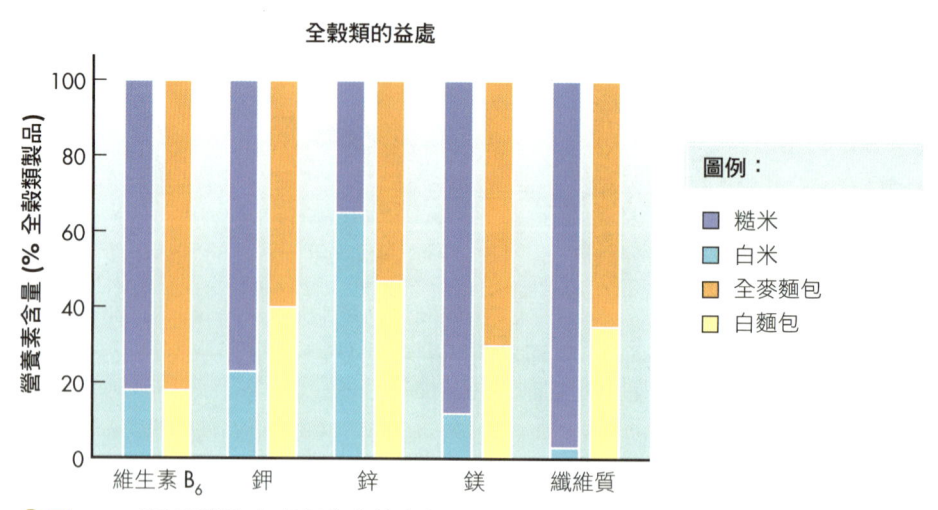

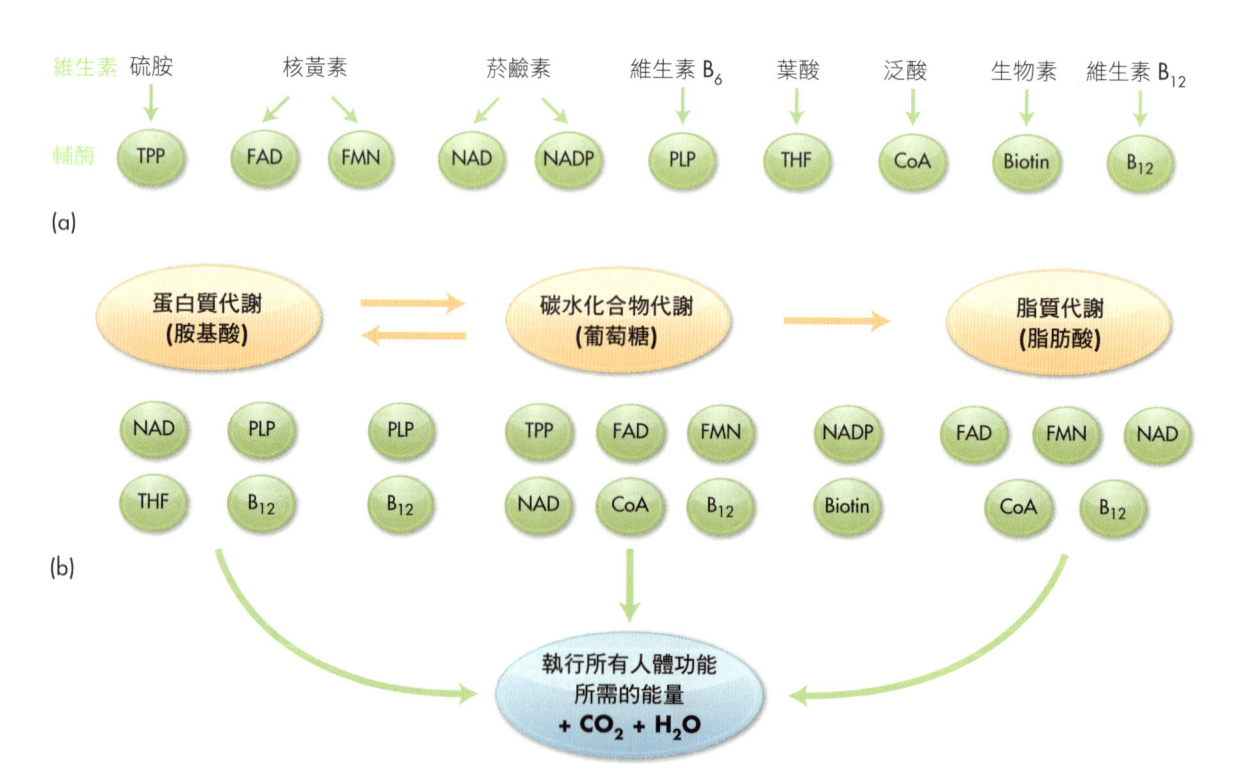

🔵 圖 8-2　精製穀類與全穀類的營養素含量比較。營養素以全穀類製品的百分比表示。

🔵 圖 8-3　能量代謝利用輔酶形式的 B 群維生素。(a) B 群維生素及其輔酶 (以縮寫表示):硫胺焦磷酸 (TPP) 形式的硫胺,黃素腺嘌呤雙核酸 (FAD) 和黃素單核酸 (FMN) 形式的核黃素,菸醯胺腺嘌呤雙核酸 (NAD) 和菸醯胺腺嘌呤雙核酸磷酸 (NADP) 形式的菸鹼素,輔酶 A 形式的泛酸,磷酸吡哆醛 (PLP) 形式的維生素 B_6,和四氫葉酸 (THF) 形式的葉酸。(b) 輔酶及其參與的代謝途徑。

Chapter 8　水溶性維生素

8.1　硫胺 (維生素 B₁)

幫助能量代謝及神經保護

　　硫胺是最早發現的水溶性維生素，主要功能是協助碳水化合物的能量釋出。硫胺的輔酶態是硫胺焦磷酸鹽 (TPP)，參與許多產生二氧化碳 (CO_2) 的反應。這些反應在人體製造 ATP 的途徑中特別重要，其中包括碳水化合物和胺基酸的分解 (參見圖 8-3)。硫胺也參與製造 RNA、DNA 和神經傳導素的化學反應。

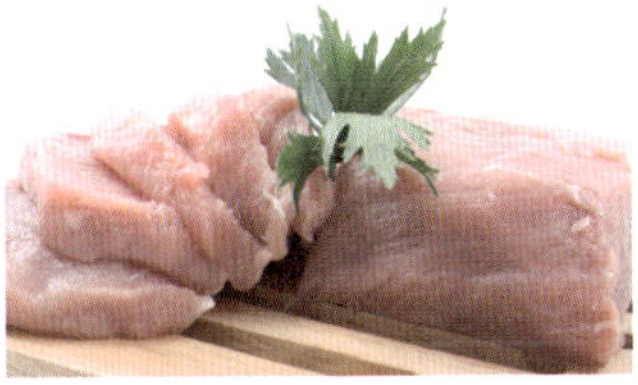

豬肉是硫胺極佳的來源。

硫胺缺乏症是腳氣病

　　缺乏硫胺導致葡萄糖無法代謝並釋出能量，腦和神經細胞特別依賴葡萄糖，所以腦和神經活動會最先出現問題。只要吃 10 天沒有硫胺的飲食，就會出現缺乏症，稱為**腳氣病** (beriberi)，症狀包括虛弱、失去胃口、易怒、全身神經刺痛、手腳不協調和小腿深層肌肉疼痛等，患者往往心臟擴大，有時嚴重貧血。腳氣病常見於以稻米為主食而且吃精製米 (白米) 而非糙米 (全穀類) 的地區。

　　飲酒不但會降低硫胺的吸收和利用，還會促進硫胺的排泄，酗酒 1~2 週就會很快耗盡存量而出現缺乏症狀。腳氣病加上酒精中毒也稱為韋尼克-柯沙可夫症候群 (Wernicke-Korsakoff Syndrome)。

硫胺
RDA
　男性：1.2 毫克
　女性：0.9 毫克
DV：1.5 毫克
UL：無

推薦食物

　　硫胺的主要來源包括豬肉製品、全穀類 (小麥胚芽)、富化穀類和麵粉、青豆、生奶、柳橙汁、內臟、花生、乾豆和種子等 (圖 8-4)。蛋白質類和穀類食品也是富含硫胺的食物來源。口服硫胺補充劑一般不會中毒，因為它很容易就從尿液排泄出去，因此也沒有設定上限攝取量。

8.2　核黃素 (維生素 B₂)

核黃素的功能

　　核黃素的名稱源於顏色 (*flavin* 是拉丁文，意思是「黃色」)。核黃素最主要的功能是透過輔酶型來執行，兩種輔酶形式是黃素單核酸 (FMN) 和黃素腺嘌呤雙核酸 (FAD)，參與許多能量代謝的途徑，例如脂肪酸的分解與能量釋放 (參見圖 8-3)。核黃素因為協助穀胱甘肽過氧化酶的功能，所以可說具有間接的抗氧化作用。

145

實用營養學

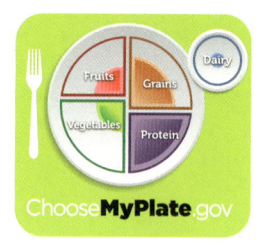

◎ 圖 8-4 硫胺的食物來源。(a) 各食物大類背景顏色的填滿度 (空白，1/3，2/3，或填滿)，代表硫胺的營養素密度。(b) 長條圖顯示各食物大類中多種食物的硫胺含量與 RDA 的比較。整體而言，肉類 (尤其是豬肉)、全穀類、強化早餐穀片是硫胺最豐富的來源。

(a)

(b)

	食物與份量	硫胺 (毫克)	成年男性的 %RDA (1.2 毫克)	成年女性的 %RDA (1.1 毫克)
穀類	Cheeriors® 穀片，1 杯	0.4	31%	34%
	小麥胚芽，2 湯匙	0.3	25%	27%
	玉米烙餅，8 吋	0.2	17%	18%
蔬菜類	熟青豆，1 杯	0.4	35%	38%
	熟橡子南瓜，1 杯	0.3	29%	31%
	熟玉米，1 杯	0.1	12%	13%
水果類	新鮮柳橙汁，1 杯	0.2	17%	18%
	葡萄乾，1/2 杯	0.1	6%	7%
	西瓜，1 杯	0.1	4%	5%
奶類	原味脫脂優格，1 杯	0.1	10%	11%
	脫脂牛奶，1 杯	0.1	9%	10%
	豆漿，1 杯	0.1	6%	6%
蛋白質類	罐頭火腿，3 盎司	0.8	68%	74%
	熟芸豆，1/2 杯	0.1	12%	13%
	烤雞胸肉，3 盎司	0.1	5%	5%

核黃素缺乏症

缺乏核黃素 (ariboflavinosis) 的症狀包括口腔和舌頭發炎、皮膚炎、**口角炎** (cheilosis)、各種眼睛疾病、對陽光敏感以及意識混亂等 (圖 8-5)。飲食缺乏核黃素時，經過 2 個月就會出現這些症狀；通常會伴隨菸鹼素、硫胺和維生素 B_6 的缺乏，因為這些維生素常常共存在食物中。

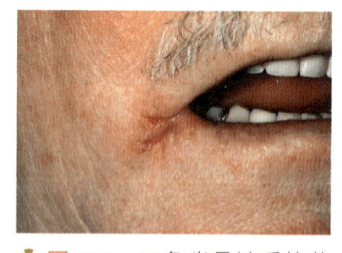

◎ 圖 8-5 口角炎是缺乏核黃素的後果，會使嘴角皮膚裂開而疼痛。其他疾病也會產生口角炎，所以在診斷為營養素缺乏時必須進一步評估。

推薦食物

穀類、奶類、蛋白質類的食品是核黃素最密集的來源 (圖 8-6)。核黃素的主要來源是即食早餐穀片、牛奶和乳製品、強化穀類、肉類以及蛋等。蔬

Chapter 8　水溶性維生素

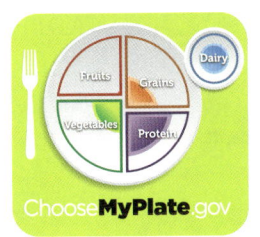

◎ 圖 8-6　核黃素的食物來源。(a) 各食物大類背景顏色的填滿度 (空白，1/3，2/3，或填滿)，代表核黃素的營養素密度。(b) 長條圖顯示各食物大類中多種食物的核黃素含量與 RDA 的比較。整體而言，肉類 (尤其是肝臟)、乳製品和強化早餐穀片都是核黃素最豐富的來源。水果類 (不在圖內)並非核黃素的良好來源。

(a)

(b)

	食物與份量	核黃素 (毫克)	成年男性的 %RDA (1.3 毫克)	成年女性的 %RDA (1.1 毫克)
穀類	家樂氏全麥麩®穀片，1 杯	0.8	62%	73%
	熟雞蛋麵，1/2 杯	0.1	8%	9%
	白麵包，1 片	0.1	8%	9%
蔬菜類	牛蘑菇，中型 5 朵	0.4	31%	36%
	熟菠菜，1 杯	0.4	31%	36%
	熟蘆筍，1 杯	0.3	23%	27%
奶類	原味脫脂優格，1 杯	0.5	38%	45%
	脫脂牛奶，1 杯	0.4	31%	36%
	菲達起司，1.5 盎司	0.4	31%	36%
蛋白質類	炒牛肝，3 盎司	2.8	215%	255%
	水煮蛋，大型 1 個	0.3	23%	27%
	熟黑豆，1/2 杯	0.1	4%	5%

菜如蘆筍、花椰菜、各種葉菜 (如菠菜) 也是良好來源。牛奶包裝通常以紙盒或不透明塑膠容器中販售，是為了保護核黃素，因為核黃素會被光線破壞。服用大量核黃素似乎沒有副作用，但是尿液會呈現鮮黃色。

核黃素
RDA
　男性：1.3 毫克
　女性：1.0 毫克
DV：1.7 毫克
UL：無

8.3　菸鹼素 (維生素 B$_3$)

菸鹼素的功能

　　菸鹼酸和菸鹼醯胺兩種形式皆是菸鹼素。菸鹼素在體內以輔酶的角色，協助碳水化合物和脂肪代謝產生能量 (ATP)。菸鹼素的輔酶包含——菸鹼醯胺腺嘌呤雙核苷酸 (Nicotinamide adenine dinucleotide, NAD) 或菸鹼醯胺腺嘌呤雙核苷酸磷酸鹽 (Nicotinamide adenine dinucleotide phosphate, NADP)。細胞內脂肪酸的合成途徑，

菸鹼素
RDA
　男性：16 毫克
　女性：14 毫克
DV：20 毫克
UL：35 毫克 (菸鹼酸形式)

147

菸鹼素缺乏造成癩皮病

也需要菸鹼素的輔酶，尤其是 NADPH (參見圖 8-3)。

菸鹼素輔酶所參與的酵素反應多達 200 多種，所以一旦缺乏會造成身體多方面的問題。剛開始缺乏會有胃口不好、體重降低、虛弱等症狀。接下來明顯出現皮膚粗糙、疼痛，此缺乏症稱為**癩皮病** (pellagra)(圖 8-7)，另外皮膚炎、腹瀉、還有**失智症** (dementia) 等三大明顯症狀是該缺乏症的特點，如果沒有治療會導致死亡。

癩皮病現今僅見於酒精中毒者、貧窮且飲食貧乏者。

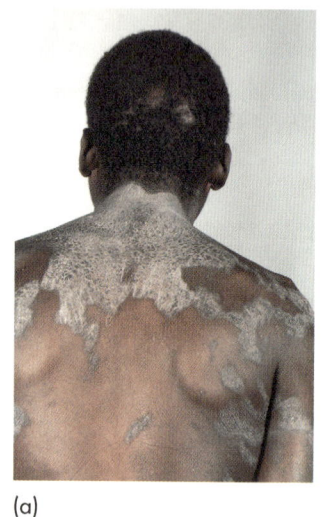

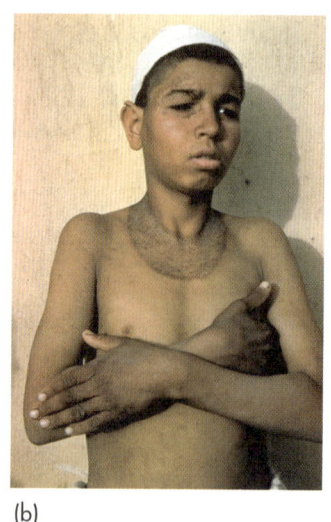

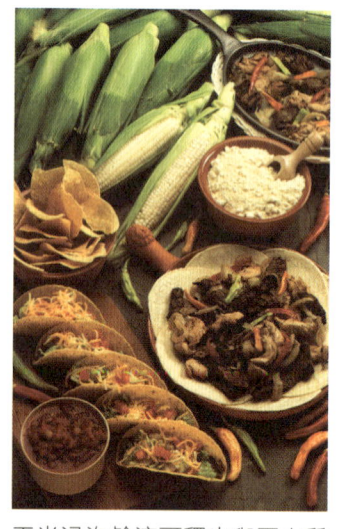

🌐 圖 8-7 癩皮病的皮膚炎。(a) 癩皮病的典型特徵是身體兩側的皮膚發炎。日曬使症狀更加惡化。(b) 頸部粗糙的皮膚稱為卡薩爾頸圈 (Casal's necklace)。

獲取足量的菸鹼素

菸鹼素的最佳來源是富含色胺酸的蛋白質類的食物 (圖 8-8)。菸鹼素的主要來源是鮪魚、禽肉、花生、魚類、即食穀片、牛肉和蘆筍等。咖啡和茶也含有一些菸鹼素。菸鹼素耐熱，烹煮時不易喪失。

人體能從色胺酸合成菸鹼素，約可供應 50% 需要量。飲食中 60 毫克的色胺酸可產生 1 毫克的菸鹼素。所以菸鹼素的 RDA 以菸鹼素當量 (NE) 來表示來自飲食與色胺酸合成的菸鹼素總量。體內以色胺酸來合成菸鹼素時，則需要核黃素和維生素 B_6 做為輔酶。

避免菸鹼素過量

菸鹼素的上限攝取量僅適用於菸鹼酸形式 (用於補充劑)。菸鹼酸形式曾經用於降低血脂 (包括 LDL 膽固醇)，不過因為有潛在的副作用，專家並不建議這種做法。每日攝取量超過 100 毫克菸鹼素就會出現中毒症狀，包括頭痛、發癢、血液大量流向皮膚 (因為身體各部血管擴張之故)。長期使用可能損害消化道和肝臟。

玉米浸泡鹼液可釋出與蛋白質結合的菸鹼素，因而增加玉米製品 (例如玉米粉、玉米片和玉米餅等) 中菸鹼素的利用率。

Chapter 8 水溶性維生素

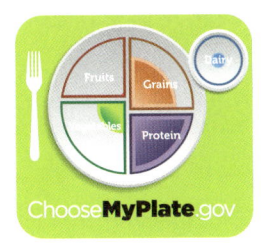

◯ 圖 8-8 菸鹼素的食物來源。(a) 各食物大類背景顏色的填滿度 (空白，1/3，2/3，或填滿)，代表菸鹼素的營養素密度。(b) 長條圖顯示各食物大類中多種食物的菸鹼素含量與 RDA 的比較。整體而言，肉類 (尤其是肝臟)、乳製品和強化早餐穀片是菸鹼素最豐富的來源。奶類 (不在圖內) 並非菸鹼素的良好來源。

(a)

(b)

	食物與份量	菸鹼素 (毫克)	成年男性的 %RDA (16 毫克)	成年女性的 %RDA (14 毫克)
穀類	Total® 葡萄乾麥麩穀片，1 杯	20	125%	143%
	玉米餅，8 吋	1.8	11%	13%
	全麥麵包，1 片	1.4	9%	10%
蔬菜類	生蘑菇，5 朵	4.7	29%	34%
	馬鈴薯，1 個	2.1	13%	15%
	熟蘆筍，1 杯	2.0	13%	14%
水果類	新鮮柳橙汁，1 杯	1.0	6%	7%
	香蕉，中型 1 根	0.8	5%	6%
	藍莓，1 杯	0.6	4%	4%
蛋白質類	烤黃鰭鮪，3 盎司	18.8	118%	134%
	烤雞胸肉，3 盎司	11.8	74%	84%
	花生醬，2 湯匙	4.2	26%	30%

8.4 維生素 B$_6$ (吡哆醇)

維生素 B$_6$ 的功能

維生素 B$_6$ 以輔酶——磷酸吡哆醛 (pyridoxal phosphate, PLP) 的角色參與 100 種以上的化學反應，包括碳水化合物、蛋白質和脂質的代謝 (參見圖 8-3)。

維生素 B$_6$ 對於胺基酸的代謝尤其重要。維生素 B$_6$ 參與非必需胺基酸的合成，**同半胱胺酸** (homocysteine) 代謝。幫助血清素和 γ-胺基丁酸 (GABA) 等神經傳導素的合成；協助**血紅素** (hemoglobin) 合成；色胺酸轉變成菸鹼素與肝醣分解過程都需要維生素 B$_6$。

維生素 B$_6$ 缺乏症

由於維生素 B$_6$ 輔酶參與反應很多，缺乏時會造成許多身體系

維生素 B$_6$

RDA
　男性：1.5 毫克
　女忄生：1.5 毫克
DV：2 毫克
UL：100 毫克

149

統異常,例如心血管、免疫、神經系統,以及整體的能量代謝。缺乏症狀也很多方面,包括沮喪、嘔吐,皮膚病變、神經發炎、貧血、免疫反應不足等。

酒精中毒者容易缺乏維生素 B_6。酒精的代謝產物會干擾維生素 B_6 的輔酶形式,也會抑制維生素 B_6 的吸收,並且損壞肝組織而無法充分代謝維生素 B_6。

推薦食物

主要來源是動物製品 (圖 8-9),植物來源是蔬菜和水果如馬鈴薯、菠菜、香蕉和哈密瓜等。整體而言,蛋白質類食品是維生素 B_6 的豐富來源。動物製品所含的維生素 B_6 比植物食品容易吸收。維生素 B_6 相當不穩定,高溫和低溫都會輕易破壞它。

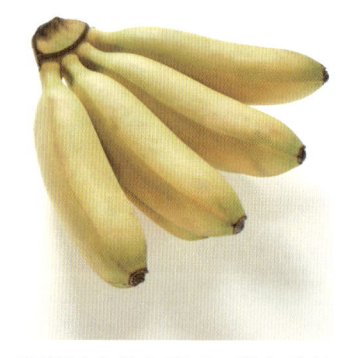

香蕉是含維生素 B_6 豐富的植物食品。

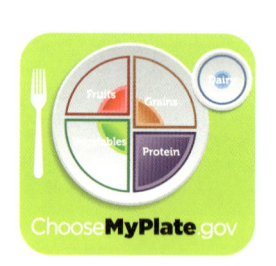

圖 8-9　維生素 B_6 的食物來源。**(a)** 各食物大類背景顏色的填滿度 (空白,1/3,2/3,或填滿),代表維生素 B_6 的營養素密度。**(b)** 長條圖顯示各食物大類中多種食物的維生素 B_6 含量與 RDA 的比較。整體而言,肉類 (尤其是肝臟)、乳製品、強化早餐穀片是維生素 B_6 最豐富的來源。奶類 (不在圖內) 並非維生素 B_6 的良好來源。

(a)

(b)

	食物與份量	維生素 B_6 (毫克)	成年男性與女性的 %RDA (1.3 毫克)
穀類	Special K® 穀片,1 杯	2.0	154%
	加樂氏 Eggo® 鬆餅,2 個	0.4	31%
	糙米飯,1/2 杯	0.1	3%
蔬菜類	烤帶皮洋芋,中型 1 個	0.5	10%
	熟菠菜,1 杯	0.4	9%
	熟冬南瓜,1 杯	0.3	5%
水果類	香蕉,中型 1 根	0.4	8%
	葡萄乾,1/2 杯	0.1	3%
	西瓜,1 杯	0.1	1%
蛋白質類	炒牛肝,3 盎司	0.8	16%
	烤火雞胸肉,3 盎司	0.7	14%
	烤葵瓜籽,1 盎司	0.2	5%

維生素 B₆ 過量會造成神經損害

研究顯示，每日攝取 2 到 6 公克維生素 B₆，持續 2 個月以上，會造成神經傷害，中毒症狀包括步履艱難，手腳刺痛和麻痺。神經節 (許多神經纖維的滙集處) 的傷害是永久性的。健康食品店販售的維生素 B₆ 一錠就有 500 毫克，很容易造成中毒。所以補充時要遵循上限攝取量以確保安全。

8.5 泛酸 (維生素 B₅) 和生物素 (維生素 B₇)

泛酸

泛酸是輔酶 A (CoA) 的成分，舉凡碳水化合物、脂質和蛋白質的能量代謝都需要泛酸參與。泛酸的食物來源相當廣泛，因此吃多樣化飲食就不會缺乏泛酸。酒精中毒者因為飲食貧乏可能會缺乏泛酸。泛酸不具毒性，因此沒有上限攝取量。

泛酸
AI：5 毫克
DV：10 毫克
UL：無

泛酸食物來源廣泛。 泛酸的豐富來源是葵瓜籽、蘑菇、花生、蛋等 (圖 8-10)。其他豐富來源是肉類、牛奶及蔬菜。成人泛酸的足夠攝取量是每日 5 毫克。食品與補充劑標示的 DV 是 10 毫克。多樣化攝取各類食物都可滿足需求。

生物素

生物素以其輔酶形式協助幾十種化學反應，諸如化合物添加二氧化碳以便合成葡萄糖和脂肪酸，分解胺基酸等。缺乏生物素的症狀包括皮膚鱗狀發炎、唇舌病變、胃口減少、反胃、嘔吐、貧血、沮喪、肌肉痛和虛弱、生長不良等。

生物素
AI：30 微克
DV：300 微克
UL：無

獲取足量的生物素。 富含蛋白質的食物如蛋黃、花生、起司等 (圖 8-11) 都是良好來源。此外體內腸道細菌也可以合成生物素供人體吸收，因此不易缺乏。切除大段結腸或服用抗生素數個月的人，必須特別注意細菌合成量可能不夠。吃太多生蛋白容易使體內生物素缺乏；因為生蛋白含有一種卵白素會跟生物素結合，因而妨礙吸收；不過只要將蛋白煮熟，使卵白素變性，就沒有影響了。

8.6 葉酸 (維生素 B₉)

食物中天然存在以及人體內的葉酸稱為 folate，強化食品和補充劑中的人工合成葉酸稱為 folic acid。

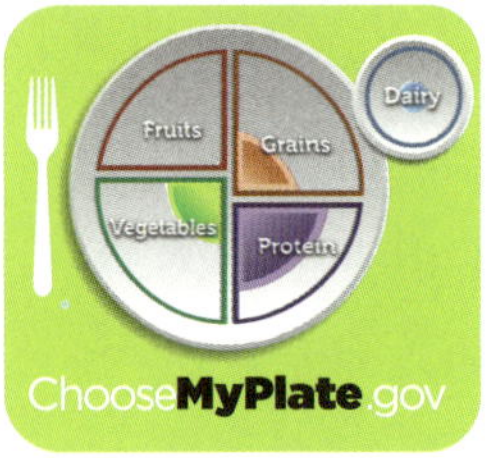

◎ 圖 8-10　泛酸的食物來源。(a) 各食物大類背景顏色的填滿度 (空白，1/3，2/3，或填滿)，代表泛酸的營養素密度。(b) 長條圖顯示各食物大類中多種食物的泛酸含量與 AI 的比較。整體而言，強化食品和富含蛋白質的食品是泛酸的最佳來源。

(a)

(b)

	食物與份量	泛酸 (毫克)	成年男性和女性的 %AI (5 毫克)
穀類	Whole Grain Total® 穀片，1 杯	10.0	200%
	糙米飯，1/2 杯	0.4	8%
	白麵包，1 片	0.1	2%
蔬菜類	生蘑菇，中型 5 個	1.3	26%
	熟橡子南瓜，1 杯	1.0	20%
	熟花椰菜，1 杯	1.0	20%
水果類	新鮮柳橙汁，1 杯	0.5	10%
	藍莓，1 杯	0.2	4%
	富士蘋果，中型 1 個	0.1	2%
奶類	原味脫脂優格，1 杯	1.6	32%
	脫脂牛奶，1 杯	0.9	18%
	豆漿，1 杯	0.3	6%
蛋白質類	能量棒，1 根	10.8	216%
	炒牛肝，3 盎司	5.6	112%
	烤葵瓜籽，1/4 杯	2.6	52%

葉酸的功能

葉酸輔酶可幫助 DNA 的合成及代謝胺基酸及其衍生物 (如同半胱胺酸)。葉酸具有保護血管功能，因為血液同半胱胺酸濃度升高與動脈硬化風險有關，而葉酸可促進同半胱胺酸的代謝；維生素 B_6 和 B_{12} 亦可共同協助同半胱胺酸代謝。足夠的葉酸可降低癌症風險，是因為 DNA 的合成需要葉酸協助，稍微缺乏葉酸就可能使 DNA 異常，進而影響致癌基因。葉酸也協助腦中神經傳導素的合成，因此足量的葉酸可改善某些憂鬱症的病例。

缺乏葉酸影響細胞分裂

缺乏葉酸會造成**巨球性貧血** (megaloblastic anemia 或 macrocytic anemia)，也是臨床上常作為葉酸營養指標。紅血球因為葉酸缺乏而無法複製 DNA 和細胞分裂，這些細胞

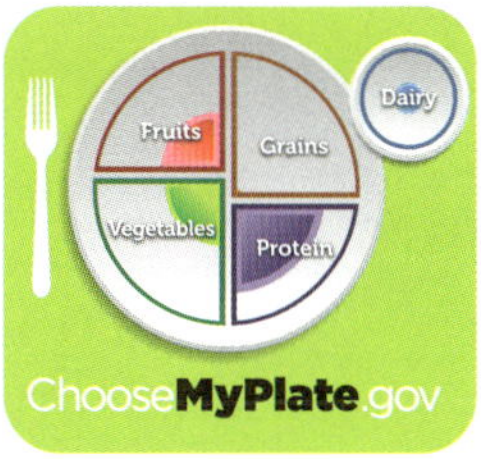

Chapter 8　水溶性維生素

圖 8-11　生物素的食物來源。(a) 各食物大類背景顏色的填滿度 (空白，1/3，2/3，或填滿)，代表生物素的營養素密度。(b) 長條圖顯示各食物大類中多種食物的生物素含量與 AI 的比較。整體而言，富含蛋白質的食品是生物素的最佳來源。穀類 (即使經過強化) 僅含少量生物素，所以不在此圖中。

(a)

(b)

食物與份量	生物素 (微克)	成年男性和女性的 %AI (30 微克)
蔬菜類		
烤番薯，1 杯	2.9	10%
罐頭蘑菇，1/2 杯	1.7	6%
熟胡蘿蔔，1 杯	0.9	3%
水果類		
草莓，1 杯	2.3	8%
沖泡濃縮柳橙汁，1 杯	1.0	3%
葡萄乾，1/2 杯	0.3	1%
奶類		
美式起司，2 盎司	1.7	6%
切達起司，1.5 盎司	0.6	2%
脫脂牛奶，1 杯	0.3	1%
蛋白質類		
炒牛肝，3 盎司	35.0	106%
白煮蛋，大型 1 個	10.0	33%
烤花生，1 盎司	4.9	16%

雖不分裂，但因為仍然有足夠的蛋白質和細胞元件而逐漸變大。這些大而不成熟的細胞稱為**巨母紅血球** (megaloblast)(圖 8-12)。成熟紅血球減少，血液的攜氧能力就降低，稱為**巨球性貧血** (megaloblastic anemia 或 macrocytic anemia)。缺乏葉酸還會干擾全身細胞的分裂，其他缺乏症狀包括舌炎、腹瀉、生長不良、心智混亂、沮喪以及神經功能的問題。

孕婦若缺乏葉酸會造成胎兒的**神經管缺陷** (neural tube defect)，包括脊

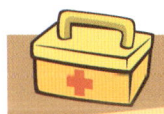

醫藥箱

甲胺喋呤 (methotrexate) 是治療癌症的藥物，它的構造與葉酸極為相似，但沒有葉酸的功能。大劑量的甲胺喋呤會阻礙葉酸代謝，進而阻止癌細胞的 DNA 合成和細胞分裂。雖然癌細胞是分裂最迅速也最先受到影響；但是體內其他快速分裂的細胞，如腸道和皮膚細胞，其細胞分裂也會受到影響，因而產生治療的副作用如腹瀉、嘔吐和掉髮等，與葉酸缺乏症相同。目前病患服用甲胺喋呤必須吃富含葉酸的飲食或葉酸補充劑，以緩解副作用。大劑量的葉酸補充劑對甲胺喋呤的效能並無影響或影響很小。

153

紅血球前導細胞
(幹細胞)

葉酸或維生素 B_{12} 不足

足量的葉酸與維生素 B_{12}

細胞無法分裂

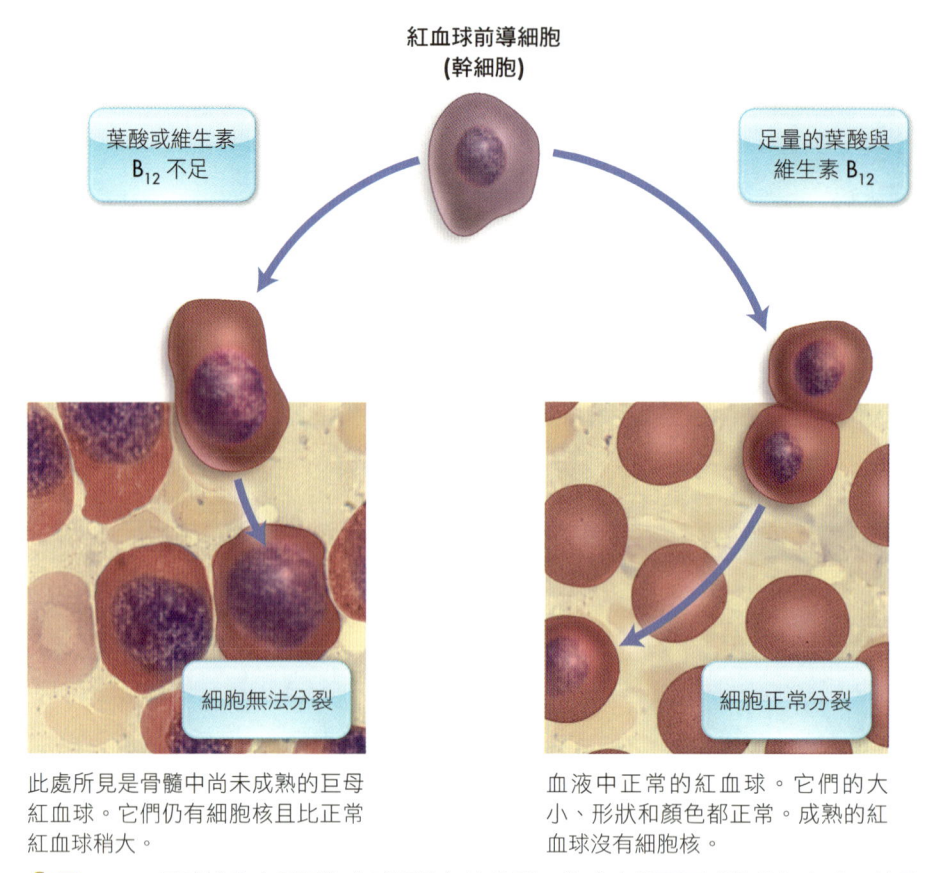

細胞正常分裂

此處所見是骨髓中尚未成熟的巨母紅血球。它們仍有細胞核且比正常紅血球稍大。

血液中正常的紅血球。它們的大小、形狀和顏色都正常。成熟的紅血球沒有細胞核。

圖 8-12　巨球性貧血是因為血球細胞無法分裂，造成大型而不成熟的紅血球。缺乏葉酸或維生素 B_{12} 都會造成這種情形。檢驗這兩種維生素在血液中的濃度有助於釐清貧血的原因。

裂 (spina bifida)(脊髓或脊髓液突出背部) 和**無腦畸形** (anencephaly)(缺腦)。胎兒神經管閉合完成於受孕的第 28 天，此時許多婦女可能還不知道懷有身孕，所以要確實避免此風險，建議所有生育年齡的婦女都應當攝取足量的葉酸。

老年人因為葉酸攝取不足和吸收能力下降，有缺乏葉酸的風險。酒精中毒者因為攝取和吸收都不足，也會缺乏葉酸。

獲取足量的葉酸

葉酸最豐富的來源是深綠色的葉菜類。其他蔬菜、柳橙汁、乾豆和內臟也很豐富 (圖 8-13)。強化的即食早餐穀片、麵包、牛奶是合成葉酸的重要來源。新鮮水果和快煮蔬菜可提供較多的葉酸，因為葉酸怕高溫和氧化，食物的加工和烹煮過程會破壞 50% 到 90% 的葉酸。

葉酸建議量單位以「膳食葉酸當量」(DFE) 表示，因為要涵蓋食物中的天然葉酸和補充劑的合成葉酸兩類來源，並考慮到兩者生體可用率的差異。補充劑和強化食物中的合成葉酸比天然葉酸容易吸收，效力是天然的 1.7 倍。

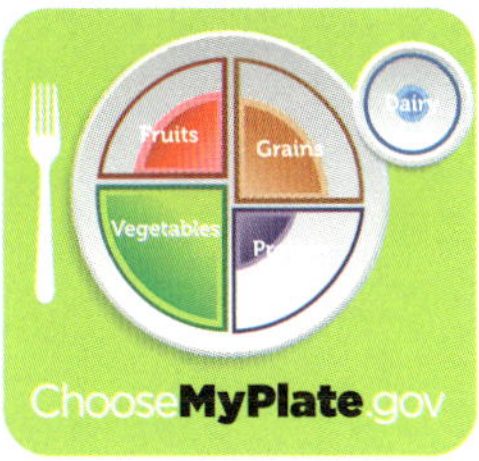

Chapter 8 水溶性維生素

圖 8-13 葉酸的食物來源。**(a)** 各食物大類背景顏色的填滿度 (空白，1/3，2/3，或填滿)，代表葉酸的營養素密度。**(b)** 長條圖顯示各食物大類中多種食物的葉酸含量與 RDA 的比較。整體而言，綠色葉菜和強化穀類是葉酸的最佳來源。

(a)

(b)

食物與份量	葉酸 (微克 DFE)	成年男性和女性的 %RDA (400 微克 DFE)
穀類		
Cheerios® 穀片，1 杯	336	84%
小麥胚芽，2 湯匙	150	38%
玉米餅，8 吋	98	25%
蔬菜類		
熟蘆筍，1 杯	268	67%
熟菠菜，1 杯	263	66%
熟花椰菜，1 杯	168	42%
水果類		
新鮮柳橙汁，1 杯	74	19%
哈密瓜，1 杯	37	9%
生草莓，1 杯	36	9%
奶類		
原味優格，1 杯	29	7%
低脂卡特基起司，1 杯	23	6%
豆漿，1 杯	22	6%
蛋白質類		
炒牛肝，3 盎司	211	53%
熟扁豆，1/2 杯	179	45%
烤葵瓜籽，1/4 杯	76	19%

成人的葉酸建議量為 400 微克；孕婦為減少胎兒脊柱的先天缺陷，需要比平時更多的葉酸 (總共 600 微克 DFE)，以供應自己和胎兒大量的細胞分裂和 DNA 合成之用。

避免葉酸過量

葉酸的上限攝取量只針對合成葉酸，因為天然葉酸的吸收率有限。經常攝取大量的葉酸會隱藏缺乏維生素 B_{12} 的早期徵候：紅血球擴大，因而影響正確診斷。因此美國 FDA 限制補充劑 (非孕婦) 的葉酸含量為 400 微克。

台灣年輕人與男性的葉酸營養不足

營養調查採用的葉酸營養指標是血清葉酸濃度，缺乏的標準是 < 3 ng/mL，不足是 < 6

ng/mL。值得注意的是，年輕人的血清葉酸濃度比老人低，女性高於男性 (圖 8-14)。成年女性的葉酸缺乏率只有 16%，成年男性則有 39%，而且 45 歲以下年輕人的風險最大，女性不足率 > 20%，男性 > 45%。

8.7 維生素 B₁₂ (鈷胺素或氰鈷胺素)

水溶性維生素中以維生素 B₁₂ 最為獨特，首先它的分子最大，唯一在結構中含有礦物質鈷，只存在動物食品中。維生素 B₁₂ 還可以大量儲存在肝臟，所以較不容易缺乏。維生素 B₁₂ 還有獨特的吸收機制，與其他維生素完全不同。

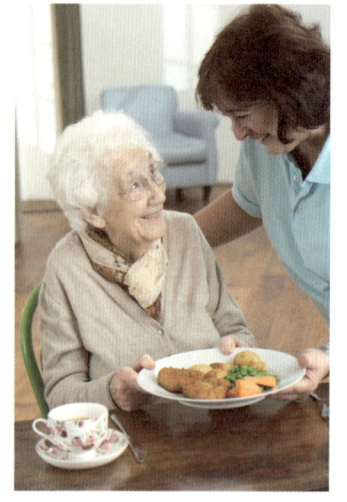

維生素 B₁₂ 的吸收機制

人體吸收維生素 B₁₂ 的方式相當複雜，只要其中一個步驟出錯，就會妨礙吸收而造成缺乏症。我們來看看含有維生素 B₁₂ 的餐點在消化道中經過多重的消化歷程 (圖 8-15)。食物中的維生素 B₁₂ 多半與蛋白質結合而無法吸收。食物入口時，唾液腺分泌**蛋白質 R** (R-proteins)，然後和食糜一起送到胃。胃酸和胃蛋白酶可使維生素 B₁₂ 和蛋白質分離，游離的維生素 B₁₂ 與蛋白質 R 結合，繼續送到小腸。胃細胞會釋出類似蛋白質的化合物，稱為**內在因子** (intrinsic factor) 也會一起進入小腸。食糜抵達十二指腸時，胰酵素使維生素 B₁₂ 和蛋白質 R 分離，而後游離的維生素 B₁₂ 與內在因子結合。當維生素 B₁₂ 內在因子的複合物進入迴腸時，這時維生素 B₁₂ 才被吸收。

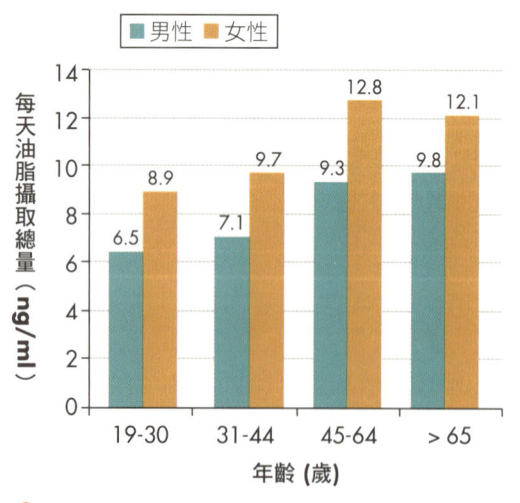

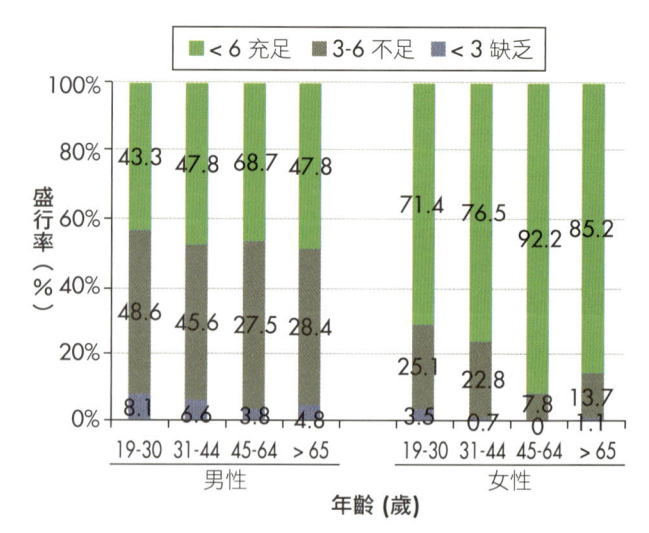

年老時因為胃酸的分泌減少，使得維生素 B₁₂ 的吸收效率降低。

圖 8-14 台灣成人血清葉酸濃度隨年齡而增多，以女性高於男性；缺乏率則是男性高於女性，年輕人高於老年人，反映男性與年輕人的蔬菜攝取較少。

資料來源：參見參考資料 6

Chapter 8　水溶性維生素

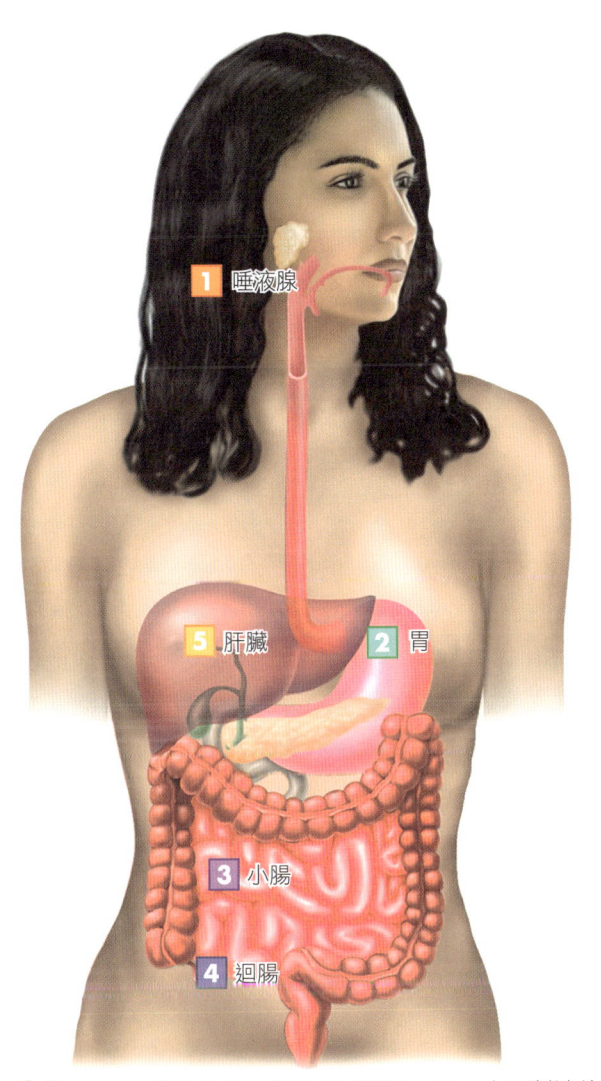

維生素 B_{12}

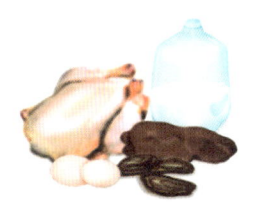

1 口：唾液腺製造蛋白質 R。

2 胃
  a. 胃酸和胃蛋白酶使食物中的維生素 B_{12} 和蛋白質分離。
  b. 游離維生素 B_{12} 與蛋白質 R 結合。
  c. 胃的壁細胞分泌內在因子。

3 小腸
  a. 胰蛋白酶分離維生素 B_{12} 與蛋白質 R。
  b. 維生素 B_{12} 與內在因子結合。

4 迴腸：維生素 B_{12} 與內在因子的複合體被吸收進入血液，與運送蛋白——轉鈷胺蛋白 II 結合。

5 肝臟：維生素 B_{12} 儲存在肝臟。

圖 8-15　維生素 B_{12} 的吸收需要口、胃、小腸製造的多種化合物。胃或小腸發生問題都會干擾維生素 B_{12} 的吸收，因而導致缺乏症。

　　上述這些步驟只要有任何變動，維生素 B_{12} 的吸收率就會降至 1% 到 2%，此時容易缺乏。所以維生素 B_{12} 缺乏的原因大部分都是吸收不良的問題而非攝取不足。尤其是老年人，因為老化使胃酸和內在因子的製造減少，不利於維生素 B_{12} 的吸收。

　　若有維生素 B_{12} 吸收不良的問題，患者通常每月注射一次維生素 B_{12}；使用維生素 B_{12} 鼻用膠漿 (經鼻腔吸收不需因在因子)；或者每週服用超大劑量維生素 B_{12} 補充劑 (RDA 的 300 倍)。利用超大劑量提供，使足量的維生素 B_{12} 以簡單擴散的方式吸收，可克服吸收不良的問題。

維生素 B_{12} 的功能

　　維生素 B_{12} 是活化葉酸輔酶所必需的成分，所以也間接參與 DNA 合成等代謝反應。

實用營養學

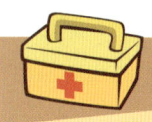

醫藥箱

有些藥物會限制維生素 B_{12} 的吸收。胃潰瘍或逆流症患者服用抑制胃酸的制酸劑或其他藥劑，會升高胃的 pH 值，因而限制了維生素 B_{12} 與蛋白質的分離。糖尿病藥物 metformin 會抑制維生素 B_{12} 的吸收。服用這些藥物必須與醫生討論是否需要補充維生素 B_{12}。

如果沒有維生素 B_{12}，細胞內需要葉酸輔酶的反應就無法進行。因此缺乏維生素 B_{12} 會產生葉酸缺乏的症狀，例如同半胱胺酸濃度升高和巨球性貧血。

維生素 B_{12} 還可以維護神經細胞鞘磷脂以隔絕神經元，這是維生素 B_{12} 另一個重要功能。缺乏維生素 B_{12} 造成死亡，主要是因為神經遭受破壞。

維生素 B_{12} 缺乏症

缺乏維生素 B_{12} 的致命後果是**惡性貧血** (pernicious anemia)，過去有許多人因此病死亡。初期缺乏維生素 B_{12} 所引起的神經系統異常包括肌肉動作不穩和反射動作障礙，最後則因髓鞘破壞導致癱瘓，甚至死亡。惡性貧血的特徵是巨球性貧血 (以及所有貧血的徵候)、口瘡、沮喪、背痛、冷漠、導致四肢麻痺的嚴重神經退化、虛弱、癱瘓，最後因為心衰竭而死亡。

惡性貧血患者的飲食往往不缺乏維生素 B_{12}，而是因為自體免疫破壞了製造胃酸和內在因子的胃細胞，導致吸收不良。由於人體有維生素 B_{12} 儲存，惡性貧血發作 3 年之後才會出現神經破壞。不幸的是，臨床缺乏徵候出現之前，神經就已大幅破壞，且為不可回復的損傷。

獲取足量的維生素 B_{12}

動物內臟 (例如肝、腎、心臟等) 是維生素 B_{12} 特別豐富的來源。來源包括肉類、海鮮、強化早餐穀片、牛奶和蛋等 (圖 8-16) 也非常重要。

維生素 B_{12} 缺乏的原因很少是飲食攝取不足所致，不過純素食者卻是容易發生維生素 B_{12} 缺乏的一群。純素飲食的維生素 B_{12} 含量很少，除非涵蓋維生素 B_{12} 強化食品 (例如豆漿) 或補充劑。孕婦缺乏維生素 B_{12}、素食母親以母乳哺餵的嬰兒更有維生素 B_{12} 缺乏的風險，並且伴隨著嬰兒貧血和長期的神經系統問題，例如腦生長不足、脊髓退化、智能不足等。因此純素食者需要特別注意獲取足量的維生素 B_{12}。

強化早餐穀片和補充劑都是合成型維生素 B_{12} 來源，合成型維生素 B_{12} 並未與食物結合，也不需要胃酸幫助分解，所以比食物中

維生素 B_{12}
RDA：2.4 微克
DV：6 微克
UL：無

鑑於葉酸強化措施的成功，有些專家建議在食品中廣泛添加維生素 B_{12}。

鮭魚、彩虹鱒以及其他海鮮是維生素 B_{12} 的極佳來源。

Chapter 8　水溶性維生素

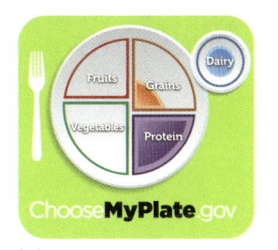

圖 8-16　維生素 B_{12} 的食物來源。(a) 各食物大類背景顏色的填滿度 (空白，1/3，2/3，或填滿)，代表維生素 B_{12} 的營養素密度。(b) 長條圖顯示各食物大類中多種食物的維生素 B_{12} 含量與 RDA 的比較。整體而言，動物製品和強化穀類是維生素 B_{12} 的最佳來源。

(a)

(b)

	食物與份量	維生素 B_{12} (微克)	成年男性和女性的 %RDA (2.4 微克)
穀類	Cheerios® 穀片，1 杯	1.9	79%
	熟雞蛋麵，1/2 杯	0	0%
	熟藜麥，1/2 杯	0	0%
奶類	強化豆漿，1 杯	2.1	86%
	原味無脂優格，1 杯	1.5	63%
	脫脂牛奶，1 杯	1.2	50%
蛋白質類	烤蛤蜊，3 盎司	84.1	3504%
	炒牛肝，3 盎司	67.3	2804%
	熟腰豆，1/2 杯	0	0%

的 B_{12} 更容易吸收。

　　成人肝臟中的維生素 B_{12} 儲存量可供 2 到 3 年之用，吃完全不含維生素 B_{12} 的飲食，大約 20 年才會出現神經破壞的狀況。惡性貧血的發病要迅速得多，因為消化過程中排入腸胃的 B_{12} 再吸收能力降低，加上膳食來源的吸收減少。吃純素飲食不含動物製品，必須另覓維生素 B_{12} 的可靠來源，或選用含有 B_{12} 的綜合維生素礦物質補充劑。維生素 B_{12} 補充劑不會造成中毒，因此沒有設定上限攝取量。

8.8　維生素 C (抗壞血酸)

維生素 C 的功能

　　維生素 C 可說是最廣受歡迎也最為人所熟識的水溶性維生素。維生素 C 可對抗壞血症，所以又稱為抗壞血酸；此外，維生素 C 還有許多重要的生理功能。

<u>促進膠原蛋白合成與傷口癒合</u>。膠原蛋白是大量存在於結締組織、骨骼、牙齒、肌腱、血管細胞之間的蛋白質，可使細胞緊密排列。膠原蛋白的結構強化需要維生素 C，所以維生素 C 對傷口癒合極為重要。

抗氧化劑。維生素 C 常應用於抗老化美容產品，主要是因為它具有抗氧化作用。維生素 C 能夠減少胃內致癌物亞硝胺的形成，也能幫助維生素 E 再活化。維生素 C 也可以幫助清除抽菸所產生的自由基，進而避免細胞受到氧化傷害。

幫助鐵質的吸收。維生素 C 可促進鐵在小腸的吸收。用餐時攝取 75 毫克以上的維生素 C，可大幅提升該餐點的鐵吸收率。所以維生素 C 對於缺鐵性貧血很有幫助。缺鐵性貧血是全世界排名第一的營養素缺乏症。

增強免疫功能。維生素 C 使免疫系統能夠發揮正常功能，不但保護免疫細胞，而且促進白血球的迅速增殖。維生素 C 是否能有效預防或治療感冒？目前研究還無法證實維生素 C 可預防感冒，不過似乎可緩解症狀，但是關鍵在於一出現症狀就要立刻補充維生素 C。

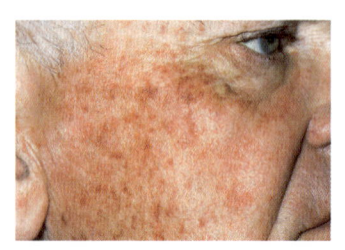

圖 8-17　壞血病的早期症狀——皮膚針點狀出血，這是少量血液流入毛囊而造成的。患者通常也有傷口不易癒合的問題，這些症狀都與膠原蛋白的合成有關。

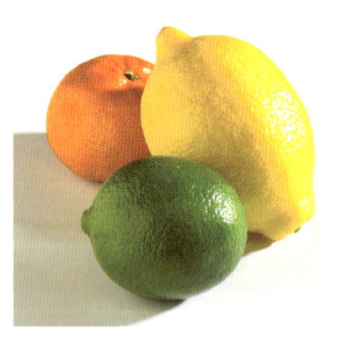

維生素 C 缺乏引起壞血症

壞血病的症狀如牙齦出血、牙齒脫落、瘀青和鱗狀皮膚等。十八世紀中期以前的海上長途航行中，有半數或以上的水手會因為維生素 C 缺乏而死於壞血病。英國醫官在 1740 年首先發現柑橘類水果可以防治壞血病。此後五十年英國水兵的口糧都有萊姆 (因此得了「萊姆佬」的譏名)。維生素 C 缺乏的早期症狀有：皮膚針點狀出血 (圖 8-17)、牙齦出血、關節痛等。

獲取足量的維生素 C

柑橘類水果、草莓、青椒、花菜、花椰菜、甘藍、木瓜和羅曼生菜等都是維生素 C 的豐富來源 (圖 8-18)。天天五份蔬果可提供足量的維生素 C。由於維生素 C 對溫度、鐵、銅和氧很敏感並且溶解於水，因此在加工或烹飪的過程中很容易喪失。長時間烹煮蔬果會破壞許多維生素 C 或使它從食物中溶解出來。

每天應適量攝取 100 毫克的維生素 C，有吸菸習慣的人每天應該額外增加 35 毫克。

避免維生素 C 過量補充

市面上很多維生素 C 補充劑是 500~1000 毫克，服用時應特別注意。常吃維生素 C 補充劑，腎結石的風險也較高，要記得同時補充水分。每天攝取量超過 100 毫克時，腎臟就會開始迅速排泄維生素 C；吸收率也跟著下降。經常攝取 2000 毫克/日會導致胃炎和腹瀉，1000 毫克也會反胃和腸胃不適。鐵吸收過度和存量太高的人不建議補充維生素 C。

柑橘類水果是維生素 C 的良好來源。

維生素 C
RDA
　男性：100 毫克
　女性：100 毫克
DV：60 毫克
UL：2000 毫克

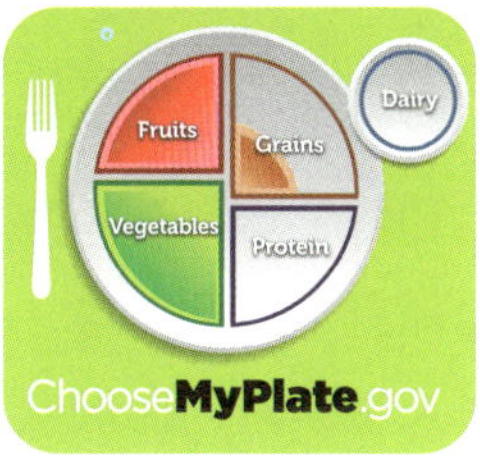

Chapter 8　水溶性維生素

圖 8-18　維生素 C 的食物來源。(a) 各食物大類背景顏色的填滿度 (空白，1/3，2/3，或填滿)，代表維生素 C 的營養素密度。(b) 長條圖顯示各食物大類中多種食物的維生素 C 含量與 RDA 的比較。整體而言，蔬果是維生素 C 最豐富的來源。奶類和蛋白質類 (不在圖內) 並非維生素 C 的良好來源。

(a)

(b)

	食物與份量	維生素 C (毫克)	成年男性的 %RDA (90 毫克)	成年女性的 %RDA (75 毫克)
穀類	Whole Grain Total® 穀片，1 杯	60	67%	80%
	起司義式餃子，1/2 杯	0	0%	0%
	糙米飯，1/2 杯	0	0%	0%
蔬菜類	生紅甜椒，1 杯	190	211%	253%
	熟抱子甘藍，1 杯	97	108%	129%
	生菠菜，2 杯	17	19%	23%
水果類	草莓，1 杯	89	99%	119%
	柳橙，中型 1 個	83	92%	111%
	罐裝葡萄柚汁，1 杯	72	80%	96%

8.9　膽素與其他類維生素化合物

膽素可在肝臟合成且人體對它的需求量比其他維生素大得多，將近 0.5 公克。人們通常不易有膽素缺乏的情形，但完全不吃奶類及蛋類的全素者較易攝取不足。研究也發現當接受缺乏膽素的靜脈營養時，膽素存量下降並且肝臟受損。

膽素的功能

細胞膜的結構成分。 細胞膜上的磷脂質有大半是卵磷脂，又稱為磷脂膽素，因其重要成分即為膽素。膽素是細胞膜結構中的重要角色，它對於含有大量膽素的腦組織尤為重要。

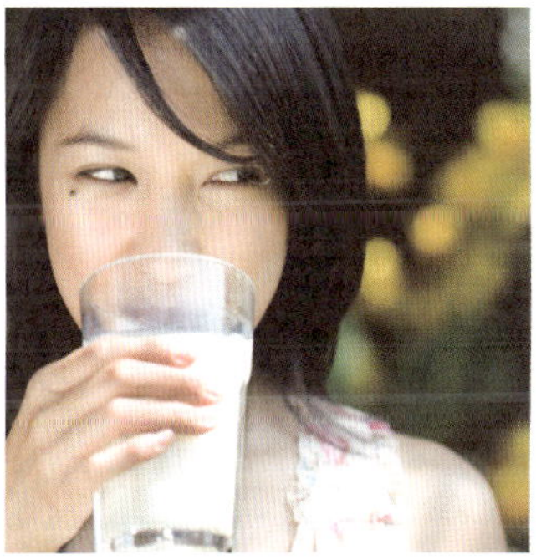

單碳代謝。 膽素是甜菜鹼的前質，後者參與許多重要的化學反應，包括代謝作用中單碳基的轉移、合成神經傳導素，胚胎發育期間修飾 DNA，代謝同半胱胺酸等。最近的研究指出，足量的膽素可預防天生缺陷，角色類似葉酸。葉酸和膽素都參與胚胎發育期間 DNA 的合成。

神經功能和腦部發育。 膽素是神經傳導素乙醯膽鹼的主要構成原料

膽素對胎兒的腦部發育很重要。牛奶和其他乳製品提供部分膽素。

161

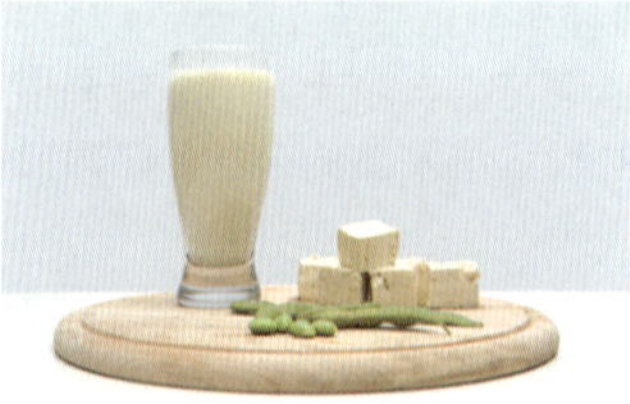

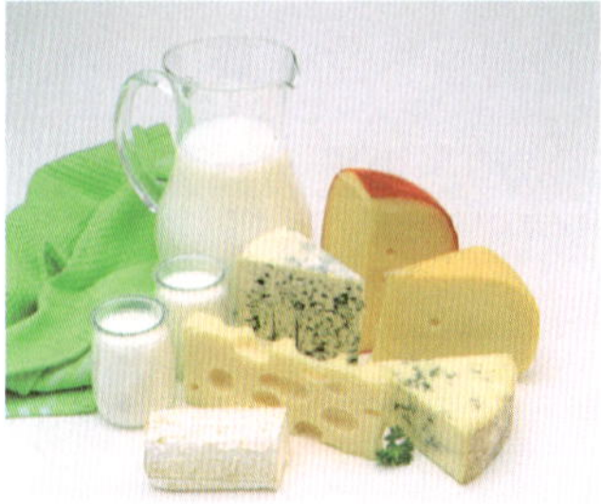

實用營養學

之一，可以製造幫助記憶、學習、肌肉控制等功能。鞘磷脂是含有膽素的磷脂質，它是隔絕神經細胞的髓磷脂鞘。在懷孕期間，羊水中的膽素濃度很高，以供應胎兒腦部發育之用。動物實驗發現，懷孕期間缺乏膽素對腦部發育、學習能力和記憶力都有不良的影響。人體研究也顯示，膽素攝取量偏低的孕婦，子女天生缺陷的比例升高四倍。可見懷孕和哺乳期間足夠的膽素攝取量有助於胎兒腦部發育。

製造脂蛋白運送脂質。膽素也是脂蛋白的成分，脂蛋白是血液中運送脂質的工具。人類缺乏膽素肝臟脂蛋白的合成會減少，使脂肪堆積在肝臟無法輸出，產生脂肪肝。所以足量的膽素有助於預防脂肪肝生成。

乳製品、黃豆、杏仁和花生是膽素的天然來源。

獲取足量的膽素

膽素廣泛存在於食物中 (圖 8-19)。蛋黃、牛肉、大豆、花菜、杏仁和花生都是良好來源。膽素最豐富的食物是全蛋與內臟，一個中型雞蛋可提供 125 毫克，大約是 30% 的

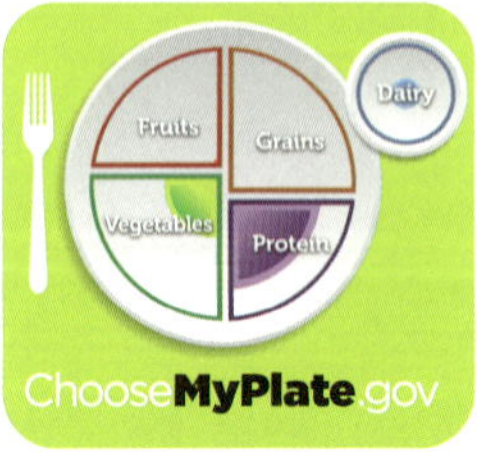

圖 8-19　膽素的食物來源。**(a)** 各食物大類背景顏色的填滿度 (空白，1/3，2/3，或填滿)，代表膽素的營養素密度。**(b)** 長條圖顯示各食物大類中多種食物的膽素含量與 AI 的比較。整體而言，富含蛋白質的食物是膽素的良好來源。一般說來，穀類和水果類 (不在圖內) 並非膽素的良好來源。

(a)

(b)

	食物與份量	膽素 (毫克)	成年男性的 %AI (550 毫克)	成年女性的 %AI (425 毫克)
蔬菜類	熟牛皮菜，1 杯	50	9%	12%
	熟花菜，1 杯	49	9%	12%
	香菇，4 朵	30	5%	7%
奶類	脫脂牛奶，1 杯	38	7%	9%
	原味無脂優格，1 杯	37	7%	9%
	低脂卡特基起司，1/2 杯	18	3%	4%
蛋白質類	炒牛肝，3 盎司	339	62%	78%
	水煮蛋，大型 1 個	147	27%	35%
	烤鱈魚，3 盎司	71	13%	17%

162

女性足夠攝取量 (Adequate Intake, AI)。其次是各種畜禽魚肉類，每 100 公克約提供 75 毫克。大豆每 100 公克有 120 毫克，豆腐或豆漿大約是 25 毫克。除了天然的食物來源之外，食品加工過程往往添加卵磷脂做為乳化劑，這些食物也就成為膽素的來源。

◆ 表 8-1　台灣民眾的膽素平均攝取量和參考量

年齡 (歲)	男性膽素 (mg/d) 攝取量	AI	女性膽素 (mg/d) 攝取量	AI
13-18	398	500	272	370
19-30	424	450	260	390
31-44	339		293	
45-64	306		229	

人體可以合成膽素。人體肝臟也能利用甲硫胺酸和絲胺酸自行合成部分膽素。不過最近的研究指出合成量不敷所需。美國的營養調查發現，符合膽素足夠攝取量的人不到一成。台灣目前的資料顯示 (表 8-1)，膽素攝取量低於 AI，女性少於男性，而且年長者攝取減少，可能是蛋類與肉類攝取減少有關。

懷孕期間膽素的 AI 增加到每日 450 毫克，哺乳期間則增至每日 550 毫克，以便支持胎兒或嬰兒的腦部發育。產前維生素補充劑不含膽素，因此孕乳婦必須攝取富含膽素的食物如蛋等。

避免膽素過量

膽素的上限攝取量是每日 3.5 公克。經常超過上限會使人體散發魚腥味並造成低血壓。

膽素
AI
　男性：550 毫克
　女性：425 毫克
DV：無
UL：3.5 公克

其他類維生素化合物

人體內有許多類似維生素的化合物，例如：

- 肉鹼，運送脂肪酸進入粒線體
- 肌醇，細胞膜的成分
- 牛磺酸，膽酸的成分
- 硫辛酸，參與碳水化合物代謝並且是抗氧化劑

人體細胞利用胺基酸和葡萄糖就能夠合成這些化合物，飲食也可以供應。生病期間或快速生長的階段，類維生素化合物的合成不敷所需，此時的飲食來源就很重要。科學家正在研究某些族群的類維生素化合物需求，例如早產兒。雖然健康食品店在促銷類維生素化合物，一般健康成人可以不必理會。

表 8-2 是水溶性維生素的摘要。現在你已經學過全部的維生素，回頭複習健康餐盤，看看各食物大類所提供的維生素為何 (參見圖 7-2)。

◆ 表 8-2　水溶性維生素和膽素的摘要

維生素	主要功能	RDA 或 AI	膳食來源*	缺乏症狀	中毒症狀
硫胺	• 碳水化合物代謝的輔酶 • 神經功能	男性： 1.2 毫克 女性： 1.1 毫克	• 葵瓜籽 • 豬肉 • 全穀類和強化穀類 • 乾豆 • 豌豆	壞血病 • 神經麻痺 • 協調不良 • 水腫 • 心臟病 • 虛弱	無
核黃素[†]	• 碳水化合物代謝的輔酶	男性： 1.3 毫克 女性： 1.1 毫克	• 牛奶 • 蘑菇 • 菠菜 • 肝臟 • 強化穀類	• 口舌炎 • 口角炎 • 眼睛疾病	無
菸鹼素	• 能量代謝的輔酶 • 脂肪合成的輔酶	男性： 16 毫克 (NE) 女性： 14 毫克 (NE)	• 蘑菇 • 麥麩 • 鮪魚 • 鮭魚 • 雞肉 • 牛肉 • 肝臟 • 花生 • 強化穀類	癩皮病 • 腹瀉 • 皮膚炎 • 失智症 • 死亡	• 頭痛 • 發癢 • 皮膚泛紅 • 腸胃或肝受損 UL 是 35 毫克，根據皮膚泛紅
泛酸	• 能量代謝的輔酶 • 脂肪合成的輔酶	5 毫克	• 蘑菇 • 肝臟 • 花椰菜 • 蛋 • 大部分食物都含泛酸	無缺乏症狀	無
生物素	• 葡萄糖製造的輔酶 • 脂肪合成的輔酶	30 微克	• 起司 • 蛋黃 • 花菜 • 花生醬 • 肝臟	• 皮膚炎 • 舌瘡 • 貧血 • 沮喪	未知
維生素 B_6[†]	• 能量代謝的輔酶，尤其是蛋白質 • 神經傳導素的合成 • 紅血球合成 • 其他許多功能	男性 (50 歲以下)：1.3 毫克 女性 (50 歲以下)：1.3 毫克	• 動物製品 • 菠菜 • 花椰菜 • 香蕉 • 鮭魚 • 葵瓜籽	• 頭痛 • 貧血 • 痙攣 • 反胃 • 嘔吐 • 鱗狀皮膚 • 舌瘡	• 行履艱難 • 手腳麻痺或刺痛 UL 是 100 毫克，根據的是神經破壞
葉酸[†]	• 參與 DNA 合成的輔酶 • 其他許多功能	400 微克 (DFE)	• 綠色葉菜 • 柳橙汁 • 內臟 • 芽菜 • 葵瓜籽	• 巨球性貧血 • 舌炎 • 腹瀉 • 生長不良 • 沮喪	無 合成葉酸的成人 UL 為 1000 微克，避免掩蓋 B_{12} 缺乏症

表 8-2　水溶性維生素和膽素的摘要 (續)

維生素	主要功能	RDA 或 AI	膳食來源*	缺乏症狀	中毒症狀
維生素 B₁₂†	• 酸代謝的輔酶 • 神經功能 • 其他許多功能	2.4 微克 老人和純素飲食者應攝取強化食品或補充劑	• 動物製品 • 內臟 • 牡蠣 • 蛤蜊 • 強化即食早餐穀片	• 巨球性貧血 • 神經功能不良	無
維生素 C	• 結締組織合成 • 荷爾蒙合成 • 神經傳導素合成 • 抗氧化功能	男性：90 毫克 女性：75 毫克 抽菸者應增加 35 毫克	• 柑橘類水果 • 草莓 • 花椰菜 • 葉菜	• 壞血病 • 傷口不易癒合 • 針點狀出血 • 牙齦出血	• 腸胃不適 UL 為 2 公克，根據的是腹瀉的狀況 • 會影響疾病的診斷
膽素†	• 神經傳導素合成 • 磷脂質合成	男性：550 毫克 女性：425 毫克	• 肝臟 • 蛋 • 牛奶 • 花生 • 大豆 • 小麥胚芽 • 人體也能自行合成	無	• 低血壓 • 魚腥體味 UL 為 3.5 公克，根據魚腥體味和低血壓

* 強化即食早餐穀片是大部分水溶性維生素的良好來源，而且也是許多人 B 群維生素的來源。
† 這些營養素也參與同半胱胺酸代謝；滿足 RDA 或 AI 可降低心血管疾病風險。
縮寫：NE＝菸鹼素當量；DFE＝膳食葉酸當量

8.10 誰需要營養素補充劑？

你該吃補充劑嗎？

消費者的目的是要填補膳食攝取量和營養需求之間的缺口，藉以避免營養素缺乏或慢性病。均衡的補充劑所提供的營養素不超過 100% DV，才不會對人體造成傷害。

專家發現只有幾項維生素和礦物質補充劑的研究顯示具有效益。停經婦女吃鈣和維生素 D 補充劑可增加骨質密度而降低骨折的風險。表 8-3 列舉最能從補充劑受益的各種人口。

盲目使用補充劑可能有害。大劑量的單種營養素可能影響其他營養素的吸收和代謝。有些補充劑會干擾藥物治療，如 K 或 E 改變抗凝血藥物的作用，維生素 B₆ 會抵銷 L-dopa (治療巴金森氏症的藥物) 的藥效。

對大多數美國人而言，想方設法多吃蔬果和全穀類，是確保營養素不虞匱乏的最安全、也是最健康的方法。補充劑在各方面都無法補充貧乏的飲食。

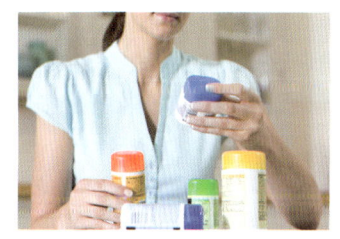

長期服用 300% DV 的脂溶性維生素——尤其是既成維生素 A——可能會中毒。如果你正在服用補充劑，要弄清楚吃了什麼。

表 8-3　這些人需要補充劑

補充劑種類	受益者
MVM	• 每日攝取低於 1200 大卡者 (例如某些婦女和老人) • 飲食不均衡或不足者 (例如糧食匱乏或挑嘴的兒童) • 吸收不良者 • 所服藥物會干擾營養素的吸收或代謝者
B 群維生素	• 酗酒者
葉酸	• 育齡婦女 (尤其是懷孕和哺乳期間)
維生素 B_{12}	• 老人 • 吃純素飲食者
維生素 C	• 抽菸者
維生素 D	• 少喝牛奶者 (因為過敏或乳糖不耐) • 日曬不足者 (例如所有嬰兒、許多非裔和某些老人) • 吃純素飲食者
維生素 E	• 吃低脂飲食者 (尤其是低植物油)
維生素 K	• 新生兒 (出生後即注射)
鈣	• 吃純素飲食者 • 骨質流失的老人
氟	• 較大嬰兒與兒童 (由牙醫指示)
鐵	• 月經期間大量出血的婦女 • 孕婦 • 吃純素飲食者
鋅	• 吃純素飲食者

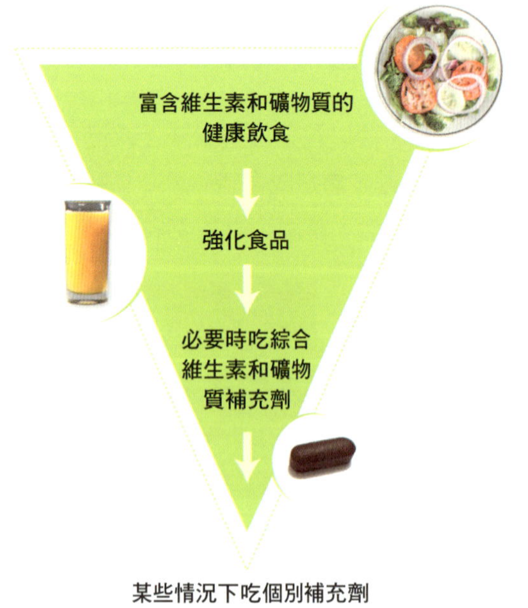

富含維生素和礦物質的健康飲食

強化食品

必要時吃綜合維生素和礦物質補充劑

某些情況下吃個別補充劑

🌱 圖 8-20　明智地使用補充劑。富含維生素和礦物質的健康飲食永遠是優先的選擇。

想要改善營養素的攝取時，先從飲食下手，其次才考慮吃補充劑 (圖 8-20)。首先評估自己目前的飲食習慣，如果營養素有缺口，要找出食物來源。如果想吃補充劑，要自我教育並諮詢醫生或合格營養師。

補充劑怎麼選？

要吃綜合維生素和礦物質補充劑，首先從超市或藥局尋找營養素含量約 100% DV 的知名品牌。綜合維生素和礦物質補充劑要在用餐時或餐後立刻服用，以擴大吸收效果。同時要確定本補充劑、其他補充劑和高度強化的食品 (例如即食早餐穀片) 所提供的每種維生素和礦物質的總量，不要超過上限攝取量。對於既成維生素 A 尤其要特別留意。這裡有兩則例外：(1) 男性和年

Chapter 8　水溶性維生素

長女性要吃低鐵或無鐵的食品以免鐵的負荷過重，(2) 維生素 D 超過上限攝取量，對成人來說應該沒有關係。仔細閱讀補充劑上的營養標示，弄清楚你自己吃的是什麼 (圖 8-21)。

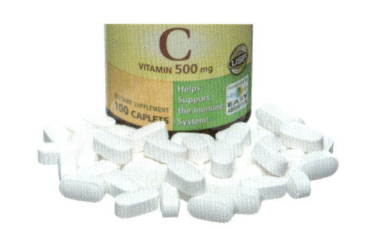

最近針對各種營養素補充劑的研究，發現產品的品質良莠不齊，所以美國 FDA 已經要求廠商測試自己所有產品的特性、純度、效力、組成等。消費者在購買營養素補充劑時應當注意有無美國藥典 (United States Pharmacopeia, USP) 的標識。USP 的標識出現在補充劑上，表示產品經過評量並且符合補充劑品質的專業標準。

挑選補充劑的另一個考量是避免無用的成分，例如對胺基苯酸 (paraaminobenzoic acid, PABA)、陳皮、肌醇、花粉及卵磷脂等，這些都是飲食中不需要的成分。不要吃左旋色胺酸、高劑量的 β-胡蘿蔔素或魚油。

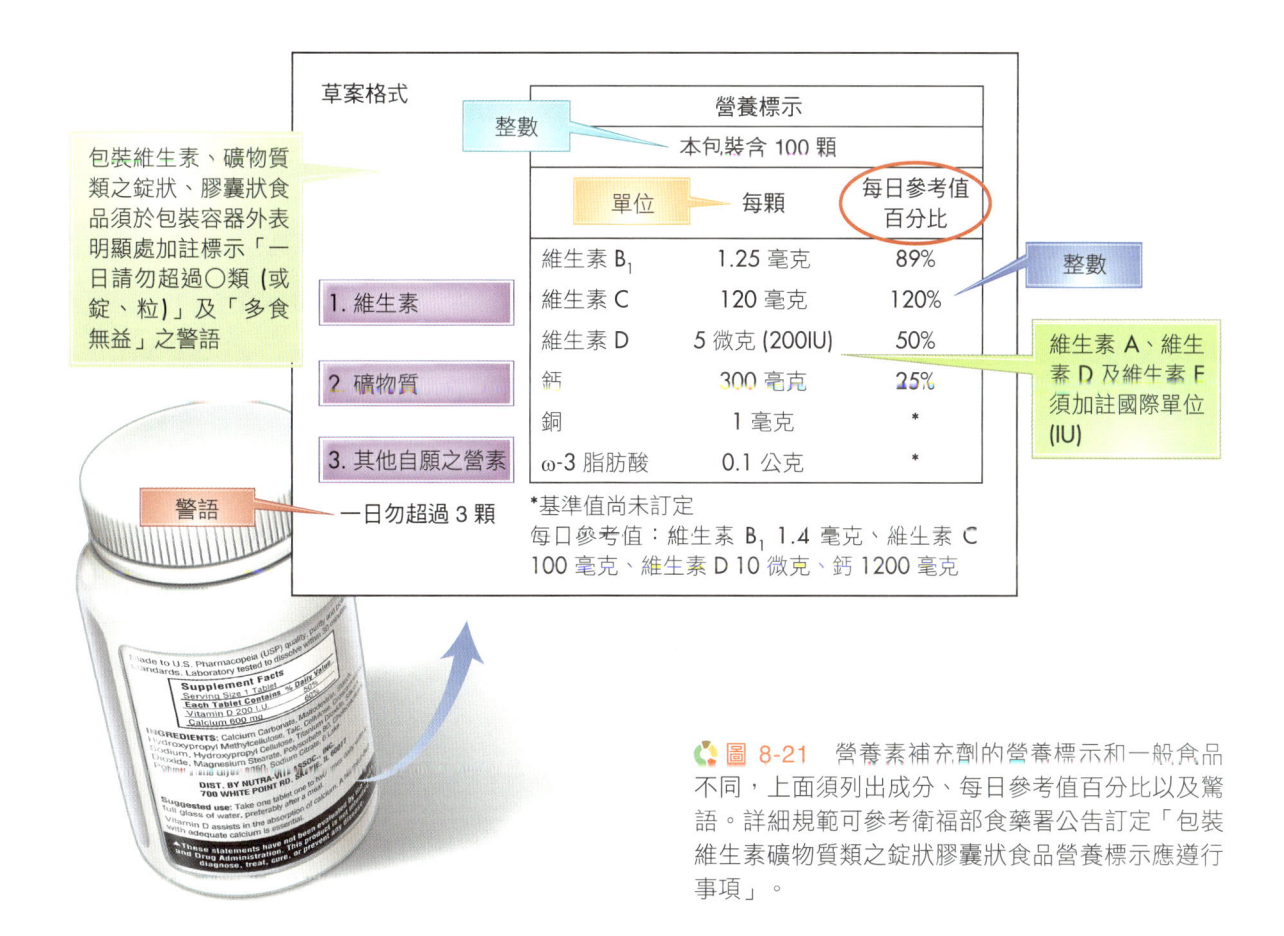

在維生素和礦物質補充劑上尋找有無 USP 標識。

草案格式

營養標示		
本包裝含 100 顆		
單位	每顆	每日參考值百分比
維生素 B₁	1.25 毫克	89%
維生素 C	120 毫克	120%
維生素 D	5 微克 (200IU)	50%
鈣	300 毫克	25%
銅	1 毫克	*
ω-3 脂肪酸	0.1 公克	*

*基準值尚未訂定
每日參考值：維生素 B₁ 1.4 毫克、維生素 C 100 毫克、維生素 D 10 微克、鈣 1200 毫克

1. 維生素
2. 礦物質
3. 其他自願之營素
一日勿超過 3 顆
警語

包裝維生素、礦物質類之錠狀、膠囊狀食品須於包裝容器外表明顯處加註標示「一日請勿超過○類 (或錠、粒)」及「多食無益」之警語

維生素 A、維生素 D 及維生素 E 須加註國際單位 (IU)

圖 8-21　營養素補充劑的營養標示和一般食品不同，上面須列出成分、每日參考值百分比以及警語。詳細規範可參考衛福部食藥署公告訂定「包裝維生素礦物質類之錠狀膠囊狀食品營養標示應遵行事項」。

167

◆ 表 8-7　與癌症有關的食物成分

成分	膳食來源	作用
防癌*		
維生素 A	肝臟、強化牛奶、蔬果	促進正常細胞的生長與分化
維生素 D	強化牛奶、富含油脂的魚類	增加某種蛋白質的製造以抑制細胞生長,例如結腸
維生素 E	全穀類、蔬菜油、綠色葉菜類	防止亞硝胺的形成,抗氧化劑
維生素 C	水果、蔬菜	阻止亞硝酸鹽和硝酸鹽轉變成致癌物,可能有抗氧化功能
葉酸	水果、蔬菜、全穀類	促進正常細胞生長,降低結腸癌風險
硒	肉類、全穀類	抑制腫瘤增長的抗氧化系統的成分,殺死早期的癌細胞
類胡蘿蔔素,例如茄紅素	水果、蔬菜	可能有抗氧化作用,有的會影響細胞代謝。茄紅素能降低前列腺癌的風險
類黃酮、吲哚、酚和其他植化素	蔬菜,特別是包心菜、花菜、花椰菜、球芽甘藍、大蒜、洋蔥、茶	降低胃和其他器官的癌症風險
鈣	乳製品、綠色蔬菜	延緩結腸的細胞分裂,與膽酸和游離脂肪酸結合因而降低結腸癌風險
ω-3 脂肪酸	冷水魚類,例如鮭魚和鮪魚	抑制腫瘤增長
黃豆製品	豆腐、豆漿、天貝、大豆仁	所含的植酸能與腸道中的致癌物結合;異黃酮能抑制癌細胞的增殖與轉移
共軛亞麻油酸	乳製品、肉類	抗氧化劑,抑制腫瘤增長
富含纖維的食物	蔬果、全穀類麵包和穀片、豆類、堅果	促進腸道蠕動或與致癌物結合,因而降低結直腸癌風險
致癌		
攝取過多能量	所有巨量營養素	脂肪過多導致肥胖;雌激素和其他性荷爾蒙合成過多,增加癌症風險;也會造成胰島素抗性,使胰島素分泌過多
脂肪總量	肉類、高脂牛奶和乳製品、動物脂肪和植物油	過量的飽和與多元不飽和脂肪可能致癌,飽和脂肪會增加前列腺癌的風險
高升糖指數的碳水化合物	糕餅、含糖飲料、糖果	這些食物使胰島素激增,可能促進腫瘤生長,例如結腸癌
酒精	啤酒、紅酒、烈酒	與喉、肝、膀胱、乳房、結腸的癌症有關 (尤其是葉酸攝取不足)
亞硝酸鹽,硝酸鹽	醃燻肉類,特別是火腿、培根、香腸	在極高溫時會與胺基酸的衍生物結合,形成致癌的亞硝胺
多環化合物:黃麴毒素	發霉的花生或穀類	會改變 DNA 的結構並抑制其生理反應能力;黃麴毒素與肝癌有關
苯比林和其他雜環胺	碳烤食物,尤其是肉類	與胃癌和結腸癌有關。為了降低風險,燒烤前切掉脂肪,縮短燒烤時間 (例如先用微波加熱),並除去燒焦的部分

*此處列出的許多防癌作用只是根據推論,並且只經過動物實驗的證實。這些營養素和食物成分最好來自飲食。美國預防醫學專案小組認為,營養素補充劑不一定能夠提供同樣的保健效益。

Chapter 8 水溶性維生素

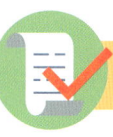

知識檢查站（解答在下方）

1. 缺乏何種維生素會升高嬰兒神經管缺陷 (例如脊裂) 的風險？
   a. 維生素 A
   b. 維生素 C
   c. 維生素 E
   d. 葉酸

2. 製造_____需要維生素 C。
   a. 胃酸
   b. 膠原蛋白
   c. 胰島素
   d. 凝血因子

3. B 群維生素，包括硫胺、核黃素、菸鹼素，被稱為「能量」維生素，因為它們
   a. 能夠分解而產生能量
   b. 是能量飲料的成分
   c. 參與碳水化合物、脂肪、蛋白質釋出能量的反應
   d. 運動選手對它們的需要量很大

4. 麵條、通心粉、麵包由強化麵粉製造，其中添加的營養素不包括
   a. 維生素 B_6
   b. 硫胺
   c. 菸鹼素
   d. 核黃素

5. 何種 B 群維生素對光敏感，會被光線破壞？
   a. 核黃素
   b. 菸鹼素
   c. 硫胺
   d. 泛酸

6. 人體能夠從何種胺基酸合成菸鹼素？
   a. 酪胺酸
   b. 色胺酸
   c. 苯丙胺酸
   d. 麩醯胺酸

7. 生蛋白中的卵白素會減少_____的吸收
   a. 生物素
   b. 硫胺
   c. 鐵
   d. 核黃素

8. 膽素是_____的重要成分
   a. 膽固醇
   b. 抗氧化劑
   c. 磷脂質
   d. 蛋白質

9. 下列何種餐點最符合美國癌症研究所的防癌指南？
   a. 烤雞胸肉、烤馬鈴薯、綜合蔬菜
   b. 水煮鮭魚、蒸花菜、玉米棒子
   c. 烤火腿、番薯燉鍋、菠菜沙拉
   d. 起司披薩、麵包棒加番茄醬

解答：1.d, 2.b, 3.c, 4.a, 5.a, 6.b, 7.a, 8.c, 9.b

參考資料

1. Chu DM, Wahlqvist ML, Chang HY, Yeh NH, Lee MS. Choline and betaine food sources and intakes in Taiwaneses. Asia Pac J Clin Nutr 2012;21:547-557.

2. 陳冠如、林璧鳳、林以勤、潘文涵。台灣十年來國人葉酸營養狀況的變遷：由 NASHIT 1993-1996 到 2005-2008

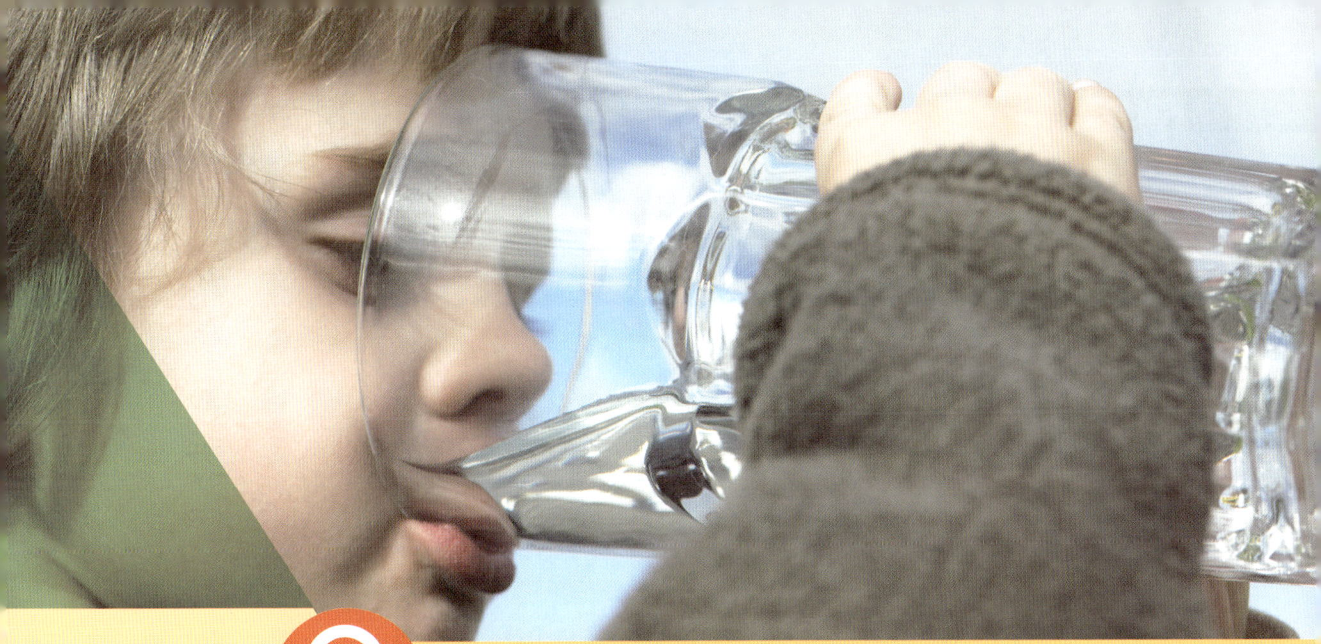

Chapter 9 水分和巨量礦物質

水 (H₂O) 是人體內最豐富的分子與各種化學反應的多功能介質，是構成人體的主要成分，我們每天都要攝取液體，以便補充呼吸作用 (肺)、出汗 (皮膚) 和排泄 (尿液和糞便) 所喪失的水分，人體有數種精密的機制保留水分，以維持體液平衡，嚴格控制細胞內和細胞外溶解的礦物質濃度。水在人體內的生理功能包括：運送營養素、移除廢物、體溫調控、潤滑作用、緩衝作用、化學反應的媒介和參與者、酸鹼平衡。

礦物質和水一樣，屬於無機物，因為沒有與碳原子結合，除了水分平衡，礦物質還參與代謝作用、肌肉收縮、人體生長以及其他各種功能 (圖9-1)，缺乏礦物質會造成嚴重的健康問題。

9.1 水 Water

人體有 50% 到 70% 由水所構成，水獨一無二的特性使它能溶解物質，做化學反應的媒介、調節體溫、作為潤滑劑、調節人體的酸鹼平衡，成人每日需要 9 杯 (女性) 到 13 杯 (男性) 的水。

人體內的水分在哪裡？

水分經由細胞膜進出細胞，細胞內的水稱為**細胞內液** (intracellular fluid, ICF)，細胞外或血液中的水分稱為**細胞外液** (extracellular fluid, ECF) (圖 9-2)，細胞膜是透水的，水分可以自由進出細胞，體液總量約 40 公升。

人體藉著控制離子在細胞區間進出，以維持各區間適當水量，此過程稱為**滲透作用** (osmosis)；離子是帶電的礦物質，因此稱為**電解質** (electrolytes)，離子到那裡，水就跟到

◐ 圖 9-1 水和礦物質參與許多人體功能。

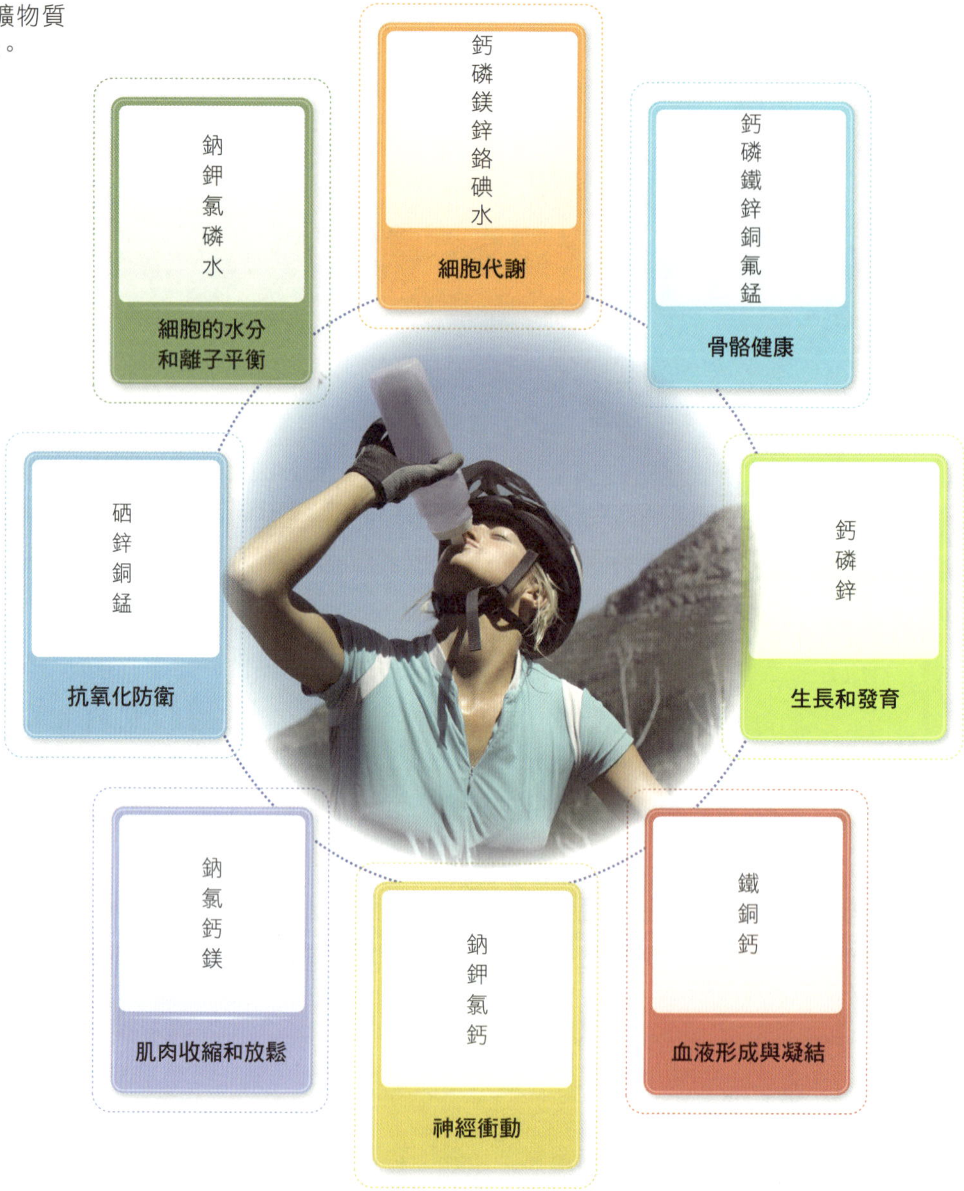

細胞的水分和離子平衡	鈉鉀氯磷水
細胞代謝	鈣磷鎂鋅鉻碘水
骨骼健康	鈣磷鐵鋅銅氟錳
抗氧化防衛	硒鋅銅錳
生長和發育	鈣磷鋅
肌肉收縮和放鬆	鈉氯鈣鎂
神經衝動	鈉鉀氯鈣
血液形成與凝結	鐵銅鈣

那裡，細胞內水量的維持主要是依賴細胞鉀和磷酸根的濃度，細胞外的水量主要是依賴鈉和氯的濃度。

水有什麼生理功能？

水是萬用溶劑，具備以下功能：

(1) 運送營養素和廢物

大部分營養素都是水溶性的，脂質雖不溶於水，但它可被一層水溶性蛋白質包圍，也就是脂蛋白 (lipoprotein)，可在水性環境中運送脂質到周邊組織。水是血液和淋巴液的主

Chapter 9　水分和巨量礦物質

◐ 圖 9-2　人體的體液區間。體液總量約 10 加侖 (40 公升)。

4 公升血管內液
血液和淋巴液

11 公升細胞間液
細胞間的體液
胃液和腸液
脊髓液
眼液
眼淚
關節滑液

25 公升細胞內液
各種細胞內 (例如血液、骨骼、肌肉和脂肪組織等) 的液體

細胞外液，ECF (37%)

細胞內液，ICF (63%)

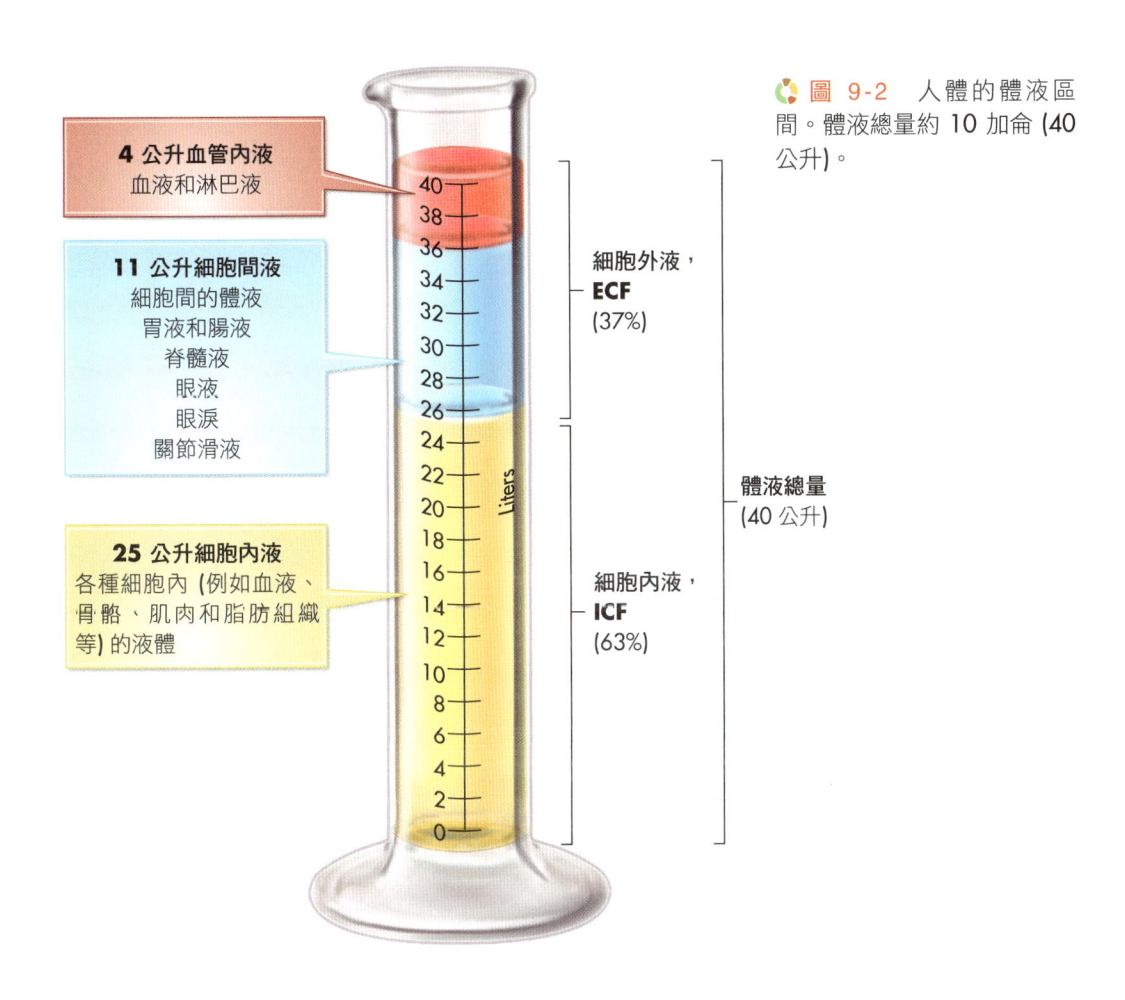

體液總量 (40 公升)

要成分，可將營養素運送到全身細胞，營養素的代謝廢物大部分可溶於水而藉尿液排出體外，攝取過量的營養素也可由尿液排泄，例如鈉攝取過高，尿液中鈉的排出量會增加。

(2) 化學反應的媒介

許多化合物溶解於水，水是許多化學反應的重要媒介和參與者；碳水化合物、脂質、蛋白質代謝做為能量來源代謝時，水是副產物之一，稱為**代謝水** (metabolic water) (每日約 250~300 mL 左右)，有助於維持體液平衡。

(3) 調節體溫

人體有 50% 到 70% 是水分，需要很多能量才能改變體溫，人體過高時，會以流汗的形式分泌液體，透過皮膚的毛孔蒸發，將熱能從皮膚上帶走，體溫上升時皮膚的血管變大，讓更多水分透過排汗而喪失，每蒸發 1 公升的汗水可帶走 600 大卡的能量，可防止體溫升高。食物中 60% 的化學能直接轉變成體熱，其他 40% 轉變成細胞能夠利用的能量 (ATP)，利用後以熱能離開人體，如果體熱無法發散，體溫會持續升高，會抑制酵素系統的作用，最後導致死亡。

(4) 濕潤、潤滑、緩衝作用

人體分泌的許多液體其主要成分都是水，例如消化道、呼吸道、泌尿生殖道、眼睛、皮膚的分泌物；唾液有潤滑的功能，讓食物通過食道進入胃，整條消化道都覆蓋著黏液保護，肺內覆蓋的一層黏液提供重要的免疫功能，水協助膝蓋和其他關節形成潤滑液，脊髓和腦受到腦脊液的緩衝保護，羊水在子宮內包圍著成長中的胎兒，是重要的避震器。如果水的供應不足，人體就無法製造這些重要的分泌物。

(5) 水分平衡

人體無法儲存水，水不斷透過呼吸作用 (肺)、出汗 (皮膚)、排泄 (尿液和糞便) 而喪失，人體的神經、內分泌、消化、泌尿等系統透過監測血壓和體液溶質濃度的機制，協力合作維持體液平衡，經由調節水分的攝取和排出，使人體維持最理想的體液容量，大部分的水來自我們喝的液體和食物中的水分，水分的排出經由尿液、皮膚、肺和糞便等途徑 (圖 9-3)。

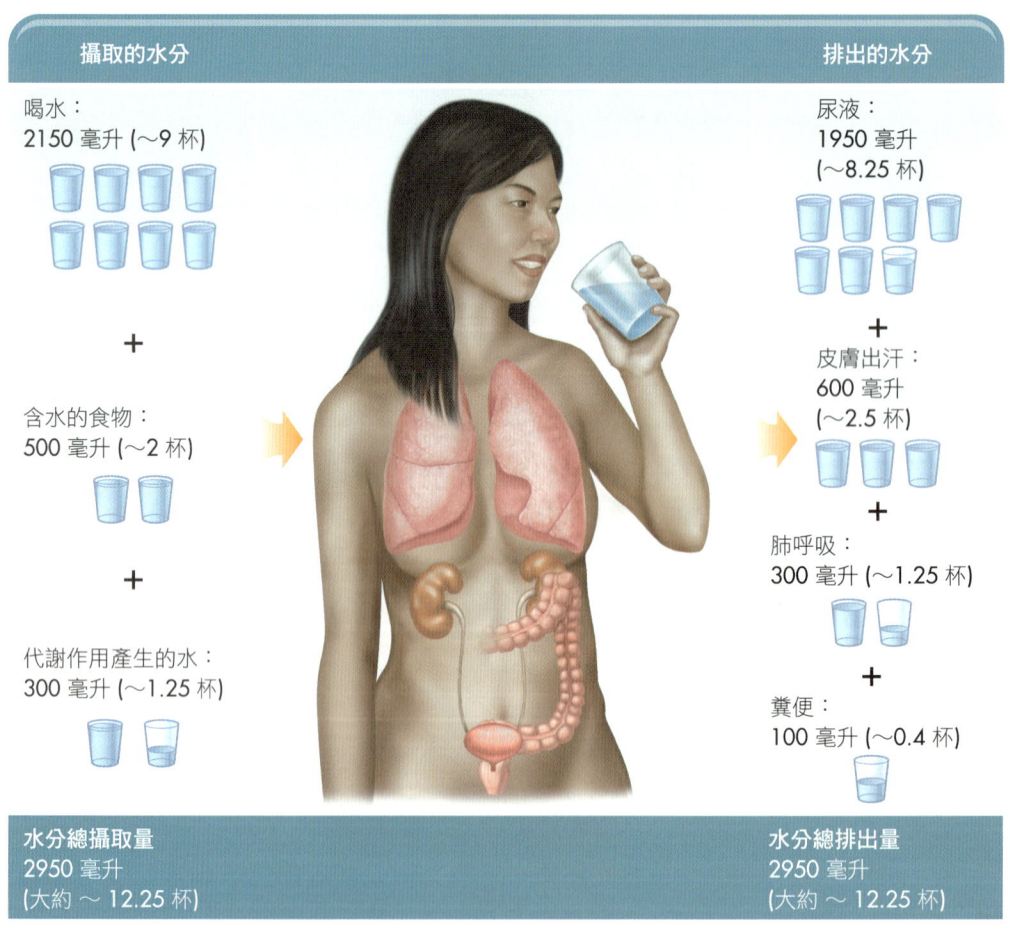

攝取的水分

喝水：
2150 毫升 (～9 杯)

+

含水的食物：
500 毫升 (～2 杯)

+

代謝作用產生的水：
300 毫升 (～1.25 杯)

排出的水分

尿液：
1950 毫升 (～8.25 杯)

+

皮膚出汗：
600 毫升 (～2.5 杯)

+

肺呼吸：
300 毫升 (～1.25 杯)

+

糞便：
100 毫升 (～0.4 杯)

水分總攝取量
2950 毫升
(大約 ～ 12.25 杯)

水分總排出量
2950 毫升
(大約 ～ 12.25 杯)

圖 9-3　水分平衡──攝取與排出的比對。經由調節水分的攝取和排出，人體維持最理想的體液容量。大部分的水來自我們喝的液體和食物中的水分，少部分來自代謝產生的剩餘物。水分的排出經由尿液、皮膚、肺和糞便。

Chapter 9　水分和巨量礦物質

攝取的水分。水的足夠攝取量 (AI) 根據飲食的液體和食物水分的總量 (圖 9-3)，每日的飲料開水等大約 9 杯，食物中的水分提供約 2 杯，能量代謝反應產生的代謝水為 1.25 杯，體能活躍的人可能代謝水會加倍。

輸出的水分。排尿通常占輸出水分的最大宗，每日的尿液製造量根據液體、蛋白質、鈉的攝取量而有不同，平均是 1650 毫升 (7.5 杯)，為了移除廢物，每日排尿須至少 500 毫升 (2 杯)。

水分以出汗的形式從皮膚喪失，體力活動很少時，每日汗水的流失約為 1 公升，濕熱天氣或劇烈運動下，汗水超過 1 公升，有些水分在呼出的空氣中從肺喪失，出汗和呼吸所流失的水分，難以測量，稱為「不自覺水分流失」(insensible water loss)。每日糞便喪失的水分很少，僅有 100 毫升 (0.5 杯)，腹瀉時水分流失會增加。除了飲食提供的水分之外，每日大約有 8000 毫升 (34 杯) 的水進入消化道，其中包括口、胃、小腸、胰臟和其他器官的分泌物，這些水分大部分由小腸和結腸 (大腸) 吸收；腎臟過濾的水分有 97% 都會再吸收，海拔高度、咖啡因和酒精的攝取、天氣、濕度、體力活動...等都會影響水分流失量。

(6) 保存體液

腎臟、血管和腦的受體嚴密監測血壓和血液溶質濃度，一旦身體感受到水分供應短缺，就會加強保留水分 (圖 9-5)，參與這個過程的荷爾蒙是**抗利尿激素** (antidiuretic

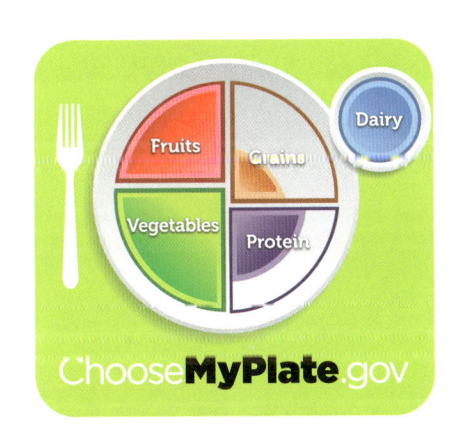

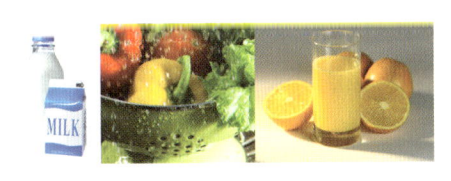

健康餐盤：
水的來源

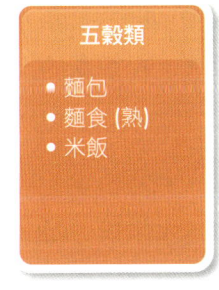

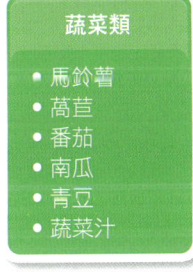

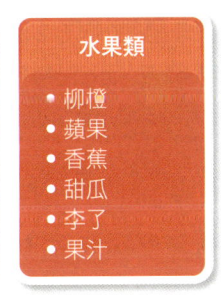

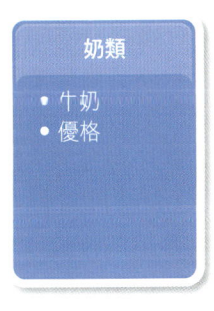

五穀類	蔬菜類	水果類	奶類	蛋白質類
• 麵包 • 麵食 (熟) • 米飯	• 馬鈴薯 • 萵苣 • 番茄 • 南瓜 • 青豆 • 蔬菜汁	• 柳橙 • 蘋果 • 香蕉 • 甜瓜 • 李子 • 果汁	• 牛奶 • 優格	• 牛肉 • 禽肉 • 海鮮 • 豆類

圖 9-4　水的來源。各食物大類背景顏色的填滿度 (空白，1/3，2/3，或填滿)，代表水的營養素密度。整體而言，蔬菜類、水果類、奶類和蛋白質類的許多食物都是水的豐富來源。所有飲料幾乎100% 是水，不過沒有出現在此圖中。在另一方面，脂肪和油幾乎不含水。

175

實用營養學

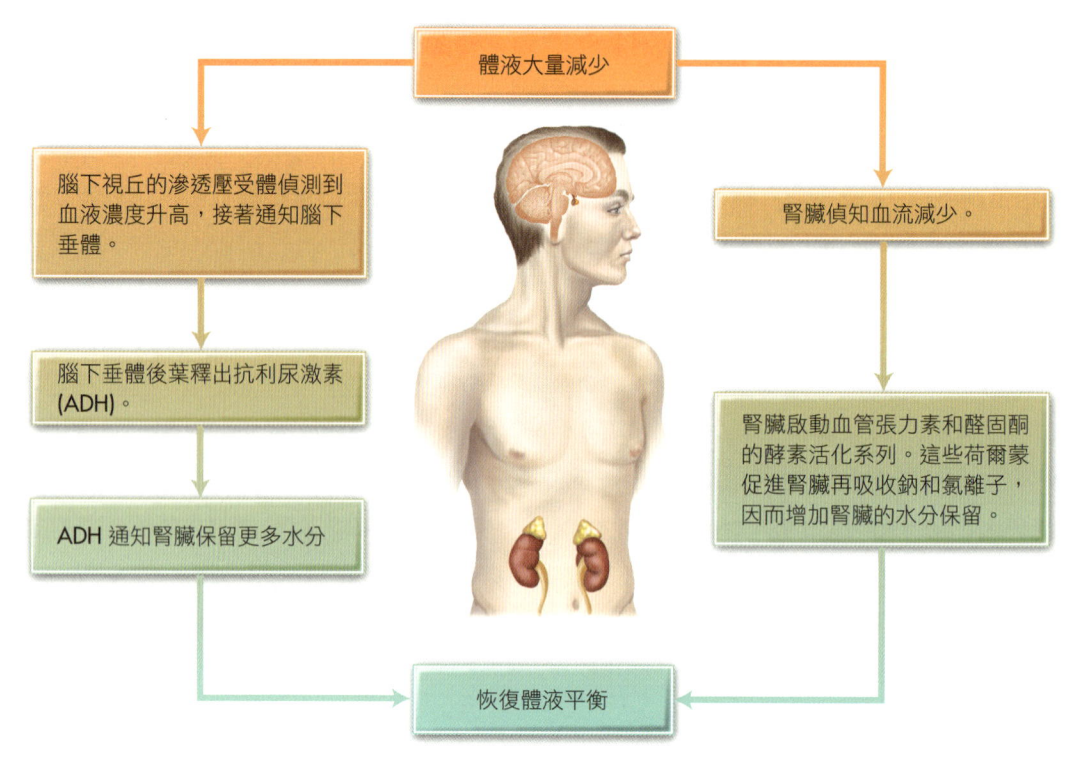

```
                    體液大量減少
                   ╱            ╲
    腦下視丘的滲透壓受體偵測到              腎臟偵知血流減少。
    血液濃度升高，接著通知腦下
    垂體。
           ↓
    腦下垂體後葉釋出抗利尿激素
    (ADH)。                          腎臟啟動血管張力素和醛固酮
                                    的酵素活化系列。這些荷爾
           ↓                        蒙促進腎臟再吸收鈉和氯離子，
                                    因而增加腎臟的水分保留。
    ADH 通知腎臟保留更多水分
                   ╲            ╱
                    恢復體液平衡
```

圖 9-5 體液大量減少時，來自腦下垂體和腎臟的荷爾蒙訊號一起合作，促進腎臟保留體液，因而回復體液平衡。

hormone, ADH)、**血管張力素** (angiotensin)、**醛固酮** (aldosterone) 等，腦下垂體偵測血中的溶質濃度，當溶質濃度升高時，腦下垂體就釋出 ADH，作用於腎臟，減少尿液製造和輸出；此外，ADH 也會引發血管收縮，使血壓升高，腎臟一旦偵測到血壓降低，就釋出「**腎素**」(rennin) 活化血管張力素和醛固酮，這兩種荷爾蒙刺激腎臟保留更多鈉，進而藉由滲透作用保留更多水分，也讓血壓因升高而恢復正常。

脫水有什麼症狀？嚴重**脫水** (dehydration) 會導致腎衰竭、昏迷以及死亡，脫水導致中暑，身體脫水達體重的 12% 以上可能導致死亡。在濕熱的環境下從事劇烈運動會導致脫水和體溫失控，此時心跳上升而皮膚變乾甚至於喪失意識而死亡；水喝不夠的另一個可能後果是「**腎結石**」，當意識到口渴時，水分已經流失 2%，持續脫水會造成尿中的礦物質和其他物質沈積於腎臟，尿液量如果低於每日 500 毫升，腎臟會被迫濃縮尿液；對敏感的人 (一般是男性) 而言，高離子濃度會增加腎結石罹患率 (圖 9-6)。

水喝太多會中毒嗎？健康的腎臟可處理 15 公升的尿液，喝水超過需求時，腎臟會排泄稀釋的尿液，如果水量超過腎臟的負荷，會導致過度水合與血鈉過低，稱為**水中毒** (water intoxication)，也就是**低鈉血症** (hyponatremia)。在極短時間內喝下大量的水就會水中毒，耐力運動選手在長時間運動時喝大量的水，可能因血液迅速稀釋導致組織膨脹，心跳不規則，使得水分進入肺，或是腦和神經膨脹，造成頭痛、意識混亂、痙攣和昏迷等，除非限

Chapter 9　水分和巨量礦物質

正常體重

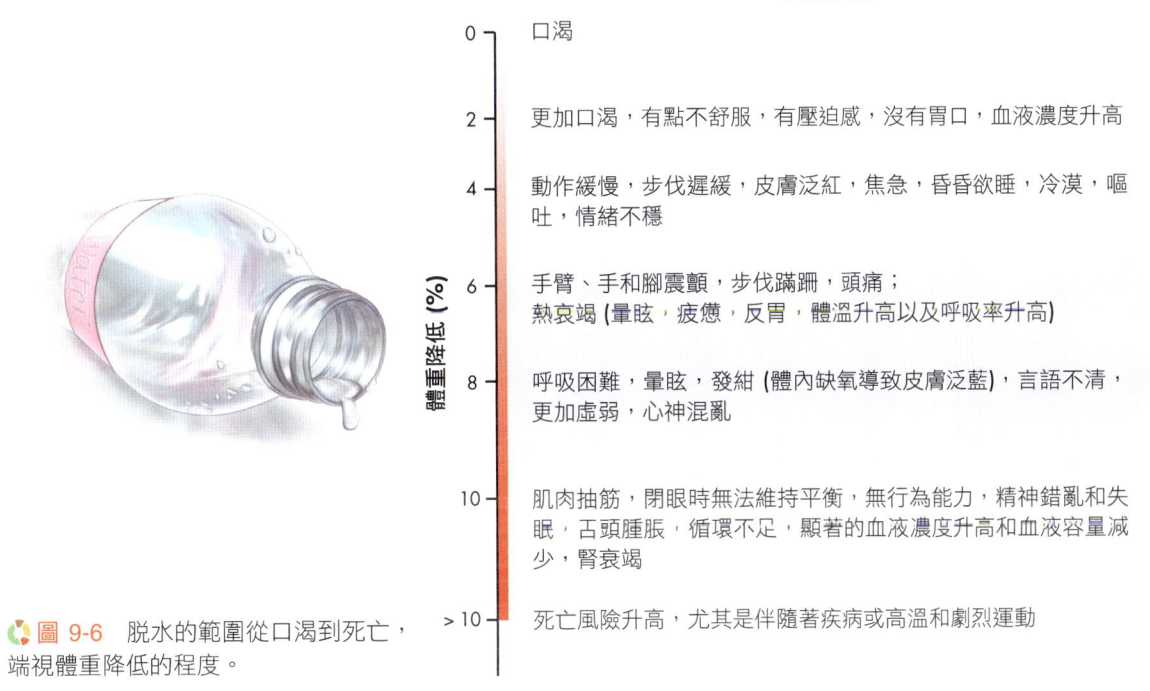

體重降低 (%)	
0	口渴
2	更加口渴，有點不舒服，有壓迫感，沒有胃口，血液濃度升高
4	動作緩慢，步伐遲緩，皮膚泛紅，焦急，昏昏欲睡，冷漠，嘔吐，情緒不穩
6	手臂、手和腳震顫，步伐蹣跚，頭痛；熱衰竭 (暈眩，疲憊，反胃，體溫升高以及呼吸率升高)
8	呼吸困難，暈眩，發紺 (體內缺氧導致皮膚泛藍)，言語不清，更加虛弱，心神混亂
10	肌肉抽筋，閉眼時無法維持平衡，無行為能力，精神錯亂和失眠，舌頭腫脹，循環不足，顯著的血液濃度升高和血液容量減少，腎衰竭
>10	死亡風險升高，尤其是伴隨著疾病或高溫和劇烈運動

圖 9-6　脫水的範圍從口渴到死亡，端視體重降低的程度。

制飲水，並且在嚴密監控下施予濃鹽水補鈉，否則可能致死，對耐力運動員和長時間在戶外勞動者而言，飲用運動飲料可同時補充電解質和水分。

水的來源有哪些？

硬水與軟水有何區別？ 硬水 (hard water) 含有相當高濃度的礦物質鈣和鎂，天然的**軟水** (soft water) 含有大量的鈉，硬水可用市售的軟水器加以軟化，其中的鈣和鎂與軟水器的鈉交換，流出的水含鈣和鎂較少，但鈉量增加，軟化水的鈉 (每杯 12.5 毫克) 並不多，不過對罹患**高血壓** (hypertension) 的人，與其喝軟化水，還不如喝鈣和鎂含量較高的硬水。

瓶裝水比自來水健康嗎？ 瓶裝水越來越流行，自來水是用氯消毒，而大部分瓶裝水用臭氧淨水，沒有氯味，不過瓶裝水和自來水的品質與污染物濃度標準是一樣的，瓶裝水多半是加工處理的自來水，自來水經由管線進入家庭，瓶裝水需要另外包裝、運輸和儲存則更花錢，大量塑膠也引發了能源耗費、回收、固體廢棄物等諸多問題，塑膠除了衝擊環境，還會威脅人體健康，嬰幼兒比成人更容易受到影響，剛清洗過的瓶子或新瓶沒問題，不過塑膠也有使用期限，一段時間後會分解而溶出化學物質，溫度、使用時間長短、內容物酸度、塑膠種類都會產生影響。

礦泉水比較健康嗎？ 礦泉水含有地下水中一定濃度的天然礦物質，水源不同影響礦物質濃度，其種類包括鈣、鎂、鉀、鈉、硫、鐵、氟、鋅，還有一些極微量礦物質，礦物質賦予水些許滋味，不過對整體的礦物質攝取量微不足道。

177

維生素水是天然的嗎?並沒有合法的定義,生產維生素水的廠商通常使用過濾水或蒸餾水,添加甜味劑 (例如高果糖玉米糖漿) 和檸檬酸 (增味劑),加上幾種維生素 (大多數是維生素 C 和幾種 B 群維生素)。

9.2 礦物質:不可或缺的元素

礦物質 (minerals) 是單獨的化學元素,食物所含的礦物質又稱為「灰分」,是食物經高溫或化學分解破壞後的殘留物,成人體重約有 4% 是礦物質 (圖 9-7),如果飲食中缺乏某種礦物質會導致生理或結構異常,而添加此礦物質即可防止異常或恢復正常,它就是必需礦物質,已知有 16 種。

礦物質的分類是根據人體每日的需要量與存在量,每日需要量大於 100 毫克 (約一茶匙的 1/50) 以上或存在體內含量大於體重 0.01% 者,稱為**巨量礦物質** (major minerals),包括鈣、磷、鉀、硫、鈉、氯、鎂 7 種;需要量低於每日 100 毫克就是**微量礦物質** (trace minerals),如鐵、鋅、銅、碘、硒、鉬、氟、錳和鉻等。在營養科學中,微量礦物質的資訊或許是擴展最快的領域,除了碘和鐵之外,世人直到最近 50 年才瞭解微量礦物質的重要性,對人類而言,動物食品供應了高生體可用率的大多數礦物質,服用礦物質補充劑超過建議攝取量時,一定要接受醫生的指導才行,長期超過上限攝取量有中毒和營養素互相干擾的危險。

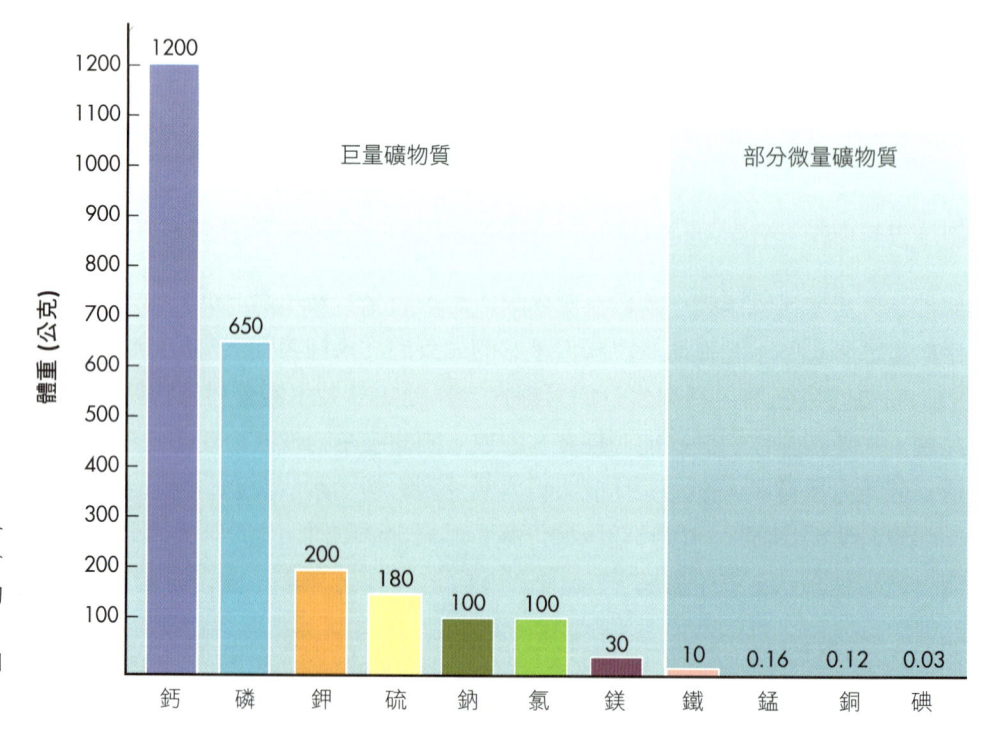

圖 9-7 體內各種礦物質的概略含量。其他未列出的微量礦物質還有:鉻、氟、鉬、硒和鋅等。

礦物質	體重 (公克)
鈣	1200
磷	650
鉀	200
硫	180
鈉	100
氯	100
鎂	30
鐵	10
錳	0.16
銅	0.12
碘	0.03

礦物質的吸收和儲存

食物提供豐富的礦物質，但吸收和利用的能力因人而異，礦物質的「**生體可用率**」(bioavailability) 是指可被人體消化、吸收與利用的比率，取決於年齡、性別、遺傳特質、營養狀況、飲食中的非礦物質成分以及處方藥物等等因素。

植物成分如**植酸** (phytic acid, phytate) 和**草酸** (oxalic acid, oxalate)，會與某些礦物質結合而降低可用率，例如菠菜的鈣豐富，但只有 5% 能吸收，因為有大量的草酸。高纖飲食若超過目前的每日纖維質建議量的飲食，也會降低鐵、鋅或其他礦物質的小腸吸收率。

礦物質如鎂、鈣、鐵、銅等，有類似的大小和電荷 (+2 價) 而互相競爭吸收路徑，一種礦物質攝取過量會影響其他礦物質的吸收和代謝，例如大量鋅會抑制銅的吸收，不過食物來源很少會有這些互相干擾的風險，最好由天然食物攝取礦物質，盡量不要服用單一的礦物質補充劑，除非有特殊醫囑，以免產生負面的交互作用或中毒。

有些維生素與礦物質之間的交互作用，反而有助於礦物質吸收，例如維生素 C 與某些鐵形式 (三價鐵) 共存時，可促進鐵還原成吸收率較高的二價形式；活化型的維生素 D 可促進小腸鈣吸收；許多維生素需要特定礦物質作為結構的成分或輔因子 (cofactor)，例如維生素 B_1 含有硫 (S)，維生素 B_{12} 含有鈷 (Co)。

動物製品的礦物質比植物製品容易吸收，植物的礦物質含量大多取決於生長環境土壤的礦物質濃度。大部分的礦物質在小腸吸收，少量在胃吸收，一部分鈉和鉀在大腸吸收，礦物質吸收後，有些以離子態隨血液循環，多半由特定的運送蛋白質攜帶到作用或儲存的場所；鈣離子在血中可單獨存在，也可和白蛋白結合；鐵與運鐵蛋白 (Transferrin, Tf) 結合而運送到需要鐵的組織。

礦物質儲存在身體不同組織中，有些留在血中以維持體液平衡和身體機能，鈣、磷、鎂、氟等主要儲存在骨骼中，鐵、銅、鋅和許多微量礦物質儲存在肝臟，還有一些礦物質儲存在肌肉組織、器官、腺體中。

礦物質有毒性嗎？

礦物質攝取過量有中毒的危險，特別是微量礦物質 (例如鐵和銅)，足量與過量之間的差距很小，其他顧慮還有干擾其他營養素或遭受污染等，中毒最可能的原因是吃礦物質補充劑，食物來源通常不會是禍首。

食物中有那些礦物質？

礦物質存在植物和動物食品 (圖 9-8)，在加工、儲存、烹飪的過程中，植物來源會大量喪失，五穀類精製會流失大部分的維生素 E、許多 B 群維生素以及微量礦物質，強化措施中，鐵是唯一添加的礦物質，硒、鋅、銅和其他礦物質都沒有添加回去，遵循飲食指南「所吃五穀類一半是全穀類」，可以確保由食物中吃到更多礦物質。

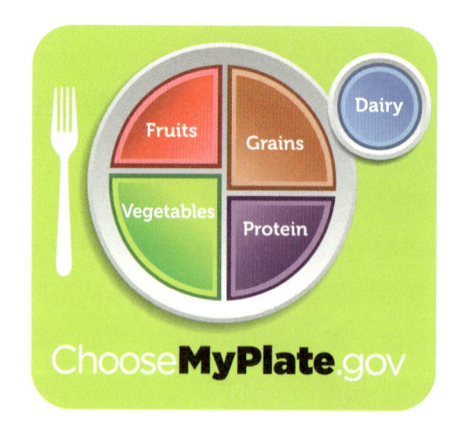

健康餐盤：
礦物質的來源

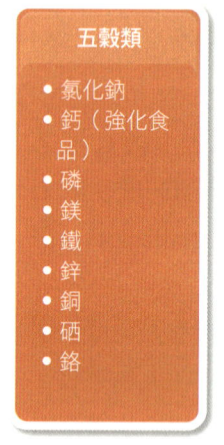

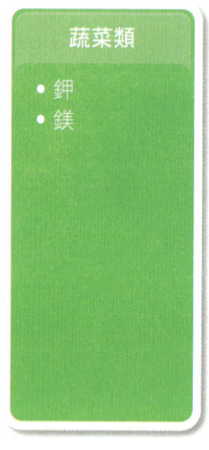

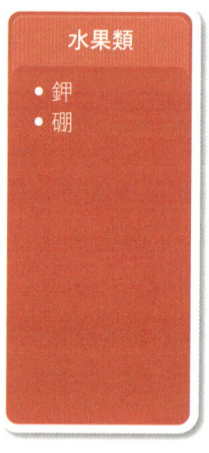

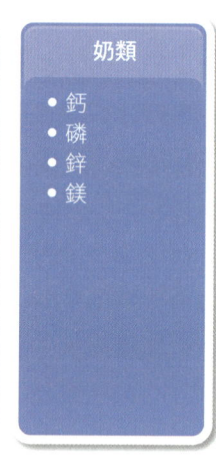

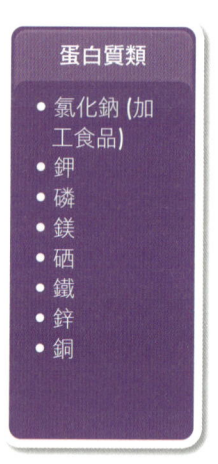

五穀類	蔬菜類	水果類	奶類	蛋白質類
• 氯化鈉 • 鈣（強化食品） • 磷 • 鎂 • 鐵 • 鋅 • 銅 • 硒 • 鉻	• 鉀 • 鎂	• 鉀 • 硼	• 鈣 • 磷 • 鋅 • 鎂	• 氯化鈉 (加工食品) • 鉀 • 磷 • 鎂 • 硒 • 鐵 • 鋅 • 銅

圖 9-8 有些食物大類是多種礦物質的豐富來源。例如五穀類和蛋白質類，各種礦物質也會出現在其他大類，不過含量較低。許多食物大類也含有適量的其他微量礦物質。就五穀類而言，全穀類製品是大多數微量礦物質的最豐富來源。

9.3 鈉 (Na)

鈉是細胞外液中含量最高的陽離子，參與體液平衡和神經衝動的傳導，一般加工、醃製食品和鹽含有豐富的鈉，有些人例如肥胖、過重的人，特別對鈉敏感，攝取過量的鈉會有罹患高血壓的風險，一般食鹽的 40% 重量是鈉，60% 是氯，依據衛生福利部建議，成人每日鈉總攝取量不宜超過 2400 毫克 (即 6 公克食鹽)。目前食鹽不虞匱乏，攝取的鈉大幅超過需求，減鈉成為重要的公衛運動。

鈉的功能有哪些？

鈉的吸收率幾乎 100%，當氯化鈉 (NaCl) 溶解於水時，釋出帶電的離子 Na^+ 和 Cl^-，會吸引水，細胞內和外的水量就是由電解質的濃度來控制，維持體液平衡就是靠移動或泵運送鈉離子到需要更多水的地方，鈉離子也參與神經衝動的傳導和某些營養素 (例如葡萄糖) 的吸收。

血鈉濃度會隨時變動嗎？每天與每餐的鈉攝取量差異極大，不過血鈉濃度波動很小，主要由腎臟負責調節，血鈉偏低時，腎臟再吸收鈉而排鈉少；血鈉升高時，腎臟濾出鈉而排入尿中，尿量增加同時將鈉排出，一般高鈉 (含鹽) 食物會導致口渴，也提醒我們喝水，藉由增加尿量而降低體內鈉的含量。

> 海鹽是否比精鹽來得健康？海鹽是蒸發海水製造的，僅稍微加工，因此質感較粗，含有微量的鎂、鈣和鉀等。與此相反的是，精鹽通常來自鹽礦，加工成為細小顆粒。許多消費者偏好海鹽的滋味和質感甚於精鹽，不過就心臟健康而言，兩者的鈉或氯含量並沒有重大差異。除此之外，你在章節 10.4 會學到，北美的精鹽都加碘強化，而碘是與甲狀腺功能相關的必需營養素。你下次買鹽的時候，比較幾種產品的標示，自己評估它們的營養差異。

缺鈉的症狀

飲食少鈉，加上過度流汗和持續嘔吐或腹瀉，會耗盡體內的鈉，導致肌肉痙攣、反胃、嘔吐、暈眩，甚至於休克和昏迷。由於腎臟保留鈉極為有效，只有在大量流汗而失去體重的 2% 到 3% (或 2~3 公斤) 時，才需注意鈉的流失量，每公升汗水約有 1 克鈉，需適時補充些鹹的食物 (如濃湯或餅乾)；運動選手在耐力比賽而長時間出汗時，建議喝運動飲料，以免鈉耗盡而導致低鈉血症 (hyponatremia)。

鈉存在哪些食物中？

天然食物含鈉很少，只有牛奶例外。鈉主要來自食品加工、外食以及烹飪時添加的鹽，吃限鈉飲食必須注意食品標示，以便監控鈉的攝取量。大部分人可以適應變化很大的膳食鈉攝取量，今日攝取的鈉過多，明日的尿液中鈉排出量會升高，成人有 10% 到 15% 為「鈉敏感」，攝取的鈉會直接影響血壓值，長期攝取量增加會造成血壓升高，吃低鈉飲食 (每日約 2000 毫克) 可降低血壓，容易受到影響的族群包括非裔、亞裔、糖尿病患者和/或過重者。目前宣導減少鹽和鈉的攝取量，以降低日後罹患高血壓的風險，減鈉也有助於維持鈣的營養狀況，因為高鈉飲食會增加尿鈣的流失，可能影響鈣營養狀況而危害骨骼健康。

> **鈉**
> AI
> 　9~50 歲：1500 毫克
> 　51~70 歲：1300 毫克
> 　>70 歲：1200 毫克
> DV：2400 毫克
> UL：2300 毫克

鈉過量的危險？

嚴重口渴感、發熱、無力感、痙攣、意識障礙等高鈉血症 (hypernatremia)，建議成人每日鈉總攝取量不宜超過 2400 毫克 (即 6 公克食鹽)。

9.4 鉀 (K)

鉀的功能有哪些？

鉀是細胞內含量最高的陽離子，很多功能和鈉相似，如體液平衡和神經傳導等，細胞膜上有依賴能量的離子泵，可將細胞內的鈉運送到細胞外，同時鉀 (K⁺) 就進入細胞以平

181

衡電荷，人體的鉀有 95% 存在細胞內液 (ICF)，攝取較多的鉀具有降低血壓的功效。

缺鉀的症狀

血鉀偏低稱為「低鉀血症」(hypokalemia)，會危及生命，症狀包括食慾降低、肌肉抽筋、意識不清和便秘等，最後是心臟搏動不規則，降低抽送血液的能力。最常見的原因是長期腹瀉或嘔吐，或是藥物副作用，例如過度使用瀉劑和利尿劑，高風險群包括飲食失調症患者、酗酒者、吃極低卡飲食或長時間運動者。

鉀存在哪些食物中？

鉀的豐富來源是未加工的食物，例如水果、蔬菜、牛奶、全穀類、乾豆、肉類等，通常加工越繁複鈉量就越高且鉀越低，飲食鉀吸收率很高，大於 90%，不過鉀偏低比缺鈉常見，多吃蔬果可增加鉀的攝取，有些人服用利尿劑來降低血壓，也增加了尿中礦物質的排泄，因而影響血中的鉀、鎂、鋅濃度，服用耗鉀利尿劑者，需留意鉀的膳食攝取量，如多吃蔬果或服用醫師處方的氯化鉀補充劑。

鉀過量的危險？

腎功能正常時，膳食來源的鉀不會造成中毒，因此沒有上限攝取量；若腎臟機能不好，血鉀升高造成高鉀血症 (hyperkalemia)，會妨礙心臟機能，使心搏減緩，可能心跳停止，腎衰竭或腎病患者需留意血鉀濃度和鉀的食物攝取量。

9.5 氯 (Cl)

氯的功能有哪些？

氯 (Cl⁻) 是細胞外液中含量最高的陰離子，配合鈉和鉀調控體液平衡，氯離子是胃酸的成分之一，與消化作用有關，也維持人體的酸鹼平衡，免疫反應啟動時，氯是白血球攻擊外來細胞的武器，神經系統的功能也需要氯。

缺氯的症狀

血氯濃度偏低會使人體酸鹼失衡，飲食不太可能缺氯，長期而頻發的嘔吐加上營養素貧乏的飲食，過度使用利尿劑、瀉藥，或暴食症、嚴重腸胃炎的患者有缺氯的風險。

氯存在哪些食物中？

海藻、芹菜、番茄、橄欖等是氯的良好來源，食鹽提供了大部分每日所需的氯，膳食氯的吸收率 100%，氯的主要排泄途徑是腎臟。

氯過量的危險？

氯過量很少發生，一般成人攝取的食鹽過高，氯也會過量，氯與血壓有關，但罕見臨床症狀。

9.6 鈣 (Ca)

鈣的功能有哪些？

鈣是體內含量最高的巨量礦物質，占體內礦物質總量的 40%，相當於 1200 公克。所有的細胞都需要鈣，體內 99% 的鈣都用在骨骼生長、發育和維護上。鈣是羥磷灰石 (hydroxyapatite) 的主要成分，並參與凝血、肌肉收縮、神經傳導、各種酵素的活性和荷爾蒙反應，協助調控細胞代謝及維持細胞膜的完整性，調節血壓、血糖與細胞分化 (cellular differentiation) 等等，血鈣濃度有嚴密的調控以確保生理功能正常運作。

鈣還有哪些健康效益呢？

足量的鈣可降低結腸癌風險、降低血壓、降低婦女經前症候群和妊娠高血壓的風險，每日攝取 1200 毫克的鈣，配合低脂、低膽固醇飲食，可改善 LDL 偏高者的血脂狀況。

缺鈣的症狀

19 歲以上成年人之 DRI 為 1000 毫克，台灣各年齡層的鈣攝取量只達 50% DRI，年輕人普遍偏低，只有老年人攝取較高，不論鈣的膳食攝取量是高或低，血鈣濃度都嚴密控制在狹小的範圍內，當血鈣開始下降，會觸發三種作用以維持血鈣濃度正常：(1) 骨骼釋出鈣，(2) 腸道吸收更多鈣，和 (3) 腎臟再吸收鈣。因此膳食鈣不足通常不會造成血鈣過低，血鈣過低常導因於腎病、荷爾蒙異常、藥物副作用等，如果血鈣降到臨界點以下，肌肉收縮後無法放鬆，神經功能受到干擾，稱為**強直性痙攣** (tetany)，肌肉會僵硬或不由自主抽搐。骨骼提供人體架構，也是鈣的銀行，約供應 1% 的鈣做為存取之用，長期鈣攝取和/或吸收不足會逐漸造成骨質喪失，經年累月飲食鈣量未能滿足鈣的需求，將有罹患**骨質疏鬆症** (osteoporosis) 和骨折風險。

骨質疏鬆症是什麼？

骨密度偏低者是骨質疏鬆症的高風險者，髖骨骨折很常見，平均發生年齡為 82 歲，與重大的死亡率相關，骨質疏鬆症帶來的其他形式骨折，導致嚴重疼痛、降低肺功能、喪失體重、脊柱彎曲等，嚴重影響生活品質。

婦女停經後每年約流失 1% 到 3% 的骨量；男性年老的骨量喪失速度比較慢，正常老化過程中，蝕骨細胞的去礦物化活動超過成骨細胞的造骨活動，使骨量減少，如果初始的

骨量偏低，會導致**骨質缺乏** (osteopenia)，慢慢導致骨質疏鬆症。

骨質疏鬆症有兩型，**第 1 型骨質疏鬆症** (type 1 osteroporosis) 又稱為停經後骨質疏鬆症，與雌激素濃度降低有關，一般發生於 50 歲到 60 歲之間的婦女，對**枝狀骨** (trabecular bone) 的影響最大 (圖 9-9)，若無介入治療，會喪失 20% 到 30% 的枝狀骨和 5% 到 10% 的**皮質骨** (cortical bone)。

枝狀骨比皮質骨擁有更多的成骨和蝕骨細胞，成骨細胞需要雌激素才能發揮最大效用，停經後骨骼合成速率下降，而蝕骨速率仍高，導致骨骼喪失，骨基質出現脆弱部位和開放空間，疏鬆性骨折風險最高的是枝狀骨較多的骨盆 (占骨折的 7%)、脊椎 (27%) (圖 9-10)、長骨如手腕 (19%) 等。

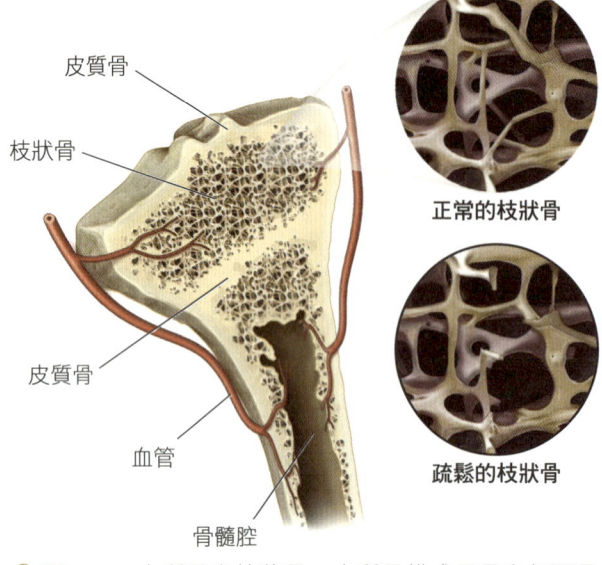

圖 9-9　皮質骨和枝狀骨。皮質骨構成長骨和包覆骨骼的礦物質外層。枝狀骨支撐外層的皮質骨。注意疏鬆性骨骼中的枝狀骨少了很多，使骨骼變得脆弱。目前的療法無法有效逆轉此種狀況。

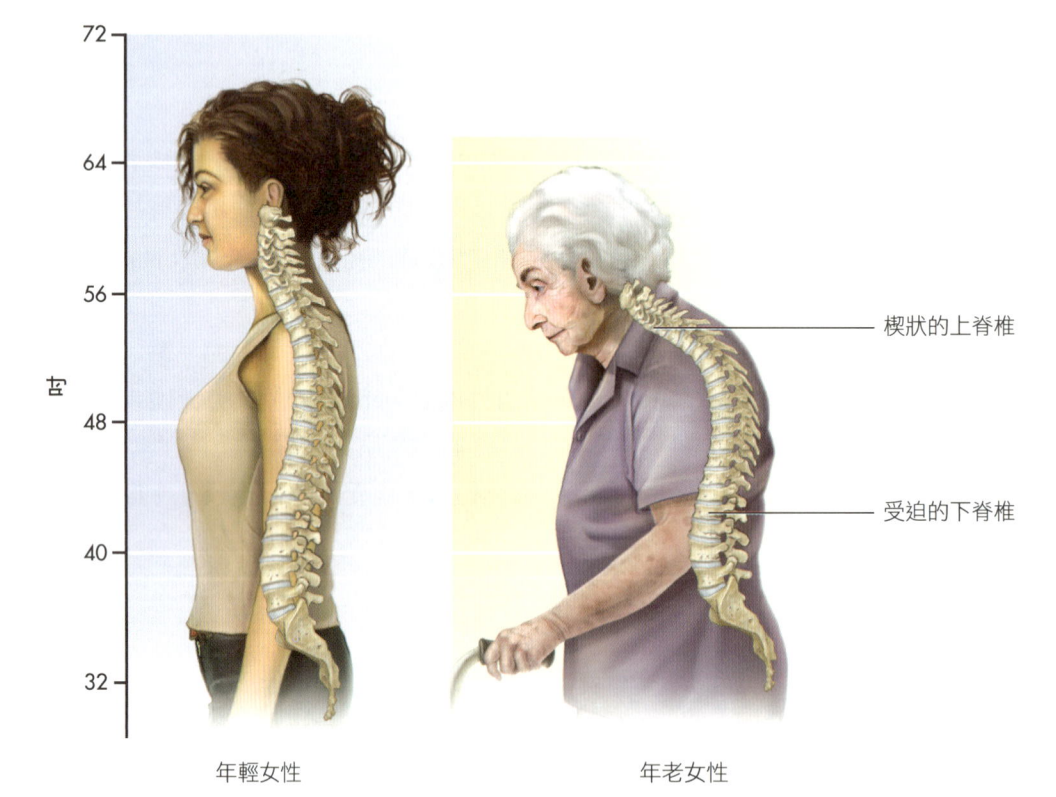

圖 9-10　年輕與年老婦女。骨質疏鬆的骨骼造成身高變矮、體型扭曲、骨折甚至掉牙。監測身高變化可以察覺早期的骨質疏鬆症。脊椎後彎 (駝背) 是脊椎去礦化的後果，會造成身心的痛苦。男女兩性都可能患脊椎後彎。

第 2 型骨質疏鬆症 (type 2 osteroporosis) 發生於 70 歲到 75 歲，是皮質骨和枝狀骨都分解的後果，與飲食和老化的因素相關，造骨營養素的膳食攝取量減少，加上營養素的吸收或代謝能力降低，使得問題更趨複雜。

兩型骨質疏鬆症患者的身高會明顯降低 (圖 9-10)，感受嚴重的疼痛，尤其是脊椎，**脊椎後彎** (kyphosis) 或駝背壓迫胸腔，造成呼吸困難、腹痛、胃口減少、飽足感等，藥物常用有雙磷酸鹽 (bisphosphonates) 和副甲狀腺素 (parathyroid hormone, PTH) 兩種。骨質疏鬆症可加以預防，在 30 歲以前均衡飲食與運動建立密實的骨骼 (儲存骨本)，同時減少成年期的骨質喪失，巔峰骨量越高的人，在骨骼變得脆弱和容易骨折之前，比較不易罹患骨質疏鬆症。

如何評估骨骼健康呢？

評估骨密度最精確的方法是利用「**雙能量 X 光吸光儀**」(dual energy X-ray absorptiometry, DEXA) 測量髖骨和脊椎，這些部位易受骨質疏鬆症影響，而且受傷害時較嚴重。DEXA利用骨骼阻斷低劑量 X 光的程度，可以推算骨密度，使用的輻射線劑量只有胸腔 X 光的十分之一，步驟簡單、無痛、安全、非侵入性而且測量時間不到 15 分鐘，骨密度測量結果與健康個人的巔峰骨密度 (例如 30 歲) 相較，就產生了 T 分數 (圖 9-11)。

國家骨質疏鬆症基金會 2010 建議下列族群進行 DEXA 檢測。

- 年過 65 歲的女性和年過 70 歲的男性。
- 較年輕的停經女性和有風險因素的 50~69 歲男性。
- 將要停經的女性而且體重偏低、先前發生過低創傷骨折或服用高風險藥物如類固醇。
- 年過 50 歲發生骨折。
- 因病長期服用類固醇 (例如風濕性關節炎、克隆氏症和氣喘等) 的成人。
- 考慮用藥物治療骨質疏鬆症，或接受骨質

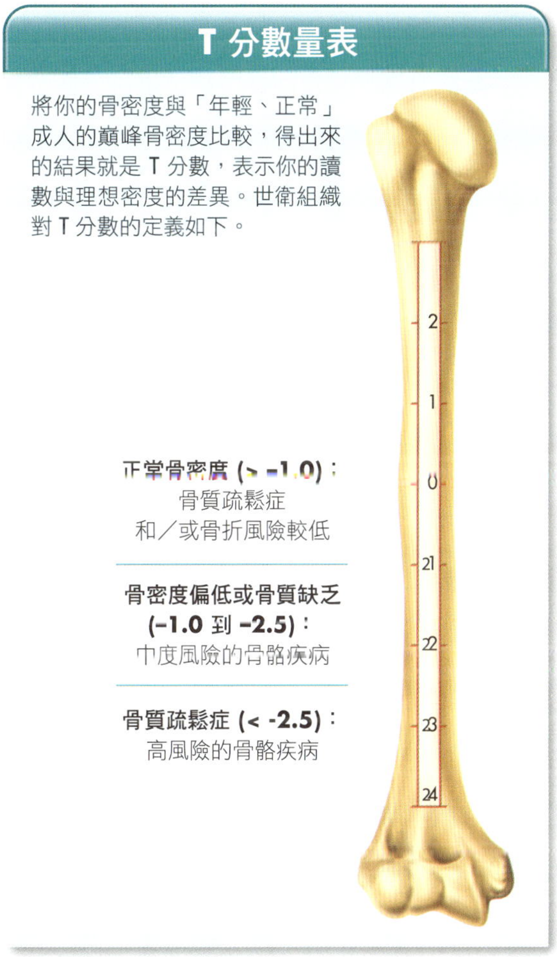

T 分數量表

將你的骨密度與「年輕、正常」成人的巔峰骨密度比較，得出來的結果就是 T 分數，表示你的讀數與理想密度的差異。世衛組織對 T 分數的定義如下。

正常骨密度 (> –1.0)：
骨質疏鬆症和／或骨折風險較低

骨密度偏低或骨質缺乏 (–1.0 到 –2.5)：
中度風險的骨骼疾病

骨質疏鬆症 (< –2.5)：
高風險的骨骼疾病

圖 9-11　聯合國世衛組織 (WHO) 使用的骨質疏鬆症診斷分類。T 分數等於或高於 –1.0 為正常；–1.0 到 –2.5 為骨量偏低，稱為骨質缺乏；低於 –2.5 為骨質疏鬆症。嚴重骨質疏鬆症的診斷是，T 分數低於 –2.5 且有脆弱性骨折的個人病史。

疏鬆症療法的人。

骨骼狀況與多種生活方式有關，如表 9-1 所示。

鈣存在哪些食物中？

鈣存在乳酪、牛奶、起司、奶粉、優酪乳等乳製品中，綠色蔬菜含量也豐富，例如芥藍菜、高麗菜、梅乾菜、九層塔、莧菜、紅鳳菜、花椰菜等，豆製品如豆干、豆腐、豆皮，除了含有鈣質，也存在豐富的植化素「大豆異黃酮」。鈣在酸性環境吸收率較高，主要吸收部位在小腸前段 (十二指腸)，飲食的鈣吸收率平均約 30%，嬰兒期和懷孕期可高達 60%，老化會降低鈣的吸收，因為胃酸減少，維生素 D 的合成、吸收和活化也減少。

成人 19 歲以上鈣的建議攝取量 (DRI) 是每日 1000 毫克，年輕人 13~18 歲的建議每日 1200 毫克，以因應生長和發育期間的骨量增加所需。很多因素會影響鈣的生體可用率，草酸、單寧、植酸都會與鈣螯合而減少吸收，草酸存在番薯、羽衣甘藍、菠菜、芹菜、青椒、秋葵中，植酸存在於全穀類、生豆、堅果中，全素飲食的人要注意高量膳食纖維對鈣的負面影響。

促進鈣的吸收的因子：

(1) 需求升高 (例如生長、懷孕、哺乳等)。
(2) 血液中副甲狀腺素和維生素 D 的濃度升高。
(3) 飲食中含有乳糖。
(4) 腸內容物的流動速率 (能動性) 變低。

表 9-1 與骨骼狀況相關的生活方式因素

生活方式因素	採取行動
均衡飲食	● 遵循健康餐盤的建議，攝取足量的蔬果和低脂/脫脂乳製品 ● 利用強化食品 (或補充劑) 彌補缺乏的營養素，例如維生素 D 和鈣
健康體重	● 維持健康體重 (BMI 18.5~24.9) 以支持骨骼健康
正常月經	● 育齡婦女如果月經中止 (例如厭食症或繁重的體育訓練) 應該就醫 ● 婦女停經後因為雌激素減少，應該考慮藥物治療以便減少骨質喪失
負重運動	● 從事負重運動有助於維持骨骼，躺臥和久坐不動只會喪失骨質。肌力訓練，尤其是上半身，有助於維持骨骼
抽菸	● 抽菸減少婦女的雌激素合成。最好戒菸。二手菸也有風險
藥物	● 有些藥物 (例如甲狀腺素、皮質醇和利尿劑) 會刺激尿鈣排泄 ● 有些藥物 (例如酒精、利尿劑和治癌藥劑) 會刺激尿鎂排泄
蛋白質、磷、鈉、咖啡因、小麥麩、酒精攝取過量	● 節制攝取這些飲食成分。問題的發生主要是因為鈣攝取不足，再加上這些營養素攝取過量 ● 尤其不要喝太多清涼飲料
紫外線暴露不足	● 如果日曬不足 (不使用遮光劑，少於 10~15 分鐘/日)，利用飲食或補充劑滿足維生素 D 的 DRI

Chapter 9 水分和巨量礦物質

(5) 胃的酸性環境。

抑制鈣的吸收的因子：

(1) 五穀類中大量的植酸和膳食纖維 (如果纖維質攝取量超過 30 公克/日)。
(2) 與鈣共存於同一食物的草酸 (不會影響其他食物的鈣吸收)。
(3) 飲食中過量的磷、鎂、鈉、鋅等 (如果鈣的攝取量極低)。
(4) 茶和某些豆類 (例如大豆) 所含的單寧 (多酚)。
(5) 缺乏維生素 D。
(6) 腹瀉。
(7) 年老。
(8) 藥物 (抗痙攣劑、可體松、制酸劑)。

鈣過量的危險？

成人的鈣上限攝取量 (UL) 是每日 2500 毫克，過高的攝取量會增加腎結石的風險，過量的鈣也可能造成高血壓和高尿鈣濃度，產生易怒、頭痛、腎衰竭、軟組織鈣化等現象，並且干擾其他礦物質的吸收，例如降低鐵吸收。

奶類有哪些替代品？

大部分的奶類替代品都健康而美味，不過在營養上和牛奶並不完全相同，豆漿的蛋白質含量最高 (每杯 6 到 10 公克)，品質也最好 (含有全部的必需胺基酸)；蛋白質 (3.5%)、脂肪 (2%)、碳水化合物 (3%) 比例也類似牛奶，含有 ω-3 脂肪酸、纖維質、鎂和錳，而且添加鈣 450 毫克、核黃素、維生素 A、D、B_{12} 強化。天然米漿比牛奶甜，碳水化合物很多 (每杯 24 公克)，而蛋白質較低 (每杯 1 公克)，也添加鈣 300 毫克、鐵、核黃素、維生素 A、D、B_{12} 強化。杏仁乳天然含有 200 毫克鈣和維生素 D，也提供維生素 E，卡路里比牛奶低很多，減肥者適用，椰奶的 1 杯脂肪 (48 公克)、卡路里 (445 大卡)、飽和脂肪含量都比其他奶類/奶類替代品高出許多，鈣和維生素 D 極低，亞麻籽乳是冷壓的亞麻籽油與過濾水的混合物，1 杯含有 50 大卡、1200 毫克 ω-3 脂肪酸，選用時比較產品的營養標示才是上策。

飲食補鈣還是吃補充劑比較好

調整飲食以達到鈣和維生素 D 建議攝取量，確實能改善骨密度並降低骨折率，一般鼓勵從飲食攝取符合建議量的鈣和維生素 D 以維持骨骼健康，至於補充劑的利弊還需要更多的研究。

飲食中缺乏含鈣食物的人，利用補充劑增加鈣的攝取量是有益的，最好已添加維生素 D，可促進鈣的吸收，表 9-2 比較了兩種最常見的鈣補充劑，碳酸鈣應該與餐點一起服

▶ 表 9-2　鈣補充劑的比較

補充劑種類

碳酸鈣 (40% 鈣)
- 形式：錠劑或咀嚼劑
- 最常見的種類
- 最便宜
- 需要胃的酸性環境，與酸性食物或餐點一起服用

檸檬酸鈣 (21% 鈣)
- 形式：丸劑或液體
- 最容易吸收
- 最貴
- 吸收時不需要酸性環境
- 藥丸可能很大
- 液體 (膠狀) 形式比較容易服用

用，因為需要胃酸的作用，檸檬酸鈣是提供給忘記在用餐時服用碳酸鈣的人和胃酸不足的人，例如服用制酸劑治療胃潰瘍/胃食道逆流，或做過減肥手術的人，鈣補充劑有副作用如脹氣或便秘，一次攝取超過 500 毫克會大幅降低吸收率，鈣補充劑也會干擾某些礦物質與抗生素 (四環黴素) 的吸收能力。

9.7　磷 (P)

磷的功能有哪些？

磷是人體內第二豐富的礦物質，約 85% 的以羥磷灰石結晶存在骨骼和牙齒中，其餘 15% 存在於軟組織、血液和細胞外液中，磷是遺傳物質 DNA 和 RNA 的成分，對細胞的複製和生長很重要。磷也是能量分子 ATP 的主要成分，許多酵素的活化和鈍化皆需要磷，許多 B 群維生素必須結合磷酸基才能發揮輔酶作用。磷脂質是含磷的複合脂質，是細胞膜的重要結構成分，占細胞膜的 60%，磷酸根離子是細胞外液的主要陰離子，參與維持體液平衡與血液酸鹼值。

缺磷的症狀

台灣各年齡層的磷攝取量都超過 DRI，缺磷的狀況並不常見，因為磷廣泛存在於飲食中，不過厭食症、荷爾蒙失衡或藥物導致血磷濃度偏低，會造成骨骼去礦物質化 (demineralization)；尚有食慾下降、虛弱和步履艱難等。容易缺磷的族群包括早產兒、純素者、酗酒者、飲食貧乏的老人以及長期腹瀉者。為了控制骨質疏鬆症，鈣和磷必須同時供應，有些婦女服用鈣補充劑和抗蝕骨藥劑，但磷攝取量偏低，大量的碳酸鈣或檸檬酸鈣會在腸道與磷結合，阻礙磷的吸收，因此有缺磷之虞。

磷存在哪些食物中？

磷與鈣相反，在許多食物中隨處可得，大約 20% 到 30% 的磷來自食品添加物，尤其是烘焙食品、起司、加工肉品和氣泡飲料。磷的食品添加物身分是「認定安全」(GRAS)，它的功能是促進水結合與提味，磷酸有濃烈的酸味，也會大幅降低食品或飲料的 pH 值 (氣泡飲料的 pH 值低於 3)。磷的吸收率約在 55% 到 80% 之間，與植酸結合的磷不能釋出吸收，維生素 D 可促進磷的吸收。

成人 19 歲以上磷的建議攝取量 (DRI) 是每日 800 毫克，年輕人 13~18 歲的建議每日 1000 毫克，以因應生長和發育期間的骨量增加所需。健康成人不易缺磷，最豐富的來源是乳製品、西點麵包和蛋白質食物 (肉類)。

磷過量的危險？

成人磷的上限攝取量 (UL) 是每日 4 公克，超過上限會造成軟組織礦化。腎臟調控血磷濃度，對磷中毒特別敏感，腎病患者攝取大量的磷會造成嚴重的問題，長期的高磷低鈣飲食導致鈣-磷比失衡，使骨質流失，最容易發生在鈣攝取不足的人身上，例如常以汽水代替牛奶的青少年和成人。

9.8 鎂 (Mg)

鎂的功能有哪些？

鎂對神經和心臟的功能很重要，並且協助許多酵素反應，體內約 60% 的鎂存在於骨骼。鎂協助肌肉放鬆，穩定牙齒琺瑯質的鈣，避免產生蛀牙。人體有 300 多種酵素需要鎂，許多細胞內的 ATP 能量化合物也需要鎂，參與 DNA 和蛋白質合成；參與肝臟中維生素 D 的合成。鎂會舒張動脈平滑肌而降低血壓，防止心律異常，心血管疾病患者應該密切監測鎂的攝取量，因為服用利尿劑類藥物會降低鎂的營養狀況。

缺鎂的症狀

血鎂過低會心律不整，有時也會有虛弱、肌肉痛、不辨方向和痙攣等；缺鎂會干擾副甲狀腺素對血鈣的調控，並影響維生素 D 的活性，缺鎂發生得很慢，因為腎臟保留鎂的效率很高，最易發生於腎功能異常的人。酗酒者飲食貧乏，而且酒精增加了鎂的尿液排泄，也升高缺鎂風險。除此之外，吸收不良 (例如發炎性腸道疾病 克隆氏症)、大量出汗、長期腹瀉或嘔吐的人，也容易造成血鎂偏低。

鎂存在哪些食物中？

植物因葉綠素含鎂，例如菠菜、秋葵是豐富的來源，南瓜、全穀類麵包和穀片 (麥麩部分)、豆類、堅果、種子、花椰菜、牛奶和肉類都是良好來源，另外兩個來源是含大量礦物質的硬水以及義式咖啡，穀類精製過程會使鎂含量減少 80%。整體而言，蔬菜類和全穀類是鎂最豐富的來源。成人 19~50 歲磷的建議攝取量 (DRI)，男性每日 380 毫克，女性每日 320 毫克。

鎂過量的危險？

成人鎂的上限攝取量是每日 700 毫克，針對非膳食來源如制酸劑、瀉劑或補充劑等，過多鎂會造成嚴重腹瀉。膳食來源通常不會過量造成中毒；鎂中毒容易發生於腎衰竭患者，或服用過量的含鎂成藥，如某些制酸劑或瀉劑 (鎂乳)，老人特別是腎病患者，是鎂中毒的高危險群。

◆ 表 9-3　巨量礦物質摘要

礦物質	主要功能	DRI 或 AI	膳食來源	缺乏症狀	中毒症狀
鈉 Na	• 細胞外液的主要陽離子 • 協助神經衝動的傳導 • 水分平衡	無	• 食鹽 • 加工食品 • 佐料 • 調味醬 • 濃湯 • 洋芋片	• 肌肉抽筋	• 敏感的人會高血壓 • 導致尿鈣增加 UL：無
鉀 K	• 細胞內液的主要陽離子 • 協助神經衝動的傳導 • 水分平衡	無	• 菠菜 • 南瓜 • 香蕉 • 柳橙汁 • 牛奶 • 肉類 • 豆莢 • 全穀類	• 心律不整 • 失去胃口 • 肌肉抽筋	• 心跳緩慢，例如腎衰竭患者 UL：無
氯 Cl	• 細胞外液的主要陽離子 • 參與胃酸的製造 • 協助神經衝動的傳導 • 水分平衡	無	• 鹽 • 蔬菜 • 加工食品	• 嬰兒抽搐	• 伴隨鈉會使敏感的人高血壓 UL：無
鈣 Ca	• 骨骼和牙齒構造 • 血液凝結 • 協助神經衝動的傳導 • 肌肉收縮 • 其他細胞功能	13~18 歲： 1200 毫克 > 19 歲： 1000 毫克	• 乳製品 • 罐頭魚 • 葉菜類 • 豆腐 • 加鈣強化的柳橙汁（和其他食品）	• 增加骨質疏鬆症的風險	• 敏感的人會導致腎結石和其他問題 UL：成人 2500 毫克
磷 P	• 細胞內液的主要陰離子 • 骨骼和牙齒健康 • 代謝化合物的成分 • 酸鹼平衡	13~18 歲： 1000 毫克 > 19 歲： 800 毫克	• 乳製品 • 加工食品 • 魚類 • 汽水 • 西點麵包 • 肉類	• 骨骼受損	• 使腎衰竭的人骨骼受損 若鈣攝取不足會使骨骼礦化不良 UL：成人 4 公克
鎂 Mg	• 骨骼健康 • 協助酵素作用 • 協助神經和心臟機能	> 19 歲： 男性： 380 毫克 女性： 320 毫克	• 麥麩 • 綠色蔬菜 • 堅果 • 巧克力 • 豆莢	• 虛弱 • 肌肉疼痛 • 心臟機能不良	• 使腎衰竭的人腹瀉和虛弱 UL：成人 700 毫克

9.9　鈉、鉀、鎂、鈣和高血壓罹患率有關嗎？

高血壓的定義

收縮壓持續超過 139 mmHg，或是舒張壓持續超過 89 mmHg（圖 9-12），大部分的高血壓（95% 的病例）都沒有明顯的病因，稱為原發性高血壓 (primary, or essential hypertension)，其餘 5% 高血壓導因於腎臟病、睡眠呼吸中止症 (sleep apnea) 以及其他原因，稱為續發性高血壓 (secondary hypertension)，非裔和亞裔比白種人容易得高血壓，也比較年輕就發病，除非定期量血壓，不易被發現，因此，高血壓被稱為沈默的疾病，通常沒有明顯症狀。

鈉與鉀會影響血壓嗎？

控制高血壓的飲食應該「少鈉多鉀」。國健署於 2013 年發表「台灣地區高血壓、高血糖、高血脂之追蹤調查研究」(圖 9-13)，這是五年追蹤的結果，高血壓的盛行率是 27.7%，還有邊際高血壓 27.3%，高達 55% 成人落入高血壓風險，未來發生中風、心血管疾病和腎臟病的危險遠高於血壓正常者。

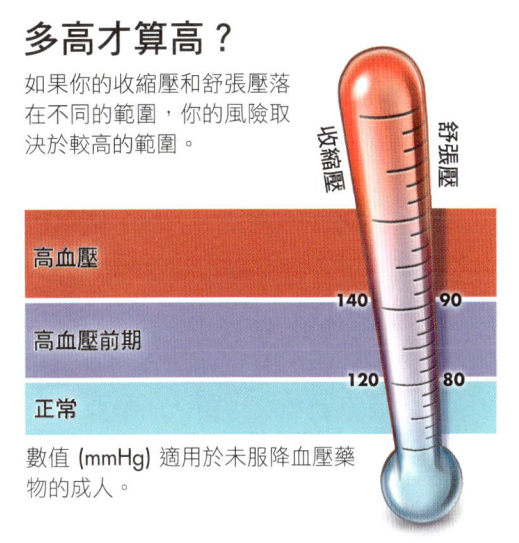

多高才算高？

如果你的收縮壓和舒張壓落在不同的範圍，你的風險取決於較高的範圍。

高血壓 140/90
高血壓前期 120/80
正常

數值 (mmHg) 適用於未服降血壓藥物的成人。

圖 9-12 高血壓的臨界值是 140/90 mmHg，不過心臟病發作和中風的風險先於血壓升高

鈉對鉀量的比值以 < 2 為宜，鈉攝取量與高血壓有正相關性，因此我國的飲食指南建議少鈉，並以每天 2000 毫克為優先目標，期望進　步降低到 1500 毫克，營養調查指出，

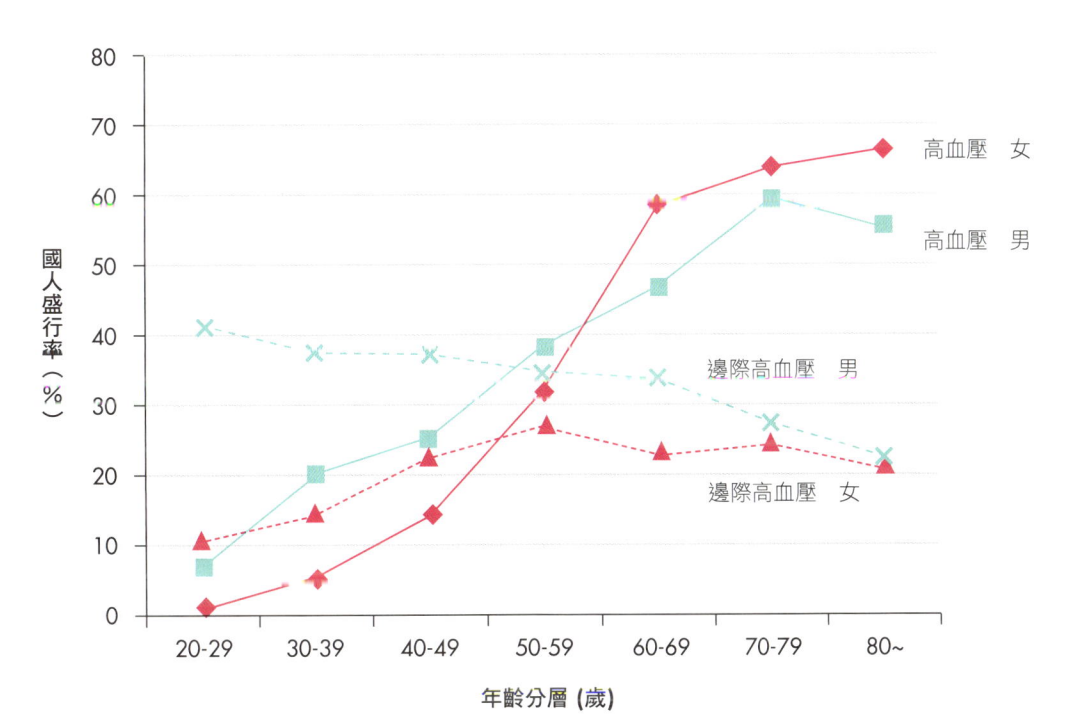

圖 9-13 國健署發表台灣成人的高血壓與邊際高血壓盛行率。女性自 50 歲起高血壓人數快速增多，年輕男性邊際高血壓人數很多。因此成年開始都需要注意血壓的保健。高血壓的標準是收縮壓 ≧140 mmHg，或舒張壓 ≧90 mmHg，或服用高血壓藥物。邊際高血壓的標準是收縮壓介於 120 mmHg ~ 140 mmHg，或舒張壓介於 80 mmHg ~ 90 mmHg。
資料來源：參見參考資料 1

只有老人的鈉攝取量接近 < 3000 毫克，一般民眾的鈉攝取量都超過美國 UL 的 2300 mg，以男性高於女性，國高中生多於成人，年輕人高於老人 (圖 9-14、9-15)，可能與外食和加工食品的攝取增多有關。

鈉的食物來源，大約 50% 是醬油等各種含鹽的調味料，老年人使用的調味料較少，年輕男性的食量大，鈉的攝取也隨之增多，鉀和鎂對血壓的影響不能小看，任何鈉攝取量下，鉀攝取若高於 2500 毫克，都可維持最低血壓；目前達到這標準的只有男性，女性的鉀攝取量大都不足，可能是食量小的原因 (圖 9-14、9-15)，國人攝取的鉀半數來自蔬菜類、新鮮水果、黃豆類、豬肉類、乳品與海水魚類，其中深色蔬菜約占 20%。

台灣民眾從國中年齡開始，每日的鎂攝取量都未達建議水準，以高中女生攝取最少 (圖 9-16)。飲食中鎂的主要來源是植物性食物，諸如深綠色蔬菜類、米與麥類、黃豆類、水果類與乳品類，由於鎂不足與許多慢性疾病有關，國人的鎂營養狀況應積極改善，增加各種豆類和堅果等含鎂豐富的食物。鈣與磷，如表 9-4、圖 9-17 所示，台灣各年齡層的磷攝取量都超過 DRI，但是鈣的攝取量只達 50% DRI，年輕人普遍偏低，只有老年人的攝取量較高，宜注意提高鈣的飲食攝取量。

得舒飲食是什麼？

得舒飲食 (DASH) 是美國國家衛生研究院一項大型臨床研究的簡稱，原名是「Dietary Approaches to Stop Hypertension」，應用於降血壓、降血脂肪，減低心血管疾病風險，更

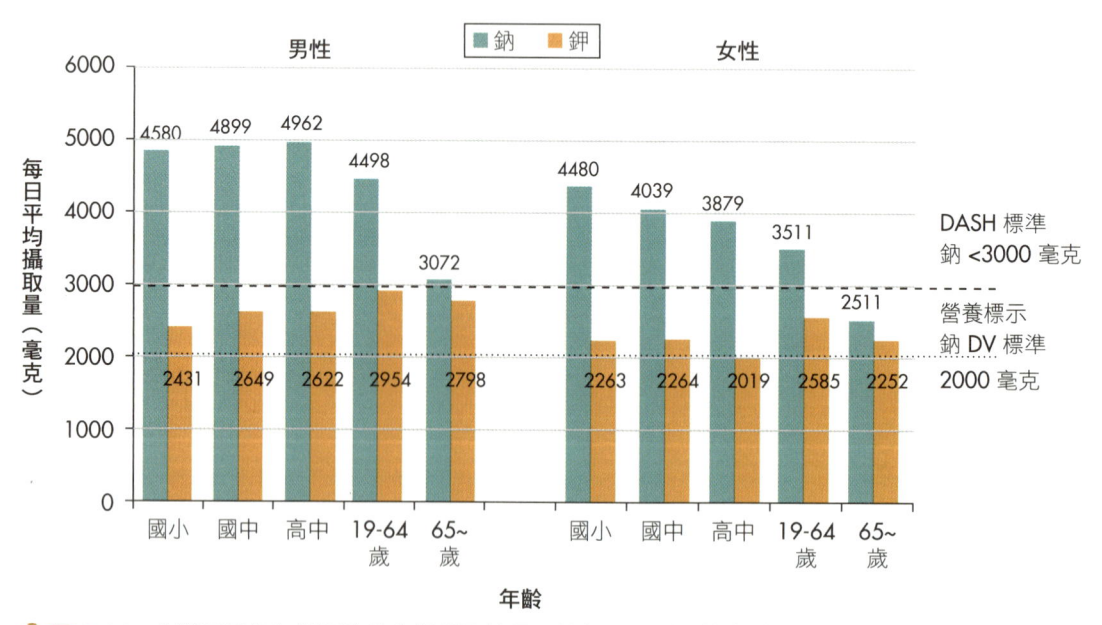

🌱 圖 9-14　台灣民眾各年齡層的鈉和鉀攝取總量。鈉攝取量以男性高於女性，國高中生高於成人；只有 65 歲以上老年接近 DASH <3000 毫克的建議，離國際建議的目標 1200~2000 毫克則是極大的挑戰。鉀的攝取量遠低於建議的 4700 毫克。
資料來源：參見參考資料 2-5

可能有利於骨質的健康，飲食特色包含高鉀、高鎂、高鈣、高膳食纖維與降低飽和脂肪酸和膽固醇，「台灣版」得舒飲食重點要求是減少食鹽等調味料的攝取，有以下五大原則：

(1) 選擇全穀類：每天三餐中有兩餐盡量選用未經精製的全穀類，如燕麥、糙米、紫米、地瓜、芋頭、山藥等。
(2) 天天五份蔬菜與五份水果：多攝取富含鉀的蔬果，如莧菜、韭菜、空心菜、金針菇、竹筍、菠菜、香蕉、芭樂、桃子、香瓜、奇異果等。
(3) 多喝低脂奶：每天攝取兩份低脂奶或低脂乳品，如低脂奶、優格，也可入菜烹調等。
(4) 白肉取代紅肉：以魚、雞、鴨、鵝等去皮白肉，取代豬、牛、羊等紅肉與內臟。
(5) 吃堅果、用好油：盡量避免動物油，改攝取核果、芝麻或植物油。

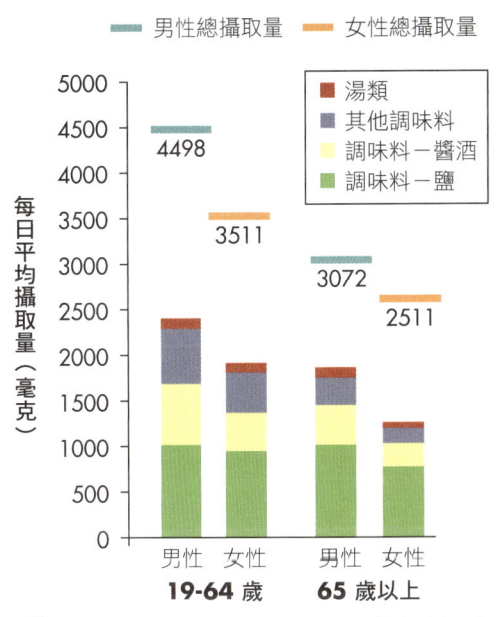

圖 9-15 台灣成人攝取的鈉一半來自調味料和湯品，老年人明顯的節制醬油等調味料的使用。
資料來源：參見參考資料 2-5

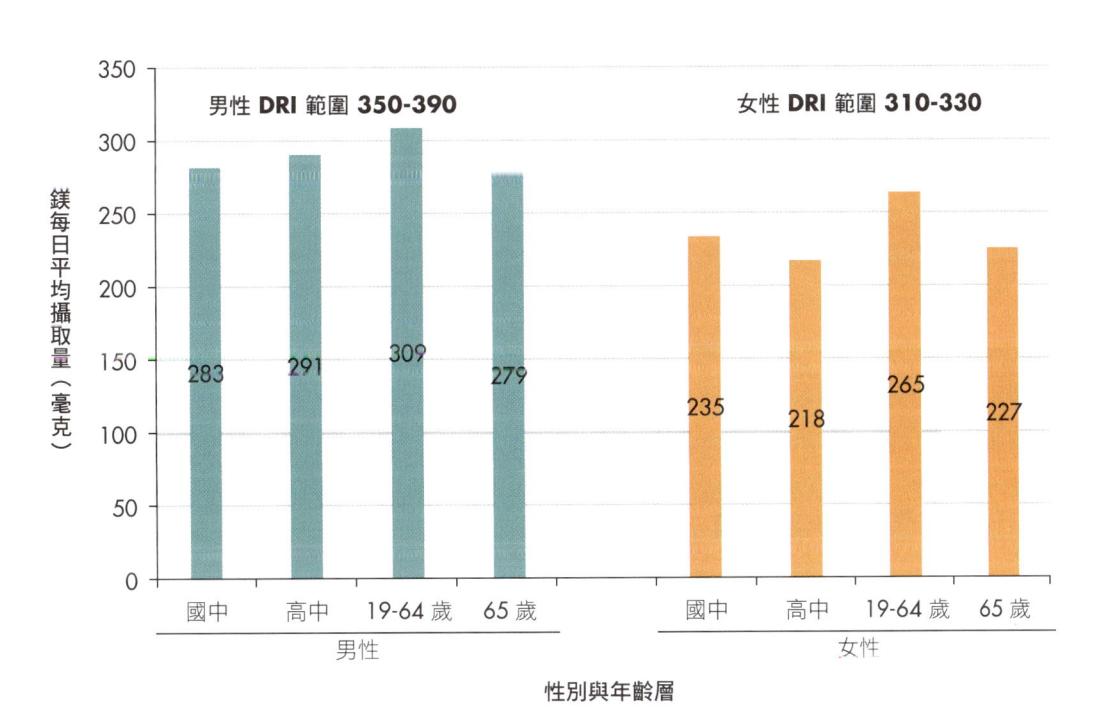

圖 9-16 台灣民眾各年齡層的鎂攝取量，男性高於女性，但各年齡層都未達到 DRI 標準。
資料來源：參見參考資料 2-5

◆ 表 9-4　台灣的鈣、磷、鎂之充足攝取量

青少年 (mg/d)				成年與老年 (mg/d)			
年齡 (歲)	鈣	磷	鎂*	年齡 (歲)	鈣	磷	鎂
10～	1000	800	230	19～	1000	800	380/320
13～	1200	1000	350/320	31～	1000	800	380/320
16～	1200	1000	390/330	51～	1000	800	360/310
				71～	1000	800	350/300

*男性與女性的鈣和磷參考攝取量一樣，鎂則有不同，數字代表男/女
資料來源：參見參考資料 5

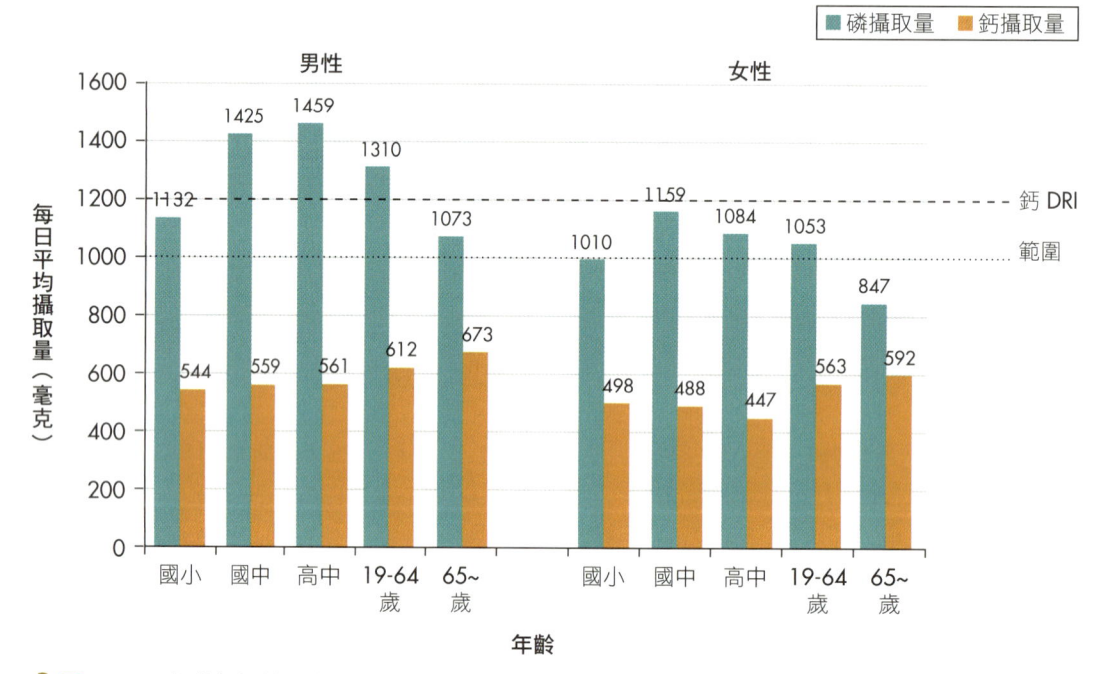

圖 9-17　台灣各年齡層的飲食都是鈣少而磷多，鈣都沒有達到 1000~1200 mg 的 AI 範圍，而磷都超過 800~1000 mg 的 AI 範圍。
資料來源：參見參考資料 2-5

知識檢查站（解答在下方）

1. 下列何者不是水分的生理功能？
   a. 體溫調控
   b. 潤滑作用
   c. 運送營養素
   d. 消化食物

2. 氯是
   a. 氫氯酸的成分
   b. 細胞內液的離子
   c. 陽離子
   d. 在腸道內轉變成氯氣

3. 參與體液平衡的礦物質是
   a. 鈣和鎂
   c. 鈣和磷

Chapter 9 水分和巨量礦物質

   b. 銅和鐵　　　　d. 鈉和鉀
4. 下列何者是巨量礦物？
   a. 鐵　　　　b. 鋅
   c. 銅　　　　d. 鉀
5. 人體內 99% 的鈣存在於
   a. 細胞內液　　c. 神經細胞
   b. 骨骼和牙齒　d. 肝臟
6. 雙能量 X 光吸收儀 (DEXA) 主要用以評估
   a. 貧血　　　　c. 骨密度
   b. 脫水　　　　d. 肺功能
7. 哪一區間含有最大量的體液？
   a. 細胞內　　　c. 它們含有同量的體液
   b. 細胞外

8. 鈉的主要功能是維持
   a. 骨礦含量　　c. 免疫功能
   b. 血紅素濃度　d. 體液分布
9. 降血壓的飲食為
   a. DASH　　　b. ADSH
   c. DTTS　　　d. AIDS
10. 下列哪一類人最容易患骨質疏鬆症？
    a. 停經前的女運動員
    b. 採用雌激素替代療法的女性
    c. 纖瘦、不運動的抽菸女性
    d. 吃許多高脂乳製品的女性

解答：1.d, 2.a, 3.d, 4.d, 5.b, 6.c, 7.a, 8.d, 9.a, 10.c

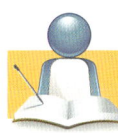

參考資料

1. 國健署 (2013)：台灣地區高血壓、高血糖、高血脂之追蹤調查研究。
2. 國民健康署：台灣國民營養健康狀況變遷調查結果 http://obesity.hpa.gov.tw/TC/research.aspx
3. Wu SJ, Pan WH, Yeh NH, Chang HY. Dietary nutrient intake and major food sources: the Nutrition and Health Survey of Taiwan elementary school children 2001-2002. Asia Pacific J Clin Nutr 2007;16 (S2):518-53.
4. Pan WH, Wu HJ, Yeh CJ, Chuang SY, Chang HY, Yeh NH, Hsieh YT. Diet and health trends in Taiwan: comparison of two nutrition and health surveys from 1993-1996 and 2005-2008. Asia Pac J Clin Nutr 2011;20:238-250.
5. Wu SJ, Pan WH, Yeh NH, Chang HY. Trends in nutrient and dietary intake among adults and the elderly: from NAHSIT 1993-1996 to 2005-2008. Asia Pac J Clin Nutr 2011;20:251-265
6. 衛福部 (2012)：國人膳食營養素參考攝取量及其說明第七版。
7. 國民健康署：2010-2013 國民營養健康狀況變遷調查之尿液碘濃度分析計畫。
8. 許巧旻等 (2015)：國人孕婦碘營養初探，台灣營養學會 41 屆年會。
9. 蕭寧馨，微量元素與人體健康──國人的碘與營養狀況，地質季刊《台灣醫學地質》2015;34:68-71。
10. Chang JS, Lin BM, Chao JC, et al. Serum ferritin contributes to racial or geographic disparities in metabolic syndrome in Taiwan. Public Health Nutrition 2014; 17:1498-506.
11. 蕭寧馨：市售鹽品碘含量監測暨健康風險評估。衛生署 101 年度計畫成果報告，編號 DOH101-FDA-31410。
12. 張天鈞：台灣地方性甲狀腺腫的回顧與前瞻。內科學誌 2000;11:51-56。
13. 蕭寧馨、劉奕方、王瑞蓮，鐵。國人膳食營養素參考攝取量及其說明第七版，pp. 549-553。

Chapter 10 微量礦物質

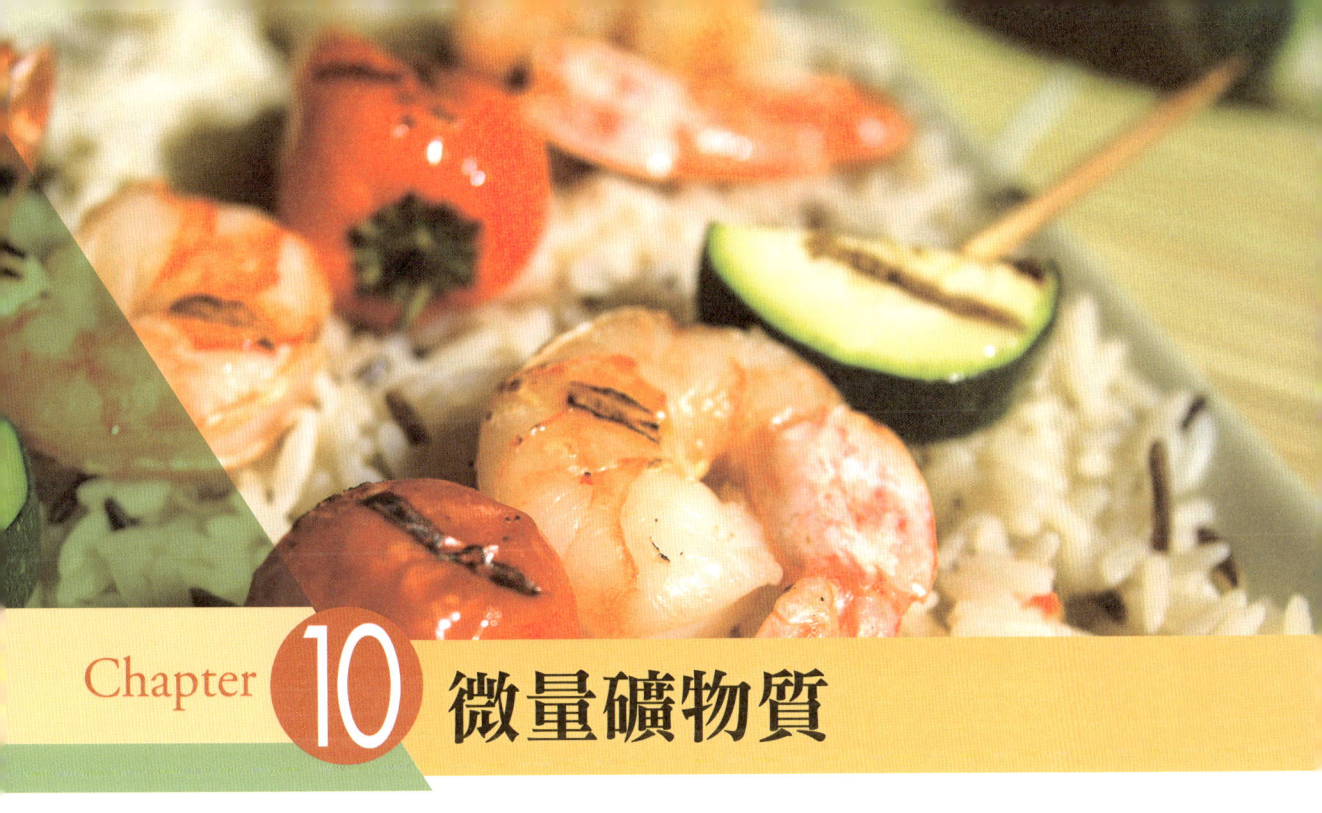

微量礦物質 (trace mineral) 又稱為微量元素,意指人體每日需要量低於 100 毫克,或存在體內量占體重的 0.01% 以下的礦物質,例如鐵、鋅、銅、碘、硒、鉬、氟、錳、鉻等,科學家發現微量礦物質的過程好像偵探小說,而且證據還不斷地出現,研究員在 1961 年發現中東村民的**侏儒症** (dwarfism) 與「缺鋅」有關,其他科學家在中國的偏遠地區確認一種罕見的心臟病與「缺硒」相關,美國首先觀察到微量礦物質的缺乏症,因為在全靜脈營養的配方中,少了這些微量礦物質,導致病人免疫力下降。

10.1 鐵 (Fe)

鐵是人體內含量最多的微量礦物質,缺鐵是全世界最普遍的營養素缺乏症,30% 貧血人口中半數是因為缺鐵,國人膳食營養素參考攝取量 (DRI) 中,鐵是唯一成年女性的 DRI 高於男性的。

鐵的功能有哪些?

鐵是紅血球內的血紅素 (hemoglobin, Hb) 和肌肉細胞內的肌紅素的成分,血紅素分子從肺運送氧氣到細胞,細胞將二氧化碳送到肺以排出體外,鐵也是許多酵素、蛋白質和參與能量代謝的化合物的成分,腦部和免疫功能、肝臟解毒、骨骼合成膠原蛋白等過程都需要鐵參與輔助。

缺鐵的症狀

如果飲食的鐵供應或體內儲存都不敷合成血紅素之需,血紅素濃度就會下降,利用

紅血球所占血液體積的百分比 (**血球比容**，hematocrit, Hct) 和血紅素濃度來評估鐵營養狀況，其指標包括血液中鐵 (血清鐵) 和含鐵蛋白質 (鐵蛋白和運鐵蛋白等) 的濃度。血球比容和血紅素下降就可能是缺鐵，但需注意單獨血紅素下降，不一定是缺鐵，也可能是缺乏其他營養素。嚴重缺鐵時，稱為「缺鐵性貧血」(iron deficiency anemia, IDA)。缺鐵是漸進式過程，可分為三個階段：

- **階段 1 (初期)**：鐵存量降低，小腸鐵吸收率增加。
- **階段 2 (中期)**：鐵蛋白中的鐵耗盡，血清鐵下降，需要鐵做為輔因子的酵素活性減少。
- **階段 3 (末期)**：血紅素降低紅血球變成小 (小球性) 而蒼白 (淺色性)，數目減少，紅血球攜氧能力降低，造成缺鐵性貧血。

缺鐵性貧血的臨床症狀與人體組織缺氧相關，患者皮膚蒼白、容易疲勞、體溫調控不良 (畏寒，尤其是腳趾和手指)、沒有胃口和冷漠等，鐵存量不足時，即使尚未貧血，也會降低學習能力、注意力時間、工作表現、免疫狀況等，長期貧血的兒童認知發展會異常。當人體缺鐵而沒有貧血 (階段 1 或 2) 時，體內的血紅素值正常，但沒有應急的存量，人體機能到了受損邊緣，從精力不足，無法有效處理日常事務，到難以保持心思敏銳。

全世界最盛行的是缺鐵性貧血，高風險群是嬰兒、學齡前幼兒、青春期男女等，因為生長伴隨著血液量和肌肉量的擴增，升高了鐵的需求，導致攝取量不敷所需，育齡婦女因為每月規律性地經血流失而容易貧血，孕婦因為懷孕期間血液量擴增，需要額外的鐵以生成本身與胎兒所需的紅血球，若沒有留意飲食補充，也可能導致缺鐵性貧血；成年男性的缺鐵性貧血通常是疾病造成，例如潰瘍、結腸癌、痔瘡等失血所致。

缺鐵性貧血患者必須服用鐵補充劑，也要找出缺鐵主要原因以免復發，改善飲食可以「預防」，但發生貧血後，補充鐵是唯一有效的「治療」方法。治療初期，改善飲食和補充鐵可以迅速提高血紅素濃度，不過太早停用補充劑就無法補足鐵存量 (血液、骨髓等)，鐵補充劑必須服用 3 到 6 個月甚至更久，才能補足身體的鐵儲存量。

鐵的吸收和運送

鐵的吸收取決於下列因素：(1) 個人的鐵營養狀況，(2) 鐵的形式，(3) 消化道的酸度，(4) 其他與鐵共存的膳食成分，控制體內的鐵濃度很重要，因為在足量與過量之間的差距很小，缺鐵會危及氧氣的運送，因此人體努力保存鐵，除了潰瘍、外傷、分娩等出血之外，人體喪失的鐵極少，約 90% 的鐵都是時時回收再利用；過量的鐵也為害極大，鐵會積聚在器官升高氧化壓力 (oxidative stress)，為了避免鐵過量中毒，小腸的鐵吸收受到嚴密的控制。

影響鐵吸收最重要的因素是人體的需求，懷孕和生長期間鐵的需求增加，高海拔地區空氣的氧濃度較低，血紅素濃度升高使鐵的需求也增加。調控體內鐵量的主要機制是嚴密控制其吸收，當鐵存量不足，或因生長/懷孕而升高鐵需求時，血中運鐵蛋白會迅速與鐵

結合,將鐵從小腸細胞轉送到血液中;人體需鐵時,吸收率高達 50%,鐵存量足夠而且血鐵濃度已高時,吸收率可降至 2%,未吸收的鐵留在小腸中,與每隔 5 到 6 天就脫落的腸細胞一起由糞便排出體外,鐵存量充足的健康成人其鐵吸收率為 5%~15%。

食物中的鐵包括兩種型式:

(1) 血質鐵 (heme iron):吸收率為 15%~35%,主要來自血紅素和肌紅素 (myoglobin),占肉類、魚類、禽肉中 40% 的鐵,幾乎不受任何因素影響,是鐵吸收率最好的型式。

(2) 非血質鐵 (non-heme iron):吸收率為 2%~8%,有許多條件會促進或抑制其吸收 (表 10-1),非血質鐵占肉類、魚類、禽肉中 60% 的鐵,而乳製品、蛋、水果、蔬菜、五穀類、強化食品、補充劑中的鐵,100% 為非血質鐵,由於大部分的膳食鐵都是非血質鐵,因此膳食鐵的整體吸收率為 5%~15%,酸性環境溶解鐵成為容易吸收的形式,減少胃酸的制酸劑藥物或疾病都會減少鐵的吸收;年老時胃酸分泌減少,妨礙鐵的吸收,使老人有缺鐵性貧血的風險。其他營養素也會影響鐵的吸收和生體可用率,超大劑量的鋅、鈣會與鐵競爭吸收,足量的銅對鐵的代謝很重要;75 毫克的維生素 C 可增加非血質鐵的吸收率達 4%,用餐時喝杯柳橙汁就有這種效果。

鐵存在哪些食物中?

動物來源含有約 40% 的血質鐵,這是生體可用率最高的鐵,成人飲食主要的鐵來源是即食早餐穀片、豆類、動物製品等,在強化的營養麵粉添加了鐵,吸收率相當低,容易導致缺鐵性貧血。成人膳食參考攝取量 (DRI) 19 歲以上成年男性 10 毫克,女性 15 毫克,女性較高是根據 10% 的吸收率以彌補每日 0.8 毫克的喪失,育齡婦女因月經而平均要額外喪失 1 公克/日的鐵,因此女性的鐵需要量多於男性。育齡婦女為了彌補攝取量和需要量之間的缺口,可以挑選加鐵強化的食品或綜合維生素和礦物質補充劑,若非醫生指示,鐵攝取量不要超過 DRI 建議量。

鐵過量的危險?

成年人補充或強化用鐵的上限攝取量 (UL) 是每日 40 毫克,超過上限會造成胃不舒服,鐵過量的後果極其嚴重,60 毫克大劑量的鐵就能威脅 1 歲嬰兒的生命,兒童常常因為補充劑而導致急性鐵中毒。

表 10-1 影響非血質鐵的生體可用率的各種膳食因素

促進非血質鐵吸收	抑制非血質鐵吸收
• 維生素 C 　• 在義大利麵中加入番茄醬 • 肉類、魚類和禽肉蛋白質 　• 在餅乾中加入鮪魚	• 單寧 (存在於茶中) 　• 會降低 60% 的吸收率,最好在兩之餐之間喝茶。不包括藥草「茶」 • 草酸 (菠菜、大黃和牛皮菜) • 植酸 (全穀類、麥麩和大豆) • 超大劑量的鋅、鈣或銅

遺傳性的**血鐵質沈著症** (hemochormatosis) 因帶有缺陷的鐵代謝基因，會大量吸收飲食和補充劑的鐵而造成鐵沉積而中毒，會影響肝臟、心臟、胰臟和肌肉，造成嚴重的氧化損傷與疾病，例如膚色變深、關節炎、心臟病、糖尿病、肝病、結腸癌等，血清鐵濃度偏高也會增加感染的風險。治療鐵沈積症可利用**放血療法** (therapeutic phlebotomy) 去除過量的鐵，患者要儘量少富吃血質鐵食物，避免服用鐵或維生素 C 補充劑，忌吃高量強化鐵的食品。

10.2 鋅 (Zn)

1960 年代早期在埃及和伊朗首度確認缺鋅的狀況，缺鋅造成當地人生長遲滯與性發育不全 (圖 10-1)。

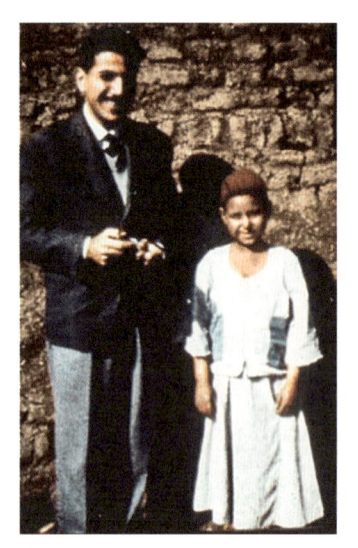

⊙ 圖 10-1　鋅攝取不足會限制人類的生長。圖右的埃及男孩 16 歲身高 124 公分，由於缺鋅而生長遲滯和性發育不全。

鋅的功能有哪些？

大約 300 種酵素需要鋅作為輔因子，攝取足量的鋅才能維持身體基本生理功能正常運作，鋅的生理功能包括：

(1) DNA 的合成與功能。
(2) 蛋白質代謝、傷口癒合、生長。
(3) 骨骼與生殖器官的發育。
(4) 胰島素的合成與釋出。
(5) 細胞膜的結構與功能。
(6) 超氧歧化酶 (superoxide dismutase, SOD) 的成分 (此抗氧化酵素可預防細胞的氧化壓力，因此鋅具有間接的抗氧化作用)。
(7) 白血球的合成。

缺鋅的症狀

成人缺鋅的症狀包括痤瘡樣皮疹、腹瀉、沒有胃口、傷口癒合緩慢、免疫力下降、味覺 (有金屬味) 和嗅覺減弱、掉髮等，兒童和青少年缺鋅時，生長、性發育及學習能力也會受阻。

腸病性肢端皮炎 (acrodermatitis enteropathica) 是遺傳性鋅缺乏的疾病，導因於小腸對鋅的吸收率異常低下，引致血液鋅濃度下降，出現缺鋅的臨床症狀。

鋅存在哪些食物中？

富含蛋白質的飲食提供豐富的鋅，例如動物性來源牛肉、羊肉、海產、生蠔，與植物性來源小麥胚芽、堅果、可可粉、菠菜、豌豆、蘑菇。膳食鋅的吸收率為 40%，取決於

人體鋅的需求和食物的鋅形式；體內鋅營養不良時，小腸吸收率上升；動物食品的鋅比植物食品容易吸收，五穀類以酵母酸酵會分解植酸，因而增加鋅的生體可用率，以無酸酵麵包為主食的人口中，缺鋅會成為問題。綜合維生素和礦物質補充劑所含的氧化鋅之吸收低於食物天然食物存在的鋅；大劑量的鈣補充劑會影響鋅的吸收，鋅、銅和鐵會彼此競爭吸收。成人鋅的足夠攝取量 (AI) 是男性 15 毫克，女性 12 毫克。

鋅過量的危險？

鋅的上限攝取量 (UL) 是每日 35 毫克。長期攝取過量的鋅會干擾銅代謝，這是設定鋅上限攝取量的基礎，鋅中毒可能源自鋅補充劑或鋅強化食品攝取過量，每日鋅攝取量超過 100 毫克會造成腹瀉、絞痛、反胃、嘔吐、食慾降低，攝取量持續超過 2000 毫克會導致免疫功能降低，以及高密度脂蛋白 (HDL) 減少。雖然有研究鋅補充劑或許能夠延緩眼睛的黃斑病變，並降低某些癌症的風險，但必須注意長期攝取過量的鋅反而會抑制免疫功能。

10.3 硒 (Se)

硒的功能有哪些？

硒是微量礦物質，具有多種容易吸收的化學形式，最為人知的功能是協助體內抗氧化酵素穀胱甘肽過氧化酶 (Glutathione peroxidase, GPx 或 GSH-Px) 的作用，把有害的過氧化物如過氧化氫 (H_2O_2) 轉變成水，硒是體內抗氧化系統的一部分，與維生素 E 協同作用，以維持細胞膜的完整性；甲狀腺素的活化需要一種脫碘酶 (5'-deiodinase)，也是含硒的酵素。硒以「硒半胱胺酸」(selenocysteine) 形式作為含硒酵素與蛋白質之胺基酸成分。

缺硒的症狀

食物中的硒含量取決於作物生長或飼養動物的土壤之硒含量，中國科學家在 1979 年首度發表報告，說明中國黑龍江的克山縣因土壤的硒含量低，以致於造成人類的缺硒症，除非服用補充劑，否則會有獨特的肌肉和心臟疾病，缺硒的症狀包括肌肉痛、肌肉耗損、心肌病變等，由於硒參與甲狀腺素代謝，缺硒會削弱甲狀腺功能，因而阻礙正常生長。

硒和維生素 E 補充劑有防癌功效嗎？

在 1990 年代晚期和 2000 年代初期，有兩項大型實驗探討營養素補充劑的防癌效果，顯示微量營養素或許能夠預防前列腺癌，因此，研究員設計了為期 12 年的「硒和維生素 E 防癌實驗」，進一步探討硒和維生素 E 對預防前列腺癌的作用，但是只經過 7 年，這項實驗就喊停，因為沒有證據顯示補充劑有任何防癌效果。後續研究發現，接受維生素 E、

硒或兩者併用組,比安慰劑組有較多的前列腺癌病例,研究結論是:維生素 E 補充劑大幅升高健康男性的前列腺癌風險,這項實驗指出,無論是硒 (每日 200 毫克的硒代甲硫胺酸) 或維生素 E (每日 400 IU 的 dl-α-生育醇),或兩者併用,都不能降低前列腺癌的風險,這個例子說明了重複研究結果的重要性,不能只根據一項研究的結果做為臨床措施。硒和維生素 E 補充劑的防癌效果,目前尚無定論。血液硒濃度偏低會升高某些癌症的發病率,尤其是前列腺癌,對硒存量偏低者而言,雖然補充硒證實有防癌作用,但要利用硒補充劑防癌還言之過早。

獲取足量的硒存在哪些食物中?

魚類、肉類 (尤其是內臟)、貝類、蛋是硒的良好動物來源,巴西胡桃以及種植在含硒土壤的五穀類和種子是良好的植物來源。食物和動物組織中的硒其形式主要以與胺基酸結合的有機態為主,包括硒甲硫胺酸 (selenomethionine, SeMet) 與硒半胱胺酸 (selenocysteine, SeCys),補充劑常為無機型態硒,例如亞硒酸 (selenite)、硒酸 (selenite)。整體而言,蛋白質類和五穀類是硒最豐富的來源,水果類所含的硒極少。19 歲以上成人硒的 DRI 是每日 55 微克,可使依賴硒的酵素維持最佳活性。

硒過量的危險?

除了巴西胡桃之外,很少食物含有大量的硒,因此沒有關於膳食來源的硒中毒的報導,成人硒的上限攝取量 (UL) 是每日 400 微克,硒中毒症狀為掉髮、虛弱、反胃、嘔吐、肝硬化等。由於巴西胡桃的硒含量高,一顆就含有 96 微克的硒,不宜大量食用。

10.4 碘 (I)

碘的功能有哪些?

甲狀腺會主動地從血液吸取並聚集碘,以維持甲狀腺素的合成,甲狀腺素是由碘和酪胺酸 (tyrosine) 合成,甲狀腺素協助調控代謝速率並促進生長和發育,因此碘充足對人體的能量代謝非常重要。

缺碘的症狀

幼兒期和青春期缺碘,會造成甲狀腺腫大 (goiter)、智力低下、體格發育遲滯等;成人期缺碘會導致甲狀腺功能低下、甲狀腺腫大等,主要症狀為容易疲勞、精神不集中、工作效率下降等。在一次大戰期間發現缺碘與甲狀腺腫大有關,美國大湖區應徵入伍的男性罹患甲狀腺腫的比例,比全國其他地區都來得高,發現該地區土壤的碘含量極低;在 1920 年代,俄亥俄州的研究員發現,給予兒童低劑量的碘持續 4 年,可以防止甲狀

腺腫，此一發現促成了始於 1920 年代的在食鹽中添加碘的措施，這是人類首度特意在食物中添加營養素以預防疾病的政策。目前有許多國家 (例如加拿大) 規定食鹽必須加碘強化，全世界約 20 億居民有缺碘的風險，許多國際健康相關組織都把根除缺碘當做努力的目標。台灣食品藥物管理署 (食藥署) 於 105 年 11 月 1 日公告訂定「包裝食用鹽品之碘標示規定」，針對添加碘化鉀或碘酸鉀之包裝食用鹽品，其品名應以「碘鹽」、「含碘鹽」或「加碘鹽」命名，並應註明「碘為必需營養素」。

當碘的攝取量不足時，甲狀腺就補償性增大以攝取更多的碘，最後造成甲狀腺腫，輕度的甲狀腺腫不會疼痛。補充碘能預防甲狀腺腫，但無法消除已腫的甲狀腺，嚴重的病例需要手術切除。如果婦女在懷孕初期缺碘，胎兒就會缺碘，出生後會出現身材短小並且智力發展遲緩，統稱為**先天性甲狀腺功能不足** (congenital hypothyroidism)—稱為「呆小症」(cretinism)。

碘存在哪些食物中？

碘的多種來源包括碘化鹽，乳品業用碘做為消毒劑，烘焙業用碘做為麵質改良劑，食品業用碘做為著色劑，海鹽通常沒有加碘強化。整體而言，碘化鹽 (添加到任何食物)、海鮮、海藻、海帶、紫菜與乳製品是碘最豐富的來源，水果和蔬菜類所含的碘極少。成人碘的 DRI 是 140 微克。

碘過量的危險？

碘的上限攝取量 (UL) 是每日 1 毫克 (1000 微克)，碘攝取量偏高會抑制甲狀腺素的合成，需注意有些海藻含碘高達 1%，長期大量食用可能會出現碘過量的危險。

10.5 銅 (Cu)

銅是血液的成分之一，主要存在血液中的**藍銅蛋白** (ceruloplasmin, Cp)，體內銅含量最高的組織是肝臟、腦、心臟、腎臟、肌肉等。

銅的功能有哪些？

銅是許多酵素的輔因子，包括對抗自由基破壞的抗氧化酵素，如細胞質的超氧歧化酶 (SOD)，使結締組織蛋白質 (如膠原蛋白) 交叉結合的酵素也需要銅的參與，銅是電子傳遞鏈的輔因子，參與細胞呼吸的最後階段，幫助產生 ATP，含銅的酵素還協助運送鐵以供應紅血球。此外，參與神經髓鞘化、神經傳導素合成、免疫功能、血液凝結、血液脂蛋白代謝的酵素都需要銅。

缺銅的症狀

缺銅症狀包括小球性貧血、白血球計數過低、骨質喪失、生長不良、心血管疾病等。最容易缺銅的族群是早產兒和進行過腸道手術的人。緬克斯症候群 (Menkes syndrome) 是遺傳性的「缺銅」疾病，腦和神經系統的銅供應顯著降低，因為缺乏協助形成神經組織和合成神經傳導素的含銅酵素，緬克斯症候群的嬰兒有神經系統異常、肌肉張力不足、身體和認知發展遲緩等問題，這些嬰兒通常活不過 3 歲。

銅存在哪些食物中？

銅的豐富來源包括肝臟、豆莢、種子、全穀類麵包和穀片、可可等，牛奶和乳製品、水果、蔬菜的含銅量通常很少，綜合維生素和礦物質補充劑的氧化銅不容易吸收，天然食物內的銅有較佳的吸收率。銅在胃和小腸前段吸收，攝取量越高，吸收率就越低，攝取超過需要量時，只能儲存一部分，其餘由肝臟併入膽汁，藉由糞便排出體外；植酸、纖維質、過量的鋅和鐵補充劑都會干擾銅的吸收，整體而言，蛋白質食物 (內臟、肉類) 和全穀類、堅果是銅最豐富的食物來源。

銅過量的危險？

台灣並未訂定銅的上限攝取量 (UL)。單一劑量超過 10 毫克的銅就會產生症狀，包括腸胃不適、吐血、黑糞以及肝腎損傷。天然食物通常不會造成銅中毒，只有過度使用補充劑，或接觸過量的農業用銅鹽才會中毒。

威爾森氏症 (Wilson's disease) 是遺傳性「銅堆積」疾病，患者的肝臟無法合成藍銅蛋白 (Cp)，導致銅堆積在肺和肝臟等組織中，造成肝臟和神經系統受損。主要治療方式是減少高銅食物的攝取、吃純素飲食，因為蔬果含銅量很少，血中過量的銅可能影響阿茲海默症和巴金森氏症的發展。

10.6 氟 (F)

人體所需的是氟的離子態 (F⁻)，幾乎 95% 都在牙齒和骨骼中，1900 年代初期牙醫師注意到，美國西南部的齲齒率較低，與水質高濃度的氟有關，甚至由於氟沈積而有斑齒 (mottling)，1940 年代早期的實驗證明，水中含氟能降低兒童齲齒率 20% 到 80%，於是開始進行水質氟化的政策。

氟的功能有哪些？

氟降低齲齒 (蛀牙) 發生的作用是：(1) 氟併入牙齒結構中，可強化牙齒對抗牙斑細菌的酸降解作用；(2) 促進琺瑯質再礦化並抑制牙齒的去礦化；以及 (3) 對抗牙斑中造酸微生物的作用。

缺氟的症狀

缺氟除了升高齲齒的風險，沒有其他症狀。

氟存在哪些食物中？

氟的少數良好來源是海魚、蛤蜊、龍蝦、蟹、蝦、茶、海藻等。除了食物以外，自來水和牙醫診所塗的凝膠或牙膏、漱口水等有含氟。瓶裝水通常沒有添加氟，世界上有些地方的地下水含氟量很高，不過大部分的地下水之氟濃度很低；美國在公共水源添加氟，以每公升 0.7 到 1.2 毫克為標準 (氣候炎熱的地區因為水的總攝取量較高，所以添加氟的濃度較低)。台灣目前自來水中並無添加氟，飲水中含氟量低區 0.3 ppm。成人氟的 DRI 是每日 3 毫克。

氟過量的危險？

氟的上限攝取量，7~9 歲是 3 毫克，10 歲以後至成人為 10 毫克，適量可避免牙齒和骨骼受損，兒童日常潔牙可能吞下大量的含氟牙膏而造成**氟中毒** (fluorosis)，在牙齒發育期間 (10 歲以前) 氟中毒會造成牙齒的永久損害，牙齒表面接觸過量的氟會產生斑齒 (棕色斑點)；成人氟中毒會造成髖骨骨折、關節衰弱或僵硬、慢性胃炎等。

10.7 鉻 (Cr)

鉻的功能有哪些？

鉻是葡萄糖耐受因子 (glucose tolerance factor, GTF) 的組成分，促進胰島素的功能，促進細胞擷取葡萄糖，以幫助血糖降低，除此之外，鉻也參與脂質和蛋白質的代謝，但機制未知，鉻補充劑被推銷做為增加肌肉量和減重之用，但並無太多證據支持這種宣稱。

缺鉻的症狀

缺鉻的特徵是血糖控制不佳，以及血液中的膽固醇與三酸甘油酯 (TG) 升高，可能缺鉻的人包括使用全靜脈營養 (沒有添加鉻) 的病人和營養不足的兒童，由於很難精確檢測，所以無法偵測出邊緣性缺乏。

鉻存在哪些食物中？

食物組成表通常沒有鉻量的數據，主要是兩大限制：(1) 鉻含量受農業和製造過程顯著的影響；以及 (2) 分析食物時會受儀器本身所含的鉻「污染」。鉻良好的來源有肉類、全穀類製品、蛋、磨菇、堅果、啤酒、香料、啤酒酵母。食物鉻的吸收率只有 0.4% 到 2.5%，維生素 C 和菸鹼素能促進吸收，鉻可儲存在肝臟、脾臟、軟組織、骨骼中，並藉

尿液排泄。高醣飲食、嚴重感染、劇烈而持久的運動、懷孕和哺乳、嚴重外傷等會促進尿鉻的排泄，增加缺乏風險。

鉻過量的危險？

在美國鉻的足夠攝取量 (AI) 是每日 25 到 35 微克，男性 35 微克，女性 25 微克根據的是均衡飲食中的含量，台灣無訂定標準。鉻沒有上限攝取量，因為食物中的鉻不會使人中毒，中毒病例是接觸工業廢棄物的人，或是使用鉻含量極高的顏料的畫家，有可能導致肝臟損傷或肺癌。

10.8 其他微量礦物質

錳 (Mn)

錳和鎂常被混淆，因其英文名稱相似，在一些代謝途徑中也可以互相取代，錳參與能量代謝，是合成葡萄糖和代謝某些胺基酸的輔因子，有些酵素也需要錳，例如自由基代謝 (經由超氧歧化酶) 所用到的酵素，錳對骨骼形成也很重要，人類不會缺錳，一般飲食就能提供足量的錳，動物吃缺錳飲食會造成腦功能、骨骼形成、生殖作用的病變。

錳的良好食物來源是堅果、米飯、燕麥、全穀類、豆類、葉菜類等。大劑量的錳具有毒性，不建議使用補充劑，鐵存量偏低的人必須禁用錳補充劑，以免貧血惡化，台灣並無錳的上限攝取量，但仍注意勿攝取過多，以避免神經受損，礦工吸入含錳量高的煙塵會出現類似巴金森氏症的症狀，如認知和肌肉障礙。

鉬 (Mo)

數種人類的酵素需要鉬，例如參與含硫胺基酸代謝的酵素，飲食正常的人不會缺鉬；依賴全靜脈營養的人可能出現缺鉬的症狀，包括心跳和呼吸速率增加、夜盲症、心智異常、水腫、虛弱等。鉬的食物來源包括牛奶和乳製品、豆類、全穀類、堅果等。

實驗動物攝取高劑量的鉬會出現中毒的症狀，包括體重降低和生長遲滯，人類中毒的風險極低。堅果是錳和鉬的良好來源。

10.9 台灣的微量礦物質營養現況與健康

微量礦物質的營養狀況

世界性的營養缺乏問題中，有兩項是微量礦物質，就是鐵與碘，而且缺乏原因不完全是貧窮，因為已開發國家也有相同的問題，台灣也不例外，鐵與碘缺乏都會影響胎兒腦部發育，導致學童智能低落與 IQ 分數降低，學習能力低落，足以影響個人和社會的發展。

表 10-2　主要的微量營養素概要

礦物質	主要功能	DRI 或 AI	膳食來源	缺乏症狀	中毒症狀
鐵 Fe	• 呼吸作用中血紅素與其它關鍵化合物的成分 • 免疫功能 • 認知能力的發展	男性：10 毫克 女性：15 毫克	• 肉類 • 海鮮 • 花椰菜 • 豌豆 • 麥麩 • 強化麵包	• 疲勞 • 貧血	• 肝與心臟損傷 (嚴重病例) • 腸胃不適 UL：45 毫克
鋅 Zn	• 將近 200 種酵素需要鋅 • 生長 • 免疫 • 酒精代謝 • 性發育 • 生殖 • 抗氧化防衛	男性：15 毫克 女性：12 毫克	• 海鮮 • 肉類 • 青菜 • 全穀類	• 皮疹 • 腹瀉 • 胃口減少和味覺變弱 • 掉髮 • 生長發育不良 • 傷口癒合緩慢	• 抑制銅的吸收 • 腹瀉 • 絞痛 • 免疫功能不足 UL：40 毫克
硒 So	• 抗氧化系統的一部分	55 微克	• 肉類 • 蛋 • 魚類 • 海鮮 • 全穀類	• 肌肉疼痛 • 虛弱 • 心臟病	• 反胃 • 嘔吐 • 掉髮 • 虛弱 • 肝病 UL：400 微克
碘 I	• 甲狀腺素的成分	140 微克	• 碘化鹽 • 白麵包 • 鹹水魚 • 乳製品	• 甲狀腺腫 • 心智遲滯 • 孕婦缺碘導致嬰兒期生長不良	• 甲狀腺功能不足 UL：1.1 毫克
銅 Cu	• 協助鐵代謝 • 與許多抗氧化酵素合作 • 參與蛋白質代謝與荷爾蒙的合成	900 微克 (RDA)	• 肝臟 • 可可 • 豆子 • 堅果 • 全穀類 • 水果乾	• 貧血 • 白血球計數偏低 • 生長不良	• 嘔吐 • 神經系統失調 UL：8-10 毫克
氟 F	• 強化牙齒琺瑯質對抗齲齒	3 毫克	• 氟化水 • 牙膏 • 茶 • 海藻 • 牙科治療	• 升高齲齒風險	• 胃不舒服 • 發育期間出現斑齒 • 胃痛 成人的 UL：10 毫克
鉻 Cr	• 促進胰島素的功能	男性 (到 50 歲)：35 微克 女性 (到 50 歲)：25 微克 (RDA)	• 蛋黃 • 全穀類 • 豬肉 • 堅果 • 蘑菇 • 啤酒	• 餐後高血糖	• 由工業污染所引起，與飲食無關，因此沒有設定 UL
錳 Mn	• 酵素的輔因子，例如參與碳水化合物代謝的酵素 • 協助抗氧化系統	男性：2.3 毫克 女性：1.8 毫克 (RDA)	• 堅果 • 燕麥 • 豆子 • 茶	• 人類沒有缺乏症	• 神經系統失調 UL：11 毫克
鉬 Mo	• 協助某些酵素的工作	45 微克 (RDA)	• 豆子 • 五穀類 • 堅果	• 健康的人沒有缺乏症	• 實驗動物生長不良 UL：2 毫克

碘營養迷思

國人對碘有多項似是而非的觀念，因而輕忽了碘的攝取，主要的迷思是：

1. 海島國家不會缺碘：國際組織「全球碘網絡 (Iodine Global Network)」不斷澄清這個錯誤的觀念，2011 年英國調查發現，少女有三分之二缺碘。
2. 海產食物含碘豐富：事實上只有少數海產植物如海帶與微藻類含碘較高，魚貝類等海產動物則含量有限而且不穩定。
3. 沒有甲狀腺腫就是碘營養充足：事實上明顯可見的甲狀腺腫是長期嚴重缺碘的後果，輕微缺碘時甲狀腺體積會補償性增大，但肉眼難以覺察；必須採用更靈敏的指標，如尿碘濃度或超音波量測。

國民健康署在 2015 年 5 月發布國人有碘營養輕微缺乏的問題，世界衛生組織 (WHO) 建議用尿碘濃度來反映平日的碘攝取，並以族群中位數來代表族群中的碘營養狀況，非孕婦 < 100 μg/L 或孕婦 < 150 μg/L 都是缺乏，在當前的飲食環境之下，國人的碘營養狀況並不樂觀，老年人、孕婦、嬰幼兒都是高風險族群 (圖 10-2)。

台灣的水土缺碘，與碘在自然界的「生物地球化學循環」(biogeochemical cycle) 有關 (圖 10-3)，海中的微藻類和海帶等海洋植物是自然界最大的碘儲存庫，它們釋出的碘化合物會進入海水，再揮發到大氣中，形成微小的氣懸膠體粒子 (aerosol particles)，顆粒聚集

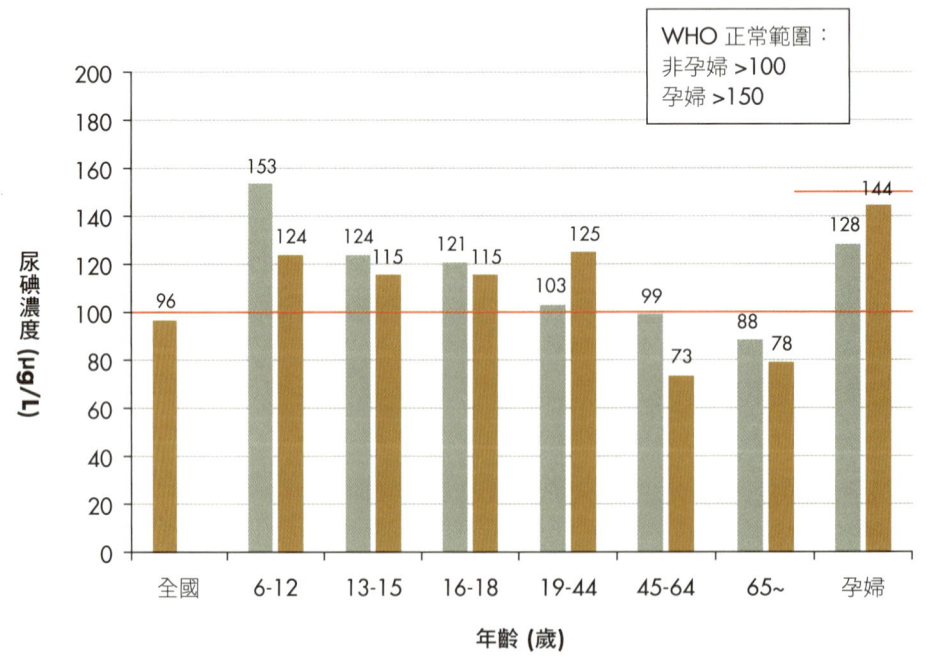

圖 10-2 台灣各年齡層的尿碘中位數都在 WHO 正常的低標邊緣，老年則是輕微缺乏狀態；深色長條是國健署 2013 年最新的資料。

資料來源：參見參考資料 7,8

變大,就隨著下雨或塵粒而降到地面與淡水河川,供動植物利用並進入人類的食物鏈,台灣沿岸沒有海藻,河川地勢使碘快速流失,自日據時代就是地方性甲狀腺腫大的盛行之地。

使用碘鹽才能消除甲狀腺腫問題,民國 56 年的調查可見,全省學童甲狀腺腫盛行率是男生 21%,女生 28%,省政府責令製鹽總廠生產加碘強化食鹽並普及全省家戶,推廣碘鹽使用之後,60 年再度普查可見甲狀腺腫大幅降低,男生僅餘 4%,女生則有 6%,當時在國際上,這樣的成效居於缺碘防治的先進地位,過去的經驗顯示,缺碘對女性傷害較大,補充後之改善也較不完全。

根據衛生福利部的調查報告,目前台灣市售的食鹽產品多為進口,訴求天然或有機的食鹽都不加碘,國產碘鹽品項只有 10%,基於成本考量,食品加工與外食餐飲人都不用碘鹽,因此,居家烹調和外食都不利民眾碘鹽的攝取。

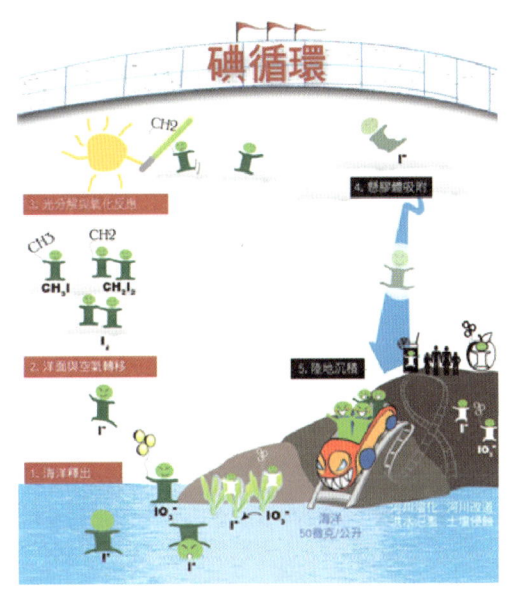

圖 10-3 自然界中碘的生物地球化學循環,台灣沿岸沒有海藻,地勢陡峻而河川湍急,不足以保留碘。
資料來源:參見參考資料 9

在少鹽的保健原則之下,食衛署已經規畫提高食鹽的加碘量,從現行的每公斤 12~20 毫克調高至 20~33 毫克,若遵循國民飲食指標建議每日攝取食鹽 6 公克,則可補充 120~198 微克的碘,達到碘的建議攝取量 (140 微克),前提是**民眾須注意選用碘鹽**。

鐵量多寡與疾病有關嗎?

貧血是血紅素降低的臨床症狀,國民營養調查的貧血標準是成年男性血紅素 < 13 mg/dL,女性 < 12 mg/dL,血清鐵蛋白代表體內鐵儲存量,鐵耗盡時 < 12 ng/mL,台灣成年民眾的血清鐵蛋白與貧血率隨年齡而變化 (圖 10-4)。體內鐵存量是男性高於女性,成人中以育齡女性最低,其缺鐵風險最高,貧血率也高;女性在停經後鐵存量快速增多,貧血也有改善,老年時鐵存量都高,但貧血率也攀高,可見老年的貧血並非缺鐵之故,應是慢性疾病與老化的結果。

台灣民眾的貧血可分為四類:

1. 缺鐵性貧血 (IDA):育齡女性因為鐵攝取量少於月經的鐵流失量,因而體內鐵儲存量少,長期缺鐵的後果就是貧血。素食女性的缺鐵和貧血最為嚴重,可利用鐵補充劑來改善。
2. 地中海型貧血 (Thalassemia):這是遺傳性疾病,台灣人中約有 6 至 8%,患者血紅素球蛋白的基因發生缺陷,紅血球壽命縮短,鐵會逐漸沉積在肝臟、胰臟、骨髓,造成「高

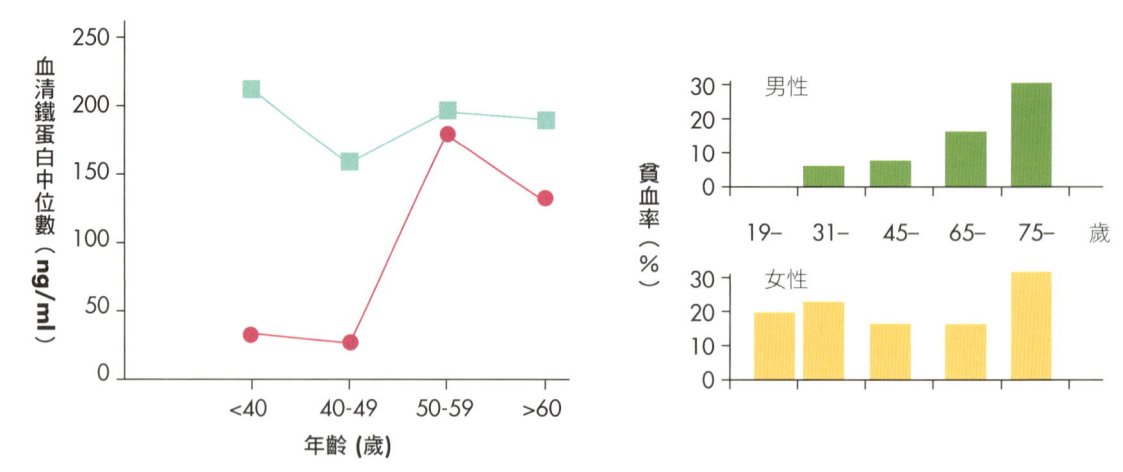

○ 圖 10-4　台灣成年民眾的血清鐵蛋白與貧血率隨年齡的變化。年輕女性貧血率高於男性。血鐵蛋白與體內鐵儲存量成正相關，以育齡女性最低，其貧血率也高；停經後鐵存量快速升高，可見老年的貧血並非缺鐵之故，應是慢性疾病與老化的結果。

資料來源：參見參考資料 10

鐵性貧血」，不但不缺鐵，反而有鐵過量的組織傷害。

3. 慢性病貧血 (anemia of chronic disease)：這是發炎、感染或其他疾病造成體內鐵的組織分布改變，使鐵集中在肝臟與脾臟，血中鐵減少，造血組織因獲鐵不足而血紅素合成減少，也是一種「高鐵性貧血」的現象。

4. 造血功能減弱：老年的功能減退，加上慢性疾病的影響，而有貧血現象，體內可能缺鐵或鐵過量，必須小心分辨，以免增加鐵過量的傷害。

在補鐵潮流之下，體內鐵堆積的風險也越來越受到重視，因為肝的含鐵量高通常與非酒精性脂肪肝和代謝症候群的風險有關，會惡化胰島素抗性，由於體內鐵存量隨著年齡而升高，成年男性與停經後女性應該注意貧血的原因，以避免不必要的補鐵和過量。

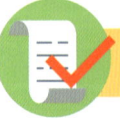

知識檢查站（解答在下方）

1. 下列何種食物鐵吸收率最高？
   a. 牛肉　　　　　　c. 水果
   b. 蔬菜　　　　　　d. 雞蛋
2. 下列何者是鋅的生理功能？
   a. SOD 的成分之一　c. 預防蛀牙
   b. 運送氧氣　　　　d. 合成甲狀腺素
3. 硒與下列何種抗氧化酵素活性維持有關？
   a. 超氧歧化酶　　　c. 觸酶
   b. 穀胱甘肽過氧化酶　d. 轉胺酶
4. 抗氧化功能上，何種礦物質與維生素 E 具有協同作用？
   a. 鐵　　　　　　　c. 硒
   b. 鈣　　　　　　　d. 碘
5. 甲狀腺腫 (goiter) 是導因於何種礦物質缺乏？
   a. 碘　　　　　　　c. 銅
   b. 鋅　　　　　　　d. 錳

6. 下列何種食物含碘量最高？
   a. 海藻　　　　c. 菠菜
   b. 牛肉　　　　d. 葡萄
7. 銅藍蛋白是將何種礦物質運送到周邊組織的蛋白質？
   a. 鐵　　　　　c. 錳
   b. 鋅　　　　　d. 銅
8. 威爾森氏症是何種礦物質堆積的遺傳性疾病？
   a. 鐵　　　　　c. 銅
   b. 硒　　　　　d. 碘
9. 下列何種礦物質是葡萄糖耐受因子 (GTF) 的組成分？
   a. 鉻　　　　　c. 銅
   b. 硒　　　　　d. 碘
10. 下列何者是碘的生理功能？
   a. 合成血紅素　　c. 參與 SOD 作用
   b. 合成甲狀腺素　d. 抗氧化作用

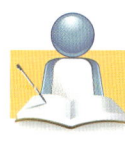

解答：1.a, 2.a, 3.b, 4.c, 5.a, 6.a, 7.d, 8.c, 9.a, 10.b

參考資料

1. 國健署 (2013)：台灣地區高血壓、高血糖、高血脂之追蹤調查研究。
2. 國民健康署：台灣國民營養健康狀況變遷調查結果 http://obesity.hpa.gov.tw/TC/research.aspx
3. Wu SJ, Pan WH, Yeh NH, Chang HY. Dietary nutrient intake and major food sources: the Nutrition and Health Survey of Taiwan elementary school children 2001-2002. Asia Pacific J Clin Nutr 2007;16 (S2):518-53.
4. Pan WH, Wu HJ, Yeh CJ, Chuang SY, Chang HY, Yeh NH, Hsieh YT. Diet and health trends in Taiwan: comparison of two nutrition and health surveys from 1993-1996 and 2005-2008. Asia Pac J Clin Nutr 2011;20:238-250.
5. Wu SJ, Pan WH, Yeh NH, Chang HY. Trends in nutrient and dietary intake among adults and the elderly: from NAHSIT 1993-1996 to 2005-2008. Asia Pac J Clin Nutr 2011;20:251-265
6. 衛福部 (2012)：國人膳食營養素參考攝取量及其說明第七版。
7. 國民健康署：2010-2013 國民營養健康狀況變遷調查之尿液碘濃度分析計畫。
8. 許巧旻等 (2015)：國人孕婦碘營養初探，台灣營養學會41屆年會。
9. 蕭寧馨，微量元素與人體健康——國人的碘與營養狀況，地質季刊《台灣醫學地質》2015;34:68-71。
10. Chang JS, Lin SM, Chao JC, et al. Serum ferritin contributes to racial or geographic disparities in metabolic syndrome in Taiwan. Public Health Nutrition 2014; 17:1498-506.
11. 蕭寧馨：市售鹽品碘含量監測暨健康風險評估。衛生署 101 年度計畫成果報告，編號 DOH101-FDA-31410。
12. 張天鈞：台灣地方性甲狀腺腫的回顧與前瞻。內科學誌 2000;11:51-56。
13. 蕭寧馨、劉奕方、王瑞蓮。鐵。國人膳食營養素參考攝取量及其說明第七版，pp. 549-553。

Chapter 11 運動營養

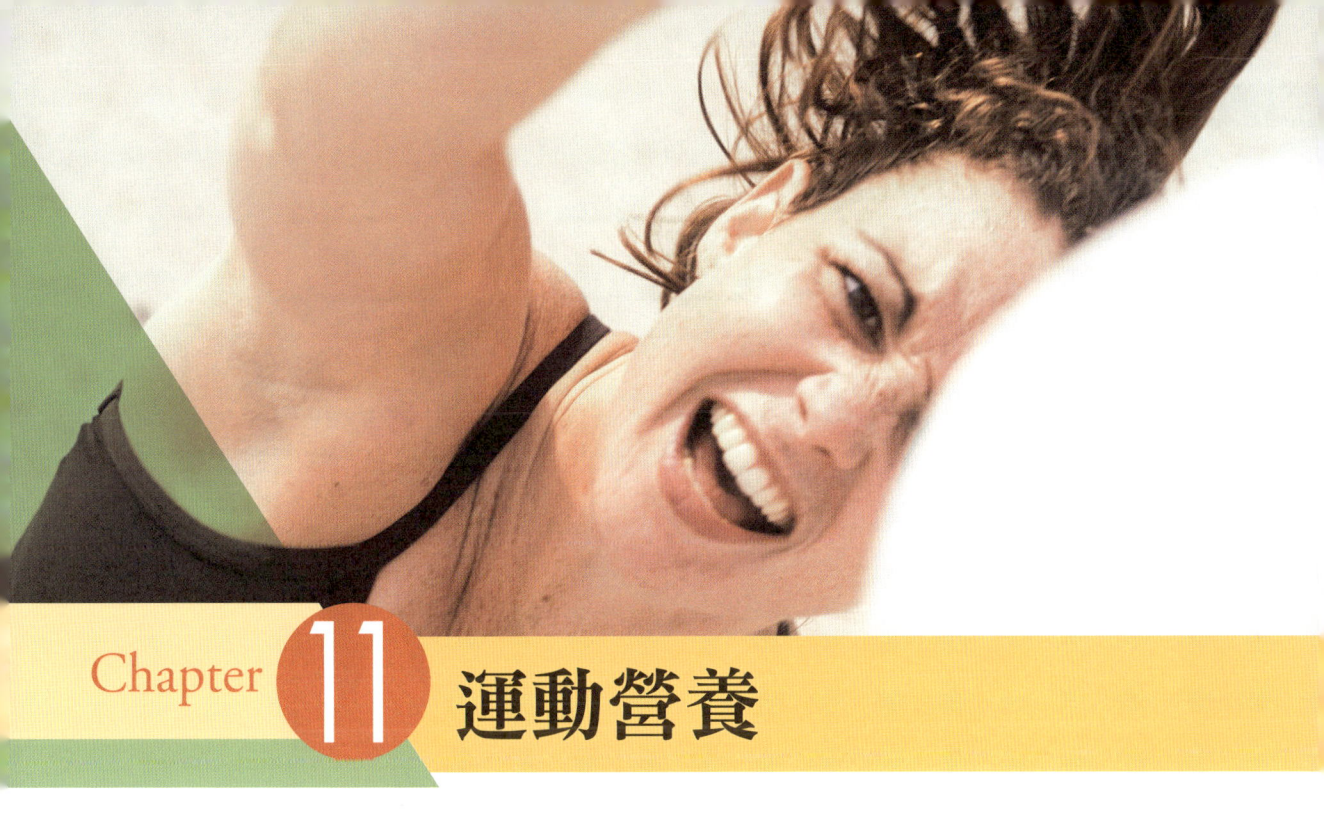

不論體能如何，在追求健康的過程中，合理的營養和體力活動是相輔相成的。對運動員而言，充分攝取能量和特定營養素能夠大幅提升運動表現，同時沒有適當的體能訓練，光靠飲食或補充劑也無法提升速度或增加肌肉量。因此在食物、飲料、膳食補充品中做出知情的明智抉擇，可以強化許多方面的運動表現，包括增加體力、擴大肌肉、恢復疲勞等。有些人運動為了控制體重或僅僅樂在其中，對於這些業餘運動員而言，了解上述資訊亦有裨益。

11.1 體適能概述

對於大多數來說，**體力活動** (physical activity) 的利益大於風險。經常運動的益處包括心臟功能的改善，不易受傷，較佳的睡眠品質及身體組成的改進。運動也會降低壓力，並且對血壓、血膽固醇、血糖的控制和免疫功能都有正面的影響。此外，它也有助於體重控制，因為不論是暫時休息或是整體的能量消耗都會升高。事實上，當你的體能改善時，身體調度脂肪做為能源的能力也會一併改善 (圖 11-1)。

然而，體力活動並不等同於運動。體力活動是指任何需要能量的骨骼肌運動，包括運動、體育活動以及所有簡單而未經計劃的日常活動，如整理庭院、上下樓梯或把購物袋扛進家門等。**運動** (exercise) 特指有計劃的、重複的體力活動，目的是為了改善**體適能** (physical fitness)；運動的實例包括步行、跑步、騎單車、游泳和參加運動比賽等。

體適能指身體適應生活與環境 (例如：溫度、氣候變化、病毒) 的綜合能力。體適能較好的人在日常生活或工作中，從事體力性或運動皆有較佳的活力與適應能力，而且不容易產生疲勞或力不從心的感覺。體適能好的人，能擁有比實際年紀較年輕的生理年齡，可

◎ 圖 11-1　經常從事適度體力活動的益處。

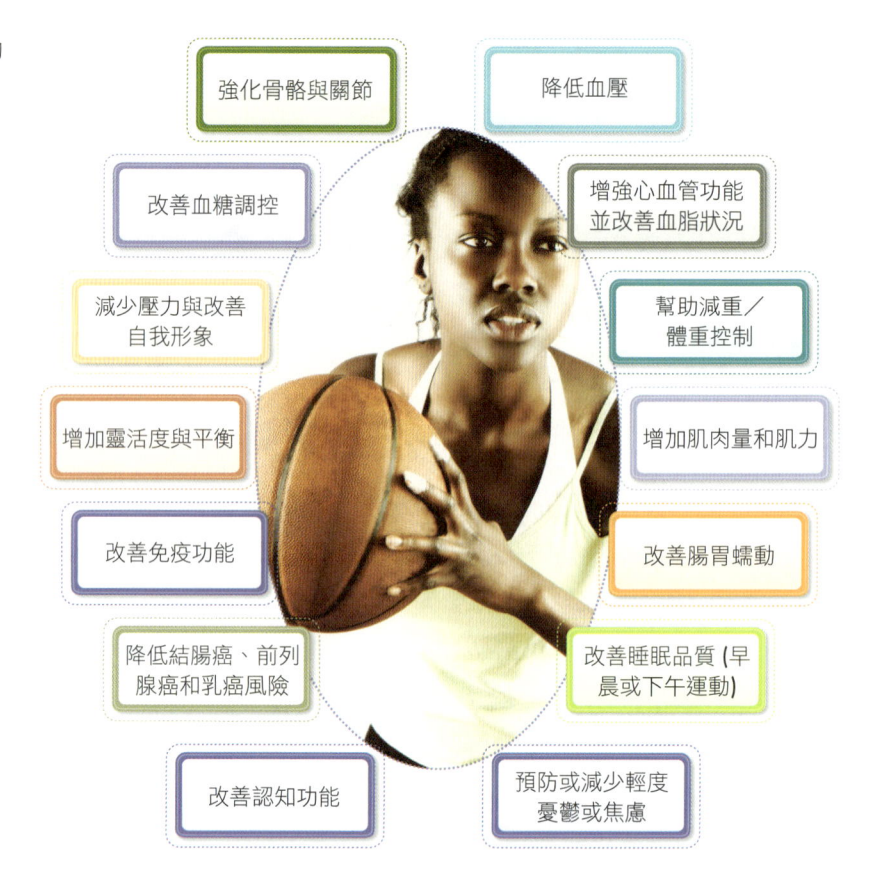

強化骨骼與關節

降低血壓

改善血糖調控

增強心血管功能並改善血脂狀況

減少壓力與改善自我形象

幫助減重／體重控制

增加靈活度與平衡

增加肌肉量和肌力

改善免疫功能

改善腸胃蠕動

降低結腸癌、前列腺癌和乳癌風險

改善睡眠品質(早晨或下午運動)

改善認知功能

預防或減少輕度憂鬱或焦慮

減緩因為身體機能衰退所導致的疾病。相反的，體適能不好，適應溫度、抵抗病毒的能力也會比較差，容易導致生病。

2008 美國人運動指南建議所有成人應避免久坐不動，為成人設定了特定的運動目標：

- 為了獲得顯著的健康效益，成人應該每週至少做 150 分鐘**適度 (moderate-intensity) 有氧運動**，或 75 分鐘**劇烈有氧運動** (vigorous-intensity aerobic physical activity)，或結合適度與劇烈而份量相當的有氧運動。每次運動應該持續 10 分鐘以上，而且最好平均分布在一週之間。
- 為了獲得額外和更廣泛的健康效益，成人應該每週做 300 分鐘適度有氧運動，或 150 分鐘劇烈的有氧運動，或結合適度與劇烈而份量相當的有氧運動。成人也應該做**肌力運動** (muscle-strengthening activity) 每週 2 次或以上，以鍛鍊所有核心肌群。

台灣 2011 年衛生福利部修正之國民飲食指標則是建議國人維持多活動的生活習慣，每日從事動態活動至少 30 分鐘。教育部體育署同時建議每週的運動頻率需符合「333 原則」，除了可以加強心肺功能外，也可以讓你「瘦瘦瘦」(台語發音)。所謂「333」就是，每週至少運動三天，每次至少 30 分鐘，脈搏達到 130 下的標準；但就減重的效果而言，除了以上的「333」以外，還要再加上一個 3，也就是每次運動量需要消耗 300 大卡

Chapter 11　運動營養

以上才有效。

11.2 獲得並維持體適能

藉由展開體健計劃可以培養體適能；體健計劃中應該包括哪些活動？平衡的體健計劃包括三種活動：有氧運動、肌力訓練以及柔軟度運動。許多體能專家利用 FITT 原則設計體能計劃。FITT 代表頻率 (Frequency)、強度 (Intensity)、時間 (Time)、運動種類 (Type)。頻率是每週從事特定運動的天數。強度是運動時努力的程度；例如舉重時心搏率增加多少，或施用多少阻力。種類 (或稱「方式」) 是指你所選擇的活動項目如步行或跑步。

有氧運動強化心肺功能

有氧運動以韻律的方式運用大肌群，藉以增加心搏率。從事有氧運動的能力取決於心肺功能——心肺系統提供氧氣給人體細胞。有氧運動通常是體能計劃的基礎，建議每週至少 5 天，每天至少 30 分鐘從事中等強度的有氧運動。如果從事時間較短的劇烈有氧運動，也可達到同樣效果。步行、跑步、舞蹈、騎單車等都是有氧運動的實例。

判斷有氧運動的強度，最普遍而簡單的方法是利用最大心率 (maximum heart rate, MHR) 的百分比 (圖 11-2)。要計算你的 MHR，把 220 減去你的年齡就是了。如果某人年齡 20 歲，他的 MHR 就是每分鐘 200 下 (220 – 20 = 200)。初始的目標設在 MHR 的 50% 到 60%，目標就是每分鐘心跳 100 到 130；當體能進步時，可以再提高目標。較熟練的運動者，則適合將目標設在 MHR 的 70%~85%。

另一種判斷運動強度的方法是「運動自覺」(rating of perceived exertion, RPE) 量表 (圖 11-3)，每一個數字代表一種主觀的費力的感覺，例如 0 代表「啥事也沒有」(例如坐在桌旁)，而 10 接近最大的用力或是「非常、非常吃力」。目標設在 4，相當於開始覺得「有點吃力」，這個目標能讓你感受明顯的體能進步，即在你努力運動的同時，應當還能開口跟夥伴談話。

> 測量心率 (脈搏) 很容易：運動中途停下，量脈搏 10 秒鐘，然後乘以 6，就是 1 分鐘的心率。有些運動器材和高科技裝置內含心率監測器。

◆ 表 11-1　完善的體能計劃的項目

	有氧運動	肌力運動	柔軟度運動
頻率	每週 5 天	每週 2~3 天	每週 2~3 天
強度	最大心率的 55% 到 85% 或 RPE 4 或以上 (參見圖 10-3)	1 次最大反覆的 40% 到 80% (較低時訓練耐力，較高時訓練肌力)	到達運動張力點
時間	每日 20 到 60 分鐘	8~10 種運動各做 1~3 組，每組重複 8~12 下	8~10 種運動各重複 2~4 下，每一下停留 15~30 秒
種類 (舉例)	快走、跑步、騎單車、游泳、籃球、網球和足球等	臥舉、蹲舉、二頭肌彎舉和仰臥起坐	腿筋伸展、肩關節伸展和側彎等

215

實用營養學

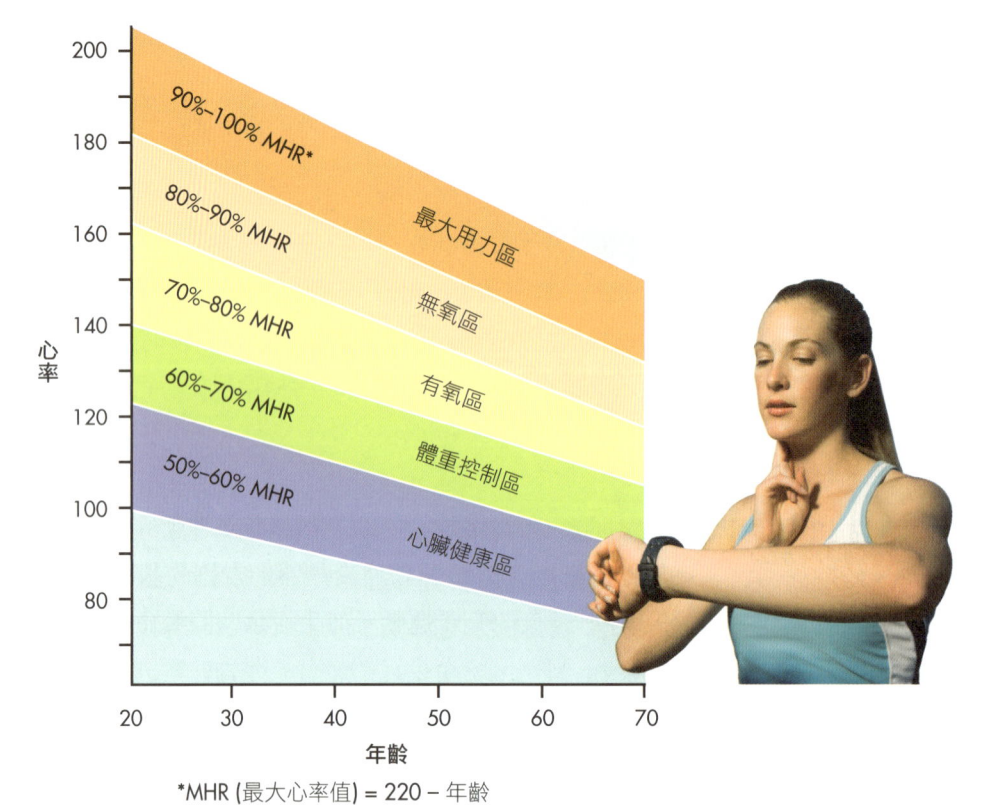

圖 11-2　心率訓練圖。此圖顯示每分鐘心跳數與各種運動強度的關係。

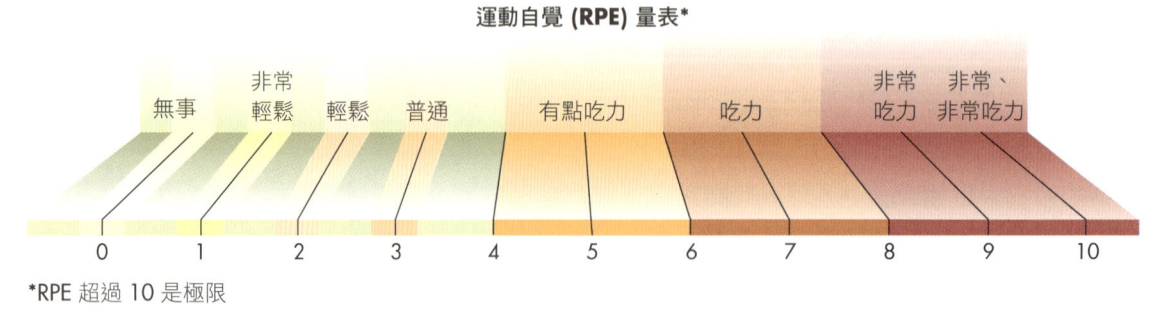

*MHR (最大心率值) = 220 – 年齡

運動自覺 (RPE) 量表*

| 0 | 1 | 2 | 3 | 4 | 5 | 6 | 7 | 8 | 9 | 10 |

無事　非常輕鬆　輕鬆　普通　有點吃力　吃力　非常吃力　非常、非常吃力

*RPE 超過 10 是極限

圖 11-3　運動自覺量表。做有氧運動時將目標設在 4 (或以上) 可增強/維持體能。

肌肉適能包括肌力、肌耐力、肌爆發力

「肌力」是肌肉對抗負荷一次所能施加的最大力量，例如，一位肌力訓練的運動員能夠一次硬舉 180 公斤。「肌耐力」是指肌肉長時間進行重複的「亞強收縮」(submaximal contraction) 而不感疲勞的能力，例如，肌耐力訓練的選手可以臥舉 35 到 45 公斤多組，每組重複 8 到 12 下。「肌爆發力」結合肌力和爆發運動的速度，例如，跳躍或投擲。研究也顯示，鍛鍊肌爆發力有助於改善老年人的生理機能和平衡。總之，肌肉適能是從事所有大肌群的阻力運動而鍛鍊出來的，包括手臂和肩膀、背、腹、腿等。阻力可以來自於自

由調節的重量 (例如槓鈴)、重量訓練機 (例如腿推舉) 或自己的體重 (例如伏地挺身)。

體能計劃應該包括肌力運動，建議每週 2~3 天 (非連續日)，每完成一回阻力運動必須休息一天或以上，讓肌肉有足夠的時間復原並擴大。定期做阻力運動可以增加肌肉，有助於體重管理。阻力運動比有氧運動更能降低心血管疾病、骨質疏鬆症和第 2 型糖尿病的風險。

柔軟度運動強化平衡和穩定

柔軟度是指關節的活動達到最大範圍的能力；隨著年齡增長，柔軟度就降低，柔軟不足往往與長期疼痛有關，尤其是下背痛。獲得柔軟度可以改善平衡和穩定，因而降低跌倒或受傷的風險，尤其是老年人。建議每週應有至少 2~3 天做柔軟度運動。最好先做幾分鐘低強度的有氧運動使肌肉變暖，然後做伸展動作。柔軟度運動包括腿筋伸展、側彎、肩關節伸展等。而有些運動結合了伸展和肌力活動，例如皮拉提斯或太極拳。

暖身與緩和活動

在日常運動中，一定要保留足夠的時間做暖身與緩和活動；運動開始前先做 5~10 分鐘低強度的活動，例如步行、慢跑，肌肉變暖之後，肌絲可以更容易互相滑動而增加動作範圍，並且降低受傷的風險。暖身活動也能降低心血管風險，特別是不習慣經常運動的人。運動結束後，需做緩和活動，先做 5~10 分鐘低強度的活動，然後 5~10 分鐘伸展動作，可以減少劇烈運動突然中止所引起的暈眩或輕微頭痛。

開始行動

對於久坐不動但身體還算健康的人，專家建議**循序漸進** (progression) 以達到規律運動的目標。在體健計劃的第一階段，應該開始將短時間的體力活動併入日常生活中，例如步行、走樓梯取代電梯、打掃房子及其他讓你有點「氣喘噓噓」的活動。合理的目標是一週裡每天都做這類適度的活動 30 分鐘，也可拆散成數段，每段至少 10 分鐘。接著可以轉向更特殊的目標，如增加肌肉量和肌力，以獲取更多的健康效益。

ATP 的結構

11.3 肌肉運動的能量來源

肌肉細胞的收縮需要特殊形式的能量，身體細胞需先將食物中的能量轉換成**腺苷三磷酸** (ATP)。細胞利用食物中的能量，將**腺苷雙磷酸** (ADP) 和磷

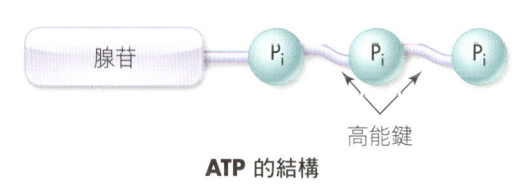

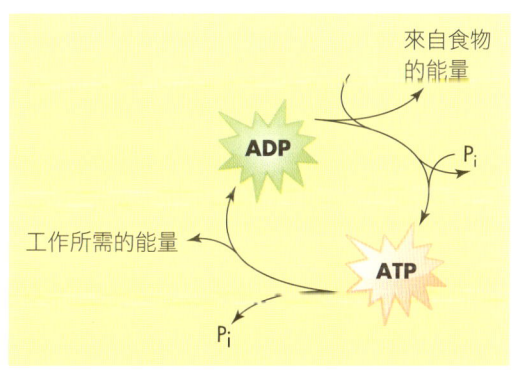

酸根 (縮寫成 Pi) 鍵結合成 ATP。與此相反的，要從 ATP 釋出能量時，細胞得將 ATP 分解成 ADP 和 Pi，這些釋出的能量支持許多細胞的功能。

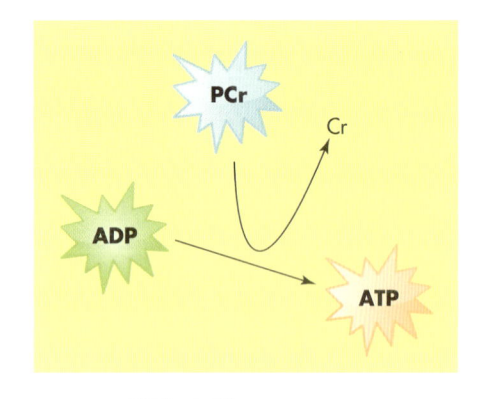

無氧代謝提供能量進行爆發式劇烈運動

儲存的 ATP

ATP 是人體立即可用的能源 (表 11-2)。無論是利用碳水化合物、脂質或蛋白質作為燃料，主要的目標都是用來製造 ATP。休息中的肌肉細胞內立即可用的 ATP 量很少，僅夠肌肉工作 2~4 秒鐘。因此，細胞內必須不斷重複分解利用 ATP 與再造 ATP。

磷酸肌酸

一旦肌肉細胞中的 ATP 開始消耗，另一種高能化合物**磷酸肌酸** (phosphocreatine, PCr) 就會被用來補充 ATP。肌肉中的酵素被活化，把 PCr 分裂成磷酸和**肌酸** (creatine)，釋出的能量就用來再造 ATP。PCr 約可維持肌肉最大收縮約 10 秒鐘。

PCr 的主要長處在於它能瞬間活化，並以最快的速度補充 ATP，以符合最迅速和爆發力最強的運動需求，例如跳躍、舉重、投擲、衝刺等。PCr 的短處是它在肌肉中的製造和存量都不足。肌力訓練的運動員有時會利用肌酸補充劑以增加肌肉中的 PCr。

無氧糖解作用

碳水化合物是肌肉的重要燃料，其中最有用的形式就是簡單糖類的葡萄糖，可由血液供應所有細胞。葡萄糖以肝醣的形式儲存在肝臟及肌肉細胞中。肝臟的肝醣分解可以維持血糖。特殊肌肉儲存的肝醣也可分解，有助於滿足肌肉對於葡萄糖的需求。不過肌肉中儲存的肝醣有限 (人體所有肌肉儲存的肝醣約 350 公克，可產生 1400 大卡)。

◆ 表 11-2　休息和工作中的肌肉細胞所使用的能源

能源*	使用時機	運動種類
ATP	任何時間	所有運動
磷酸肌酸 (PCr)	所有運動開頭；其後的瞬間爆發	鉛球、跳高和臥舉
碳水化合物 (無氧)	劇烈運動，特別是持續 30 秒到 2 分鐘	200 公尺短跑
碳水化合物 (有氧)	持續 2 分鐘到數小時的運動；強度越高 (例如 6 哩跑步) 用量越多	籃球、游泳、慢跑、競走、足球和網球
脂肪 (有氧)	持續超過數分鐘的運動；強度較低的運動用量較大	長距離跑步和長距離騎單車；30 分鐘快走消耗的燃料多半是脂肪
蛋白質 (有氧)	所有運動都會用到一點；耐力運動會用得多些，尤其是碳水化合物耗盡時	長距離跑步

*不論任何時候，使用的能源都不只一種；各種運動所使用的相對數量各不相同。

當肌肉的氧氣供應受限 (無氧環境)，葡萄糖分解成**丙酮酸** (pyruvic acid)。丙酮酸積聚在肌肉中，然後轉化成**乳酸** (lactic acid)。這種無氧途徑所製造的 ATP 量只有葡萄糖完全分解所得 ATP 總量的 5% (圖 11-4)。

除了 PCr 的分解之外，無氧糖解是補充 ATP 最快的方法。因此，在持續 30 秒到 2 分鐘且需要迅速補充能量的比賽中，無氧糖解作用提供最多的能量，例如 400 公尺短跑或 100 公尺游泳。

然而，無氧途徑有兩個主要缺點：(1) 它無法長期維持高速的 ATP 製造；(2) 乳酸迅速累積會增加肌肉的酸度。高酸度會抑制肌肉細胞中關鍵酵素的活性，延緩無氧的 ATP 製造，導致短期的疲勞。此外，酸度造成肌肉細胞鉀的淨流失，也會導致疲勞。

之後，肌肉細胞釋出積聚的乳酸進入血液，肝臟 (腎臟也可) 從血液中擷取乳酸，將它重新合成葡萄糖，然後這些葡萄糖再度進入血液以供肌肉細胞擷取和利用。每個人清除肌肉乳酸並將它回收的能力各不相同；運動可以改善人體清除並回收乳酸的能力。

有氧代謝提供能量進行長時間低強度運動

碳水化合物

肌肉在氧氣供給 (有氧環境) 充足的情況下，例如從事中低強度的運動，大部份的丙酮酸會被送到細胞的粒線體，完全代謝成二氧化碳 (CO_2) 和水 (H_2O)(圖 11-5)。葡萄糖完全代謝所產生的 ATP，有 95% 是來自粒線體中進行的有氧反應。

雖然有氧途徑比無氧途徑提供更多 ATP，然而它釋出能量的速度較慢，這種較慢的有氧能量供應可以維持數小時之久。任何運動持續 2 分鐘到數小時，都要仰賴葡萄糖有氧代謝來供應大部分的能量，例如慢跑或長泳 (參見表 11-2)。

脂肪

當身體組織的脂肪開始分解作為能源時，每個三酸甘油酯分子首先分解產生三個脂肪酸和一個甘油。大部分的能量存在於脂肪酸。從事體力活動時，脂肪酸由各部位的脂肪組織釋出，進入血

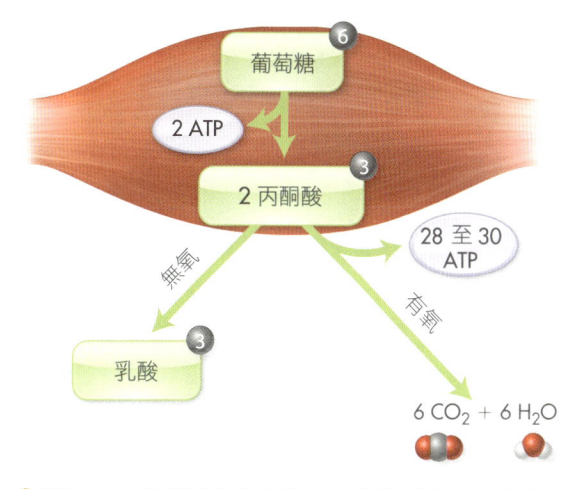

圖 11-4 葡萄糖的有氧和無氧代謝所產生的 ATP。圓圈中的數字代表分子所含的碳數。

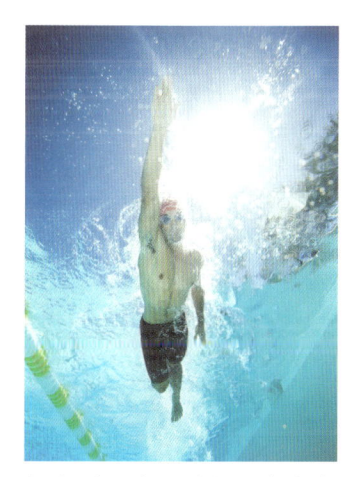

爆發型肌肉活動如百米自由式，利用了各種能源，包括 ATP、PCr 和葡萄糖等。

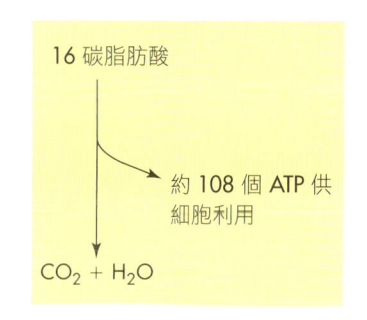

脂肪酸經有氧代謝分解產生大量 ATP。

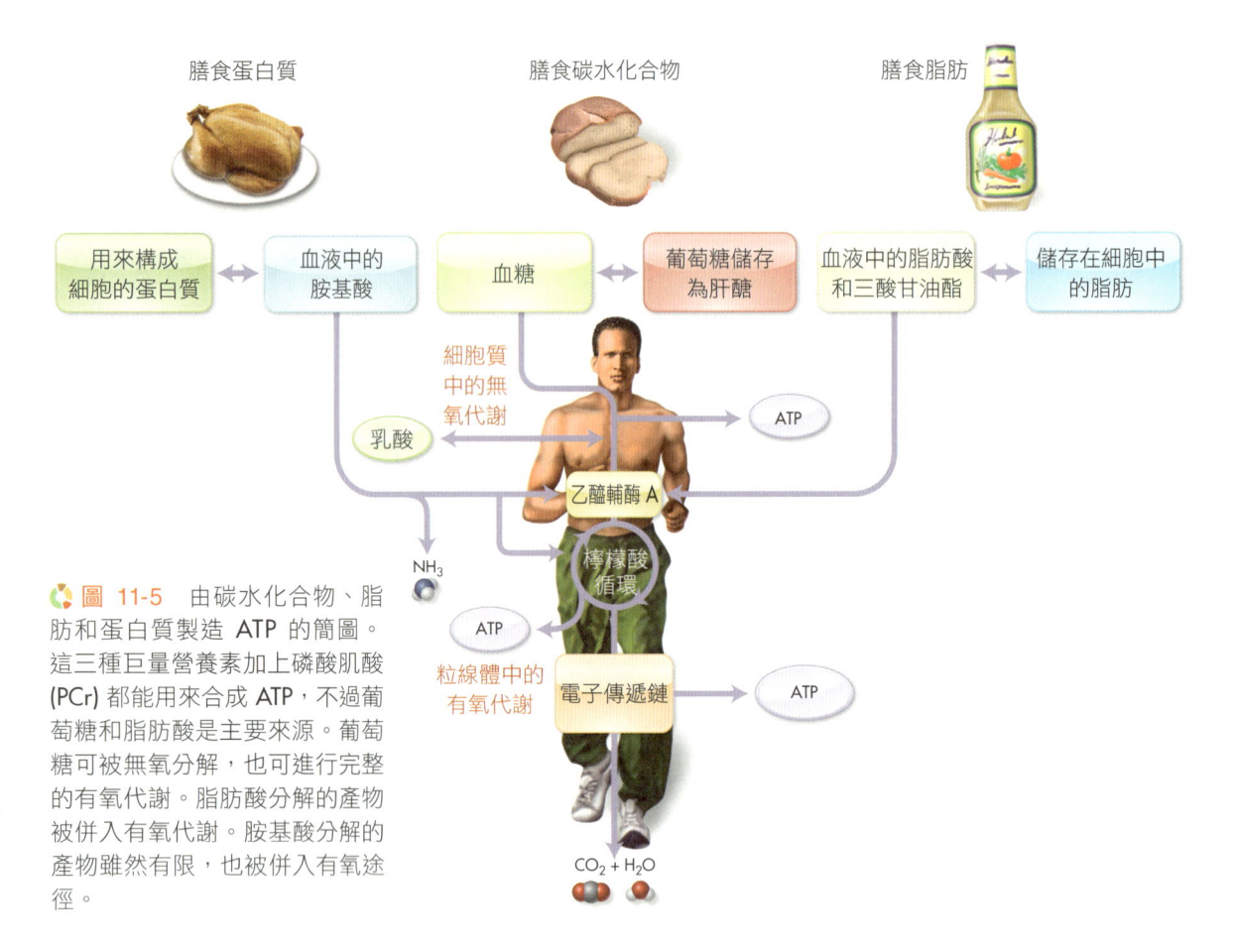

圖 11-5 由碳水化合物、脂肪和蛋白質製造 ATP 的簡圖。這三種巨量營養素加上磷酸肌酸 (PCr) 都能用來合成 ATP，不過葡萄糖和脂肪酸是主要來源。葡萄糖可被無氧分解，也可進行完整的有氧代謝。脂肪酸分解的產物被併入有氧代謝。胺基酸分解的產物雖然有限，也被併入有氧途徑。

液，送至肌肉，然後被肌肉細胞擷取，並經由有氧分解產生二氧化碳和水。有些儲存在肌肉中的脂肪 (肌肉內的三酸甘油酯) 也能被利用，尤其是運動的步調從低度提升到中度時。

脂肪是肌肉的極佳燃料；人體通常儲存許多脂肪，因為它是密實的能源。同樣重量的燃料，脂肪提供的能量是碳水化合物的兩倍。不過，肌肉利用脂肪作為燃料的能力取決於運動的強度，在劇烈而短暫的運動中，肌肉無法利用太多脂肪，原因在於脂肪分解的步驟不夠快速，無法滿足短時間、高強度運動的 ATP 需求。不過，當運動時間拉長時，脂肪逐漸成為更重要的能源，尤其是超過 20 分鐘的中低速 (有氧) 運動 (圖 11-6)。

在時間極長的活動如健行，甚至一天坐 8 小時的辦公桌，脂肪供應了 70% 到 90% 的能量，碳水化合物的利用較少。當運動強度增加時，碳水化合物的利用增加而脂肪的利用減少。在中等速度的 8 公里跑步中，肌肉所利用的脂肪和碳水化合物大約各占一半。相較之下，短跑所利用的脂肪極少。綜上所述，只有碳水化合物能夠支持劇烈 (無氧) 的運動；慢速而穩定 (有氧) 的運動主要是利用脂肪和碳水化合物。

蛋白質

雖然，來自蛋白質的胺基酸也能作為肌肉的燃料，但它的貢獻度相當少；大部分的蛋

Chapter 11　運動營養

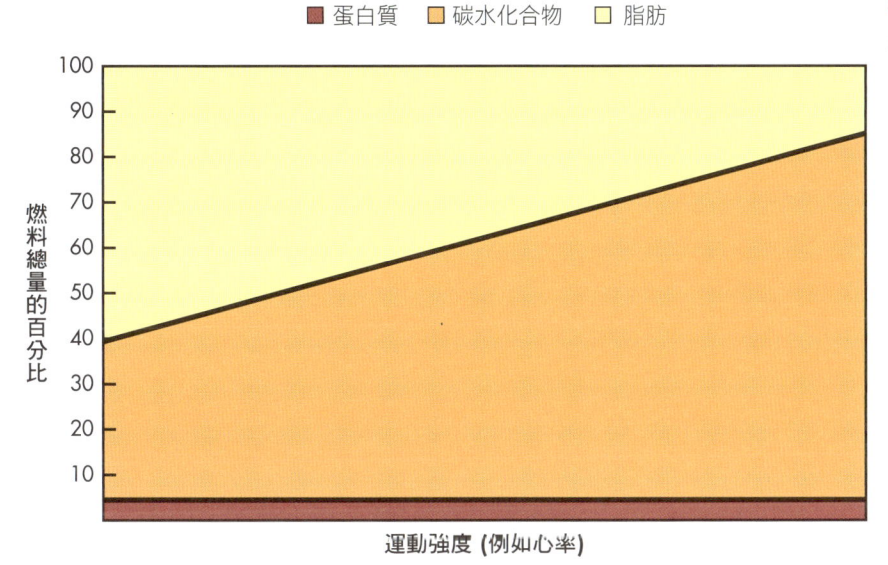

◯ 圖 11-6　燃料利用與運動強度的關係圖。

■ 蛋白質　□ 碳水化合物　□ 脂肪

燃料總量的百分比

運動強度 (例如心率)

白質被保留作為建構/修補組織,以及合成重要的酵素、荷爾蒙、轉運分子之用。人體的能量需求只有 5% 來自胺基酸的代謝。

不過在耐力運動中,蛋白質可以提供大量的能量,可高達 10%~15%,尤其是在肌肉肝醣耗盡的時候。蛋白質所供應的能量大部分來自支鏈胺基酸的代謝,如白胺酸、異白胺酸及纈胺酸。由於平常的飲食就能夠提供足夠的蛋白質,所以,並不需要額外攝取蛋白質或胺基酸的補充劑。

體力活動是否影響能源的利用?

當我們開始經常運動 (例如每週至少 150 分鐘中等強度的有氧運動),會感受到「訓練效果」。開始的時候,運動 20 分鐘就會感到疲勞;幾個月後,或許要運動 1 小時才會覺得累。訓練效果來自運動細胞利用燃料製造 ATP 的能力提高了。

有氧和肌力訓練幾乎都能夠立刻改善細胞的胰島素敏感度。換句話說,有更多的葡萄糖能從血液進入細胞,進行有氧或無氧代謝。運動改善了血糖管理是額外的效益,可以預防或治療代謝症候群及第 2 型糖尿病。

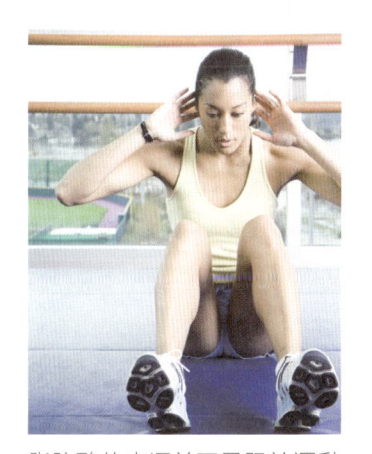

脂肪酸的來源並不局限於運動肌肉的周邊,可以來自身體各部位。這就是為什麼重點減肥無法見效的原因。運動可以鍛鍊脂肪組織附近的肌肉,但不見得會優先利用這些脂肪。

耐力有氧運動也能提升肌肉儲存肝醣的能力。肝醣是葡萄糖極度分支的聚合物,當細胞的能量需求增加或血糖開始下降時,它就會分解成葡萄糖分子。在長時間的運動中,擴大肝醣存量可以延緩疲勞的到來。

運動可以增加肌肉的三酸甘油酯含量,因而促進肌肉利用三酸甘油酯做為能源的能力,尤其是中低強度的耐力運動。許多耐力選手嘗試訓練肌肉利用更多脂肪作為能量來

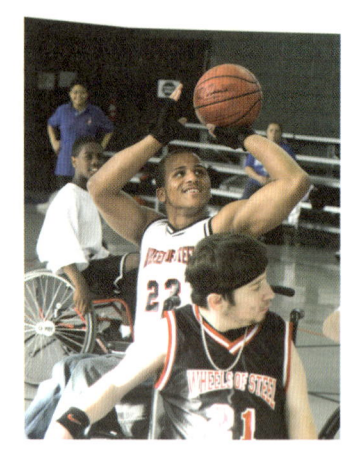

運動所需的能量來自碳水化合物、脂肪和蛋白質。它們相對用量的多寡視運動的步調而定。

源，以便保留肌肉肝醣，稱為**脂肪適應** (fat adaptation)。

隨著訓練的增加，蛋白質的利用變得更有效率；耐力訓練提升了肌肉細胞在長時間的活動中利用支鏈胺基酸作為燃料的能力。同時，身體利用碳水化合物和脂肪作為燃料的能力也增加了；只要飲食中的碳水化合物及脂肪充足，大部分的蛋白質都會保留作為肌肉的合成和修復之用。

此外，訓練增加了肌肉細胞內粒線體的數目，粒線體是細胞的發電廠，葡萄糖和脂肪酸在此有氧分解以製造 ATP。肌肉細胞有了更多的粒線體，利用碳水化合物和脂肪就更有效率。

整體說來，心血管和呼吸系統提供氧氣給身體細胞變得更有效率，使肌肉細胞能夠獲得更多的氧氣，氧氣供應的增加，意味著碳水化合物和脂肪的有氧代謝更有效率。因此，葡萄糖無氧代謝所產生的乳酸減少，可以有效延緩肌肉疲勞，運動也就能維持越久。

11.4 為運動員量身訂作營養建議

運動員的訓練和天賦是運動表現的兩個重要決定因素。良好的飲食無法取代上述的因素，但是有助於強化並擴大運動員的潛力。另一方面，惡劣的飲食確實會嚴重妨礙運動表現。

熱量

運動員每日所需的熱量因人而異，而且差異極大：遺傳、荷爾蒙、年齡、性別、體型、身體組成和運動量等，都會影響能量消耗。體型小的女性體操選手可能每天只需 1800 大卡就能維持日常的運動而不會流失體重；而體型高大、肌肉發達的美式足球員可能需要 4000 大卡。我們可以利用 BEE 公式 (參見第 6 章) 作為起點，估算每個運動員的熱量需求。

如何知道運動員能量攝取是否足夠？可以藉由測量皮下脂肪的厚度，或是利用生物電阻法、水中稱重法等估計運動員的體脂肪比例得知。從事某種特定運動員的選手，其體脂肪比例大抵固定不變；大多數男性運動員在 5%~18% 之間，而女性運動員在 17%~28% 之間。然後，以一日或一週為基準追蹤體重的變化；如果體重開始下降，就應該增加食物的能量；如果體重增加，由於增加的是體脂肪，運動員就應該少吃一些。

碳水化合物

每天激烈運動超過 1 小時的人，都應該吃適量到大量碳水化合物的飲食。多份的各種穀類、澱粉質蔬菜和水果等能提供足量的碳水化合物，協助維持肝臟和肌肉的肝醣存量，

尤其是補充前一日運動所消耗的肝醣。

造成疲勞的主要原因首先是耗盡水分和電解質，其次就是耗盡碳水化合物。為了預防長期疲勞並補充肌肉和肝臟的肝醣，碳水化合物的攝取量最少要達到 6 公克/公斤體重。有氧運動的時間增加時，碳水化合物的需求會高達 10 公克/公斤體重。大部分運動營養專家建議，碳水化合物應占總熱量的 60%。

每天訓練數小時的耐力選手應該吃 600 公克以上的碳水化合物。一天之內要進行多次訓練 (例如一天兩次的游泳)，或從事連續數天吃重的訓練 (例如越野賽跑) 的人，特別要注意碳水化合物。在短時間 (例如 30 分鐘左右) 的比賽中，半途補充碳水化合物不是那麼重要，因為在短時間運動中，肌肉不會用到許多血糖，主要是依賴肝醣作為燃料，。

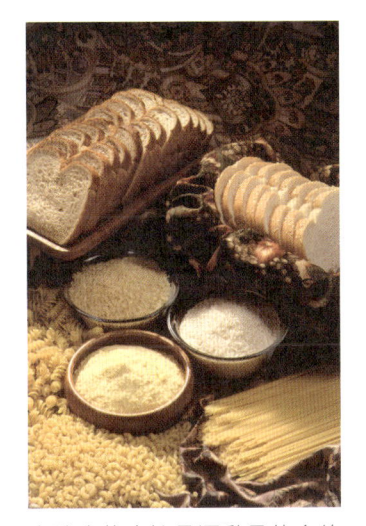

高醣食物應該是運動員飲食的基礎。

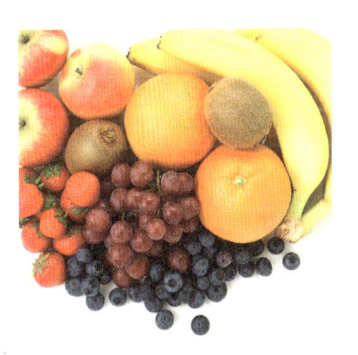

高醣飲食沒有必要排除任何一種食物；重點在於包括更多的高醣食物以及節制能量密集的脂肪來源。高醣食物最好是挑選麵食、米飯、馬鈴薯、麵包、水果和果汁，以及早餐穀片；避免同時含有不少脂肪的洋芋片、薯條、糕餅等。含有適量碳水化合物的運動飲料也有助益。注意在訓練的最後一天吃適量 (而非大量) 的膳食纖維可避免第二天比賽時胃腸脹氣。

水果為運動選手提供碳水化合物的良好來源。

脂肪

運動選手的飲食最好有 35% 的熱量來自脂肪。建議多攝取單元不飽和脂肪 (例如芥花油)，少吃飽和與反式脂肪。

蛋白質

運動員蛋白質建議攝取量為每公斤體重 0.8~1.7 公克的蛋白質。運動種類不同，蛋白質需求也各異，有些蛋白質的建議量遠高於成人的 RDA，亦即 0.8 公克/公斤體重 (表 11-3)。運動營養專家認為，RDA 是為了防止一般民眾的缺乏症，但無法使運動員的表現最大化。

運動員需要更多蛋白質的理由：

- 運動員的總能量需求上升，因此，有更多胺基酸被代謝做為燃料。尤其對耐力運動選手而言，蛋白質提供了高達 15% 的總能量需求。
- 運動員需要額外的胺基酸，用來修復受傷的肌肉組織並合成新的肌肉蛋白質。
- 除了做為燃料和構造單位，有些胺基酸具有化學訊號的作用，可調控蛋白質合成和其他代謝過程。

◆ 表 11-3　根據公斤體重估計運動員的蛋白質需求

運動量	蛋白質需求 (公克／公斤體重) 男性	蛋白質需求 (公克／公斤體重) 女性	70 公斤男性所需數量 (公克／日)
靜態生活的成人[1]	0.8	0.8	56
休閒耐力選手[2]	0.8~1.0	0.8~0.9	56~70
中等強度耐力選手[3]	1.2	1.0~1.1	84
頂尖耐力選手	1.6	1.3~1.4	112
美式足球，爆發型運動	1.4~1.7	1.1~1.5	98~119
阻力選手 (早期訓練)	1.5~1.7	1.2~1.5	105~119
阻力選手 (穩定狀態)	1.0~1.2	0.8~1.1	70~80

資料來源：Adapted from Burke L, Deakin V: *Clinical Sports Nutrition*, 4th ed., McGraw-Hill, Australia, 2009.
[1] RDA，美國食品營養委員會所建議
[2] 每週運動 4 到 5 次，每次 30 分鐘
[3] 每週運動 4 到 5 次，每次 45~60 分鐘

> 蛋白質是否有理想食用量？有些研究建議每餐吃 20~25 公克蛋白質對促進肌肉合成最理想。

對於開始進行肌力訓練的選手，有的專家建議攝取 2.0 公克/公斤體重的蛋白質。但目前並沒有足夠的證據支持蛋白質的攝取量需超過 1.7 公克/公斤體重；超過這個限度的蛋白質只會增加胺基酸的能量利用，並不會再增加肌肉蛋白質的合成。一旦獲得所需的肌肉量，蛋白質的攝取量就沒有必要超過 1.2 公克/公斤體重。

表 11-3 所列的蛋白質攝取量範圍都可以藉著吃各類食物而獲得，許多運動員選擇吃方便的蛋白質粉 (例如乳清蛋白、酪蛋白和黃豆蛋白等)，為飲食添加低脂蛋白質。乳清蛋白是熱門運動營養補充品，肌力訓練選手尤其愛用；它來自牛奶，是容易消化且品質優良的蛋白質，特別富含支鏈胺基酸的白胺酸，在肌力訓練中能刺激肌肉量的增加。

攝取過量的蛋白質會有反效果，例如會增加尿液的鈣流失，也會增加尿液的製造，影響身體的水合狀況；吃過量的動物性蛋白質也會造成腎結石。此外，高蛋白飲食可能造成碳水化合物攝取不足，因而導致疲勞。

維生素和礦物質

運動員的維生素和礦物質需求和過靜態生活的成人相同，或者略高一點。由於運動員攝取的能量通常很高，所以，同時也可獲取豐富的維生素和礦物質。限制能量攝取 (1200 大卡以下) 的運動員，例如某些女性運動員必須維持較低體重以參加某些運動項目，他們可能會缺乏維生素 B 群和其他微量營養素。吃素的運動員也有同樣的風險，這些人可以吃營養強化的食物，例如即食早餐穀片，或是服用綜合維生素和礦物質補充劑。

B 群維生素支持能量代謝和紅血球合成

輔酶形式的 B 群維生素可以促進碳水化合物、蛋白質和脂肪製造 ATP 的化學反應。有些 B 群維生素參與生物合成反應，如利用葡萄糖合成肝醣，以及代謝胺基酸的反應。

運動員大量的能量代謝會增加這些輔酶的需求。此外,運動表現高度依賴肌肉的氧氣供應。葉酸、維生素 B_6 和 B_{12} 參與紅血球的形成,而紅血球運送氧氣到身體各組織。

B 群維生素供應不足會妨礙運動表現,缺乏症狀如肌肉衰弱、神經系統功能不良、貧血等,當然不利於競賽型運動。然而缺乏 B 群維生素並不常見,因為運動員食量很大,因而能夠攝取足量的 B 群維生素以維持能量代謝和紅血球生成。攝取超過 RDA 的 B 群維生素並不會提升運動表現。

如果運動員缺乏一種或多種 B 群維生素,吃補充劑就可改善運動表現。高風險人口包括:吃純素或年長的運動員 (缺維生素 B_{12})、育齡的女運動員 (缺葉酸),以及為控制體重而限食的運動員 (缺各種微量營養素)。在這些情況下,營養強化的食品和綜合維生素/礦物質補充劑可以裨益整體健康和運動表現。

抗氧化營養素可防止氧化破壞

運動會增加自由基的製造。肌肉組織中低濃度的自由基確實有助於肌肉收縮和運動適應。然而過量的自由基會導致疲勞和細胞破壞。運動選手對於抗氧化營養素如維生素 E 和 C 的需求可能會稍微高些,因為它們具有保護作用。不過有證據指出,當運動訓練進行時,人體抗氧化系統的作用隨之增加,是否應服用大劑量的維生素 E 和 C 還有待研究,目前並不建議運動員嘗試。專家建議可以吃富含抗氧化營養素的食物,例如水果、蔬菜、全穀類以及植物油等。

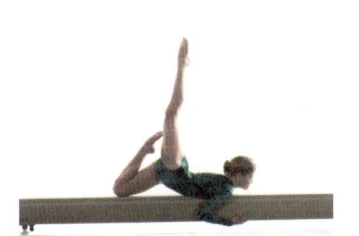

限制體重的運動員必須確保蛋白質和其他必需營養素都攝取充足。

缺鐵妨礙運動表現

鐵參與紅血球製造、氧氣運送與能量製造等,所以缺乏鐵會使運動表現大打折扣。缺鐵的後果包括虛弱、疲勞、工作能力降低等。運動員缺鐵的原因各異。女性運動員因為月經失血,最容易導致鐵營養狀況偏低。運動員吃的特殊飲食如低卡飲食和素食 (尤其是純素),可能導致身體獲鐵不足。長跑選手應當特別留意鐵的攝取量,因為這種劇烈運動會造成消化道出血。

另外一個問題是「運動性貧血」發生的原因是運動造成血漿容積擴張,尤其是在訓練初期,紅血球的合成還來不及增加,其結果就是血液稀釋;即使鐵存量足夠,血鐵檢驗仍可能偏低。運動性貧血雖然不會影響運動表現,不過它很難跟真正的貧血區分開來。如果鐵營養狀況偏低而沒有補充,缺鐵性貧血會大幅妨礙運動表現。

雖然真正的缺鐵性貧血 (血紅素濃度太低) 在運動員間並不常見,但研究指出「缺鐵而沒有貧血」可能對體力活動和運動表現有負面影響。早在臨床上偵測出貧血之前就已經開始缺鐵,鐵儲存量耗盡時,利用鐵的生理機能,例如製造能量的反應就會受到阻礙。

為了找出缺鐵而沒有貧血的運動員,許多專家建議做血清鐵蛋白檢驗。鐵蛋白是儲存鐵的蛋白質,濃度偏低表示鐵存量不足 (即使紅血球的製造尚未受到影響)。

> 膳食補充品所含的營養素不應長期超過上限攝取量。此外,男性吃含鐵的補充劑應該特別小心過量。

驗血只要出現鐵營養狀況偏低,不論是不是運動性貧血,都要追蹤檢查。醫生必須判斷鐵耗盡的原因:膳食攝取量不足、月經出血過多或是嚴重疾病內出血。不論原因為何,鐵存量一旦耗盡,需要好幾個月才能補充。膳食來源的鐵不足以治療缺鐵性貧血,必須吃補充劑 (需醫生指導)。運動選手必須特別留意滿足鐵的需求,因為預防缺鐵比治療簡單得多。

至於血紅素和血清鐵蛋白濃度正常的人「不宜」亂吃鐵補充劑。研究顯示,鐵營養狀況正常的人吃鐵補充劑對運動表現沒有明顯的益處。此外,鐵中毒會損傷肝臟,並且升高心臟病和某些癌症的風險。如果膳食鐵攝取不足,要多吃含血質鐵的食物,而且非血質鐵與維生素 C 共食可以強化吸收。除了綜合維生素和礦物質補充劑之外,是否該吃鐵補充劑留待醫生決定。

女性尤其要注意鈣的攝取量

運動員 (尤其是女運動員) 因為要減重而少吃乳製品,可能造成鈣的攝取量偏低。這種做法有害骨骼的健康。不過,更令人擔心的是女性運動選手的月經中止,這是由於吃重的訓練和偏低的體脂肪干擾到性荷爾蒙的分泌。研究報告顯示,月經失調的女運動員其脊椎骨的密度遠低於非運動員與月經正常的運動員。她們在訓練期間比較容易遭受**壓力性骨折** (stress fracture),而且終生容易骨骼受傷。鈣攝取不足和月經失調對女性選手的負面衝擊超過了負重運動對骨密度所帶來的益處。只有增加能量的攝取以回復體重和體脂肪存量,才能改善荷爾蒙失衡和進一步的骨質喪失。

月經週期不規則的運動員應該看醫生以找出原因。減少訓練負荷,增加能量攝取或增加體重,往往會使月經週期恢復正常。如果月經不規則持續下去,會造成嚴重的骨質喪失 (多半是不可逆的) 和骨質疏鬆症。飲食中額外的鈣不見得能補償月經不規則的後果,不過鈣攝取不足肯定會使情況惡化。

水分

一般成人的水分需求大約是每日女性 9 杯 (1800 mL),男性 13 杯 (2600 mL)。運動員通常需要更多水來調控體溫。肌肉收縮所產生的熱是休息狀態的 15 到 20 倍。這些熱必須迅速發散,否則熱衰竭、熱痙攣以及致命的中暑都可能發生。

個人的水分和電解質需求差異極大,體重、環境條件、訓練強度、持續時間、甚至遺傳差異都有影響。由於水分需求因人而異而且不斷變化,因此,針對補充水分,不宜給予一致性的建議。更精確地說,運動員應該要補充運動期間流失的水分,避免排汗造成體重大量喪失。

專家建議運動期間體重降低不可超過 2%。運動員首先要計算自己體重的 2% 是多少。在運動前後各量一次體重,是測定喪失多少水分最簡單的方式。運動期間很難補充足

夠的水分以防止體重降低，所以在運動後必須立刻加以補充。萬一無法監測體重的變化，可以利用尿液的顏色做為指標。尿液的顏色不應比檸檬水還要黃。

口渴做為脫水的指標並不可靠。運動選手如果只在口渴時喝水，恐怕需要 48 小時才能補足流失的水分。下列補充水分的方法對大多數運動員應該都有所助益：

- 在比賽開始之前 24 小時，自由飲用各種飲料 (例如水、稀釋果汁、運動飲料)，即使不是很渴也可以喝。
- 在運動前至少 4 小時，每公斤體重喝 5 到 7 毫升的水或運動飲料 (相當於 68 公斤的男性喝 1.5 到 2 杯)。這樣就有足夠的時間補足並排泄多餘的水分。
- 如果運動的持續時間超過 30 分鐘，運動員應該攝取水分以免脫水 (亦即喪失超過 2% 的體重)。馬拉松跑者的研究建議每小時補充 1.5 到 3.5 杯 (400 到 800 毫升) 的水。美式足球員全副武裝在八月的大熱天裡一天操練兩次，需要超過每小時 800 毫升的水分才能避免脫水。
- 運動過後 4 到 6 小時，每減少半公斤體重要補充 2 到 3 杯水分。在進行下一階段的運動之前，體重必須要先復原。在比賽之前或之中沒有補充水分，幾乎可以肯定會影響運動表現。

當環境溫度超過 35°C 時，實質上所有的體熱都要靠汗水的蒸發而帶走。當濕度上升時 (尤其是超過 75%)，蒸發變慢，出汗已經不足以使身體冷卻。其結果就是突感疲勞，心臟負荷加重，難以維持長時間的運動。熱相關傷害如熱衰竭、熱痙攣、中暑都可能致命。為了降低熱相關傷害的風險，必須留意體重迅速降低 (體重的 2% 或以上)，補充喪失的水分，並且避免在極端濕熱的環境下運動。

最近這幾年含咖啡因的能量飲料大為風行。有些研究指出，在耐力比賽 (例如自由車) 或需要極度專注的運動 (例如射箭) 中，咖啡因可以改善運動表現。不過攝取過量的咖啡因會導致震顫、緊張、焦慮、反胃、失眠等。除此之外，咖啡因的利尿作用對最佳水合狀況不利，尤其是不習慣咖啡因的運動員。

比賽之前
在運動前至少 4 小時，每公斤體重喝 5 到 7 毫升的水或運動飲料。

比賽之中
攝取水分以防脫水 (亦即喪失超過 2% 的體重)。

比賽之後
在運動後 4 到 6 小時，每減少半公斤體重要喝 2 到 3 杯水。

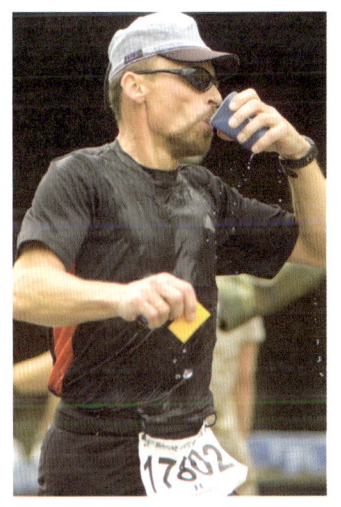

脫水會導致疾病和死亡。在濕熱環境下運動必須避免脫水。

運動飲料

在運動時應該喝水或是運動飲料？如果持續的時間在 60 分鐘之內，只要補充水分即可，因為碳水化合物的存量和電解質 (鈉、氯和鉀等) 的消耗並不多。如果運動時間超過 60 分鐘，電解質 (尤其是鈉) 和碳水化合物的補充就愈形重要。

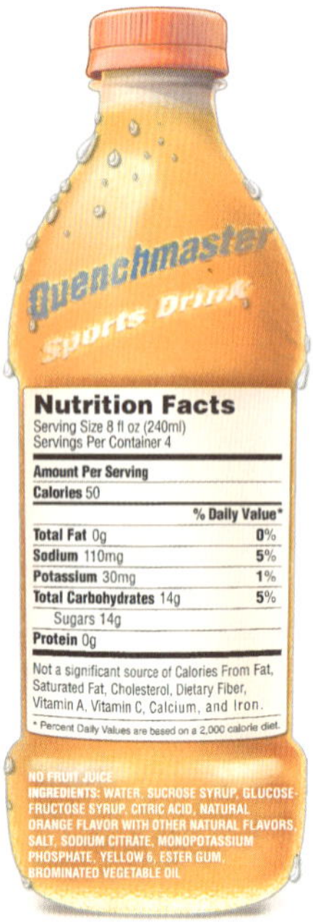

在長時間的運動中 (特別是在大熱天) 喝運動飲料 (圖 11-7) 有下列好處：

- 「水分」增加血液容積，因而可以有效地冷卻體溫並運送燃料和廢物進出細胞。
- 「碳水化合物」在肝醣耗盡時提供葡萄糖給肌肉，並且添加滋味，變得比較好喝。
- 「電解質」有助於維持血液容積，促進小腸吸收水和碳水化合物，並且刺激口渴。

總之，飲用運動飲料與否，關鍵在於運動時間的長短。如果連續運動長達 60 分鐘，喝運動飲料就比白開水有利得多。

水中毒

有些運動選手也可能水喝太多而導致水中毒 (低鈉血症)。耐力選手 (尤其是新手) 從事長時間的低強度運動，出汗可能沒有預期的多，所以水分喪失有限。預防水中毒要少喝點水，挑選含鈉 (通常是氯化鈉) 的運動飲料，並且在運動中不要增加體重。

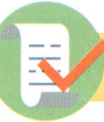

圖 11-7　補充水分與電解質的運動飲料通常含有簡單碳水化合物，加上鈉和鉀。這類產品所含的各種糖大約 1 杯 (240 毫升) 14 公克。一般的運動飲料大約含糖 6% 到 8%，可以提供豐富的葡萄糖和其他單醣類給肌肉作為燃料，並且耐受性良好。含糖超過 10% 的飲料如汽水或果汁，可能會使胃不舒服，因此並不建議。

知識檢查站（解答在下方）

1. 磷酸肌酸 (PCr) 富含能量，存在於＿＿＿＿組織。
   a. 脂肪　　　　c. 肝臟
   b. 肌肉　　　　d. 腎臟
2. 體適能計劃應該包括
   a. 每週 5 天的有氧運動
   b. 每週 2 到 3 天的肌力訓練
   c. 每週 2 到 3 天的伸展運動
   d. 以上皆是
3. 在建構肌肉的階段，運動員應該攝取＿＿＿＿克/公斤體重的蛋白質。
   a. 0.5 到 0.7　　c. 1.5 到 1.7
   b. 0.8　　　　　d. 2 到 2.5
4. 下列哪種食物是耐力比賽前補充碳水化合物的最佳選項？
   a. 洋芋片
   b. 薯條
   c. 全麥麩 (高纖) 麥片
   d. 米飯
5. 當身體開始適應經常運動，「訓練效果」導致
   a. 減少血液流向肌肉
   b. 增加乳酸的製造
   c. 減少肌肉的三酸甘油酯含量
   d. 降低休息心率

Chapter 11 運動營養

6. 在比賽或運動中,每減少半公斤體重應補充多少水?
   a. 0.5 到 0.75
   b. 1 到 1.5
   c. 2 到 3
   d. 4 到 5
7. 運動飲料的效益是提供
   a. 水分
   b. 電解質,以促進小腸吸收水分並維持血液容積
   c. 碳水化合物作為能量
   d. 以上皆是
8. 與無氧葡萄糖代謝相較,有氧葡萄糖代謝製造更多
   a. 乳酸
   b. ATP
   c. 磷酸肌酸
   d. 脂肪酸

解答:1.b,2.d,3.c,4.d,5.d,6.c,7.d,8.b

參考資料

1. 台灣運動資訊平台 http://isports.sa.gov.tw/index.php
2. 教育部體育署:中華民國 104 年運動城市調查。

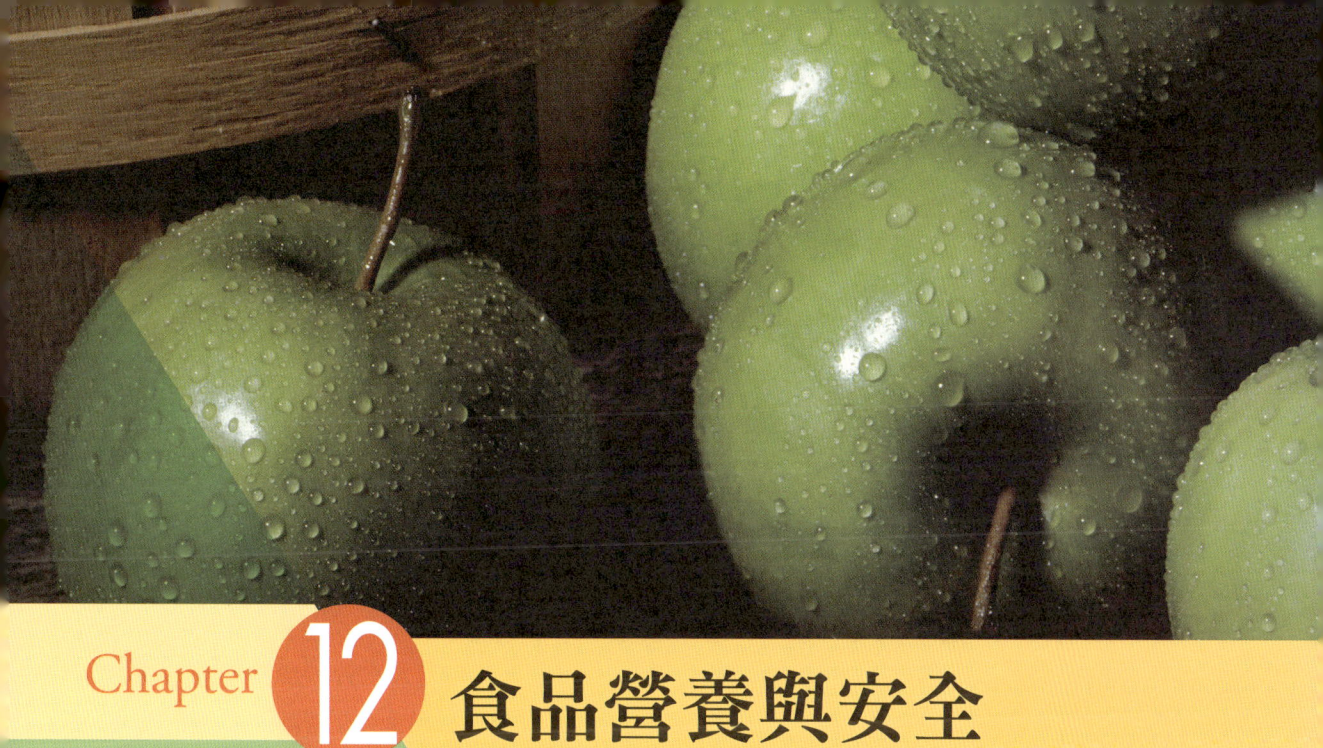

Chapter 12 食品營養與安全

12.1 食源性疾病所造成的影響

食源性疾病 (foodborne disease) 是指透過攝取的食物而進入人體的有毒有害物質，包括生物性病原體等致病因子所造成的疾病。目前對人類威脅最大的食物污染源是**病毒** (virus)、**細菌** (bacteria)，其次是各種**真菌** (fungi) 和**寄生蟲** (parasite)，這些微生物都會導致食源性疾病。有些食源性疾病加上本身的健康問題，會導致食物過敏、痙攣、敗血症 (血液含有**毒素** [toxins] 或微生物) 或其他疾病，有時候食物是否含有有害的微生物無法從滋味、氣味或外觀判斷出來，需格外留意。

為何食源性疾病如此普遍？

食源性疾病是由食物傳送或傳染給人的，大部分食源性疾病是由微生物生長迅速的食物所引起的，例如含有水分、富含蛋白質、pH 中性或低酸性的食物，正是我們每天所吃的食物。嬰兒、兒童、老人、手術後的病人、免疫降低的人和孕婦最容易感染食源性疾病。

食品工業努力研發以延長產品的上架期限，然而上架的時間越長，食物中的細菌就有越多的時間繁殖，有的細菌甚至能在冷藏的溫度下繁殖，半熟 (以及某些全熟) 的食物尤其危險，因為冷藏只能延緩而不能防止細菌的生長，消費者的趨勢也增加了食源性疾病的風險。首先，有較多的消費者喜歡吃生的或半熟的動物性食品，其次，較多人所服用的藥物會削弱對抗食源性感染因子的能力，另外一個因素是老年人口的持續增加。越來越多的餐點是由外部廚房製備，增加了受微生物污染的風險，食品加工廠和連鎖餐廳將食品製造集中化，也增加了食源性疾病的風險。此外，從外國進口的即食食品增加，加工的衛生標

準未必嚴格,政府當局正在複審這些進口食品的檢核程序。

畜牧業使用抗生素,主要是當成生長促進劑,增進動物的生長;而養殖業及農業使用抗生素是希望能避免發生動物感染,動物使用抗生素會促使細菌發展出「抗藥性」的變種,可耐受醫療常用的抗生素下,產生**抗生素抗藥性** (antibiotic resistance),導致全世界的抗藥性細菌有如雨後春筍般出現。因此飼料或農業抗生素的添加濫用,同時也增加了食源性疾病的發生率。

12.2 食物保存——過去、現在和未來

幾世紀以來,鹽、糖、煙燻、醱酵和乾燥都是用來保存食物的方法,大多數的保存方法都是減少食物中的水分,因而減少微生物可用的水,有些富含水分的食物傳統的醱酵法,挑選細菌或真菌來醱酵或醃製食物,其所製造的酸和酒精可以抑制其他微生物的生長。

今天保存食物的技術增加了加熱殺菌、消毒、冷凍、冷藏、**輻照** (irradiation)、製罐和化學防腐劑,還有**無菌包裝** (aseptic processing),同時分別消毒食物和容器,然後進行包裝,無菌包裝的牛奶和果汁不用冷藏,可在超市貨架上保存數年,不會有微生物生長。輻射線照射使用微量的輻射線控制病原體如大腸桿菌 O157:H7 和沙門氏菌的生長,所用的**輻射能** (radiation) 並不會使食物帶有放射性,但強度足以打斷化學鍵,破壞細胞壁和細胞膜,分解 DNA,並使蛋白質凝聚,因此可以控制食物中的昆蟲、細菌、真菌和寄生蟲的生長美國 FDA 批准在生紅肉 (以及帶殼蛋和種子) 使用輻射線照射。輻射線照射也能延長香料、乾燥植物佐料、其他肉類和新鮮蔬果的上架期限,輻射線照射的食物必須標明國際通用的雷地亞 (Radura) 標誌,並註明本產品經輻照處理。

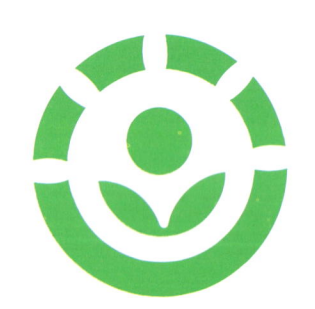

這是國際通用的雷地亞 (Radura) 標誌,代表食物經過輻照處理。

12.3 微生物引起的食源性疾病

大部分的食源性疾病都是由特殊的病毒、細菌和其他真菌所引起的,**普恩蛋白** (Prion) 是維持神經細胞功能的蛋白質,也能感染人類而導致疾病如牛海綿狀腦病,俗稱狂牛病 (BSE),細菌尤其容易引起健康問題,它或是直接入侵腸壁,藉著它們體內所含的毒素造成感染,或是分泌毒素進入食物中,而後間接傷害人體 (稱為中毒),分辨感染或中毒的關鍵在於時間,如果在 4 小時內出現症狀,就是中毒。

細菌

細菌是單細胞生物,存在於我們所吃的食物、所喝的水和所呼吸的空氣中,有多種細菌會引起食源性疾病,包括桿菌、彎曲菌、梭孢桿菌、埃希菌屬、李斯特菌、弧菌、沙門

氏菌和葡萄球菌 (表 12-1)。孕婦感染李斯特菌尤其值得重視，因為她們感染的機會是其他健康成人的 20 倍，而且會導致自然流產或死產，因為李斯特菌會穿越胎盤而感染胎兒，細菌繁殖需要營養素、水分和溫度，它們大多在攝氏 4 到 60 度的「危險範圍」長得最好 (圖 12-1)，食品安全的技術即是認識並控制這些因素。

◆ 表 12-1　導致食源性疾病的細菌

細菌	來源	症狀	備註
沙門氏菌屬 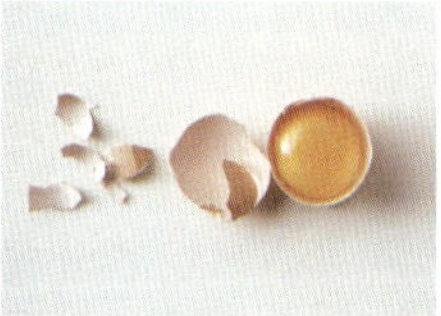	生/半熟的肉類、禽肉、蛋和魚類；農產品，尤其是芽菜；花生醬；未加熱殺菌的牛奶	發作：食用過後 12~72 小時；症狀：反胃、發燒、頭痛、腹絞痛、腹瀉和嘔吐；嬰兒、老人和免疫系統不良者可能致命；持續時間：4~7 天	估計每年 100 萬次感染；細菌存在動物和人的腸道中；食物會受污水或糞便污染；2,000 種沙門氏菌會致病，其中 3 種品系所引發的病例占全部病例的 50%；腸炎沙門氏菌感染母雞的卵巢因而污染蛋；將近 20% 的病例源於半熟的蛋或蛋料理；爬蟲類 (例如烏龜) 也會傳播這種疾病
空腸彎曲菌 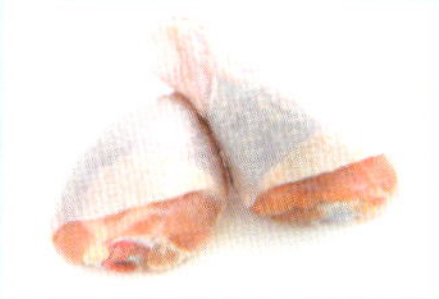	生/半熟的肉類、禽肉 (美國半數以上的生禽肉受到污染)、未加熱殺菌的牛奶和受污染的飲水	發作：食用過後 2~5 天；症狀：肌肉痛、腹絞痛、腹瀉 (有時出現血便) 和發燒；持續時間：2~7 天	估計每年 845,000 次感染；產生的毒素會破壞腸黏膜；會引發格巴二氏症候群，這是一種罕見的神經障礙，會造成癱瘓
大腸桿菌（O157:H7、O104:H4 等） 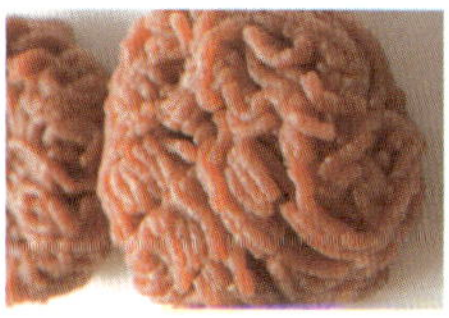	半熟的牛絞肉；農產品 (例如萵苣、菠菜和芽菜)、未加熱殺菌的果汁和牛奶	發作：1~8 天；症狀：出血性下痢和腹絞痛；老人和 5 歲以下兒童會有溶血性尿毒症候群的嚴重併發症；紅血球遭受破壞和腎衰竭；可能致命；持續時間：5~10 天	美國出血性下痢的主要原因；估計每年有 73,000 個病例；存在於健康牛隻的腸道；牛和牛糞是主要的感染源；這種細菌的強烈毒素會致病；可愛動物園區、湖水和游泳池可能含有致病的大腸桿菌
志賀氏菌屬 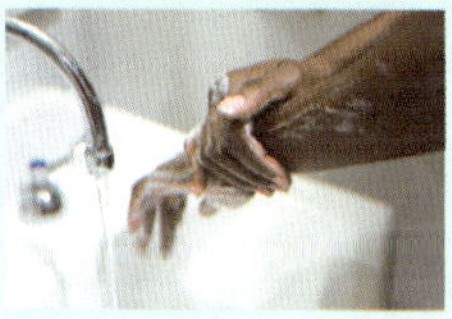	糞/口傳染；存在於水源和農產品，以及受感染的人因衛生習慣欠佳而污染的食物	發作：1~3 天；症狀：腹絞痛、發燒和腹瀉 (往往血便)；持續時間：5~7 天	估計每年 448,000 個病例；人類和靈長類是唯一來源；常見於衛生不良的托兒所和看守所；旅行者腹瀉往往是由這種細菌引發
金黃葡萄球菌 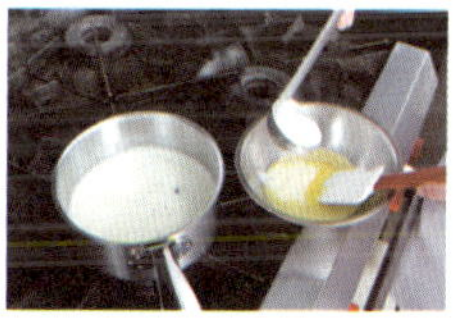	火腿、禽肉、雞蛋沙拉、奶油餡點心、蛋奶凍和鮮奶油	發作：1~6 小時；症狀：腹瀉、嘔吐、反胃和腹絞痛；持續時間：1~3 天	估計每年 241,148 個病例；存在於 25% 人口的皮膚和鼻腔中；會傳播到食物；受污染的食物久置於室溫下會迅速繁殖；致病的抗熱毒素不會因烹煮而遭受破壞

◆ 表 12-1　導致食源性疾病的細菌 (續)

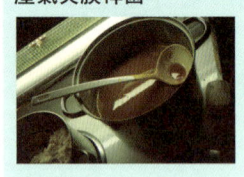

細菌	來源	症狀	備註
產氣莢膜桿菌	牛肉、禽肉、肉汁和墨西哥菜	發作：8~24 小時；症狀：腹痛與腹瀉，症狀通常輕微；老人或病人的症狀較嚴重；持續時間：1 天或以下	估計每年 966,000 個病例；普遍存在於土壤和水中的厭氧細菌；會在煮好的食物中迅速繁殖，例如長時間置於室溫下的肉類、砂鍋和肉汁
李斯特菌	未加熱殺菌的牛奶和軟式起司、生肉、生菜、即食的外賣肉類和熱狗和冷藏燻魚	發作：9~48 小時出現初期症狀；14~42 天出現嚴重症狀；症狀：發燒、肌肉痛、頭痛和嘔吐；會感染神經系統，造成頸部僵硬、意識不清、失去平衡和抽搐；會導致早產和死產	估計每年造成 1,600 個病例，255 人死亡；普遍存在於土壤和水中，可由健康動物傳播；可在冷藏溫度繁殖；三分之一的病例發生在懷孕期間；高風險者忌吃未加熱的外賣肉類、軟式起司、藍紋起司、墨西哥式起司 (由未加熱殺菌的牛奶製作)、冷藏的肉醬或肝醬以及未加熱的冷藏燻魚
肉毒桿菌	居家製罐失誤的蔬菜、肉類和魚類罐頭；製罐失誤的市售食物；草藥泡製的油；罐裝大蒜、鋁箔包覆的烤洋芋置於室溫下以及蜂蜜	發作：18~36 小時，也可能 6 小時至 10 天；症狀：神經症狀包括雙重而模糊的影像、眼皮下垂、言語不清、無法吞嚥、肌肉衰弱以及臉/手臂/軀幹/腿/呼吸系統麻痺，可能致命；持續時間：數日到數週	估計每年 100 個病例；由神經毒素致病；只在無氧的非酸性食物中生長；大部分是家中未正確製罐的食物而致病；蜂蜜可能含有肉毒桿菌的孢子，因此不宜餵食 1 歲以下的嬰兒
弧菌	腸炎弧菌：生/半熟貝類，尤其是生蠔	發作：24 小時；症狀：水瀉、反胃、嘔吐、發燒、發冷；持續時間：3 天	存在於岸邊海水；夏天較容易感染；病例難以統計，因為在實驗室不易分離出這種細菌
	創傷弧菌：生/半熟貝類，尤其是生蠔	發作：1~2 天；症狀：嘔吐、腹瀉和腹痛；較嚴重的病例造成血液感染，發燒、發冷、血壓降低和皮膚起疱；持續時間：3 天或以上	估計一年 95 個病例；存在於岸邊海水；夏天較容易感染；免疫功能不足或肝病患者風險較高；血液或感染的死亡率是 50%
	霍亂弧菌：受污染的飲水和食物以及人類帶原者	發作：2~3 天；症狀：嚴重水瀉和嘔吐；脫水、心血管衰竭與可能死亡	主要發生在沒有淨化飲水和下水道系統的國家
耶耳辛氏腸炎桿菌	生/半熟豬肉 (尤其是豬小腸)、豆腐、水和未加熱殺菌的牛奶	發作：4~7 天；症狀：發燒、腹痛和腹瀉 (往往血便)；持續時間：1~3 週或以上	5 歲以下兒童最易感染；相當罕見；細菌主要存在於豬身上，不過其他動物身上也有

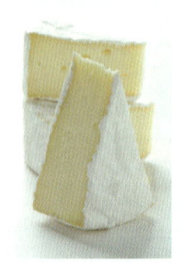

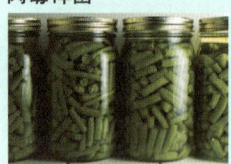

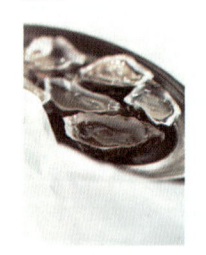

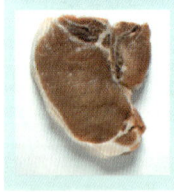

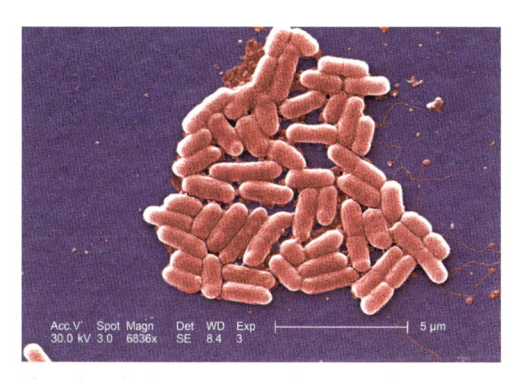

Chapter 12　食品營養與安全

這是大腸桿菌 O157:H7 的電子顯微鏡圖，放大 6,836 倍。雖然大部分的大腸桿菌無害，存在於健康的人/動物的腸道中，但這種品系所製造的毒素會引發嚴重的疾病。1982 年首度確認大腸桿菌 O157:H7 爆發的疫情，這是因為漢堡肉受到污染而導致出血性下痢。從那時開始，大部分的感染都與半熟的牛絞肉相關

病毒

病毒像細菌一樣，遍布在大自然中，然而病毒不像細菌，只有在侵入人體細胞如腸壁細胞之後才能繁殖，我們沒有簡單的方法可以檢測病毒，表 12-2 說明兩種最普遍的食源性病毒及其來源、症狀等，諾羅病毒是造成國內感染的食源性疾病的頭號要犯，病症常被誤診為「胃流感」，這種病毒相當強悍，可以在冰凍、高溫和高達 10 ppm 加氯消毒的環境中存活，最常爆發諾羅病毒疫情的是長期照護機

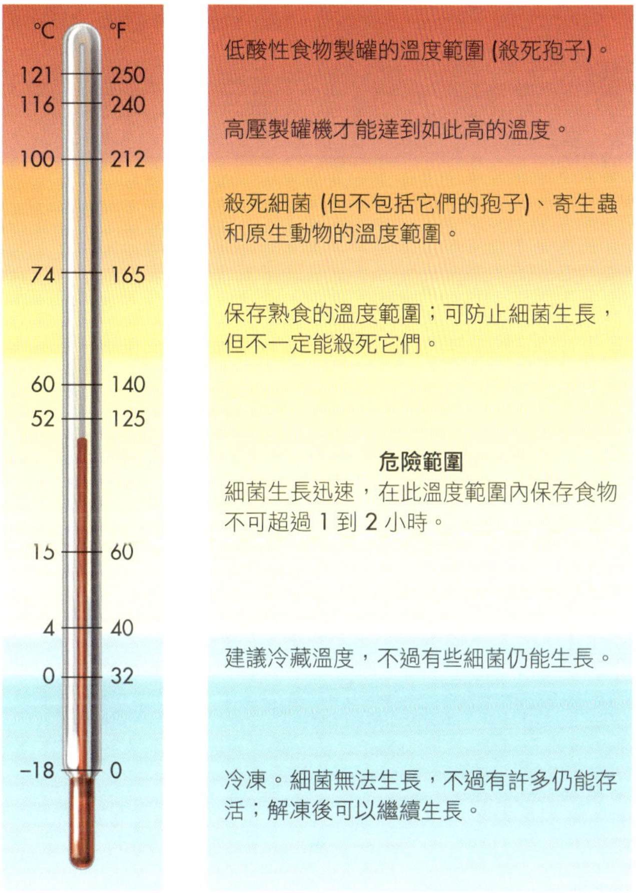

溫度對應說明（由高溫至低溫）：

- 121°C / 250°F ～ 116°C / 240°F：低酸性食物製罐的溫度範圍(殺死孢子)。高壓製罐機才能達到如此高的溫度。
- 100°C / 212°F：殺死細菌(但不包括它們的孢子)、寄生蟲和原生動物的溫度範圍。
- 74°C / 165°F：保存熟食的溫度範圍；可防止細菌生長，但不一定能殺死它們。
- 60°C / 140°F ～ 52°C / 125°F：**危險範圍** 細菌生長迅速，在此溫度範圍內保存食物不可超過 1 到 2 小時。
- 15°C / 60°F ～ 4°C / 40°F ～ 0°C / 32°F：建議冷藏溫度，不過有些細菌仍能生長。
- -18°C / 0°F：冷凍。細菌無法生長，不過有許多仍能存活；解凍後可以繼續生長。

🌀 圖 12-1　溫度對病菌的影響。

🌀 表 12-2　導致食源性疾病的病毒

病毒	來源	症狀	備註
諾羅病毒或人類輪狀病毒	受感染的人所製備的食物，來自污染水域的貝類，在種植、收穫和加工的過程遭受污染的蔬果	發作：1~2 天；症狀：「胃流感」——嚴重腹瀉、反胃、嘔吐、胃絞痛、低度發燒、發冷和肌肉痛；持續時間：1~2 天或以上	估計每年造成 20 萬個腸胃炎病例，7 萬人住院，800 人死亡。病毒存在於患者的糞便和嘔吐物中；患者會污染食物和廚具；這種病毒極易傳染——只要 10~100 個微粒就會引發感染；患者應當請假直到康復後 2 或 3 天為止
A 型肝炎病毒	受感染的人所製備的食物，尤其是生食或煮熟後再處理的食物，例如三明治、西點和沙拉；來自污染水域的貝類，在種植、收穫和加工的過程遭受污染的蔬果	發作：15~50 天；症狀：厭食、腹瀉、發燒、黃疸、黑尿和疲乏；會造成肝臟受損和死亡；持續時間：數週到 6 個月	患者污染食物並傳染給數十人；青少年容易感染；有疫苗，可大幅減少感染；接觸病毒 1 週內投以免疫球蛋白也可減少感染

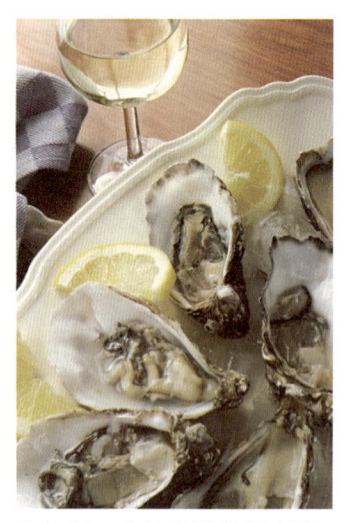

生貝類，尤其是雙殼類 (例如牡蠣和蛤蜊)，特別容易造成病毒的感染。這些動物濾食為生，會濃縮水中的病毒、細菌和毒素。適當的烹煮可以殺死貝類的病毒和細菌，不過毒素可能不受影響。必須在商譽良好的店家購買貝類，確保它們來自安全的水域。

構，餐廳、派對、聚會、醫院、學校也是常有感染病例的場所。

寄生蟲

寄生蟲住在另一生物 (稱為宿主) 的身上或體內以吸收營養素，人類可以成為寄生蟲的宿主，寄生蟲肆虐最嚴重的地方是熱帶國家，當地衛生設施不足，助長了寄生蟲的生長，有超過 80 種寄生蟲以人類為宿主，主要有原生動物 (protozoa，單細胞動物) 如隱孢子蟲和環孢子蟲，蠕蟲 (helminth) 如條蟲和旋毛蟲，表 12-3 說明常見的寄生蟲及其來源、症狀等，寄生蟲的傳播靠人與人接觸和污染的食物、飲水和土壤。

12.4 食品添加物

商店貨架上所能找到的食品，大都已經添加某些物質以變得更美味、增加營養素或保存期限，製造商也會添加一些物質好讓食品比較容易加工，其他物質可能在意外的情況下跑進所購買的食品中，所有這些外來的物質稱之為**添加物** (additives)，其中有些對人有益，有些可能對某些人有害如亞硫酸鹽，所有為了特定目的而添加於食品的物質都必須經過美國 FDA 的評估。

食品添加物的目的何在？

表 12-4 幫助你正確了解為何使用這些添加物，並進一步了解所使用的特殊物質，大多數的食品添加物都是為了防腐，一般做為**防腐劑** (preservatives) 的添加物包括酸劑或鹼劑、抗氧化劑、抗菌劑、醃漬劑、**隔離劑** (seqestrants) 等，添加物也可以用來對抗某些酵素，防止食物發生顏色與滋味的變化，但又不至於引起嚴重的疾病，食物中的酵素與氧發生反應是食物腐壞的第二種形式，例如蘋果與桃子的切片置於空氣中會產生鐵鏽色，抗氧化劑是防腐劑的一種，它可以延緩食物表面的酵素與氧發生作用，這類防腐劑例如維生素 E 和 C，以及各種亞硫酸鹽。

如果不使用某些食品添加物，食品無法量產，並安全地行銷全國或全世界，儘管消費者關切食品添加物的安全性，其中有許多經過廣泛的研究，證實只要遵照美國 FDA 的使用規定就安全無虞。

有意與無意的食品添加物

食品添加物可以分為兩種：直接加入食品的**有意添加物** (intentional food additives) 與間接進入的污染物—**無意添加物** (incidental food additives)，這兩種添加物在美國都受美國

表 12-3 導致食源性疾病的寄生蟲

寄生蟲	來源	症狀	備註
旋毛蟲	豬肉或野味	發作：數週到數月；症狀：腸胃症狀伴隨肌肉無力、臉部水腫、發燒和類似流行性感冒症狀	目前豬隻較少感染旋毛蟲，因此人類的感染病例大幅減少；豬肉加熱到 72°C 或在 -20°C 冷凍 3 天可殺死旋毛蟲
海獸胃線蟲	生/半熟的魚	發作：12 小時或以下；症狀：嚴重胃痛、反胃和嘔吐	食入圓蟲的幼蟲所引起；常吃生魚的地方感染比較普遍
條蟲	生牛肉、豬肉和魚類	症狀：腹部不適和腹瀉	食入受感染動物的生/半熟肉類時，條蟲的幼蟲會鑽入宿主的肌肉而造成感染
弓蟲	生/半熟的肉類以及未清洗的蔬菜水果	發作：5~20 天；症狀：大部分人無症狀；有症狀者發燒、頭痛、肌肉痛和腹瀉；孕婦可能造成胎兒死亡	人類被動物傳染，包括貓，貓是主要宿主；食入污染的肉類或因清理貓砂而受貓糞污染
環孢子蟲	飲水和受到污染的食物	發作：1 週；症狀：水瀉、嘔吐、肌肉痛、疲倦、厭食和體重降低 持續時間：10~12 週	熱帶和亞熱帶地區較普遍，不過從 1990 年開始美加地區爆發十來次，3,600 人感染
隱孢子蟲	飲水和受到污染的食物	發作：2~10 天；症狀：水瀉、腹痛、發燒、反胃、嘔吐和體重降低；免疫功能不足者容易生病；持續時間：健康的人 1~2 週	全世界都曾爆發疫情；美國爆發的最大疫情是 1993 年在密爾瓦基，443,000 人感染；水上樂園和公共游泳池也會傳播

表 12-4　食品添加物的種類——來源和健康風險

食品添加物種類	特性	健康風險
酸劑或鹼劑，例如檸檬酸、乳酸鈣和氫氧化鈉	酸提供汽水、冰沙和乳酪醬的酸味；抑制黴菌的生長；防止變色和酸敗。它也可以減少低酸蔬菜 (例如罐頭青豆) 產生肉毒桿菌中毒的風險。鹼劑可以中和醱酵所產生的酸，因而提升風味。	正確使用沒有健康風險。
低卡代糖，例如糖精、蔗糖素、醋磺內酯鉀、阿斯巴甜、紐甜和塔格糖	不會增加多少卡路里的甜味劑。	適量使用這些代糖安全無虞 (例外：苯酮尿症患者忌食阿斯巴甜)。
抗結塊劑，例如矽酸鈣、硬脂酸鎂和二氧化矽	可以吸收濕氣，因而讓鹽、醱粉、糖粉和其他粉狀食品得以自由流動，防止結塊而變得難以使用。	正確使用沒有健康風險。
抗微生物劑，例如鹽、苯甲酸鈉、山梨酸和丙酸鈣	抑制黴菌和真菌的生長。	鹽會增加高血壓的風險，尤其是對鹽敏感的人。正確使用沒有健康風險。
抗氧化劑：例如 BHA、BHT、α-生育醇 (維生素 E)、抗壞血酸 (維生素 C) 和亞硫酸鹽	延緩食物因接觸氧而變色；防止脂肪酸敗；能使午餐肉保持紅色；抑制致癌的亞硝胺的形成。	有的人 (大約 100 人中有 1 位) 對亞硫酸鹽會產生過敏反應。症狀包括呼吸困難、氣喘、蕁麻疹、腹瀉、腹痛、絞痛和暈眩。亞硫酸鹽通常來自沙拉吧、水果乾和葡萄酒。
色素，例如酒石黃	讓食物看起來更具吸引力。	酒石黃 (食用色素黃色五號) 會引發過敏症狀，例如蕁麻疹和流鼻水，尤其是對阿斯匹靈過敏的人。美國 FDA 要求廠商如果使用任何人工合成的色素，必須在食品標示上註明。
醃製與醃漬劑，例如鹽、硝酸鹽和亞硝酸鹽	硝酸鹽和亞硝酸鹽可以用來做防腐劑，尤其是抑制肉毒桿菌的生長；通常與鹽併用。	鹽會增加高血壓的風險，尤其是對鹽敏感的人。食用含有硝酸鹽和亞硝酸鹽的醃製食品和天然蔬菜，會在胃內形成亞硝胺 (攝取適量的維生素 C 可以減少亞硝胺的合成)。有些亞硝胺是致癌物，尤其是胃癌、食道癌和結腸癌。國家癌症研究所建議這類食物不宜多吃。
乳化劑，例如單酸甘油酯和卵磷脂	可以將脂肪懸浮在水中，因而改進食品的均勻性和黏稠度，例如烘焙食品、冰淇淋和美乃滋。	正確使用沒有健康風險。
代用脂肪，例如 Paselli SA2、Dur-Low、Oatrim、Sta-Slim 143、Stellar 和 Olean	減少食物的脂肪含量因而降低卡路里。	正確使用沒有健康風險；使用過量可能會有腸胃副作用並喪失脂溶性維生素。
調味料與調味劑 (例如天然和合成的調味劑)、糖和玉米糖漿	賦予或增加食物的滋味。	糖和玉米糖漿增加齲齒的風險。正確使用沒有健康風險；可能因卡路里過量而增重。
增味劑，例如麩胺酸鈉 (MSG 或味精)	可以帶出食物本有的天然滋味，例如肉類。	有些人 (尤其是嬰兒) 對味精的麩胺酸敏感，接觸之後會造成臉紅、胸痛、臉部腫脹、暈眩、出汗、心跳加速、反胃、嘔吐、血壓升高和頭痛。對味精敏感的人要留意食品標示上「麩胺酸鹽」的字眼，它可能會出現於分離的蛋白質、酵母萃取物、肉湯和調味料中。鹽會增加高血壓的風險，尤其是對鹽敏感的人。

Chapter 12 食品營養與安全

◆ 表 12-4　食品添加物的種類——來源和健康風險 (續)

食品添加物種類	特性	健康風險
保濕劑，例如甘油、丙二醇和山梨醇	保持水分、口感和鮮味，通常使用於糖果、椰子粉和棉花糖。	正確使用沒有健康風險。
膨鬆劑，例如酵母菌、酸粉和小蘇打	在食物中產生二氧化碳。	正確使用沒有健康風險。
熟化劑與漂白劑，例如溴酸鹽、過氧化物和氯化銨	縮短麵粉熟化所需的時間以供烘焙之用。	正確使用沒有健康風險。
營養素補充劑，例如維生素 A、維生素 D 和碘化鉀	增加食物的營養素含量，例如人造奶油、牛奶和即食早餐穀片。	營養強化食品與膳食來源的營養素加起來，不超過上限攝取量則無健康風險。
穩定劑與增稠劑，例如果膠、植物膠、明膠和洋菜膠	使糖果、冰淇淋和其他冷凍甜點、巧克力牛奶以及含代糖的飲料的口感順滑，顏色與滋味均勻；防止蛋糕、布丁和明膠粉的香料揮發或破壞。	正確使用沒有健康風險。
隔離劑，例如 EDTA 和檸檬酸	與許多游離的離子結合，防止它們與脂肪接觸而導致酸敗，有助於保存食物的品質。	正確使用沒有健康風險。

FDA 管制，目前有 2,800 種以上的物質是有意添加物，而有多達 10,000 種的其他物質是進入食品的污染物，包括藉加工設備或包裝材料的接觸而進入食品的物質。

安全認定 (GRAS) 清單

美國於 1958 年將當時認為安全的所有食品添加物都列在**安全認定** (generally recognized as safe, GRAS) 的清單中，國會之所以建立此一清單，是因為科學家已經認定為安全的物質，製造商毋需再加以證明，從那時候開始，美國 FDA 就負責證明某一物質不屬於 GRAS 清單，如果某項物質的數據和資訊廣為專家所知且接受，且在指定用途下確認安全，就可以列入 GRAS 安全性認證清單，清單中的物質會異動，因重新審核而有刪除或增加。

合成的化合物是否對人體有害？

自然的產品不見得會比人工合成的產品來得安全，許多在實驗室合成的產品只是複製自然過程的結果，雖然人造的殺蟲劑和工業化學品給食物增添了一些毒素，但自然的毒素卻更普遍也更強烈，毒性與劑量相關，即使常用的知名化學品在某些情況和濃度下也會具有毒性。

如何測試食品添加物的安全性？

美國 FDA 至少用兩種動物來測試食品添加物的安全性，通

毒物學家使用的幾個重要名詞：

毒物學	研究有害物質的科學
安全	相對確定某種物質不會造成傷害
危險	使用某種物質會造成傷害的可能性
毒性	物質在某種劑量下造成傷害或疾病的能力

在食品加工業中，糖、鹽、玉米糖漿和檸檬酸的用量占所有添加物的 98% (以重量計)。

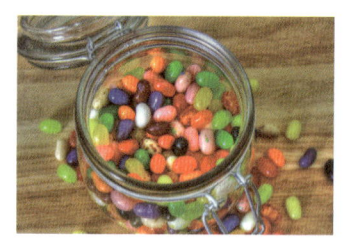

添加色素讓食品看起來更好吃

常都是用鼠類，科學家先決定動物身上「無效應」產生的最高劑量，通常比人類接觸的劑量高出許多，然後把最大劑量除以 (至少) 100，就是人類使用的安全劑量；除以 100 的原因是假設人類的敏感度比實驗動物至少高 10 倍，而且敏感的人比平均高 10 倍，如此大的餘地用來保證有問題的添加物不會對人類造成傷害。

至於無意添加物，美國 FDA 為它們設定了可接受的標準，因為不可能禁用各種工業化學品、農藥殘留和食物的黴菌毒素，即使這些污染物有的會致癌，基本準則是，食品中的無意添加物含量不可在一百萬人的一生中導致一個以上的癌症病例，如果超過這種風險，該化合物的含量就必須降低，以符合規定的風險標準。

新食品添加物的核准

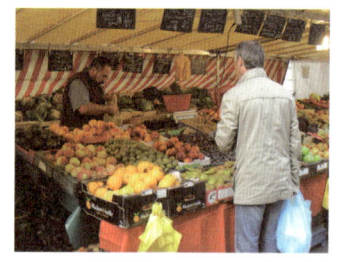

挑選天然食物而非加工食品可以減少攝取食品添加物。不過對大多數人而言，食品添加物不會危害健康。

每種新食品添加物都必須經過美國 FDA 的核准才能使用，除了嚴苛的測試以確定其安全性之外，食品製造商還必須提供美國 FDA 以下的資訊：(1) 鑑別新添加物的方法，(2) 其化學組成，(3) 說明它的製造方法，以及 (4) 偵測存在與測量含量的檢驗方法。廠商也必須提供證據，證明該添加物在食品中有預期的效果，安全無虞，而且使用量沒有超過必要的份量，添加物不能用來隱藏食物的有害成分如酸敗的油脂，欺騙消費者，或彌補製造過程的疏失，廠商必須證明該添加物為製造特定產品所必需。在台灣，民眾可在衛生福利部食品藥物管理署，查詢各種食品添加物許可證資料。

12.5 食物中自然產生的致病物質有哪些？

食物中含有各種自然存在的致病物質，舉例如下：

- 黃樟素：存在於黃樟樹、荳蔻和肉荳蔻中，大量食用可致癌。
- 龍葵素 (茄鹼)：存在於馬鈴薯芽和馬鈴薯皮上的綠斑 (因為日照或蟲害而出現)，會抑制神經傳導素的功能。
- 蕈毒素：存在於某些種類的蘑菇如蛤蟆菌屬，會造成胃部不適、暈眩、幻覺以及其他神經症狀，較危險的品種會導致肝腎衰竭、昏迷甚至死亡，美國 FDA 管制市售蘑菇的栽培與收成，它們都是種植在混凝土建築或山洞中，不過，除了伊利諾和密西根州之外，私人採摘野菇並不受管制。
- 卵白素：存在於生蛋白中 (加熱會破壞卵白素)，會與維生素之生物素結合並防止其吸收，所以會造成生物素缺乏。
- 硫胺酶：存在於生的魚類、蛤蜊和貽貝中，會破壞維生素 B_1 (硫胺)。

- **河豚毒素**：存在於河豚中，會造成呼吸麻痺。
- **草酸**：存在於菠菜、草莓、芝麻中，會與食物中的鈣和鐵結合，抑制這些礦物質的小腸吸收。
- **草藥茶**：含有番瀉葉或紫草，會導致腹瀉和肝傷害。

咖啡因也是添加物嗎？

咖啡因 (caffeine) 是興奮劑，許多飲料和巧克力都有天然的或添加的咖啡因，美國人所攝取的咖啡因有 75% 來自咖啡，15% 來自茶，10% 來自清涼飲料，2% 來自巧克力。咖啡因很快排出體外，不會積聚在人體內，大量的咖啡因會導致焦慮、心率上升、失眠、多尿 (可能因此脫水)、腹瀉和腸胃不適。潰瘍患者會因為胃酸增加分泌而受刺激；焦慮或恐慌症患者的症狀會惡化；心灼痛、胃食道逆流患者，食用咖啡因會導致食道括約肌鬆弛而惡化症狀，有些人只要少許咖啡因就會產生上述的後果；另外，咖啡戒斷症狀也常出現，戒咖啡的人短期間內會出現頭痛、反胃和沮喪現象。

婦女攝取咖啡因的風險可能較大，害處包括流產、骨質疏鬆症、子女的先天缺陷等，大劑量的咖啡因短期間與升高血壓、LDL 膽固醇和三酸甘油酯有關。與這些咖啡因的害處相反，適量咖啡的益處有：降低結腸癌風險，發生基底細胞瘤、沮喪、心血管疾病、中風、第 2 型糖尿病和巴金森氏症的風險都較低。

12.6 食物中的環境污染物

食物中存在著各種環境污染物，除了農藥殘留之外，其他需要注意的潛在污染物列於表 12-5。

食物中的農藥

農藥用以生產外表亮麗的水果和蔬菜，有的農藥只能改進農產品的外觀，但有的能使食物更新鮮、更安全。因此生產糧食的過程中，使用農藥有助於確保安全與充足的食物供應，並使食物維持合理的價格，由於食物中的殘留農藥極微，累積效果可能導致人體慢性中毒而非急性，長久下來可能造成地下水的污染和野生動植物棲地的破壞。

何謂農藥？

美國聯邦法令對農藥的定義是：可以預防、殺死、驅除或抑制害蟲的任何物質或物質的混合物，農藥本身的毒性使得目標外的其他生物，包括人類在內，也可能成為受害者，「農藥」這個名詞是多種產品的統稱，包括殺蟲劑、除草劑、殺真菌劑和滅鼠劑，農藥產品可能是化學性的或細菌性的，也可能是天然的或合成的，在環保署核准使用的 10,000 種農藥中，包含大約 300 種有效成分。

◆ 表 12-5　食物中潛在的環境污染物

化學物質	來源	毒性	預防方法
丙烯醯胺	富含碳水化合物的油炸食品長時間高溫油炸，例如薯條和洋芋片。	這是一種神經毒素和致癌物質，會導致實驗動物的癌症，不過是否會引起人類的癌症尚未獲得研究的證實。	少吃富含碳水化合物的油炸食品。
鎘	如果土壤有許多鎘，植物也會含鎘；蛤蜊、貝類和二手菸；職業接觸。	腎病 肝病 前列腺癌 (有爭議) 骨骼畸形 肺病 (吸入時)	吃多樣化飲食，包括海鮮。
戴奧辛	垃圾焚化爐； 五大湖的底棲魚類黃樟動物經由水或土壤接觸戴奧辛，會累積在脂肪。	生殖與胎兒/嬰兒發育異常 免疫抑制 癌症 (僅限實驗動物)	注意當地魚類戴奧辛風險的警告標示；若有風險則少吃為宜，吃多種當地魚類以分散風險。
鉛	老房子含鉛油漆剝落的碎片和灰塵；職業接觸 (例如散熱器修理)；葡萄酒的含鉛瓶蓋；果汁和泡菜存放在。 鍍鋅、錫製或鉛玻璃容器；從銅管的銲接點溶出 (大多是老房子)；墨西哥陶瓷碗盤；姑嫂丸；鉛玻璃容器。	貧血 腎病 神經系統受損 (症狀為疲乏和行為異常) 童年期學習能力降低 (即使鉛暴露不多)	避免接觸老房子油漆剝落的碎片和灰塵；經常打掃也很重要 (參見 www.hud.gov/offices/lead) 滿足鐵和鈣的需求可減少鉛的吸收 如果葡萄酒的瓶蓋含鉛，飲用前先擦拭瓶頸內外。 果汁和泡菜儲存於玻璃、塑膠或蠟紙容器。 如果水龍頭關閉超過 2 小時，在用水之前要先讓它流掉 1 分鐘左右，只用冷水烹飪；不要軟化飲水，不要把酒類儲存在鉛玻璃容器。
水銀	劍旗魚、鯊魚、鯖魚和馬頭魚。新鮮或罐頭長鰭鮪也是可能的來源。(相反地，罐頭低脂鮪魚所含的水銀極少)。	胎兒/兒童發育不良和先天缺陷；具神經毒性	這些魚類每週不要吃超過一次，(長鰭鮪每週不要吃超過二次) 孕婦忌吃這些魚類，不過吃些長鰭鮪無妨。孕乳婦如果各類魚混吃，每週可吃二到三次。
多氯聯苯	五大湖以及休士頓河谷的魚類 (例如銀鮭)；養殖鮭魚也是可能的來源，不過含量較少。	癌症 (僅限實驗動物)，以及肝臟、免疫和生殖疾病	注意當地魚類多氯聯苯風險的警告標示；若有風險則少吃為宜，吃多種當地魚類以分散風險。
氨基甲酸乙酯	酒類如雪莉酒、波本酒、清酒和水果白蘭地。	癌症 (僅限實驗動物)	避免豪飲這些酒類。

農藥是否安全？

　　經由食物接觸農藥的危險取決於農藥的毒性，它在食物中的含量，食量與頻率，以及消費者對該農藥的抗性或敏感度，是否與當地居民的罹癌率上升有關？動物實驗顯示，農藥殘留的某些成分會造成出生缺陷、不孕、腫瘤、器官受損以及中樞神經系統的傷害。所以台灣行政院農業委員會農糧署會抽檢或稽查生鮮食材 (農作物) 農藥殘留量，為農糧作

物的安全性把關。

魚類的環境污染物

　　魚類可能含有環境污染物水銀和多氯聯苯 (PCB)，有危害健康的疑慮。專家建議每週吃兩次富含 n-3 脂肪酸深海魚類，有助於降低心血管疾病風險，因此每週吃兩次魚的健康效益超過污染物殘留的潛在風險。減少食物中農藥殘留的方法如表 12-6 所示。

12.7 糧食生產的抉擇

　　農業包括糧食和家畜的生產，數千年來為人類提供食物，農業科學的長足進步影響了糧食供應，其中有機食物的生產和永續農業特別值得重視，農業的許多進展也為了減少從農場到餐桌的碳足跡 (二氧化碳和甲烷的排放)，落實低碳飲食。

有機食物是什麼？

　　「有機」是指農產品的生產方式，有機生產所採取的措施包括**生物蟲害控制** (biological pest management)、堆肥、施用糞肥、輪作等，以維持土壤、水源、作物和動物的健康，人工合成的農藥、肥料、荷爾蒙、抗生素、基因工程和輻射線照射等，都不能用在有機食物的生產，有機的肉類、禽肉、蛋和乳製品必須來自戶外放牧，而且只吃有機飼料的動物。行政院農業委員會農糧署已制定有機農糧作物「台灣良好農業規範」(TGAP)，作為有機農糧產品生產及出貨相關安全、安心作業之保證。

　　有機食物比較健康嗎？ 消費者選擇吃有機食物是為了避免吃到農藥、保護環境或者想要改善自己的飲食品質。對幼兒來說，有機食物之農藥含量比傳統農產品來得少，農藥殘留對他們比較危險，消費者也可以挑選有機食物以鼓勵對環境友善的**永續農業** (sustainable agriculture)。但是有機食物以動物糞肥做為肥料，可能造成病原體污染危及食品安全，因此不管是有機的或傳統的，皆應徹底清潔農產品之後再食用之。

✦ 表 12-6　減少食物中農藥殘留的方法

清洗：在水龍頭下徹底沖洗或刷洗所有新鮮蔬果，流水有沖刷作用，浸泡則無，這種方法可以去除蔬果表面的細菌和微量化學物質，以及縫隙中的塵土，雖然清洗無法完全去除農藥殘留，也不建議使用特殊的抗菌洗劑。

去皮與切除：蔬果去皮可減少塵土、細菌和農藥。丟棄葉菜類的外葉。切除肉類的脂肪並剝除家禽和魚類的皮，因為有些農藥殘留集中在脂肪。

飲食多樣化：多樣化的飲食提供均衡的營養，並分散農藥殘留的風險。

選擇有機產品：有些消費者偏好有機產品，以減少農藥暴露。

小心使用驅蟲劑：閱讀農藥安全資訊的標示，安全地使用驅蟲劑。參見 www.epa.gov/pesticides/factsheets/pest_ti.htm。

資料來源：www.epa.gov/pesticides/food/tips.htm。

大部分的研究顯示，有機食物並沒有較多的維生素和礦物質，需注意「有機」標示並不會把不健康的食物變成比較健康的食物，例如有機洋芋片所含的熱量和脂肪與傳統洋芋片一樣。

永續海產是什麼？ 美國 2010 飲食指南建議每週吃魚從 3.5 盎司增至 8 盎司，一方面要多吃魚，一方面要擔心環境污染物，考慮到過度捕撈和保護瀕危魚種的議題時，吃海產的選擇變得更加複雜，「過度捕撈」的魚種是因為捕撈的速度超過其繁殖的速度，以致於數量低於預設的閾值而危及生存，美國對漁業和水產養殖業有嚴格的標準和嚴密的監測，海洋暨大氣管理署漁業局 (NOAA) 設定美國水域的捕撈標準，執行漁船、碼頭、港口的捕撈限額，並且監督/追蹤/執行美國水產養殖的標準，其結果就是，當我們購買美國野生捕獲或養殖魚類時，所做的是永續的抉擇，標有「美國海產」的魚類或貝類都是永續捕撈而得的。

在地食材

隨著各地民眾越來越關心自己的食物來源，「在地種植」標示的產品，回應消費者想要新鮮、安全的產品，並且支持本地的少數農民並且保護環境，當地產品提供更新鮮的選擇，不需要支付長途運輸的額外費用，也消耗較少的化石燃料。而「當地食客」(locavore) 這個字已經成為新牛津美語字典 2007 年的年度之字，當地食客的定義是某人所吃的食物是在當地或某個半徑範圍內 (例如 50、100 或 150 哩) 種植或生產的，當地食客運動鼓勵消費者從農夫市場購買食物，或者自己種植糧食，因為當地產品更營養、更好吃。

12.8 如何預防食源性疾病？

遵照下列原則，可以大幅降低食源性疾病的風險。

營養新知　德國有機芽菜造成致命的大腸桿菌爆發？

全世界最致命的大腸桿菌爆發在 2011 年夏天，主要發生於德國，元凶是罕見的大腸桿菌出血性腸炎品系 O104:H4，在 2011 年 6 月，3950 人受到感染，600 人住進加護病房，死亡人數從爆發開始達 53 人，有幾百人也感染了可能致命的腎臟併發症，稱為溶血性尿毒症候群，德國案例對照研究的結論是，此次大腸桿菌感染是一家頗為傳統的有機芽菜小農場受到污染所引起的，芽菜種子大多由海外進口，而且這種大腸桿菌具有抗藥性，專家說，由於大型的工業化栽培和抗生素的廣泛使用，這種型式的爆發只會越來越普遍。

Chapter 12 食品營養與安全

購買食物

- 購買食物的時候,最後才挑選冷凍食品和容易腐壞的食物,例如肉類、禽肉或魚類,把這些食物另外包在塑膠袋中,以免滴出的水污染購物車內的其他食物,勿將採購的食品久置車中,以免細菌孳生,將容易腐壞的食物,例如肉類、蛋和乳製品帶回家中,迅速冷藏或冷凍。
- 容器受損以致滲漏、膨脹或嚴重下凹的食品,切勿購買或食用,瓶罐破裂或瓶蓋鬆脫、鼓起的食物也不要食用,帶有腐臭氣味的食物或是開罐時噴出液體的食物,切勿食用,因為可能含有致命的肉毒桿菌毒素。
- 只購買經過加熱殺菌的牛奶和起司 (注意食品標示),這點對孕婦尤其重要,因為未加熱殺菌的牛奶可能會孳生劇毒的細菌和病毒,因而傷害胎兒。
- 只購買一週內可以食用完畢的農產品,蔬菜水果儲存的時間越長越容易孳生細菌。
- 購買預先切好或包好的青菜時,避免挑選黏滑、褐變或乾枯者,這是儲存溫度不當的徵象。
- 注意食品標示上的有效期限,不要購買「即期品」。
- 遵守食品召回行動,1 級召回的意思是,吃了這種食品有「合理的可能性」會引起嚴重的健康後果或死亡。

準備食物

- 處理食物之前/之後,要用肥皂和熱水徹底洗手 20 秒,在處理生肉、魚類、禽肉和蛋時,以及用過洗手間、和寵物玩耍或換尿布過後,務必要洗手。
- 在使用流理台、砧板、碗盤和其他器皿之前,要徹底清洗乾淨,任何曾經接觸過生肉、魚類、禽肉和蛋的器皿,都要儘快用肥皂和熱水特別仔細地清洗,因為其中可能會含有沙門氏桿菌,否則表面上的細菌會感染下一種接觸到這個表面的食物,這個過程稱為「交叉感染」,除此之外,要經常更換廚房的海綿並清洗抹布 (海綿微波 30 到 60 秒可以消滅其中的細菌)。
- 生、熟食各有專用砧板,切生食專用的砧板,使用過後就用肥皂和熱水清洗,如果切肉和其他食物都使用同一個砧板,把可能受到污染的食物 (例如肉類) 留到最後再切,切過肉之後,要徹底清洗砧板。
- 不要相信 5 秒定律而撿起掉在地板上的食物,因為食物一碰到地板立刻會沾上細菌。

美國 FDA 建議砧板表面要完整,而且是由容易清洗、沒有小孔的材質構成,例如塑膠、大理石或玻璃,它們必須沒有接縫和裂痕,如果你喜歡木質砧板,要確定它由不吸水的硬木 (例如楓木和橡木) 製成,而且沒有明顯的裂縫,將它保留做為特定用途,比方

> 危害分析重要管制點 (Hazard Analysis Critical Control Point, HACCP) 是對抗食源性疾病的一種工具,要應用 HACCP 的原則,食物處理者首先謹慎地分析自己如何準備食物,有哪些情況會讓病原菌進入食物系統並繁衍,一旦辨識出特定的危險和重要管制點 (潛在問題),就可採取預防措施以減少特定的污染源。

245

實用營養學

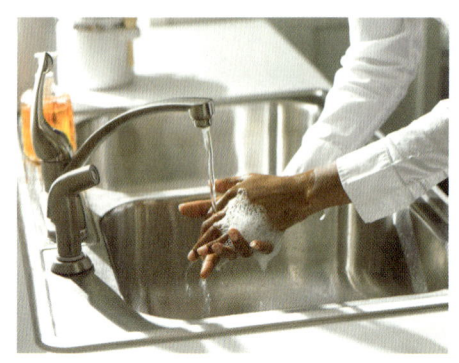

使用肥皂和熱水徹底洗手 (至少 20 到 30 秒) 是準備食物的第一步。食物污染的 4 個 F 是手指 (fingers)、食物 (foods)、糞便 (feces) 和蒼蠅 (flies)。洗手可以預防手指和糞便的污染途徑。

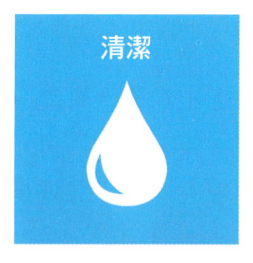

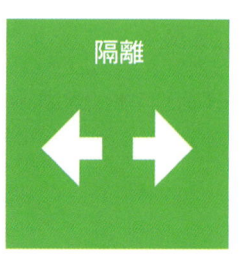

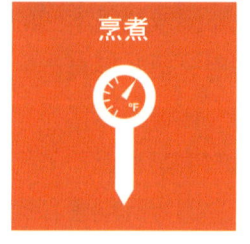

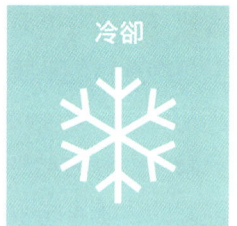

美國農業部的食品安全標誌。

美國農業部在食品安全計劃 (www.foodsafety.gov) 中,將這些原則簡化成四種行為:
1. 清潔。經常洗手並清洗廚房用具。
2. 分離。不要交叉污染。
3. 烹煮。煮到適當溫度。
4. 冷卻。立刻冷藏。

2010 美國飲食指南也強調這四種行為的重要性。

世界衛生組織的安全備餐黃金律:
1. 挑選安全加工的食物
2. 徹底烹煮食物
3. 食物煮熟立即食用
4. 小心儲存熟食
5. 熟食重新加熱要徹底
6. 避免交叉接觸生食和熟食
7. 反覆洗手
8. 廚房表面保持徹底乾淨
9. 避免昆蟲、囓齒類和其他動物接觸食物
10. 使用乾淨的水

說,切生肉或禽肉,用另外一塊木質砧板切農產品和麵包,以防它們沾染到生肉的細菌,注意我們有許多食物都是生吃的,任何附著其上的細菌都沒有被殺死。

此外美國 FDA 還建議,砧板若有難以清洗的溝紋或切痕時就要汰舊換新,因為可能會窩藏細菌,另外,砧板應該每個禮拜用稀釋的漂白水消毒一次,用溶液浸泡砧板數分鐘,然後沖洗乾淨。

要解凍食品時,將它置於冰箱下層、在水龍頭下沖洗或是使用微波爐,而且使用水龍頭或微波爐解凍以後,要立刻烹煮,切勿將冷凍食品長時間置於室溫下解凍,此外,食物浸泡滷汁要在冰箱內進行。

- 即使健康沒病,也不要對著食物咳嗽或打噴嚏,手上的傷口要用無菌的繃帶包紮好,可防止葡萄球菌污染食物。
- 在水龍頭下仔細清洗新鮮蔬果,以去除表面沾染的塵土和細菌;要連皮一起吃時,可用軟毛刷刷過,有人用甜瓜做水果沙拉或榨柳橙汁時,因果皮上的沙門氏菌污染而致病。
- 徹底切除食物發霉的部分,或者不要吃,如果食物覆滿黴菌,要全部拋棄,在低溫下正確儲存食物並在合理期限內吃完,可以防止黴菌生長,軟而潮濕的食物,例如麵包、優格、軟質起司和外賣肉類,若有霉斑應該丟棄,密實的食物,例如硬質起司或堅實的蔬果,可以安全地切除霉斑。
- 冷藏的碎肉和肉餅要在 1 到 2 天內吃完,冷凍的肉類和肉餅應在 3 到 4 個月內吃完。

烹煮食物

- 食物徹底煮熟，利用雙金屬溫度計檢查內部溫度，尤其是新鮮牛肉和魚類 (63°C)、豬肉 (63°C) 和禽肉 (74°C) (圖 12-2)，蛋要煮到蛋黃和蛋白都變硬，苜蓿芽和其他芽菜要煮到冒蒸汽為止，迄今為止，加熱烹煮是殺死病毒和細菌 (例如諾羅病毒和有毒品系的大腸桿菌) 最可靠的方法，冷凍只能抑制病毒和細菌的生長。

  餐廳現在必須在菜單上加註，吃半熟的蛋會增加食源性疾病的風險，然而只要菜單上有此警語，顧客可以要求餐廳把蛋煮到任何溫度，勿用未加熱消毒的生蛋自製冰淇淋、蛋酒和美乃滋，以免感染沙門氏菌。

  海鮮也有引起疾病的風險，尤其是牡蠣，煮熟魚肉容易碎裂成片狀，而且會變得不透明和堅實，如果呈半透明或帶有光澤，就是還沒有熟。

- 家禽與填料要分開烹煮 (或是家禽裝入填料立刻烹煮，煮熟後將填料移置另一乾淨的大碗中)，使用溫度計以確定填料的溫度到達 74°C，注意禽肉容易受沙門氏菌污染。

- 食物煮好之後要立刻食用，或在兩小時內將它的溫度降到 4°C，如果天氣熱 (26°C 以

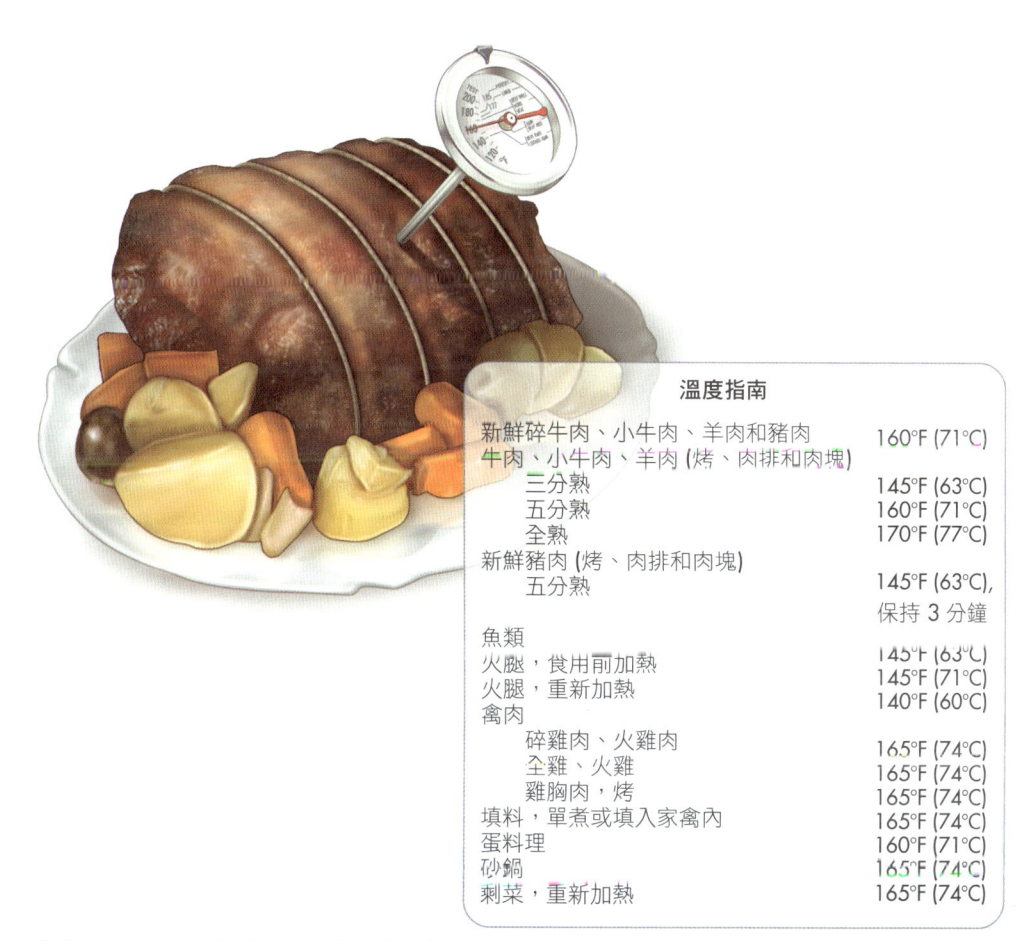

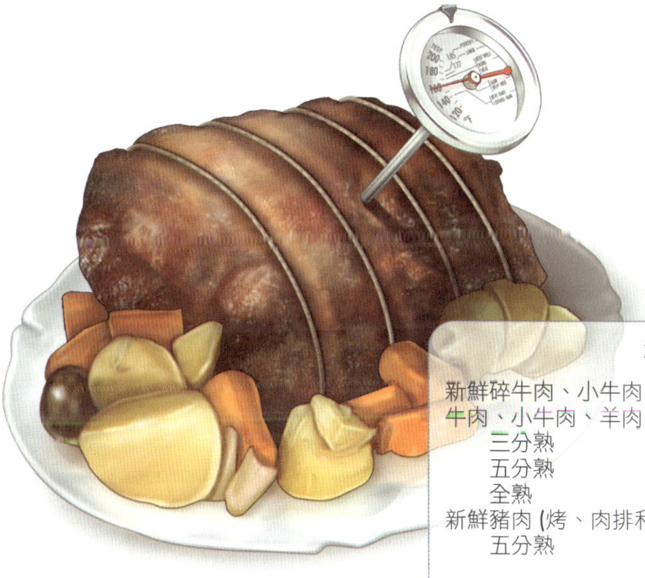

溫度指南	
新鮮碎牛肉、小牛肉、羊肉和豬肉	160°F (71°C)
牛肉、小牛肉、羊肉 (烤、肉排和肉塊)	
三分熟	145°F (63°C)
五分熟	160°F (71°C)
全熟	170°F (77°C)
新鮮豬肉 (烤、肉排和肉塊)	
五分熟	145°F (63°C)，保持 3 分鐘
魚類	145°F (63°C)
火腿，食用前加熱	145°F (71°C)
火腿，重新加熱	140°F (60°C)
禽肉	
碎雞肉、火雞肉	165°F (74°C)
全雞、火雞	165°F (74°C)
雞胸肉，烤	165°F (74°C)
填料，單煮或填入家禽內	165°F (74°C)
蛋料理	160°F (71°C)
砂鍋	165°F (74°C)
剩菜，重新加熱	165°F (74°C)

圖 12-2　烹煮或重新加熱食物的最低內部溫度。

實用營養學

上)又沒有立刻食用,切記要在一小時內降溫,降溫時將食物分散置於許多淺盤中,以增加散熱的表面積,煮熟的食物要小心不要再度沾染到生肉或手上的果汁、砧板或是不潔的器皿。

- 煮好的肉類、禽肉和魚類要盛放在乾淨的盤子裡,比方說,漢堡肉烤好時,不要放在剛才裝生漢堡肉的同一個盤子裡。
- 室外烹調時,在野餐區進行完全的烹煮,不要預先部分烹理。

熟食的保存與重新加熱

- 食物要避開「危險區」,讓熱食保持熱度,冷食保持冷度,食物應保存在 4°C 以下,或 60°C 以上 (圖 12-2),食物中的微生物在溫和的溫度下 (16°C 到 43°C) 會迅速繁殖,有些微生物甚至能在冰箱裡生長,再次提醒,勿將煮熟或冷藏的食物 (例如肉類和沙拉) 放置在室溫下超過 2 小時 (天氣炎熱時不可超過 1 小時),因為微生物會藉機生長,乾燥的食物要儲存在 16°C 到 21°C。
- 剩菜重新加熱要到達 74°C;肉汁重新加熱要到滾沸以殺死產氣莢膜桿菌。只加熱到適合入口的溫度並不能有效殺死細菌。
- 去皮或切好的蔬果 (例如甜瓜) 要存放在冰箱裡。
- 存放冰箱的剩菜僅限建議的期限 (圖 12-3)。
- 冰箱的溫度必須低於 4°C,或是使用冰箱溫度計,或是越冷越好,但牛奶和萵苣不至於結冰。
- 停電時儘量不要打開冰箱門,食物在未開門的冰箱內可保冷 4 小時,停電超過 4 小時要丟棄容易腐壞的食物,例如牛奶、肉類、剩菜和外賣肉類,未開門的冷藏庫如果全滿,可保持冷凍 2 天;如果半滿,可保持冷凍 1 天,如果冷藏庫溫度不超過 4°C,肉類、禽肉和海產可以再冷凍。

交叉污染不是只有在準備食物時才會發生,

如果懷疑食物不安全,寧可將它丟掉!

食物	冰箱存放期限 (日)
肉類	
熟碎牛肉/火雞肉	3~4
外賣肉類	2~3
熟豬肉	3~4
熟禽肉	3~4
熟牛肉、野牛肉、羊肉	3~4
海產	
生 (例如壽司/生魚片)	必須在購買當天食用
熟	2
其他主菜	
披薩	1~2
麵食/米飯	1~2
砂鍋	3~4
湯與辣味料理	
辣味料理,有肉	2~3
辣味料理,無肉	3~4
湯/燉菜	3~4
副餐	
新鮮沙拉	1~2
新鮮蔬菜	1~2
麵食或馬鈴薯沙拉	2~3
魔鬼蛋	2~3
白煮蛋	7
馬鈴薯 (任何料理)	3~4
熟蔬菜	3~4
甜點	
奶油派	2~3
水果派	2~3
糕餅	7
蛋糕	7
起司蛋糕	7

圖 12-3 在冰箱內保存剩菜的期限。登入 www.homefoodsafety.org 有更多保持食物安全的點子。

Chapter 12 食品營養與安全

儲存食物時也會有交叉污染的問題，要確保冰箱內所有的食物 (包括剩菜) 都盛在容器內，蓋上蓋子，以免被生食或腐壞的食物污染，容易腐壞的食物最好放在冰箱下層，使它的位置低於生吃的食物。

生魚料理 (例如壽司) 如果曾經冷凍再解凍而且極為新鮮的話，對大多數人而言安全無虞，冷凍的過程很重要，因為可以殺死寄生蟲，美國 FDA 建議要在 -23°C 冷凍 7 天，壽司和所有生魚或生肉料理一樣，都是高風險食物，為了盡量避免食源性疾病，動物食品最好完全煮熟再吃。

夏天時所有肉類和禽肉都要徹底煮熟，以降低感染大腸桿菌和沙門氏菌的風險，生的肉類和禽肉一定要與熟食分開，為了預防葡萄球菌引起的中毒，手上的傷口要包紮好，並且不要對著食物打噴嚏，要避免產氣莢膜桿菌引起的中毒，剩菜要迅速冷卻，而且重新加熱時要徹底，為了避免肉毒桿菌中毒，要仔細檢查罐頭食物，總之，不要把熟食放在室溫下超過 1 到 2 小時，至於其他食源性疾病的預防措施，上述原則也一體適用。除此之外，魚類和其他海產要徹底煮熟，只吃加熱殺菌過的乳製品，清洗所有水果和蔬菜，準備食物之前/之後和上過洗手間要用肥皂和熱水徹底洗手。

為了防止細菌存活，使用微波爐烹煮時，你可以：
- 用玻璃或陶瓷的蓋子蓋住食物，一方面減少蒸發，另一方面加熱食物的表面。
- 每次煮食記得攪拌或翻轉食物一至二次。食物煮好後靜置一段時間，不要開蓋，以加熱食物的外部並使食物的熱度變得均勻。
- 利用溫度探測器檢查食物的溫度。要探測數個部位。
- 如果用微波爐解凍肉類，要使用它的解凍裝置。微波爐無法對冷凍食品中的冰晶均勻加熱，因此會出現一些溫度較低的部位，稍後烹煮時會比較慢才熟。

蛋的安全處理原則

為了預防病菌感染，蛋要冷藏，煮蛋要煮到蛋黃變硬，含蛋料理要徹底煮熟。

定期用稀釋的漂白水 (1:10) 清洗廚房設施可降低食物交叉污染的風險。

12.9 台灣的食品衛生管理系統的演進

我國的食品衛生管理歷程很短，至今不到 50 年的經驗，面對日趨複雜的本國與國際食品供應系統，受到許多的挑戰，鑑往知來，主要的里程說明如下：

民國年份	主要里程
58	內政部初步擬具「食品衛生管理條例草案」，因為當時食品之管理尚無法規可資遵循。
59	行政院成立**衛生署**，修訂「食品衛生管理條例草案」。
64	「食品衛生管理法」公布實施。
60~70	行政院衛生署於藥政處設一食品科，編制 4 人，負責各種食品衛生法令與標準之研訂，以及食品或食品添加物之查驗登記事項。 • 藥政科兼辦食品廣告之管理。 • 環境衛生處負責食品業者之輔導、管理及衛生訓練。 • 防疫處處理食品中毒案件。 • 保健處兼辦大眾食品衛生教育及宣導。
68	**多氯聯苯食油中毒案**發生，對食品衛生造成莫大衝擊。
69	衛生署實施「加強食品衛生管理方案」**三年計畫**。
70	衛生署**食品衛生處**正式成立，內設食品安全、查驗、輔導及營養四科，掌理有關食品衛生管理及國民營養規劃事項。

249

民國年份	主要里程
71~73	全國食品衛生管理的行政體系初具規模：台北市及高雄市政府衛生局成立食品衛生科；台灣省政府衛生處成立食品衛生科；各縣、市衛生局成立食品衛生課。
72	「**食品衛生管理法**」第一次修訂並公布實施
74~78	第二期「加強食品衛生管理方案」，以食品工廠和飲食攤店為對象，調查影響食品原料之環境因素，據以改善衛生品質。
87	「食品衛生管理法」第二次修訂並公布實施
89	「食品衛生管理法」第三次修訂並公布實施
91	「食品衛生管理法」第四次修訂並公布實施
97	食品處編制人員是 27 名，分設安全、查驗、輔導、營養四科，年度預算平均約一億。 • 衛生署發布「食品安全與營養白皮書 2008~2012」為施政參考。 • 「食品衛生管理法」第五次修訂並公布實施。 • 三聚氰胺毒奶粉事件發生。
98	行政院成立跨部會之「食品安全會報」，以協調跨部會之食品安全管理。
99	**台灣食品藥物管理局 (TFDA)** 正式成立，以「食在安心」為施政管理目標。「食品衛生管理法」第六次修訂並公布實施。
100	塑化劑事件；「食品衛生管理法」第七修訂並公布實施。
101	「食品衛生管理法」第八次修訂並公布實施
102	七月行政院衛生署改組升格為衛生福利部，**TFDA** 改組升格為**食品藥物管理署**。 發生多起重大的食品安全事件，促成「食品衛生管理法」兩次修訂。 • 順丁烯二酸事件 • 混油事件
103	「食品衛生管理法」更名為「**食品安全衛生管理法**」，共有兩次修訂。
104	新法經過兩次修訂。

最新版的食品安全衛生管理法，中華民國 104 年 12 月 16 日總統令修正公布，食品標示是選購食品的重要資訊，與消費者最直接有關，第 22 條列出法定標示的項目。食品及食品原料之容器或外包裝，應以中文及通用符號，明顯標示下列事項：

一、品名。

二、內容物名稱；其為二種以上混合物時，應依其含量多寡由高至低分別標示之。

三、淨重、容量或數量。

四、食品添加物名稱；混合二種以上食品添加物，以功能性命名者，應分別標明添加物名稱。

五、製造廠商或國內負責廠商名稱、電話號碼及地址。國內通過農產品生產驗證者，應標示可追溯之來源；有中央農業主管機關公告之生產系統者，應標示生產系統。

六、原產地 (國)。

七、有效日期。

八、營養標示。
九、含基因改造食品原料。
十、其他經中央主管機關公告之事項。

前項第二款內容物之主成分應標明所占百分比,其應標示之產品、主成分項目、標示內容、方式及各該產品實施日期,由中央主管機關另定之。

第一項第八款及第九款標示之應遵行事項,由中央主管機關公告之。

第一項第五款僅標示國內負責廠商名稱者,應將製造廠商、受託製造廠商或輸入廠商之名稱、電話號碼及地址通報轄區主管機關;主管機關應開放其他主管機關共同查閱。

基因改造食品

在台灣採行查驗登記制,目前許可使用的基因改造食品原料有黃豆、玉米、棉花及油菜,基改棉花是進口棉籽油的原料,油菜是進口芥花油原料,基改玉米是玉米油、玉米澱粉、玉米糖漿(高果糖糖漿)的原料,基改黃豆的產品最多樣,是民眾普遍大量食用的植物性蛋白質和油脂食物,包括大豆沙拉油、醬油、各種黃豆加工製品,

依照新法的規定,包裝食品與散裝食品都要遵守「基因改造」標示的規定:

- 用到基因改造食品原料的所有包裝食品或食品添加物。
- 散裝的基因改造食品原料,如農產品型態的黃豆穀粒。
- 散裝的基因改造食品原料經切割或研磨的產品如黃豆片、黃豆粉。
- 散裝的黃豆類製品如:豆漿、豆腐、豆花、豆乾、豆皮、大豆蛋白製得之素肉產品。

目前市面上盛行的**調合油**,若含有基因改造食品原料之油品,例如花生油與大豆油混調之產品,必須採用基改食品的標示;只有調味料用油品如:麻油、胡麻油、香油及辣椒油等,可以不必標示。

食品製造技術進步快速,國際上食品原料隨著商業貿易流通,加工食品的組合配方也越來越複雜,為了維護食品的品名與食品本質相符,政府訂定了許多關於食品品名標示的規範,以下列出數項規範:

法規	規範概述
市售包裝調合油外包裝品名標示相關規定	• 品名中的油脂名稱不超過二種。 • 品名只宣稱一種油脂時,該項油脂的含量須有 50% 以上。 • 品名只宣稱二種油脂時,該兩種油脂的含量須各有 30% 以上。 • 品名不用油脂名稱者,包裝上不可宣稱油脂名稱相關的用語。 • 花生油應加標「花生風味調合油」字樣。
宣稱含果蔬汁之市售包裝飲料標示規定	• 適用產品是外包裝或品名有果蔬名稱或有果蔬圖示,直接供飲用之包裝飲品。 • 品名為果蔬汁的產品,若含果蔬汁 ≧10%,果蔬汁原料有二種以上時: (1) 品名列出全部果蔬名稱時,應依含量由高至低依序標示。 (2) 品名沒有列出全部果蔬時,應於品名或包裝正面明顯標示「綜合/混合果(蔬)汁」等同義字樣。

法規	規範概述
	• 產品的果蔬汁總量 <10%，不得標示果蔬汁或同義字樣。 • 產品以香料調味，並不含果蔬汁，品名卻用果蔬名稱時，應標示「口味/風味」或同義字樣。
全穀產品宣稱及標示原則	• 全穀產品必須是固體產品配方總重量中，全穀成分比率 ≥51%。 • 若有單一全穀類 ≥51%，品名中可用該穀類名稱如全蕎麥○。 • 產品中全穀成分 <51%，不得宣稱為全穀產品，可標示「本品部分原料使用全穀粉」或「本產品含部分全穀粉」等。 • 全穀原料粉須 100% 為全穀。
包裝速食麵標示相關規定	• 內容物只有調味粉包，並無其他食材包，品名只能稱為「○味麵、○風味麵或○湯麵」。 • 內容物有調味粉包及食材者，品名可按食材稱呼為「○麵」。

知識檢查站（解答在下方）

1. 亞硝酸鹽可抑制＿＿＿＿的生長。
   a. 肉毒桿菌　　　　c. 金黃葡萄球菌
   b. 大腸桿菌　　　　d. 酵母菌
2. 使用於低酸保存食物的物質為
   a. 煙燻和輻射線照射　c. 鹽和糖
   b. 醱粉和蘇打　　　d. 醋和檸檬酸
3. 食品添加物廣泛使用多年而沒有出現不良影響則歸類於＿＿＿＿名冊。
   a. 美國 FDA　　　　c. USDA
   b. GRAS　　　　　d. 迪藍尼
4. 與小傷口和煮沸相關的食源性生物是
   a. 李斯特菌　　　　c. 肉毒桿菌
   b. 葡萄球菌　　　　d. 沙門氏菌
5. 沙門氏菌通常藉＿＿＿＿傳播。
   a. 生的肉類、禽肉和蛋
   b. 泡菜
   c. 自製罐頭蔬菜
   d. 生菜
6. 最好不要＿＿＿＿解凍肉類和禽肉。
   a. 在微波爐　　　　c. 利用隔離劑
   b. 在冰箱　　　　　d. 在室溫下
7. 下列何種方法可使牛奶在超市貨架上存放多年而沒有微生物生長？
   a. 使用保濕劑
   b. 在動物飼料中使用抗生素
   c. 使用隔離劑
   d. 無菌處理
8. ＿＿＿＿最容易感染食源性疾病。
   a. 孕婦　　　　　　c. 免疫抑制者
   b. 嬰兒和兒童　　　d. 以上皆是
9. 加熱殺菌包括
   a. 短時間內高溫加熱食物以殺死病菌
   b. 加熱食物以破壞酵素
   c. 添加維生素 A 和 D 以強化食物
   d. 利用輻照殺死食物中的病原體
10. 在食物中加入鹽和糖即可長期保存，因為鹽和糖
    a. 使食物變得太酸因而不會腐壞
    b. 與水結合，使微生物不能利用水
    c. 能有效殺死微生物
    d. 溶解植物食品的細胞壁

解答：1.a, 2.d, 3.b, 4.b, 5.a, 6.d, 7.d, 8.d, 9.a, 10.b

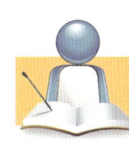

參考資料

1. 食品安全衛生管理法。
2. 食品衛生管理署:包裝食品含基因改造食品原料標示應遵行事項,2015。
3. 食品衛生管理署食品添加物含基因改造食品原料標示應遵行事項,2015。
4. 食品衛生管理署散裝食品含基因改造食品原料標示應遵行事項,2015。
5. 食品衛生管理署:包裝食品營養標示應遵行事項,2014。

Chapter 13 懷孕期與哺乳期營養

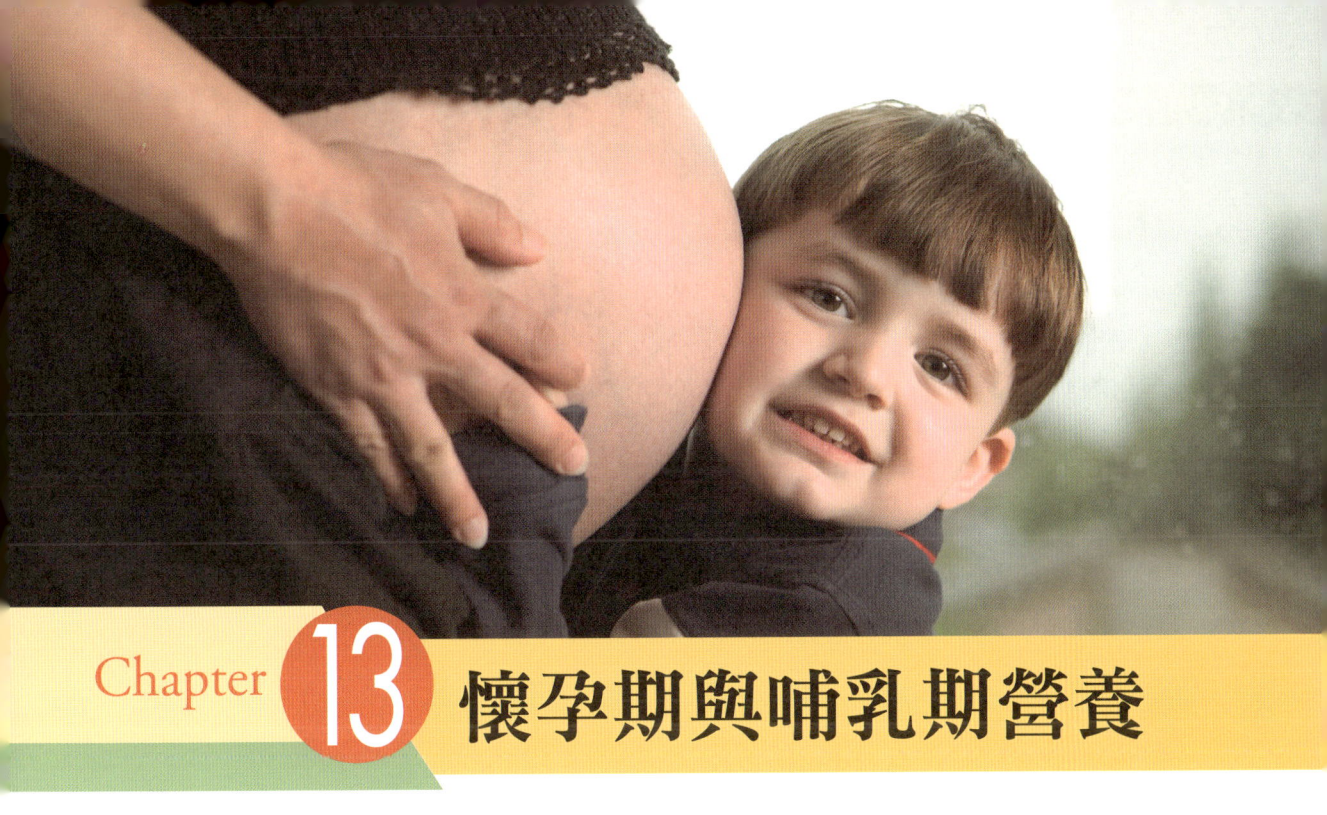

將為人父母者都想要生出健康的寶寶。雖然我們無法完全掌控胎兒與新生兒的健康，不過在懷孕期間的社會、健康、環境和營養因素卻都有莫大的影響關係。所以在懷孕與哺乳期間要怎麼吃以確保寶寶的健康，是非常值得注意的。

13.1 營養會影響生育力

目前認為，人體體脂肪和生育力有關，而且某些膳食脂肪、碳水化合物、抗氧化劑、B 群維生素、鋅和鐵也都扮演了重要角色。對於男性或女性的不孕，透過改善營養和生活方式時的確可增加受孕的機會。

能量平衡

長期能量攝取不足，這種負能量平衡會使瘦體組織和脂肪組織減少，進而影響生育能力。脂肪組織不僅儲存能量，也製造雌激素和其他荷爾蒙與細胞信息分子，例如瘦素是脂肪組織製造的荷爾蒙，會影響胃口、代謝速率、免疫功能、生長及生殖作用等等。許多體重不足的婦女沒有月經，這是排卵障礙的徵象。體脂不足的男性，性驅力和精子數都會減少。

反之，如果長期的能量正平衡也會降低生育力。過多的脂肪組織影響荷爾蒙的供應，造成胰島素抗性，妨礙排卵和著床的成功。男性的體脂過量會升高雌激素濃度，降低睪固酮，升高睪丸部位的體溫，因而減少精子的製造。過量的體脂也會增加氧化壓力，因而破壞卵子和精子的 DNA。研究顯示過重或肥胖成人減重 5% 到 10% 即可增加受孕機會。

葉酸

許多研究都顯示，每日服用綜合維生素和礦物質補充劑可改善生育力。其中以葉酸對男女兩性都有效用。卵子和精子的 DNA 合成比其他細胞都來得重要，葉酸主要功能就是參與 DNA 合成。

抗氧化劑

卵子和精子細胞特別容易受到自由基所傷害，然後影響受精卵的著床和成熟度。飲食富含抗氧化營養素 (維生素 E、維生素 C、硒、鋅、β 硒胡蘿蔔素以及其他植物色素) 可改善男女兩性的生育力。可以選擇顏色鮮艷的蔬果、全穀類和植物油等，這些都是抗氧化營養素的豐富來源。

礦物質

鐵和鋅與生育力密切相關。鋅對男性的生育力特別重要，是抗氧化的輔因子，保護精子不受氧化破壞。鋅是男性的性成熟和精子/性荷爾蒙的製造所需；男性缺鋅會造成精子品質不佳，補充鋅則可改善精子。

女性的正常排卵需要鐵和鋅。受孕前補充足夠的鐵可以改善排卵功能，因而提升生育力。

膳食脂肪

想要受孕的男女應減少飽和/反式脂肪攝取，以避免產生促進胰島素抗性並妨礙排卵，或使精子品質不良。不孕的男性補充 ω-3 脂肪酸 (魚油和胡桃中的多元不飽和脂肪酸) 也可改善精子品質。

酒精

計劃懷孕時最好避免喝酒。有些研究顯示，喝太多酒 (亦即每日超過 1 至 2 杯) 會降低受孕的比例。酒精會降低雌激素和睪固酮的濃度，因而中斷排卵和製造精子的正常週期。

據調查，台灣婦女孕前的營養攝取並未完全充足，礦物質和維生素有多項偏低 (圖 13-1)，諸如：碘、鎂、鈣、鉀、膽素、維生素 D 和 E 等，都低於建議水準。一旦懷孕，對胎兒腦與神經系統的發育不利。

13.2 胎兒的生長與發育

懷孕期一般為 38~42 週，從最後一次月經的第一天開始算起。通常把懷孕分為三個**孕期** (trimester)。受孕後經過 8 週，人類的**胚胎** (embryo) 從**受精卵** (ovum) 發育成為**胎兒**

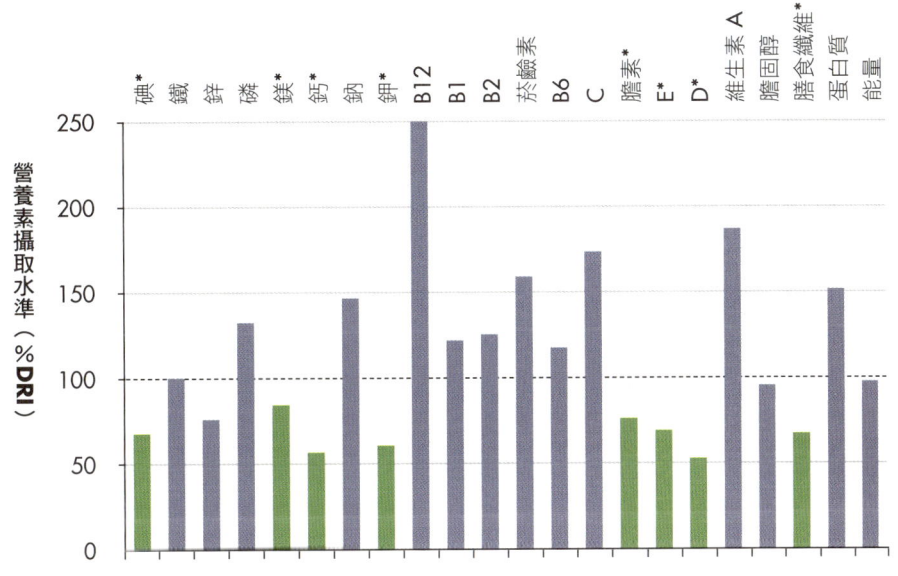

Chapter 13　懷孕期與哺乳期營養

◎ 圖 13-1　台灣成年婦女的營養攝取狀況，未懷孕時已經有多項營養素的攝取偏低，不利胎兒和母親的健康。
資料來源：參見參考資料 1,2

(fetus)。

懷孕第一期──最易受傷害的時期

從受孕到第 12 週期間。人類的生命始於卵與精子結合所形成的**合子 (zygote)**(圖 13-2)。從這個時間點開始，生殖過程迅速推進：

- 卵子受精的 30 小時之內：合子分裂成兩半，形成兩個細胞。
- 在 4 天之內：細胞數目增至 128 個。
- 在 14 天時：這群細胞稱為胚胎。
- 在 35 天之內：心臟開始搏動，此時胚胎雖只有 8 毫米長，眼睛與肢芽 (日後形成四肢) 已清晰可辨。
- 在 8 週時：胚胎稱為胎兒。
- 在 13 週時 (懷孕第 1 期結束)：大多數的器官都已形成，胎兒也能移動。

生長始於第一孕期中細胞數目的迅速增加，然後新近形成的細胞開始變大。進一步的生長包括了細胞的數目與大小的都增加。到了第 13 週 (第一孕期) 結束時，大多數的器官都已形成，胎兒也能移動 (圖 13-2)。

營養不足、毒劑和其他有害物質的傷害、藥物的副作用、過量的維生素 A、輻射線、外傷等都會改變或阻礙胎兒的發育或傷害胚胎 (參見圖 13-2)。懷孕第一期時，胎兒因生長最快速，也特別容易受到傷害造成流產，大多數的**自發性流產 (spontaneous abortion)** 發生

實用營養學

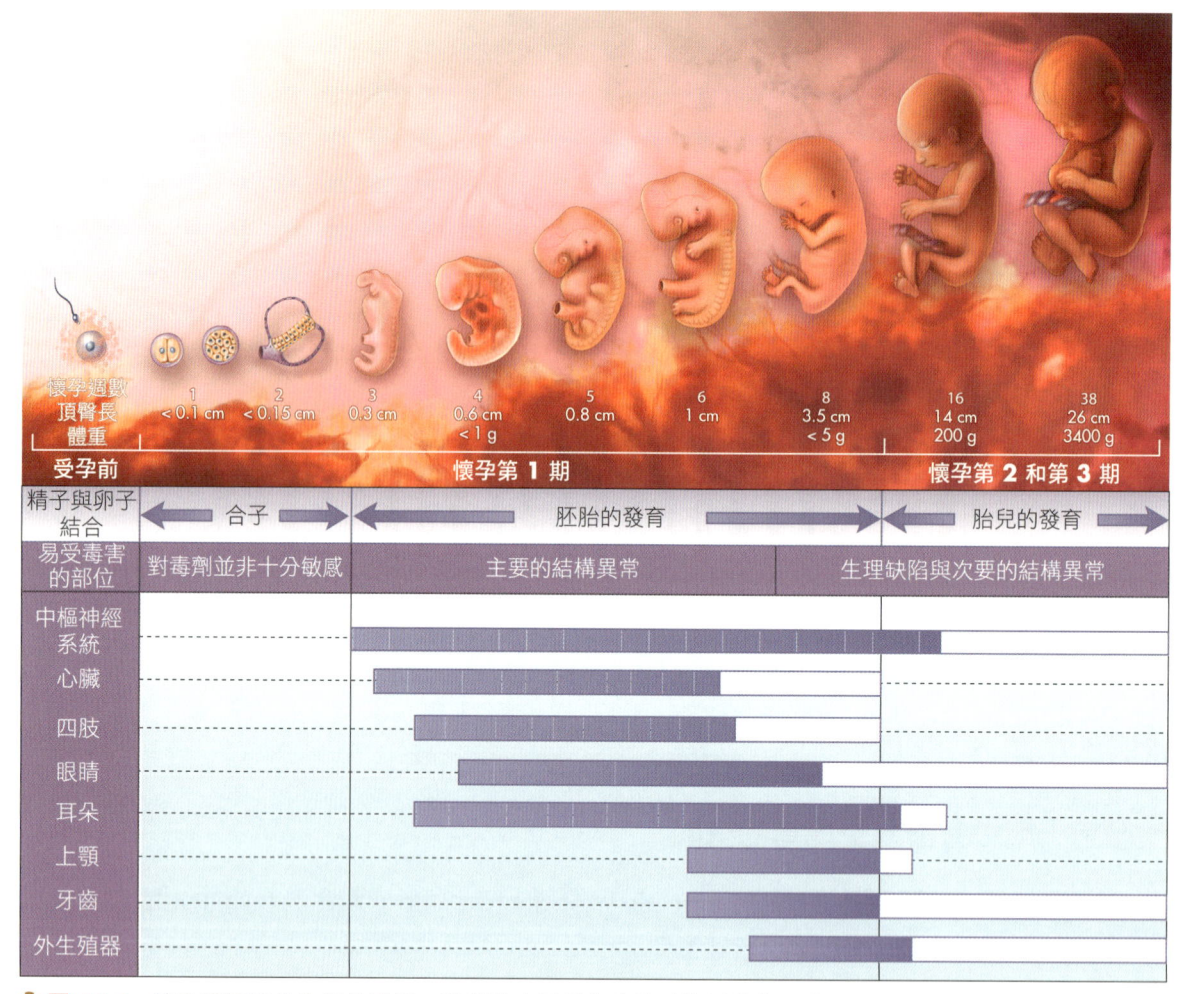

懷孕週數 頂臀長 體重		1 <0.1 cm	2 <0.15 cm	3 0.3 cm	4 0.6 cm <1 g	5 0.8 cm	6 1 cm	8 3.5 cm <5 g	16 14 cm 200 g	38 26 cm 3400 g
	受孕前				懷孕第 1 期				懷孕第 2 和第 3 期	
精子與卵子結合	← 合子 →			← 胚胎的發育 →					← 胎兒的發育 →	
易受毒害的部位	對毒劑並非十分敏感			主要的結構異常					生理缺陷與次要的結構異常	
中樞神經系統										
心臟										
四肢										
眼睛										
耳朵										
上顎										
牙齒										
外生殖器										

◆ 圖 13-2　懷孕期間毒性物質的影響。胎兒發育易受傷害的時期以紫色長條表示；代表器官受害風險最高的時期。毒物傷害最為嚴重的時段是受孕後的前 8 週，占第一孕期的三分之二時間。如白色長條所示，在懷孕的最後幾個月，身體的重要器官 (包括眼睛、腦和生殖器等) 仍會受到毒害。

在此期。孕婦若抽菸、酗酒、使用阿斯匹靈/非類固醇消炎藥和吸毒也會升高流產風險。

胎盤供應胎兒營養。在出生之前，母體滋養胎兒都是經由**胎盤** (placenta)，這是子宮內為了供應胎兒生長與發育所需而形成的器官 (圖 13-3)。胎盤的功能是在母體與胎兒之間交換營養素、氧氣與其他氣體以及排泄物。這個任務透過微血管網絡把胎兒的血液帶到母體的血液附近而完成，但胎兒與母體的血液卻絕不會混合。

懷孕第二期──器官已經長成

　　約第 13~26 週期間。第二孕期開始時，胎兒重 30 公克左右。手臂、手、手指、腿、腳和腳趾都已完全形成，已有耳朵，頷骨開始長出齒槽。各器官持續生長與發育，醫生利用聽診器可以偵測到胎兒的心跳，全身骨骼明顯可辨。最後，胎兒看起來更像嬰兒，會吸

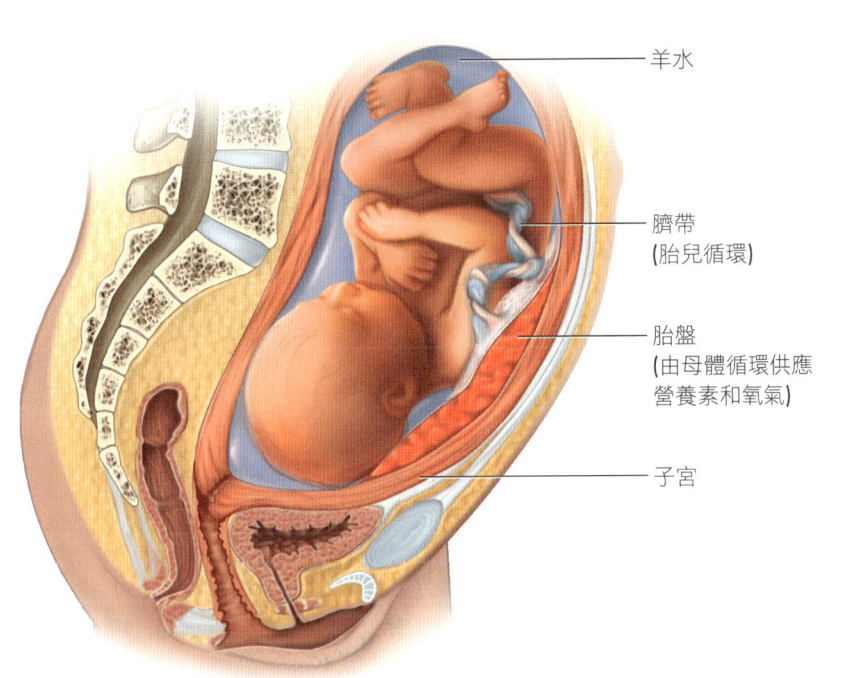

◯ 圖 13-3 胎兒與胎盤的關係。養分經由胎盤輸送給胎兒

羊水
臍帶(胎兒循環)
胎盤(由母體循環供應營養素和氧氣)
子宮

吮拇指，也會用力踢腿。此時胎兒仍然會受毒物之害，但程度比第一期輕微一些 (圖 13-2)。

第二孕期已經為**哺乳** (lactation) 預做了準備，乳房重量增加大約 30%，胸部的造乳細胞發育並積聚 1~2 公斤的脂肪，有如能量庫，能供應製造乳汁所需的額外能量。

懷孕第三期——體重與營養累積期

第 27 週到出生期間 (約 42 週)。第三孕期開始的胎兒約重 1~1.5 公斤。這是生長的關鍵時期；胎兒身長將加倍，體重則為原來的 3 至 4 倍。胎兒也在此階段累積鐵，可能耗盡母體的鐵存量，所以產婦應當攝取足量的鐵，以免嚴重缺乏。妊娠 37 週胎兒肺部才會發育完全，這也是新生兒存活的關鍵。少於 37 週出生即稱為早產，若少於 34 週出生則稱為極早產；他們同時也缺乏妊娠最後一個月所積聚的礦物質 (主要是鐵和鈣) 與脂肪，所以體重也偏低。約 26 週出生的嬰兒，若在加護病房中細加照顧，存活率較高；但是除了醫療問題外還有吸吮與吞嚥能力不足等，更使得早產兒的營養照顧不易。出生體重也要高於 2.5 公斤較能確保健康。

胎兒到了九個月大時，重約 3~4 公斤，身長約 50 公分。頭頂的柔軟部位 (囟門) 表示髗骨正在閉合，到嬰兒 12~18 個月大時會完全閉合。

低出生體重 (low-birth-weight, LBW) 是指出生時體重低於 2.5 公斤的嬰兒，往往是早產 (preterm) 的緣故，出生第一年的醫療支出會高於正常嬰兒。出生體重過低，容易有併發症，包括血糖控制、體溫調節以及早期的生長與發育等問題。

13.3 影響懷孕成功穩定的因素

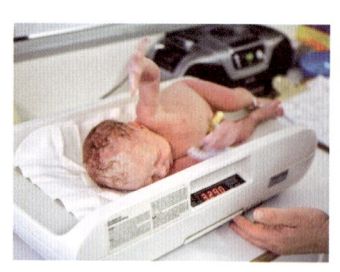

懷孕的目標是要達到嬰兒和母親的最佳健康狀況。嬰兒的較佳健康狀況有兩項普遍認可的標準：(1) 妊娠期超過 37 週，以及 (2) 出生體重高於 2.5 公斤。妊娠期越長 (42 週為限) 出生體重越重，嬰兒越成熟，則醫療問題少且健康狀況佳。

整體而言，懷孕成功是基因、生活方式和環境交互作用的結果。適當的產前檢查是懷孕成功的首要因素。如果沒有產檢，生下低出生體重 (LBW) 嬰兒的機率增加 3 倍，而 LBW 嬰兒在出生第一個月死亡的機率多 40 倍。

健康的新生兒。出生時嬰兒約 3.5 公斤重，50 公分長。

孕婦年齡

理想的懷孕年齡是 20~35 歲。少女早孕有各種風險因素，會危及懷孕並且連累胎兒，諸如體重不足、缺乏成熟度而無法安全地攜帶胎兒。即便有產前檢查，也有較高比例的 LBW 嬰兒或早產。孕婦年齡超過 35 歲，低出生體重和早產的比例亦逐漸緩慢升高；若有嚴密的監測，仍可生下健康的嬰兒。

兩胎出生間隔和多胞胎

如果兩胎之出生間隔不到一年，容易造成 LBW、早產或胎兒生長不良的風險。或許是前次分娩所消耗的營養素存量沒有足夠的時間補充。多胞胎 (如雙胞胎) 也會升高早產的風險。

食品安全衛生

食品中以李斯特菌引起的疾病對孕婦特別危險。李斯特菌感染 7 到 30 天之後，會出現輕微的類似流行性感冒的症狀，例如發燒、頭痛和嘔吐；孕婦、新生兒和免疫功能不足者有較嚴重的症狀，包括自發性流產和敗血症，其中 25% 有致命的危險。未加熱殺菌的牛奶、生乳製造的軟質起司 (例如布里、卡門貝、羊奶、藍黴起司) 以及生菜，可能含有李斯特菌，孕婦應避免食用。專家建議只吃加熱殺菌的乳製品和完全煮熟的動物食品。

◆ 表 13-1　少女早孕的負擔

母親方面	孩子方面
↑沮喪和其他心理健康問題	↓出生體重
↑濫用藥物和酒精	↑早產
↑貧窮並仰賴公共救濟	↑嬰兒死亡率
↓高中和大學畢業比例	↑童年期住院
↑單親家庭	↓學業表現
	↓營養狀況
	↑成年期入獄比例

孕婦的體重

婦女在懷孕之前的體重過高或過低都有所危害。過重和肥胖的孕婦會升高糖尿病、高血壓、血栓和自發性流產的風險；其小孩的天生缺陷、出生數週後死亡、童年期肥胖風險等都較高。孕婦開始懷孕時體重不足 (BMI < 18.5)，嬰兒容易 LBW 和早產，可能是胎盤較輕且營養素存量較少 (尤其是鐵)，對胎兒生長不利；如果能在孕前增重，或在懷孕期間額外增重，都可改善營養素存量和懷孕成果。

懷孕期間的營養狀況

許多研究指出受孕 8 週之內，孕婦有足量的維生素和礦物質可以改善懷孕成果。胎兒的生長與母體的變化都需要額外的營養素和卡路里。尤其必須滿足葉酸的需求 (每日 400 毫克合成葉酸)，以避免神經管缺損等先天缺陷與早產的風險。鈣和鐵攝取不足或維生素 A 過量也都會造成問題。

每日只攝取 1000 大卡會嚴重限制胎兒的生長和發育並增加死亡率。懷孕初期母親的營養狀況越差，更需要利用均衡飲食和/或補充劑增進懷孕穩定。

孕婦的藥物使用或有毒成分之暴露

在胎兒器官發育期間，母親接觸有毒化合物會造成胎兒畸形。抽菸與早產相關，且可能升高先天缺陷、嬰兒猝死和兒童癌症的風險。如古柯鹼和甲基安非他命，會抑制胎兒生長和腦部發育，使兒童遺憾終生。在準備懷孕和懷孕期間，母親應該戒除酒精、菸草和毒品 (如大麻和古柯鹼)。

處方藥物或常見的成藥也可能對胎兒不利。有些草藥也可能傷害胎兒，切忌濫用藥物或聽信偏方或秘方。當計劃懷孕或已經懷孕時，應當使用較低劑量和/或較安全的替代藥物。

咖啡因

咖啡因會抑制母親吸收鐵，而且會減少胎盤的血流量。每日攝取 500 毫克以上的咖啡因 (相當於一天 5 杯咖啡的咖啡因) 的攝取量增加時，流產和生下低出生體重嬰兒的風險也跟著增加。

酒精

孕婦或可能懷孕的婦女最好完全不要喝酒 (來自飲料、食物或藥劑)。懷孕的最初 12 週是胎兒早期發育的重要階段，孕婦一次喝四杯或以上的酒，反覆再三，會對胎兒造成傷害。

罹患長期酒精中毒的婦女會生下具有各種身體和心智問題的小孩，其中最嚴重的是**胎**

兒酒精症候群 (fetal alcohol syndrome, FAS)。FAS 的診斷主要是胎兒與嬰兒期的生長不良、身體畸型 (尤其是面部五官) 和心智障礙 (圖 13-4)，其他症狀還有經常哭鬧、可能過動、注意力不易集中，和手眼不協調等等。其後視力、聽力和心智能力都會受損。

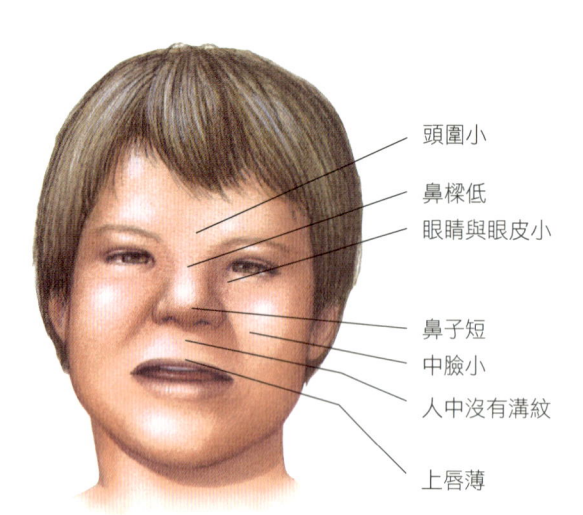

頭圍小
鼻樑低
眼睛與眼皮小
鼻子短
中臉小
人中沒有溝紋
上唇薄

圖 13-4 胎兒酒精症候群，面部特徵顯示典型的受害兒童。伴隨胎兒酒精症候群的腦部與其他內部器官的異常，並不容易從外表一眼看出。比較輕微的形式稱為「酒精相關神經發育障礙」和「酒精相關先天缺陷」。

13.4 懷孕期間增加的營養需求

懷孕期間營養需求會升高，一方面要注意個人差異，另一方面有通則可循。

能量需求

懷孕第一期的能量不需額外增加，基本上與非孕婦相同。為了支持胎兒的生長和發育，第二期和第三期的孕婦必須增加能量攝取量，應比懷孕前增加大約 300 大卡/日 (第三期的需求較大)。

懷孕期間許多微量營養素的需求增加高達 50%，而能量需求只增加 20%。所以不應把平日的能量攝取加倍，而是選擇營養素密集的食物來補充能量；例如一份水果、30 公克中脂肉類、加 240 毫升脫脂牛奶就能提供額外的卡路里 (加上一些鈣)。如果孕婦還有其他體能活動，則能量攝取量可以再高一些。

懷孕期間動態生活

研究指出懷孕期間經常運動，可以減少妊娠糖尿病和子癇前症風險；也可以降低兒童日後肥胖的風險。雖然懷孕期間不適合做劇烈運動，不過懷孕還是可以從事中低強度的體力活動，且要避免可能傷害胎兒的項目，尤其是第二和第三孕期容易摔倒和造成腹部創傷的活動要避免，例如坡道滑雪、舉重、足球、籃球、騎馬、某些健美操 (有膝蓋深彎的動作) 等。

建議孕婦應當從事每日至少 30 分鐘的中等強度體力活動。一般建議每週做至少 150 分鐘的散步、騎腳踏車、游泳或柔和的有氧運動，可以預防懷孕併發症並促進分娩順利。

孕期最佳增重速度

孕婦體重的增加與懷孕成果密切相關。第一孕期應當每週增加 0.9 到 1.8 公斤，到了第二和第三孕期，每週應增加 0.4 到 0.5 公斤 (圖 13-5)。一般中等體重的婦女 (以 BMI 為準；表 13-2) 懷孕期間的增重目標是 11.5 到 16 公斤。妊娠 38 週且達成此增重目標，能使

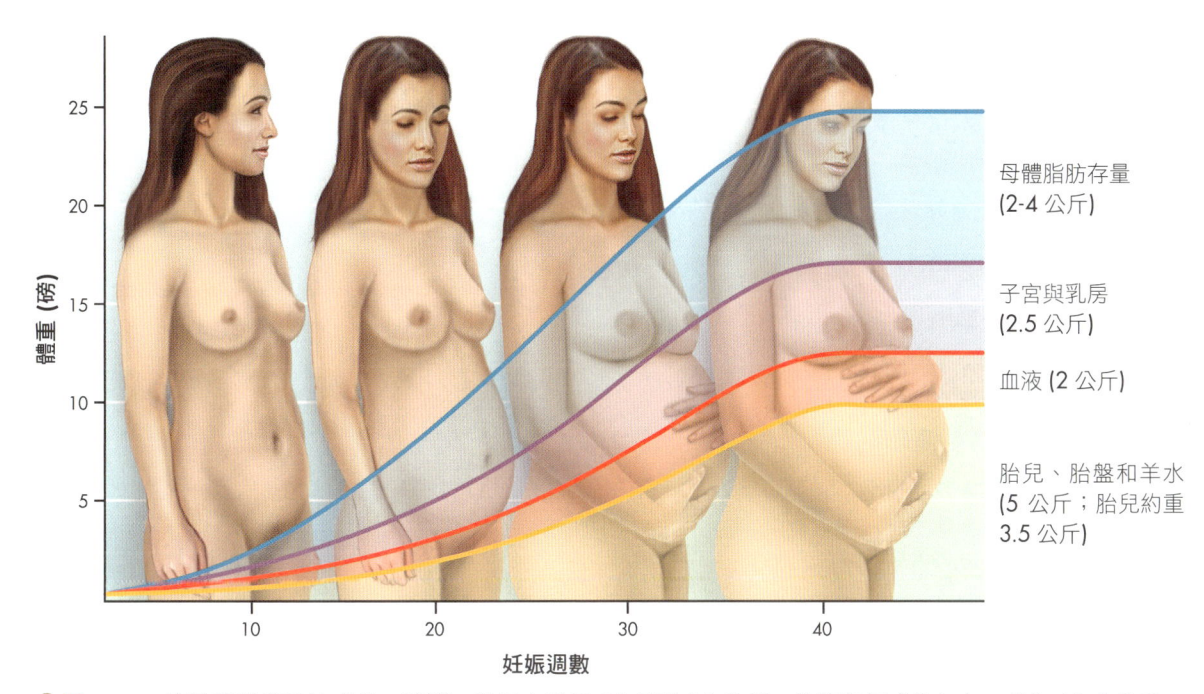

Chapter 13　懷孕期與哺乳期營養

圖 13-5　懷孕期間增重的成分。建議一般婦女增重 11.5 到 16 公斤。注意各個成分加在一起為 11.5 公斤。

母體脂肪存量 (2-4 公斤)
子宮與乳房 (2.5 公斤)
血液 (2 公斤)
胎兒、胎盤和羊水 (5 公斤；胎兒約重 3.5 公斤)

表 13-2　根據懷孕前的身體質量指數 (BMI) 建議懷孕期間的增重

懷孕前 BMI 範圍	磅	公斤
低 (BMI 低於 18.5)	28 到 40	12.5 到 18
中 (BMI 18.5 到 24.9)	25 到 35	11.5 到 16
高 (BMI 25.0 到 29.9)	15 到 25	7 到 11.5
肥胖 (BMI 大於 30.0)	11 到 20	5 到 9

* 表中列舉的數值以單胞胎為準。中等 BMI 而懷雙胞胎者，增重範圍為 17 到 24.5 公斤；體重較高的婦女應增重較少。

母子雙方達到最佳的健康狀況，也可以產下 3.5 公斤的嬰兒。懷雙胞胎的孕婦應增重 16 到 20.5 公斤。對於孕前低 BMI 孕婦的增重目標為 12.5 到 18 公斤。過重婦女的目標降為 7 到 11.5 公斤；至於肥胖婦女則為 5 到 9 公斤。

妊娠增重是產前檢查的重要項目，有助於孕婦適當調整食量和運動。懷孕期間絕對不要減重，只需降低增重的速度，合格營養師可以協助孕婦調整增重模式。

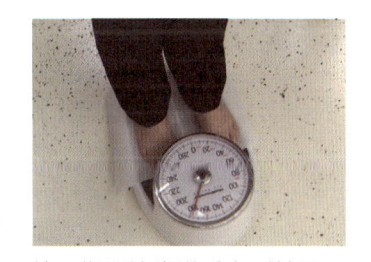

懷孕期間適當增重有利於母子雙方的健康。

蛋白質、碳水化合物和脂質的需求

孕婦的蛋白質需求建議多增加 10 公克/日 (圖 13-6)。碳水化合物量是每日增加到 175

263

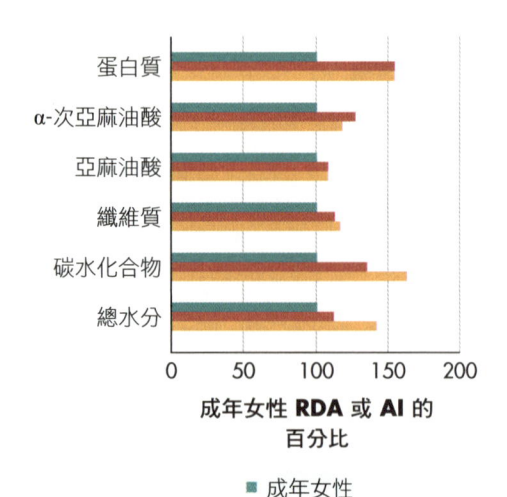

圖 13-6 懷孕和哺乳期間巨量營養素和水分的相對需要量。注意總脂肪沒有 RDA 或 AI；其需求占總能量的 20% 到 35%。

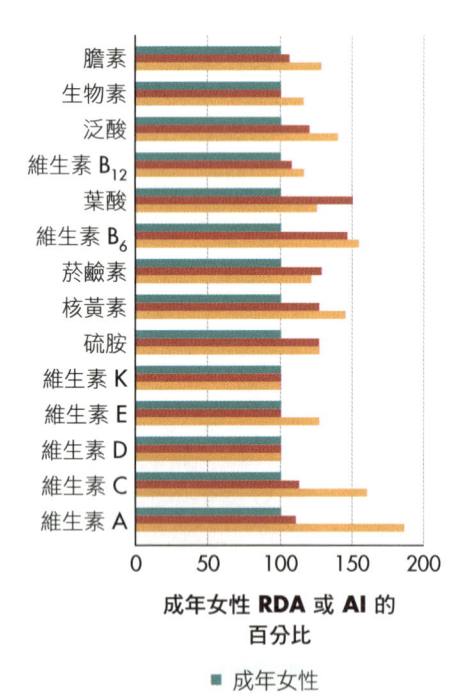

圖 13-7 懷孕和哺乳期間的維生素相對需要量。

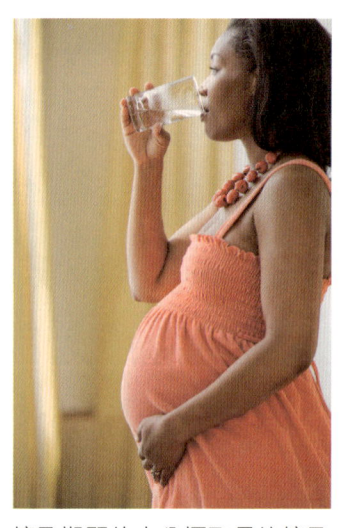

懷孕期間的水分攝取量比懷孕前的每日 3.0 公升增加 0.3 公升。母乳哺餵應該每日攝取 3.8 公升的水分

公克，主要是為了防止酮症。酮體是脂肪代謝產能時的副產品，會被胎兒腦部不當地利用，因而延緩其發育。脂肪應該按能量的比例增加，維持在總能量的20%~30%，不宜吃低脂飲食。膽固醇維持在 300 毫克/日。

對發育中的胎兒來說，必需脂肪酸是生長、腦部和眼睛發育所必需。懷孕期間的 ω-6 脂肪酸的建議量稍微增加到 13 公克/日，而 ω-3 脂肪酸為 1.4 公克/日。可以每日吃 2 到 4 湯匙的植物油，每週吃 200 到 340 公克的魚，就可以滿足必需脂肪酸的需求。必要時可代之以魚油，不過要慎選品牌，最好是經過蒸餾以移除環境污染物。

維生素的需求

孕婦維生素 B 群的需求於第一期即建議增加的有維生素 B_6、維生素 B_{12}、膽素和泛酸；葉酸則增加 50%（圖 13-7）。只要仔細選擇食物，很容易就能滿足維生素 B_6 和其他維生素 B 群的額外需求。但是葉酸要有特殊的飲食計劃或維生素補充劑。胎兒與母體的生長都需要充分的葉酸，攝取不足會造成嚴重的巨球性貧血。尤其膳食葉酸與神經管缺陷有直接關聯，不管是臨孕期或懷孕期皆應有充足的葉酸。維生素 A 則建議在第三期才增加，注意過量對胎兒有害。劑量每日 3000 微克 RAE（視網醇活性當量）就具有致畸性。胎兒維生素 A 中毒主要造成臉部和心臟缺陷，另外還有許多其他缺陷。維生素 A 過量通常是大劑量的補充劑所惹的禍。

維生素 D 與骨骼健康相關，可防止佝僂病；懷孕期間維生素 D 營養狀況不良會造成嚴重的併發症，包

括較高比例的妊娠糖尿病和妊娠高血壓，剖腹產的比例也增為四倍。母親缺乏維生素 D 時，呼吸道感染和 HIV 垂直感染的比例有較高，可見得維生素 D 在免疫方面的重要性。孕婦維生素 D 的 RDA 是每日 10 微克 (400 IU)。

礦物質的需求

礦物質的需求在懷孕期間通常會增加，尤其是碘、鐵、鋅 (圖 13-8)。鈣的需求不會增加，因為平日的攝取量原本就不能滿足需求。

孕婦需要額外的碘 (RDA 為 200 微克/日) 以支持甲狀腺素的合成 (供應母親和發育中的胎兒) 和胎兒腦部發育。孕婦缺碘會患甲狀腺腫，胎兒可能患有嚴重的出生缺陷，稱為**先天甲狀腺功能低下症 (congenital hypothyroidism)**(以前叫做呆小症)。如果孕婦吃加碘強化的食鹽，碘的攝取量就不成問題。

額外的鐵是為了要合成更多的血紅素，並且供應胎兒的鐵存量。台灣婦女孕前的貧血盛行率為 17.8%。孕婦缺鐵性貧血 (尤其是懷孕第一期) 有可能會造成早產、低出生體重以及出生數週後早夭等嚴重後果。目前建議在第三期到分娩後兩個月內每日另以鐵鹽提供 30 毫克的鐵質以供懷孕、分娩失血及泌乳之需。

由於鐵補充劑會降低胃口並造成反胃和便秘，所以最好在兩餐之間或睡前服用。鐵補充劑不要和牛奶、咖啡或茶一起服用，因為這些飲料含有會干擾鐵吸收的物質。含非血質鐵的食物/鐵補充劑與富含維生素 C 的食物共食，可以促進鐵的吸收。沒有貧血的孕婦可以等到懷孕第二期，孕吐的情況減輕時才開始補充鐵。

懷孕期間鋅的 RDA 從每日 12 毫克增加到 15 毫克。鋅參與許多酵素反應和蛋白質合成。缺鋅會造成早產和低出生體重。鐵和鋅會競爭吸收，孕期間大量的鐵補充劑可能干擾鋅的吸收。動物來源的瘦蛋白質如牡蠣可以提供懷孕所需的額外的鋅。

服用補充劑

已開發國家的孕婦除了葉酸、鐵和維生素 D 之外，其他維生素和礦物質的攝取量通常都足夠。目前認為使用綜合維生素和礦物質補充劑，可以減少低出生體重和胎兒生長不良的案例。唯一需要注意的是，補充劑和膳食的維生素 A 加起來若過量時反而會

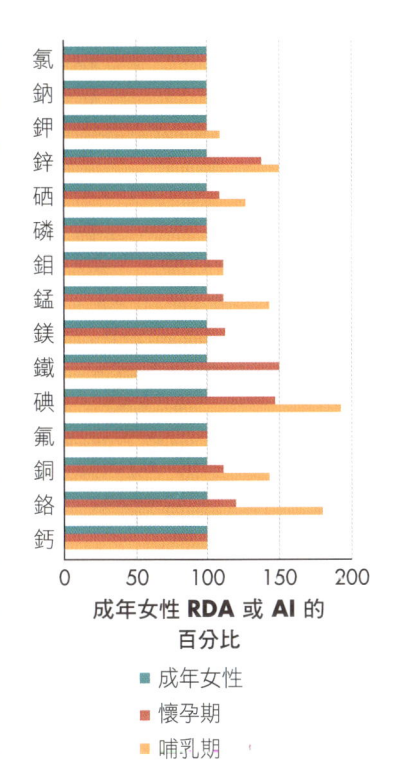

◯ 圖 13-8 懷孕和哺乳期間的礦物質相對需要量。

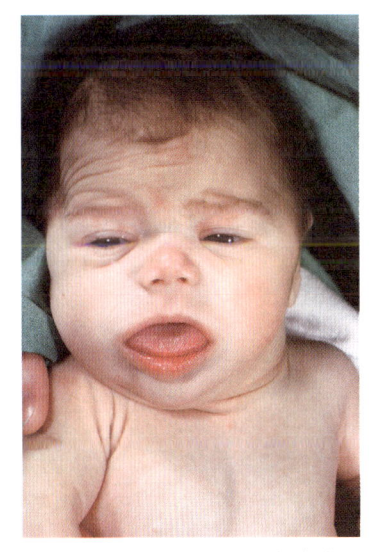

因為母親缺碘而先天甲狀腺功能低下症的兒童。這種先天缺陷會造成智障、生長遲滯和其他身體缺陷，例如大舌頭、大頭和眼睛浮腫。

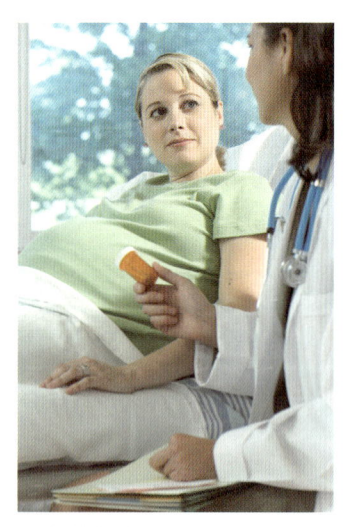

綠色葉菜富含天然葉酸，不過在人體內，合成葉酸的活性比天然葉酸更高。美國健康國民2020 的目標之一，是把育齡婦女每日至少攝取 400 微克合成葉酸的比例提升 10%。目前有 23% 的育齡婦女從強化食品和補充劑攝取足量的合成葉酸。

對胎兒發育產生不良影響。

對於懷孕的貧窮婦女、少女、飲食貧乏者、懷多胞胎者、抽菸/酗酒/濫用藥物者和純素食者，產前營養補充劑尤有助益；至於其他人，均衡飲食就能提供所需的營養素。避免超大劑量的任何營養素。不要服用含有草藥、酵素和胺基酸的補充劑，因為其中許多原料在懷孕或哺乳期間的安全性並未評估，因而可能傷害胎兒。

13.5 孕婦的飲食計劃

根據行政院衛生署公告的懷孕期婦女的飲食指導，一位活動適度的 24 歲婦女在懷孕第一期約需 2000 大卡 (與非孕婦相同)，它的內容應該包括：

- 3 杯富含鈣的奶類食物 (或者用加鈣強化的食品來代替) 以彌補鈣的攝取和需求之間的缺口
- 4~7.5 份豆魚肉蛋類食物
- 3~5 碟蔬菜類，其中一碟應選綠色蔬菜或其他富含葉酸的來源 (每碟 100 公克)
- 2~4 份水果類
- 2~4.5 碗全穀根莖類
- 4~6 茶匙植物油提供必需脂肪酸
- 固體脂肪和添加糖不應超過每日 270 大卡。

懷孕第二和第三期約需要 2300 大卡，其內容應該包括：

- 1.5 杯富含鈣的奶類食物 (或者用加鈣強化的食品來代替)
- ＋1 份豆魚肉蛋類食物
- ＋1 碟蔬菜類
- ＋1 份水果類
- ＋0.5 碗全穀根莖類
- 4~6茶匙植物油
- 固體脂肪和添加糖不應超過每日 360 大卡

孕婦如果必須多吃 (不管原因為何)，應該吃蔬果類與全穀類麵包和麥片，而非營養素貧乏的食物，如甜點和含糖飲料。

有一種普遍的迷思是，懷孕的母親天生就知道該吃什麼東西。事實不然，她們所嗜吃的食物與荷爾蒙的變化有關 (常見於第二和第三孕期)，或者是家族傳統。有的孕婦所嗜吃

表 13-3　最新美國飲食指南對孕乳婦的建議

平衡能量以便管理體重

育齡婦女
- 懷孕前維持健康體重

孕婦
- 遵循 2009 年醫學研究所的妊娠增重指引 (參見表 13-2)

儘量少吃的食物

育齡婦女和孕婦
- 懷孕之前/之中避免喝酒。懷孕期間沒有安全的飲酒標準

孕婦
- 海鮮、肉類、禽肉或蛋徹底煮熟，內部溫度達到安全標準
- 不要吃未加熱殺菌的 (生) 果汁/牛奶或未加熱殺菌的牛奶所做的食物，例如軟質起司 (菲達、墨西哥、布里、卡門貝爾、藍黴和潘尼拉起司等)
- 外賣肉品和熱狗重新加熱到冒蒸氣為止以殺死李斯特菌，而且不要吃生芽菜

乳婦
- 飲酒後至少經過 4 小時才哺乳
- 正確的哺乳方式和哺乳模式建立之前完全禁酒

應該多吃的食物和營養素

育齡婦女
- 挑選人體容易吸收的血質鐵食物、額外的鐵來源和促進鐵吸收的食物，例如富含維生素 C 者
- 除了來自各種食物的天然葉酸外，每日攝取 400 微克合成葉酸 (來自強化食品和/或補充劑)

孕婦
- 依產科或其他醫生建議服用鐵補充劑
- 每日從所有食物來源攝取 600 微克的膳食葉酸當量

孕婦或乳婦
- 每週吃 8 到 12 盎司的多樣化海產
- 由於白鮪 (長鰭鮪) 含有甲基汞，每週不要吃超過 6 盎司，而且忌吃以下四種魚：劍旗魚、鯊魚、鯖魚和馬頭魚

的東西並非食物，稱為**異食癖** (pica)，例如吃洗衣用漿粉、粉筆、香菸灰和土壤 (黏土)。這種行為對母親和胎兒極為有害，還是遵循營養師的營養建議要來的安全可靠。

吃素的孕婦

不論是吃奶蛋素或奶素的婦女，懷孕期間的營養需求大致沒有問題，首先要注意符合維生素 B_6、鐵、葉酸和鋅的需求。吃全素的婦女必須在懷孕之前/之中仔細計劃飲食，以攝取足量的蛋白質、維生素 D (或充分的日曬)、維生素 B_6、鐵、鈣和鋅，此外還要補充維生素 B_{12}。也可利用產前維生素和礦物質補充劑可彌補微量營養素不足的缺口。

13.6 懷孕期的重要生理變化

懷孕期間胎兒所需的氧氣/營養素以及排泄作用，增加了母體的肺、心臟和腎臟的負擔。雖然孕婦的消化和代謝系統的運作極有效率，但是伴隨著身體的變化還是會感到不

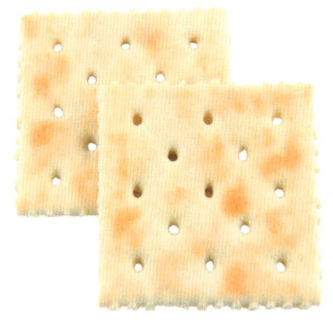

起床時或兩餐之間吃幾片蘇打餅乾,有助於緩解害喜的現象

適。

害喜

許多婦女在懷孕初期會感到反胃,這往往是懷孕的第一個徵象,可能是血液中懷孕相關的荷爾蒙促進嗅覺而引起的。台灣婦女的害喜發生率約 65%,平均發生於懷孕 6~14 週。孕婦可以嘗試下列方法以緩解反胃的感覺:避免吃容易引起反胃的食物、烹飪時保持空氣流通、下床之前吃蘇打餅乾或乾麥片、避免清早攝取大量水分、少量多餐等。其他方式如從受孕開始持續服用綜合維生素和礦物質補充劑、吃超大劑量的維生素 B_6 (每劑 10 到 25 毫克,每天吃三到四次)、薑 (350 毫克一天吃三次) 也有緩解作用。

孕婦盡量努力維持正常飲食,通常懷孕第一期結束,害喜就會停止;不過有 10% 到 20% 的案例會持續整個懷孕期。有部分孕婦會劇烈嘔吐不止則必須就醫,避免脫水。

心灼痛

胎盤分泌的荷爾蒙 (例如黃體激素) 會鬆弛子宮和消化道的肌肉,往往造成胃酸逆流進入食道而導致心灼痛。這種情況下,孕婦在餐後不要平躺,少吃油脂以便食物快速進入小腸,避免吃太過辛辣的食物。大部分的液體在兩餐之間喝,可減少胃內食物的體積,因而降低胃酸逆流的壓力。情況嚴重的話可能需要服用制酸劑或相關藥物。

便秘和痔瘡

懷孕期間腸道肌肉鬆弛是造成便秘的原因,懷孕後期因為胎兒擠壓了消化道的活動空間,使便祕更嚴重。因此孕婦應當經常運動並且多攝取水分、纖維質、水果乾如李乾或梅乾。排便時出力會造成痔瘡,而懷孕時其他的身體變化更容易導致痔瘡。由於攝取大量的鐵與便秘相關,鐵補充劑的需求與劑量也要重新評估。

水腫

懷孕期間胎盤分泌的荷爾蒙會促使各種身體組織保留水分,血液容量大幅增加,這些額外的水分多少會造成水腫。沒有必要嚴格限鹽,或服用利尿劑以緩解輕微的水腫。水腫不是大問題,除非合併高血壓或蛋白尿。如果懷孕後期的水腫會妨礙孕婦的體力活動,可以抬高雙腳或穿壓力襪以減輕症狀。

貧血

孕婦的紅血球與血液容量的比率較低,稱為**生理性貧血** (physiological anemia),為懷孕的正常現象。懷孕期間鐵的存量和/或膳食攝取量不敷所需,導致缺鐵性貧血則必須就

醫。

妊娠糖尿病

胎盤合成的荷爾蒙會使胰島素抗性增加，導致輕微的血糖升高，有助於供應能量給胎兒。如果血糖升得太高，就造成**妊娠糖尿病** (gestational diabetes)，通常出現在懷孕第 20~28 週。肥胖婦女或有糖尿病家族病史者特別容易發生，其他風險因素包括懷孕時超過 35 歲、發生過妊娠糖尿病等；在產檢時應篩檢是否有葡萄糖不耐現象。妊娠糖尿病患者需要特別注意主食類、奶類、水果類三大類飲食以維持血糖穩定。碳水化合物的攝取要分配到各餐，選用天然、未加工的五穀類如糙米、燕麥、胚芽米。限制簡單醣類的攝取、攝取低 GI 值食物。經常運動也可增加胰島素敏感性，有助於控制血糖。如果運動和飲食仍無法有效控制血糖，則以注射胰島素或口服藥物。

妊娠糖尿病若未能好好控制，血液循環過度供應葡萄糖，主要的風險是胎兒會長得很大，出生超過 4,000 公克稱為巨嬰症。胎兒體型很大可能需要剖腹生產。嬰兒出生時可能會低血糖，因為胰島素過量。成年後罹患肥胖、代謝症候群和第 2 型糖尿病的風險較高。

妊娠高血壓

有的孕婦在懷孕之前就有慢性高血壓，不過妊娠 20 週後才出現高血壓稱為**妊娠高血壓** (gestational hypertension)。患者約半數會發展成**子癇前症** (preeclampsia，症狀輕微者) 或**子癇症** (eclampsia，症狀嚴重者)，皆稱為妊娠毒血症。子癇前症的症狀包括血壓升高、蛋白尿、水腫、凝血作用改變、頭痛以及視力模糊。極嚴重時稱為子癇症會有痙攣、心臟衰竭、上腹疼痛等現象，可能發生於懷孕第二和第三期。如果沒有善加控制，子癇最後會傷害肝臟和腎臟，導致孕婦和胎兒的死亡。食物的選擇以高品質蛋白質、低 GI 值食物、限制水分和食鹽；若有腎功能降低現象則要限制蛋白質量。

妊娠高血壓的原因並不清楚，可能是遺傳、環境、生活方式、胎盤功能異常等互相作用的結果。這種疾病的高風險群是 17 歲以下或 35 歲以上、過重或肥胖以及曾經生下多胞胎者。

13.7 哺乳

懷孕期間重視營養有助於新生兒的母乳哺餵，並且進一步保障他們的健康。營養與膳食專科學會和美國小兒專科學會建議嬰兒出生 6 個月內完全母乳哺餵，之後混合哺乳與嬰兒副食品到週歲為止。親自哺乳的婦女往往會發現，哺乳是她們生命中非常特殊的一段時間，不但充滿了樂趣而且與嬰兒建立了美好的關係。

實用營養學

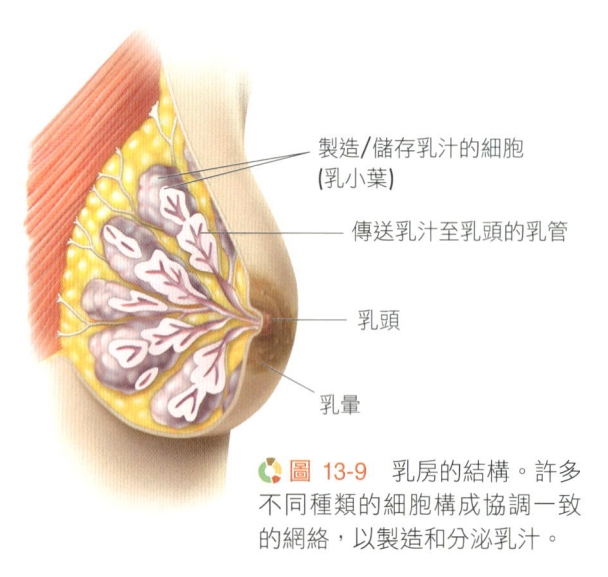

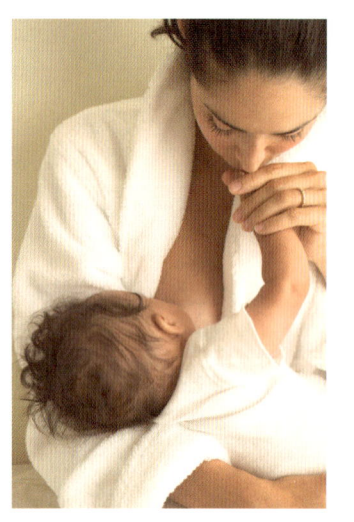

製造/儲存乳汁的細胞 (乳小葉)

傳送乳汁至乳頭的乳管

乳頭

乳暈

🌱 圖 13-9　乳房的結構。許多不同種類的細胞構成協調一致的網絡，以製造和分泌乳汁。

母乳哺餵是養育嬰兒的最佳方式。

由於紙尿布的吸水能力很強，以致於很難判斷嬰兒是否尿濕。在紙尿布內鋪一條紙巾就比較容易看得出來。也可以使用棉質尿布一兩天，藉以評估母乳是否吃得足夠。

母乳的製造

在懷孕期間胎盤分泌的荷爾蒙刺激乳房，形成造乳的**乳小葉** (lobule)(圖 13-9)。分娩過後，母體製造更多**泌乳素** (prolactin) 以刺激乳腺發育和乳汁生產。泌乳素會刺激母乳的合成，嬰兒吸吮乳房會刺激腦下垂體釋出泌乳素，所以嬰兒吸得越多，乳汁製造也越多。母乳的製造乃配合嬰兒的需求，雙胞胎 (或三胞胎) 也可以完全母乳哺餵。

母乳所含的蛋白質大部分是由乳房組織合成的。但是免疫因子 (例如抗體) 和酵素等蛋白質則由母親的血液直接進入乳汁。母乳中的脂肪一部分來自母親的飲食，一部分由乳房組織自行合成。母乳中主要碳水化合物是乳糖，由乳房合成的半乳糖和來自母親血液中的葡萄糖一起形成。

泌乳反射

哺乳的過程必須有腦——乳房的連結，稱為**泌乳反射** (let-down reflex)。嬰兒吸吮乳頭時會刺激腦下垂體釋出泌乳素和**催產素** (oxytocin)，分別可製造乳汁跟幫助乳汁釋出 (圖 13-10) 抵達乳頭。如果沒有泌乳反射，嬰兒就只能吃到一點母乳；嬰兒和母親都會感到挫折。泌乳反射很容易因為神經緊張、缺乏自信或疲勞而受阻；在放鬆的環境中才能順利哺乳。在建立流暢過程之前，不要讓嬰兒吃配方奶粉，奶瓶哺餵會減少母乳的製造。經數週之後泌乳反射就成為習慣，母親只要想到自己的嬰兒，或看到/聽到別的嬰兒，就會觸發反應。

母乳的營養品質

母乳的成分與牛乳大不相同。牛乳含有太多礦物質和蛋白質，而且碳水化合物不敷嬰兒所需。所以除非改變成分，不應讓週歲以前的嬰兒喝牛乳。牛乳的主要蛋白質不如母乳蛋白質容易消化，也容易引發嬰兒過敏。

初乳。懷孕末期乳房最先製造的是**初乳** (colostrum)，為濃稠的淡黃色液體。初乳含有抗體、免疫細胞和生長因子。新生兒的最初數月，消化道可以吸收完整蛋白質，所以母乳中

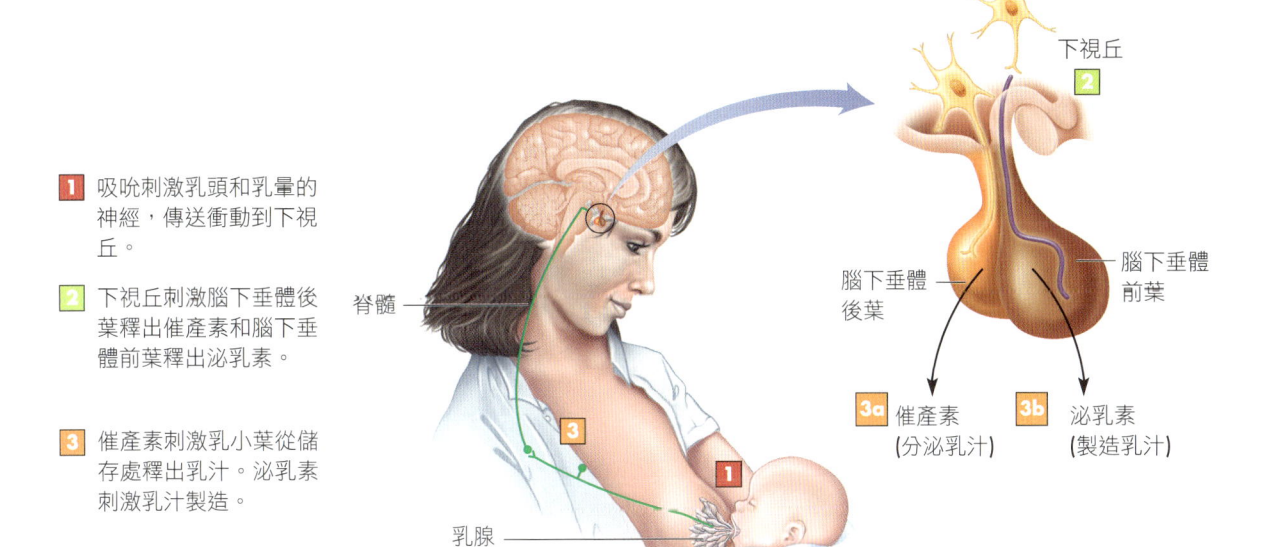

Chapter 13　懷孕期與哺乳期營養

1. 吸吮刺激乳頭和乳暈的神經，傳送衝動到下視丘。
2. 下視丘刺激腦下垂體後葉釋出催產素和腦下垂體前葉釋出泌乳素。
3. 催產素刺激乳小葉從儲存處釋出乳汁。泌乳素刺激乳汁製造。

下視丘
脊髓
腦下垂體後葉
腦下垂體前葉
3a 催產素（分泌乳汁）
3b 泌乳素（製造乳汁）
乳腺

圖 13-10　泌乳反射。吸吮啟動一連串的反應，促使乳汁進入導管。

的免疫因子與細胞可強化嬰兒的免疫系統，保護嬰兒免於腸胃疾病和其他感染。初乳也含有**比菲德因子** (lactobacillus bifidus factor)，能促進比菲德氏菌的生長，這種細菌能夠抑制腸道有害細菌的生長。母乳哺餵可以促進嬰兒腸道的健康。

成熟乳。母乳的成分在分娩後數天逐漸發生變化，直到成熟乳出現為止。母乳看起來稀薄，幾乎像水，而且帶一點藍色的色調。母乳的蛋白質在嬰兒的胃內形成輕軟的凝乳，很容易消化。部分母乳蛋白與鐵結合，抑制細菌的生長。母乳所含的脂質有許多亞麻油酸和膽固醇，提供腦部發育的需要。母乳也含有長鏈的 ω-3 脂肪酸如 DHA。這些多元不飽和脂肪酸可用來合成腦組織及中樞神經系統，還有眼睛的視網膜。

每次哺乳的過程中，脂肪成分會發生變化。母乳剛釋出時 (前乳)，其黏稠度與脫脂牛乳相似。其後含有較多的脂肪，類似全脂牛乳。最後，經過 10 到 20 分鐘，釋出的乳汁 (後乳) 有如鮮奶油。哺乳時間必須夠長 (例如 20 分鐘以上)，嬰兒才能獲得富含能量的後乳，以吃得夠飽並維持生長。母乳所含的總能量與嬰兒配方大致相同 (67 大卡/100 毫升)。

嬰兒單吃母奶也能攝取足夠的水分。只有在天氣炎熱、腹瀉、嘔吐或發燒時才有必要額外補充水分。出生 6 個月內不要額外補充水分或果汁，以免食入病原體或過敏原。補充太多水會造成腦部病變、血鈉偏低和其他問題。

早產兒哺乳。在某些情況下早產兒餵食母乳可以降低嬰兒死亡率、減少感染風險、減少待在新生兒加護病房的天數、減少再度入院、

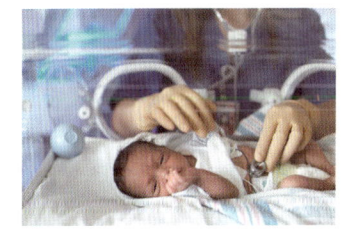

用母乳哺餵早產兒往往必須添加某些營養素強化。

271

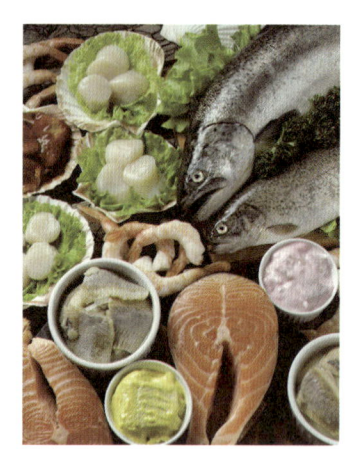

哺乳的婦女每週吃 8 到 12 盎司 (2 到 3 份) 魚，可以讓她們的嬰兒獲得重要的 ω-3 脂肪酸。但是必須注意，不要吃可能受到汞污染的魚 (劍旗魚、鯊魚、鯖魚和馬頭魚)。

生長較好以及改善腦部發育。以母乳哺餵早產兒需要母親辛勞的付出。母乳必須擠壓，透過管子餵食，直到嬰兒的吸吮和吞嚥反射發育完成為止。為了滿足早產兒迅速生長的需求，母乳往往必須添加鈣、磷、鈉和蛋白質強化。

授乳婦女的飲食計劃

授乳婦女與孕婦不同，葉酸與鐵的需求減少，而增加的是能量、維生素 A、E 與 C、核黃素、銅、鉻、碘、錳、硒和鋅的需求。授乳婦女的飲食至少要包括：

- 2~3 杯低脂乳品類，以彌補鈣的攝取和需求之間的缺口
- 6 份的豆魚肉蛋類食物；每週要涵蓋魚類 (或魚油補充劑 ω-3 脂肪酸 1 克/日) 以提供 ω-3 脂肪酸
- 5 碟蔬菜類
- 3 份水果類
- 碗全穀根莖類 (主食)
- 6 茶匙植物油
- 固體脂肪和添加糖的食物不應超過 360 大卡，以利體重管理

授乳婦女製造母乳每天約需 800 大卡，飲食的能量需求比懷孕前高出大約 400 到 500 大卡/日，兩者之間的差異 (大約 300 大卡)，有助於消耗懷孕期間積聚的額外體脂肪，尤其如果哺乳期長達 6 個月，再加上一些體能活動。如此可見哺乳的實際效益。授乳婦女每月體重降低 0.5 到 2 公斤是合理的範圍。如果體重降低太快，會減少乳汁的分泌。授乳婦女所吃的均衡飲食應該至少能夠提供 1800 大卡/日，含有適量的脂肪，並且包括各種乳製品、水果、蔬菜和五穀類。豬蹄、豬皮、木瓜、鯉魚、雞肉和酒釀等食品可幫助乳汁分泌，而麥芽、韭菜等則會抑制乳汁分泌，因此應注意飲食選擇。婦女也應當補充水分，以促進乳汁製造 (每日 2500~3000 毫升)。吃純素的授乳婦女建議補充維生素 B_{12}。

母乳哺餵的現況

哺餵母乳對母嬰皆有好處，但是若是嬰兒缺陷或是母親有慢性疾病、傳染病等狀況時就不適於親自哺餵，奶瓶哺餵成為對母嬰最好的選擇。

哺乳的好處。 母乳可說是為出生 4 到 6 個月的嬰兒量身訂做，特別符合他們營養需求。對母親而言有以下的好處：

- 子宮較快恢復原狀，身體也較早回復到懷孕前的狀態
- 降低日後數種慢性病風險，包括高血壓、心血管疾病和糖尿病

- 降低卵巢癌和停經前乳癌的風險
- 可較快恢復懷孕前的體重
- 可延遲排卵,減少短時內再度懷孕的機會

對嬰兒來說,哺餵母乳有助於頷部與牙齒的正常發育,以利言語發展;也能強化神經系統的發育和促進學習能力等。

減少嬰兒感染的機會。母乳哺餵能降低嬰兒感染的風險,部分原因是嬰兒能夠利用母乳所含的抗體。母乳哺餵的嬰兒也較少罹患耳部感染(中耳炎),因為他們不會口含奶瓶而入睡。專家強烈反對讓嬰兒含著奶瓶入睡,因為奶水會滯留口中、喉嚨和內耳而成為培養細菌的溫床,導致耳朵感染和齲齒。

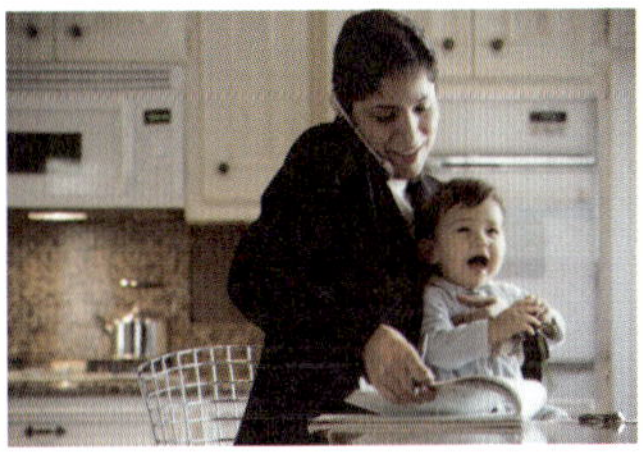

降低嬰兒慢性疾病風險。母乳哺餵的嬰兒學會控制食量並且避免吃得太多,因此日後罹患肥胖和第 2 型糖尿病的風險較低。母乳哺餵在免疫方面的益處可以降低第 1 型糖尿病、麩質不耐症和炎性腸病的罹患率。此外還能降低兒童白血病和淋巴癌的風險。

減少嬰兒過敏與不耐症。母乳哺餵也可減少過敏的可能性,尤其是有過敏傾向的嬰兒。從出生到 4~6 個月是關鍵時期。嬰兒對母乳的耐受性佳,不必另尋最適合嬰兒的奶粉。

方便經濟又衛生。哺乳讓母親節省購買/沖泡奶粉,和洗刷奶瓶的時間與金錢。母乳既衛生又隨時可以供應,讓母親有更多時間與嬰兒相處。

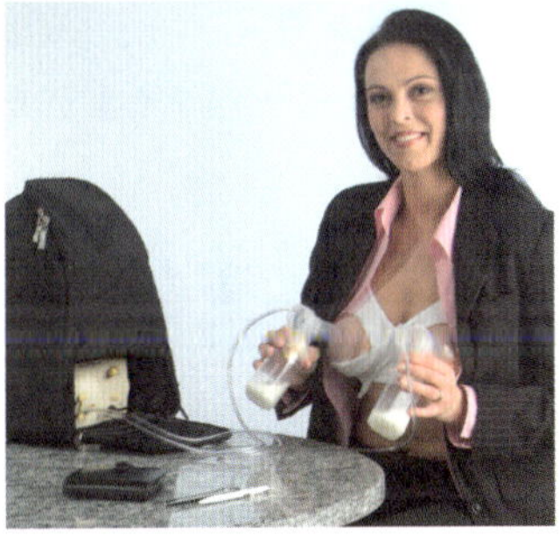

職業婦女的母乳哺餵策略。經過一到二個月的哺乳之後,母親可以定時擠奶並將它儲存起來。2011 年我國已通過公共場所母乳哺育條例,授乳婦女在上班時可有合理的休息時間和哺(集)乳空間以便擠奶。儲存母乳必須注意衛生,並且立刻冷卻。放在冰箱冷藏可以保存 3~5 天,冷凍則可保存 3~6 個月。解凍的母乳必須在 24 小時內使用完畢。

健康狀況影響哺乳。有時因為母親或嬰兒的健康因素而無法進行哺乳。例如嬰兒患了遺傳性的半乳糖血症,無法分解半乳糖。母親所服的藥物如果進入乳汁會傷害嬰兒,就應改用奶瓶哺餵嬰兒配方奶。母親患有嚴重的慢性病(例如結核病、AIDS 或 HIV 陽性),或正在接受化療,都不應當哺餵母乳。

返回工作崗位的母親可藉助擠奶器繼續哺乳。2010 年歐巴馬總統簽署勞動基準法的修正案,要求大多數美國僱主為授乳婦女提供休息時間和隱密設施作為擠奶之用。

母親可以利用手工或電動(如圖所示)方式擠奶。擠出的奶可以儲存,在母親無法親自哺乳時使用。

如第 5 章所示,苯酮尿症(PKU)是苯丙胺酸代謝的疾病,以前認為不可母乳哺餵。不過現在搭配無苯丙胺酸的特殊配方,PKU 嬰兒也可以享受母乳哺餵了。

美國健康國民 2020 的目標之一,是使 98.3% 的孕婦戒絕酒精、香菸和毒品,比目前的統計數字提升 10%。

結論

雖然懷孕建議似乎都是針對媽媽，但是準爸爸也不能置身事外。健康是家庭要事，所以養成健康的飲食習慣並且避免抽菸喝酒對爸爸也一樣重要。嬰兒的遺傳與父母雙方都有關。缺乏鋅、葉酸、抗氧化劑和 ω-3 脂肪酸會影響精子的品質，臨孕期的準媽媽和準爸爸都要注意營養和生活方式。

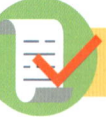

知識檢查站（解答在下方）

1. 下列哪種營養介入最容易改善生育力？
   a. 服用維生素 E 補充劑
   b. 減掉多餘的體脂肪
   c. 吃低醣飲食
   d. 服用鐵補充劑

2. 懷孕期間增加碳水化合物的需求是為了
   a. 預防酮症
   b. 緩解反胃
   c. 預防妊娠高血壓
   d. 提供足夠的葉酸

3. 妊娠 38 週，體重 2.3 公斤的嬰兒是
   a. 早產兒
   b. 低出生體重嬰兒，LBW
   c. 胎兒生長不良，SGA
   d. 低出生體重和胎兒生長不良，LBW & SGA

4. 如果婦女懷孕前身高 157 公分，體重 68 公斤，那麼懷孕期間應該增重多少？
   a. 12.5 到 18 公斤
   b. 11.5 到 16 公斤
   c. 7 到 11.5 公斤
   d. 越少越好

5. 懷孕期間運動的效益包括
   a. 預防過度增重
   b. 改善睡眠品質
   c. 降低妊娠糖尿病的風險
   d. 以上皆是

6. 下列何者有助於緩解害喜？
   a. 延至下午才用餐
   b. 大量喝水
   c. 懷孕第二期之後才吃鐵補充劑
   d. 以上皆是

7. 就生理而言，製造母乳每日需要＿＿＿＿＿大卡
   a. 300
   b. 500
   c. 800
   d. 1000

8. 婦女懷孕第三期的飲食與孕前飲食的差異在於
   a. 水分需求較高
   b. 可吃額外的固體脂肪和添加糖
   c. 穀類食品的份數較多
   d. 以上皆是

9. 母乳哺餵的益處包括
   a. 減少嬰兒耳朵感染
   b. 減少嬰兒腹瀉
   c. 降低母親乳癌的風險
   d. 以上皆是

10. 每日喝 1 杯咖啡會造成
    a. 自發性流產
    b. 低出生體重嬰兒
    c. 先天缺陷
    d. 以上皆非

解答：1.b, 2.a, 3.d, 4.c, 5.d, 6.c, 7.c, 8.d, 9.d, 10.d

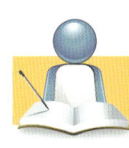

參考資料

1. 衛生署食品藥物管理局：國人膳食營養素參考攝取量級其說明第七版。2012。
2. 蕭寧馨：台灣地區孕婦之飲食攝取及營養現況調查期末報告。行政院衛生署九十五年度科技研究計畫。計畫編號：DOH97-TD-F-113-95002
3. 衛生福利部國民健康署：中華民國 103 年出生通報統計年報。2015。台北市。
4. 中華民國統計資訊網。
5. World Health Organization. Trends in maternal mortality: 1990-2010. WHO 2012.

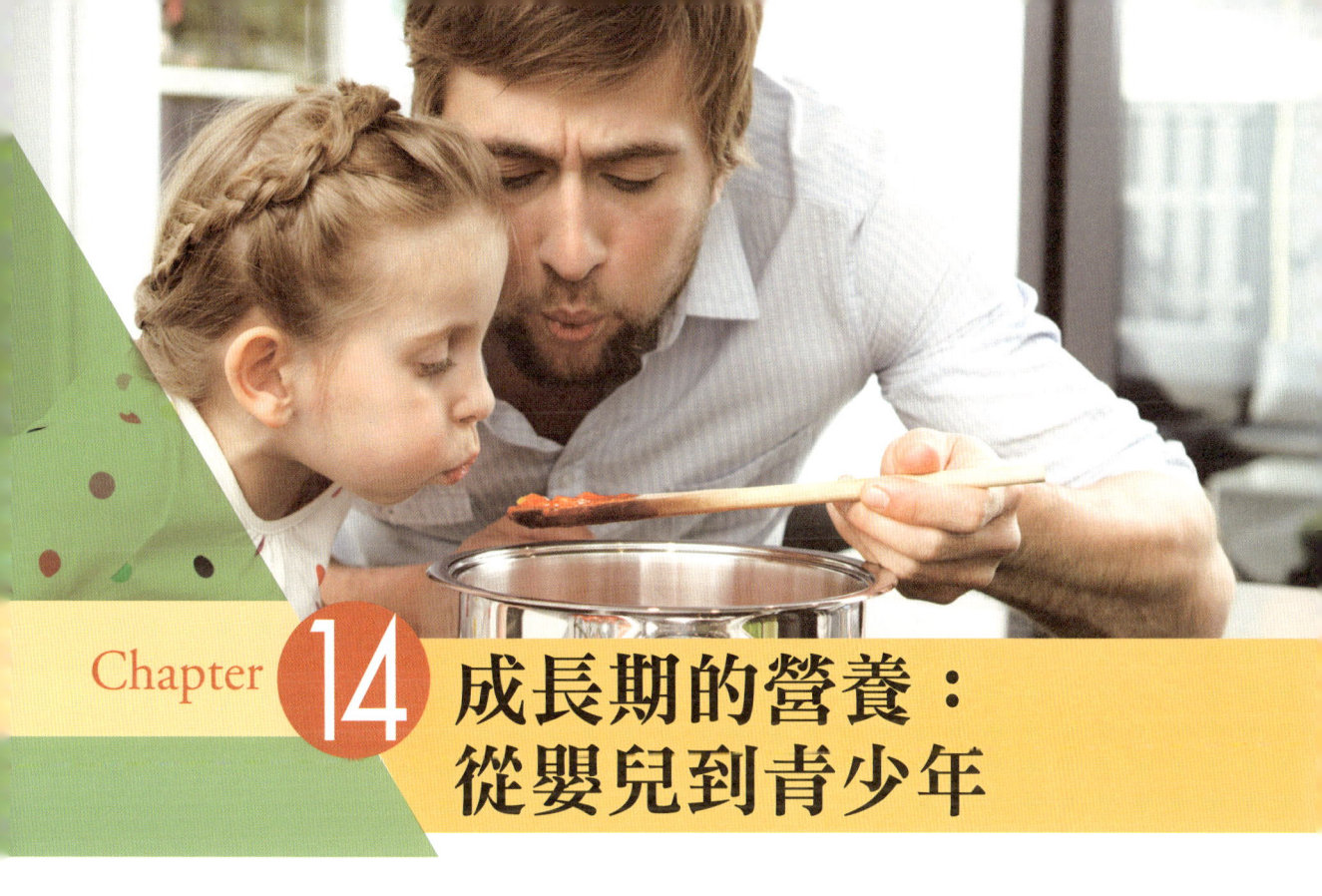

Chapter 14 成長期的營養：從嬰兒到青少年

兒童和青少年罹患肥胖和第 2 型糖尿病的人數日漸增多。孩子的活動變少了，大部分的時間都花在電腦和手機上，對於飲食品質毫不重視。為了長遠健康考量，需要幫忙建立良好的飲食習慣。

在嬰兒期和童年早期的進食，主要由家庭所控制，家長對於孩童的食物偏好、飲食行為的影響最為直接。到了小學 (學齡) 和青少年時期，開始會受到同儕和媒體的影響。所以要幫助兒童養成健康的飲食習慣，必須及早開始並且全家一起行動。

14.1 如何評估孩子的生長狀況

人生的三大成長期：包含嬰兒期 (出生到 1 歲)、學齡前 (滿 1 歲到 6 歲) 及學齡期 (滿 6 歲到 12 歲)、青春期 (滿 12 歲到 18 歲)。這段期間食物與營養足夠與否會影響正常的成長，甚至在嬰兒期就開始形成對食物與進食的態度。生長與發育過程的關鍵階段如果缺乏營養素，速度就會減慢甚至停止。孩童要生長，就必須攝取足夠的能量、蛋白質、鈣、鐵、鋅和其他營養素。如果父母和照顧者會講求均衡營養並且知所變通，這樣的嬰兒不但可以獲得足量的營養素以支持身體的生長和發育，也可以讓嬰兒開始建立一生的良好飲食習慣。

嬰兒期成長最快速

嬰兒的出生體重在 4 到 6 個月大時會增加一倍，到了週歲就變為三倍。如此迅速的生長需要許多營養和睡眠。週歲之後生長速度就慢下來了，要再經過 5 年體重才會加倍。學

277

步期和學齡前的成長逐漸緩慢。2~5 歲之間每年體重增加 2 到 3 公斤，身高增加 7.5 到 10 公分。出生第一年身長會增加 50%，其後一直到青少年期還會繼續長高──加速期與停滯期會交替出現，直到 19 歲時達到巔峰。頭圍與身高的比例從嬰兒期的 1:4，到成年期縮減為 1:8。

營養會持續影響生長

嬰兒期與兒童期長期營養不足的後果，取決於細胞功能受損的嚴重性、發生階段與時間長短而定。兒童營養狀況的最佳單一指標就是生長，尤其是短期內的體重增加和長期的身長 (身高) 增加。嬰兒或兒童的飲食貧乏會阻礙重要階段的細胞分裂，過後的飲食改善並不能彌補，因為所需的荷爾蒙及其他條件已經一去不返。當女孩與男孩的骨骼長到固定的大小，便不再生長，骨骼末端的生長板已經癒合，開始於女孩 14 歲與男孩 15 歲左右，完成於女孩 19 歲與男孩 20 歲。此後肌肉仍能增長，但直線生長已受骨骼長度的限制，改善飲食也無法改變。女孩的生長巔峰在初經來潮之前，生長期中止 (女性初經後 5 年) 後足量的營養有助於維持健康與體重，但無法再長高。

用生長曲線圖來評估成長狀況

健康專家利用生長曲線圖來評估兒童身高和體重的增長模式 (圖 14-1)。這類曲線圖包含**百分位 (percentile)** 等級，代表 90% 到 96% 的兒童。百分位代表符合該年齡與性別的 100 位同儕的等級。比方說，一位小男孩的身高在第 90 百分位，表示他比 10 個人矮而比 89 個人高；在第 50 百分位表示身材中等：50 個人比他高而 49 個人比他矮。兒童與青少年還在生理成長和發育的階段，因此體重增加的標準與成人不同，台灣各年齡層有專屬的 BMI 標準 (表 14-1)。

對於 2 到 20 歲的兒童，美國國家衛生統計中心製作的生長曲線圖可以評估體重對年齡和身高對年齡。兒童和青少年最好是用身體質量指數 (BMI) 對年齡的生長曲線圖。成人的 BMI 有固定的切點值，但兒童的 BMI 會根據性別並隨著年齡而有不同的標準 (圖 14-1)。

用頭圍可評估嬰兒腦部生長

嬰兒期的腦部生長比生命任何時期都要快。專家也測量嬰兒的頭圍，追蹤頭圍對年齡的生長曲線圖是評估腦部生長的方法。頭圍讀數異常警示遺傳性疾病的可能。頭圍偏小可能是營養不良、感染、智力發育障礙或是母親在懷孕期間濫用藥物。頭圍過大可能是腦部腫瘤或積水的徵象。

嬰兒和兒童定期體檢時應評估生長狀況。3 歲孩童的成長如身長 (身高) 對年齡之百分位大致穩定，如果生長落後這個百分

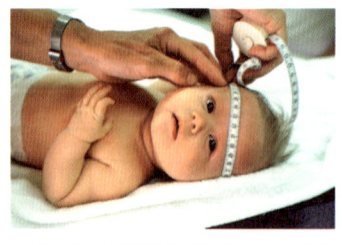

嬰兒期的腦部生長比生命任何時期都要快。嬰兒的頭要夠大 (大約身長的四分之一) 才能容納這種快速生長。到了成年期，頭圍只有身高的八分之一。

Chapter 14　成長期的營養：從嬰兒到青少年

(a)

(b)

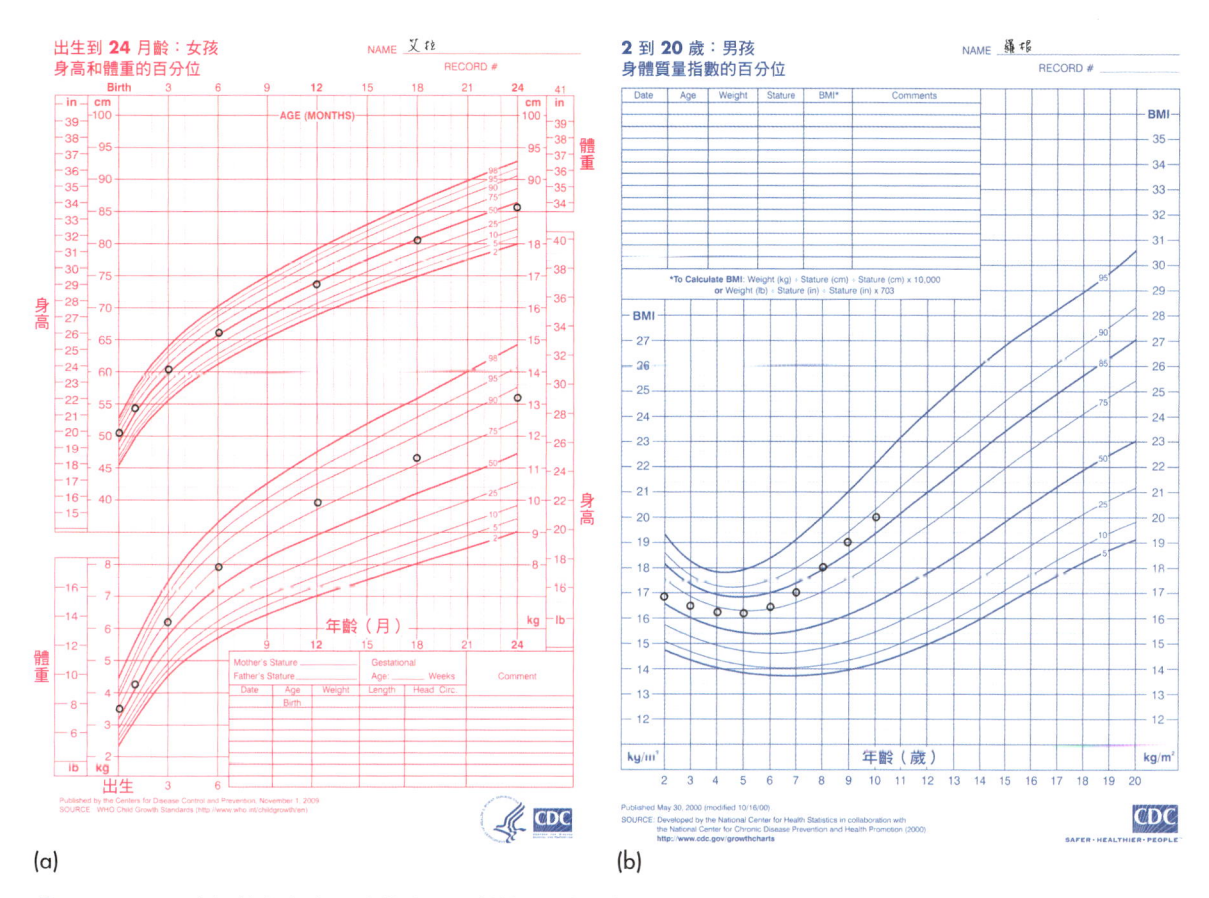

🍀 圖 14-1　用來評估兒童生長的曲線圖。對於 0 到 2 歲的兒童，CDC 建議使用 WHO 在 2006 年製作的生長曲線圖。對於 2 到 20 歲的兒童，使用國家衛生統計中心和 CDC 製作的生長曲線圖。(a) 用來評估小女孩艾拉的身長對年齡和體重對年齡的生長曲線圖。在她生命的頭二年，身長都在第 50 百分位左右；她的體重起初在第 50 百分位，現在已介於第 75 和第 90 百分位之間。(b) 用來評估男孩羅根 2 歲到 10 歲的 BMI 對年齡的生長曲線圖。當他是學齡前幼兒時，BMI 對年齡在第 50 百分位；到了 10 歲時，他已經超過第 85 百分位。根據他的 BMI 對年齡可歸類為過重。

◆ 表 14-1　台灣兒童及青少年生長身體質量指數 (BMI) 建議值

102 年 6 月 11 日公布
BMI = 體重 (公斤)/身高² (公尺²)

	男性				女性			
	過輕	正常範圍	過重	肥胖	過輕	正常範圍	過重	肥胖
年紀	BMI<	BMI 介於	BMI≥	BMI≥	BMI<	BMI 介於	BMI≥	BMI≥
0.0	11.5	11.5~14.8	14.8	15.8	11.5	11.5~14.7	14.7	15.5
0.5	15.2	15.2~18.9	18.9	19.9	14.6	14.6~18.6	18.6	19.6
1.0	14.8	14.8~18.3	18.3	19.2	14.2	14.2~17.9	17.9	19.0
1.5	14.2	14.2~17.5	17.5	18.5	13.7	13.7~17.2	17.2	18.2

279

◆ 表 14-1　台灣兒童及青少年生長身體質量指數 (BMI) 建議值 (續)

年紀	男性 過輕 BMI<	男性 正常範圍 BMI 介於	男性 過重 BMI≥	男性 肥胖 BMI≥	女性 過輕 BMI<	女性 正常範圍 BMI 介於	女性 過重 BMI≥	女性 肥胖 BMI≥
2.0	14.2	14.2~17.4	17.4	18.3	13.7	13.7~17.2	17.2	18.1
2.5	13.9	13.9~17.2	17.2	18.0	13.6	13.6~17.0	17.0	17.9
3.0	13.7	13.7~17.0	17.0	17.8	13.5	13.5~16.9	16.9	17.8
3.5	13.6	13.6~16.8	16.8	17.7	13.3	13.3~16.8	16.8	17.8
4.0	13.4	13.4~16.7	16.7	17.6	13.2	13.2~16.8	16.8	17.9
4.5	13.3	13.3~16.7	16.7	17.6	13.1	13.1~16.9	16.9	18.0
5.0	13.3	13.3~16.7	16.7	17.7	13.1	13.1~17.0	17.0	18.1
5.5	13.4	13.4~16.7	16.7	18.0	13.1	13.1~17.0	17.0	18.3
6.0	13.5	13.5~16.9	16.9	18.5	13.1	13.4~17.2	17.2	18.8
6.5	13.6	13.6~17.3	17.3	19.2	13.2	13.2~17.5	17.5	19.2
7.0	13.8	13.8~17.9	17.9	20.3	13.4	13.4~17.7	17.7	19.6
7.5	14.0	14.0~18.6	18.6	21.2	13.7	13.7~18.0	18.0	20.3
8.0	14.1	14.1~19.0	19.0	21.6	13.8	13.8~18.4	18.4	20.7
8.5	14.2	14.2~19.3	19.3	22.0	13.9	13.9~18.8	18.8	21.0
9.0	14.3	14.3~19.5	19.5	22.3	14.0	14.0~19.1	19.1	21.3
9.5	14.4	14.4~19.7	19.7	22.5	14.1	14.1~19.3	19.3	21.6
10	14.5	14.5~20.0	20.0	22.7	14.3	14.3~19.7	19.7	22.0
10.5	14.6	14.6~20.3	20.3	22.9	14.4	14.4~20.1	20.1	22.3
11	14.8	14.8~20.7	20.7	23.2	14.7	14.7~20.5	20.5	22.7
11.5	15.0	15.0~21.0	21.0	23.5	14.9	14.9~20.9	20.9	23.1
12	15.2	15.2~21.3	21.3	23.9	15.2	15.2~21.3	21.3	23.5
12.5	15.4	15.4~21.5	21.5	24.2	15.4	15.4~21.6	21.6	23.9
13	15.7	15.7~21.9	21.9	24.5	15.7	15.7~21.9	21.9	24.3
13.5	16.0	16.0~22.2	22.2	24.8	16.0	16.0~22.2	22.2	24.6
14	16.3	16.3~22.5	22.5	25.0	16.3	16.3~22.5	22.5	24.9
14.5	16.6	16.6~22.7	22.7	25.2	16.5	16.5~22.7	22.7	25.1
15	16.9	16.9~22.9	22.9	25.4	16.7	16.7~22.7	22.7	25.2
15.5	17.2	17.2~23.1	23.1	25.5	16.9	16.6~22.7	22.7	25.3
16	17.4	17.4~23.3	23.3	25.6	17.1	17.1~22.7	22.7	25.3

表 14-1　台灣兒童及青少年生長身體質量指數 (BMI) 建議值 (續)

	男性				女性			
	過輕	正常範圍	過重	肥胖	過輕	正常範圍	過重	肥胖
年紀	BMI<	BMI 介於	BMI≥	BMI≥	BMI<	BMI 介於	BMI≥	BMI≥
16.5	17.6	17.6~23.4	23.4	25.6	17.2	17.2~22.7	22.7	25.3
17	17.8	17.8~23.5	23.5	25.6	17.3	17.3~22.7	22.7	25.3
17.5	18.0	18.0~23.6	23.6	25.6	17.3	17.3~22.7	22.7	25.3

說明：
一、本建議值係依據陳偉德醫師及張美惠醫師 2010 年發表之研究成果制定。
二、0-5 歲之體位，係採用世界衛生組織 (WHO) 公布之「國際嬰幼兒生長標準」。
三、7-18 歲之體位標準曲線，係依據 1997 年台閩地區中小學學生體適能（800/1600 公尺跑走、屈膝仰臥起坐、立定跳遠、坐姿體前彎四項測驗成績皆優於 25 百分位值之個案）檢測資料。
四、5-7 歲銜接點部分，係參考 WHO BMI rebound 趨勢，銜接前兩部分數據。

位，就必須檢查醫療或營養的問題。兒童的 BMI 對年齡在第 85 和第 95 百分位之間屬於過重，超過第 95 百分位就是肥胖 (表 14-2)。

這些生長曲線圖都是針對健康的兒童，不適用於極低出生體重或需要特殊照護的兒童。早產兒的百分位會跳級。需要特殊照護的兒童如唐氏症候群，也有專用的生長曲線圖。

生長遲緩怎麼辦？

在生長曲線圖上，體重對年齡低於第 5 百分位者，稱為**生長遲緩** (failure to thrive)。生長遲緩的後果包括身高體重不足、心智發育障礙以及行為問題。醫生必須找出真正的原因並加以治療。大約 5%~10% 的嬰兒或兒童的生長不如預期。有時可能食量足夠，但因某些疾病所致，例如麩質不耐症。其他如心臟病或肺病則會造成能量過度消耗。

生長遲緩的大部分原因是環境或社會問題，並非疾病所致。像貧窮就是營養不足的主要因素。或是父母的經驗不足，缺乏親職典

> 2 到 3 歲以下的兒童讓他們仰臥，膝蓋打直而量其「身長」，因此不叫「身高」。

表 14-2　2~20 歲兒童的體重分類

體重分類	BMI 對年齡的百分位
體重不足	<第 5 百分位
健康體重	第 5 到第 85 百分位
過重	第 85 到第 95 百分位
肥胖	≥第 95 百分位

資料來源：Centers for Disease Control and Prevention

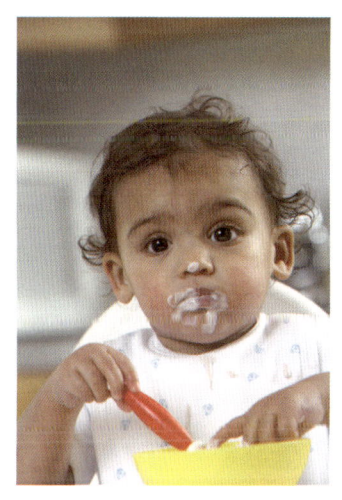

兩歲以上的兒童比較不會有生長遲緩的情形，因為他們會自己找食物吃。較小的孩子往往受限於照顧者所提供的食物。

範或正確的營養資訊,例如過度稀釋配方奶粉,或食物飽足但能量不足 (如過多的果汁)。諮詢正確的營養知識和健康的親子互動,有助於讓孩子的正常生長。

14.2 嬰兒的營養需求

嬰兒生長期間的營養需求和食物選擇會發生變化,因為與肌肉控制、消化器官、腎臟與牙齒等成熟發展有所關聯。其營養需求原則上是根據母乳哺餵嬰兒的一般攝取量,包括母乳和其後搭配的固體食物。

能量

嬰兒期每公斤體重的能量需求比生命期其他階段都高 (表 14-3);嬰兒的生長率和代謝率都很高,所以能量需求高;而母乳或配方奶粉都都富含脂肪,提供每公升 670 大卡是很理想的嬰兒食物 (表 14-4)。

◆ 表 14-3 嬰兒和幼兒的能量需要量

月齡	EER*公式
0 到 3 個月	(89 大卡 × 體重*) + 75
4 到 6 個月	(89 大卡 × 體重) – 44
7 到 12 個月	(89 大卡 × 體重) – 78
13 到 35 個月	(89 大卡 × 體重) – 80

*體重為公斤

細看表 14-4 你會發現為何牛乳不適合嬰兒食用,它提供太多蛋白質和礦物質,太少碳水化合物和油脂。特別是脫脂牛乳,它提供的能量不足,無法滿足嬰兒的高能量需求。

◆ 表 14-4 母乳、牛乳和配方奶粉 (每公升)[a] 的組成

	能量(大卡)	蛋白質(公克)	油脂(公克)	碳水化合物(公克)	礦物質[b](公克)
母乳和牛乳					
母乳	670[c]	11	45	70	2
牛乳,全脂[d]	670	36	36	49	7
牛乳,脫脂[d]	360	36	1	51	7
酪蛋白/乳清蛋白為基質的配方					
亞培	680	14	36	71	3
美強生	670	15	37	69	3
嘉寶	670	16	34	73	3
大豆蛋白為基質的配方					
ProSobee	670	20	35	67	4
Isomil	680	16	36	68	4
成長配方/飲料[e]					
Similac Go and Grow Stage 3	630	17	34	68	3
EnfaGrow Toddler Next Step	492	33	10	66	5

a. 3 個月大嬰兒每日喝 0.75 到 1 公升的母乳或配方奶
b. 鈣、磷和其他礦物質
c. 粗估;範圍在 650 到 700 大卡/公升之間
d. 不適合嬰兒食用,主要是因為蛋白質和礦物質含量太高
e. 6 個月大以上食用 (參見標示)

6 個月大嬰兒每公斤體重所需的大卡數是成人的 2~4 倍：

健康的 6 個月大嬰兒
700 大卡/7 公斤 = 100 大卡/公斤

健康的 20 歲成人
2200 大卡/62 公斤 = 35 大卡/公斤

蛋白質和碳水化合物

較小嬰兒的每日蛋白質需求大約是 9 公克/日，而較大嬰兒是 11 公克/日。蛋白質中要有半數能提供必需胺基酸。母乳或配方都可以提供足量的碳水化合物和蛋白質。高蛋白質飲食含有過量的氮和礦物質，產生的代謝廢物超過嬰兒的腎臟負荷，增加腎臟功能的壓力。嬰兒期的碳水化合物需求為：0 到 6 個月大 60 公克/日，7 到 12 個月大 95 公克/日。只要嬰兒飲食正常，碳水化合物的攝取量就不成問題。

脂肪

嬰兒每日大約需要 30 公克的脂肪，必需脂肪酸應該占脂肪攝取總量的 15%（大約 5 公克/日）。嬰兒的需要高能量，但胃容量較小；高能量密度的脂肪成為滿足嬰兒飲食的重要成分。兩歲以下的嬰幼兒不宜限制脂肪的攝取量 (圖 14-2)。因為限制能量會使其他器官系統受到嚴重的影響，特別是腦部和神經系統的發育。因此脂肪攝取的總能量範圍是：1 到 3 歲幼兒 30%~40%，3 歲以上到青少年為 25%~35%。

花生四烯酸和 DHA 是對嬰兒發育極為重要的兩種長鏈多元不飽和脂肪酸，為神經系統尤其是腦部和眼睛的發育所必需。許多配方奶已經添加了 AA 和 DHA，對早產兒尤其有益。

特別重要的維生素

所有的新生兒按慣例都注射維生素 K。為了骨骼健康、免疫功能和預防慢性病，美國小兒專科醫學會建議，所有嬰兒和兒童，從出生起每日攝取 400 IU 的維生素 D。授乳的母親如果吃純素，嬰兒也應該補充維生素 B_{12}。

特別重要的礦物質

母乳的鐵含量低但生體可用率較高。母乳哺餵的嬰兒在 6 個月大時，必須由固體食物供應額外的鐵。美國小兒專科醫學會建議，以配方奶哺餵的嬰兒應該從出生開始就吃加鐵強化的配方。缺鐵性貧血會造成嬰兒的心智發育不良，對日後的認知、運動發展和行為造成持久的影響。

實用營養學

○○羊奶粉						
營養標示						
每一份量 25 公克 本包裝含 32 份						
	每份	每 100 公克		每份	每 100 公克	
熱量	129 大卡	517 大卡	維生素 B12	0.15 微克	0.6 微克	
蛋白質	6.2 公克	24.6 公克	†菸鹼素	0.48 毫克 NE	1.95 毫克 NE	
脂肪	7.8 公克	31.1 公克	泛酸	0.45 毫克	1.8 毫克	
飽和脂肪	5 公克	20 公克	葉酸	2.7 微克	11 微克	
反式脂肪	0.0 公克	0.0 公克	生物素	4.3 微克	17 微克	
*亞麻油酸	160 毫克	642 毫克	鈣	215 毫克	860 毫克	
次亞麻油酸	25 毫克	101 毫克	磷	197 毫克	790 毫克	
共軛亞麻油酸	35 毫克	139 毫克	鎂	27.5 毫克	110 毫克	
碳水化合物	8.6 公克	34.6 公克	鐵	0.05 毫克	0.2 毫克	
糖 (乳糖)	7.7 公克	30.7 公克	鋅	0.67 毫克	2.7 毫克	
鈉	60 毫克	238 毫克	碘	47.5 微克	190 微克	
†維生素 A	77 微克 RE	309 微克 RE	銅	18.3 微克	73 微克	
維生素 C	0.4 毫克	1.6 毫克	錳	7 微克	28 微克	
維生素 D	0.05 微克	0.2 微克	鉀	425 毫克	1700 毫克	
†維生素 E	0.15 毫克 α-TE	0.6 毫克 α-TE	硒	3.5 微克	14 微克	
維生素 B1	0.05 毫克	0.2 毫克	*膽素	11.8 毫克	47.2 毫克	
維生素 B2	0.14 毫克	0.56 毫克	肌醇	16 毫克	64 毫克	
維生素 B6	0.07 毫克	0.28 毫克	*L-肉酸	4 毫克	16 毫克	

除了規定的營養標示成分外，廠商亦可標示出現於營養宣稱中之其他營養素含量，或是廠商自願標示之其他營養素含量。

* α-次亞麻油酸、膽素、肌醇、左旋肉鹼含量於市售包裝較大嬰兒配方輔助食品屬自願標示營養項目。
† 維生素 A 以微克 RE (Retinol Equivalent，視網醇當量)、維生素 E 以毫克 α-TE (α-Tocopherol Equivalent，生育醇當量)、菸鹼素以毫克 NE (Niacin Equivalent，菸鹼素當量) 標示。

圖 14-2　嬰兒食品的標示與成人食品大致相同，其標示標範可參考「市售包裝嬰兒與較大嬰兒配方食品及特定疾病配方食品營養標示應遵行事項」。

> 美國牙醫協會不建議嬰兒喝氟化的瓶裝水，以免在牙齒發育的早期造成氟斑齒。

母乳所含的氟不多，嬰兒 6 個月大之後，如果氟來源不足，小兒科或牙科醫生可能會建議補充氟以協助牙齒發育。母乳和配方在提供足夠能量的同時，也能滿足鋅和碘的需求。

水

嬰兒每天需要 3 杯 (約 700 到 800 毫升) 的水以調控體溫和運送氧氣、營養素和廢物。對大部分嬰兒來說，由母乳或配方就可以獲取足量的水分，不需額外給水。水分太少或太多都會造成健康問題。

在出生後數天，不當的餵食技巧、長期嘔吐或腹瀉會造成脫水。脫水通常可以用含有電解質如鈉和鉀的補水配方加以彌補，嚴重的脫水會導致腎功能迅速喪失。

14.3 嬰兒餵食

嬰兒的營養主要由母乳或配方奶粉所提供。母乳的營養最適合嬰兒 (參見表 14-5)，具有免疫發育、提升母嬰關係、降低慢性病的長期風險等效益。母乳哺餵也會強化嬰幼兒自我調控食量的能力，因此有利於成長後的體重管理，在心血管疾病與第 2 型糖尿病的風險也會較低。政府積極推動**母乳哺餵**，已大大提升母乳哺餵率。

若無法哺餵母乳，可以改用嬰兒配方奶粉，因為嬰兒配方就是在複製母乳的營養成分。一般的牛奶因為沒有經過營養調整不宜直接給嬰兒餵食。

授乳的婦女需要一些技巧和耐性，尤其是在開始的頭幾個禮拜，不過這種付出能夠獲得身體和情感的效益。

母乳是嬰兒的最佳食物

母乳特別能夠滿足嬰兒的營養需求。表 14-4 列出母乳組成的參考值，母親的飲食和營養狀況、嬰兒成長等因素，都會影響母乳的成分。

母乳中的脂肪占總能量的 55%。母乳中所含的特殊脂肪種類對嬰兒很重要。短鏈和中鏈脂肪酸很容易消化，花生四烯酸和 DHA 為腦部和眼睛發育所必需。母親的飲食若富含這些脂肪，嬰兒也能從乳汁吸取到這些脂肪。

碳水化合物占母乳能量的 35% 到 40%，乳糖是最主要成分，有甜味且容易消化。母乳也含有一些寡醣，具有益生素的效果，可幫助嬰兒的腸道益菌群落生長，這些健康的微生物種群會影響免疫系統的發育。

母乳的蛋白質不到總能量的 10%，剛好適合新生兒尚未成熟的腎臟。母乳蛋白質容易消化也不會引起食物過敏。蛋白質主要用於合成組織，也促進免疫系統的發育，並且強化營養素的吸收。

雙酚 A (BPA) 是製造許多塑膠用品所使用的化學物質。人類廣泛接觸 BPA，主要是透過包裝溶出這種物質而進入食物和飲料。動物實驗顯示 BPA 會造成生殖和發育缺陷，因此 BPA 暴露倍受關切。然而美國和加拿大管理機構的共識是，目前 BPA 暴露的程度對人體無害，對嬰兒亦然。儘管如此，由於民眾的憂心，FDA 在 2012 年禁止奶瓶和吸口杯的製造中使用 BPA。

維生素 D 和鐵質稍有不足。 基本上母乳都能滿足嬰兒的微量營養素需求，但是維生素 D 是例外。母乳的維生素 D 含量太少再加上日曬不足，建議 (母乳和配方哺餵) 每日給嬰兒補充 400 IU 的維生素 D，直到膳食攝取能夠達到這個數量。母乳含鐵量不多但生體可用率很高，所以足月健康嬰兒很少補鐵；若有鐵存量耗盡的跡象就應該補充鐵。吃純素、做過胃繞道手術、或患惡性貧血的婦女所哺乳的嬰兒應該補充維生素 B_{12}。

嬰兒配方奶粉哺餵

配方的成分可因應不同需求。 牛乳的蛋白質和礦物質量都過高，嬰兒不能耐受。所以牛奶

經過適當的成分改變才能適合嬰兒餵食，就成為嬰兒配方奶，其中的營養素成分和品質都必須符合嚴格標準。配方奶通常含有乳糖和/或蔗糖、加熱處理過的牛乳蛋白質和植物油形式的脂肪 (參見表 14-4)。大豆蛋白的配方奶則適合純素或不能耐受乳糖/牛奶蛋白質的嬰兒。對蛋白質過敏的嬰兒可以嘗試選用水解配方，其中的蛋白質已經分解成為胜肽和胺基酸了。

有些成長配方/飲料專供較大嬰兒和幼兒使用 (參見表 14-4)。與母乳或標準的嬰兒配方比較，成長配方脂肪含量較少，鐵量高，整體的礦物質含量像母乳。

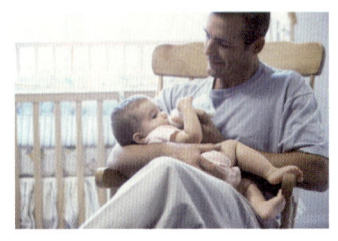

哺餵的技術。不論是母乳或奶瓶哺餵，嬰兒都會在吸奶過程中吞下許多空氣，所以餵食 10 分鐘 (母乳) 或 30 到 60 毫升 (配方)，以及餵食完畢之後，切記要讓嬰兒打嗝；一點吐奶是正常的。嬰兒吃飽就應當停止餵食。要判斷嬰兒是否吃飽，可透過觀察嬰兒的行為：如把頭轉開、變得不專心、睡著以及開始嬉戲。觀察嬰兒的胃口是最好的餵食量指標，其他標準化的建議量參考即可。透過仔細觀察不僅可確保嬰兒攝取足夠能量，而且可以幫助孩子習慣性地注意飢餓或飽足的內在訊號。

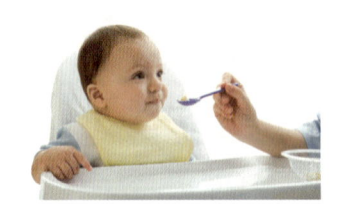

哺餵嬰兒時，照顧者必須仔細留意嬰兒發出的訊號而停止餵食。

加鐵強化的稀飯適合作為嬰兒初步的固體食物。

嬰兒漸漸長大要準備斷奶囉

嬰兒 6 個月大時，僅哺餵母奶已無法提供他們需要的營養與熱量，所以要讓嬰兒準備開始吃「固體食物」了，或稱為「副食品」的添加。嬰兒藉由咀嚼和吞嚥固體食物可促進肌肉發展，有助於語言的學習發展。

嬰兒可以吃副食品了嗎？ 當嬰兒體重至少達到 6 公斤，以及餵食頻率增多時就是該補充副食品了。原因跟嬰兒的成長發育有關：

1. 營養需求增加。嬰兒 6 個月大之前，由母乳和/或配方可以滿足營養需求。6 個月大之後，需要更多能量，鐵存量也會耗盡，所以需要吃副食品來補充能量與其他營養素。

2. 消化功能成熟。嬰兒 3 個月大以前無法消化澱粉。出生未滿 4 到 6 週的腎臟功能也尚未完全，無法排出過量的代謝廢物。隨著月齡增加，消化和代謝能力也漸成熟可以開始練習消化成人的食物。

3. 身體能力。嬰兒適合吃固體食物有三個指標：(1) 排出反射 (舌頭前伸，把食物推出口外) 消失，(2) 能控制頭與頸部，和 (3) 能靠支撐坐起。這些情況雖然因人而異，不過通常出現在 4 到 6 個月

從 6 個月大開始，吃固體食物的順序*

第 1 週	稀飯
第 2 週	加入胡蘿蔔泥
第 3 週	加入蘋果泥
第 4 週	加入燕麥粥
第 5 週	加入熟蛋黃
第 6 週	加入雞肉泥
第 7 週	加入豌豆泥
第 8 週	加入洋李

*如果在 4 個月大開始吃固體食物，建議先餵稀飯一個月。同時要注意，如果出現任何過敏或不耐的症狀，應代之以另一種類似的食物。

Chapter 14　成長期的營養：從嬰兒到青少年

大。

4. **防止過敏**。4、5 個月大以內的嬰兒會將未經消化的蛋白質吸收到體內，容易引發過敏、糖尿病等健康問題。嬰兒在 3 個月大之前最好限制各種蛋白質。

副食品添加技巧。嬰兒若在 6 個月大之前吃固體食物，主要是滿足鐵的需求，因此第一種固體食物應該是加鐵強化的麥片。6 個月之後，最好的是稀飯，因為最不容易引起過敏。開始時先餵一湯匙、單一食物，然後逐漸增加份量，一個禮拜沒有不良反應，就可加入另一種新食物。食物製作過程必須注意衛生。餵一種新食物必須觀察 7 天，因為過敏或不耐症可能要這麼久才會出現。混合食物時不要用未吃過的食物。牛奶、蛋白、花生、堅果、黃豆和小麥占了 90% 的兒童食物過敏。羊奶雖然較不易過敏，但是所含的葉酸、鐵、維生素 C 和維生素 D 的含量都太低，不應當做為嬰兒的食物。食物過敏症狀包括腹瀉、嘔吐、出疹子或氣喘。如果出現一種以上症狀就必須停吃。許多嬰兒到了兒童期便不再對食物過敏。最好讓嬰兒嘗試吃各種食物，使他們到週歲時就能從各種食物來攝取均衡的營養 (表 14-5)。

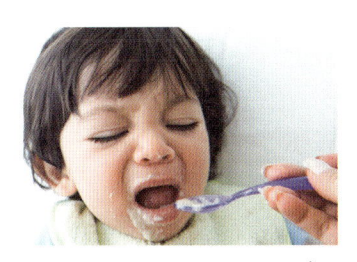

反覆餵食可以增加新滋味/口感的接受度。

◆表 14-5　週歲嬰兒的菜單實例*

早餐	點心
1 到 2 湯匙蘋果泥	1/2 盎司切達起司
1/4 杯麥片	4 片餅乾
1/2 杯全脂牛奶	1/2 杯全脂牛奶

點心	晚餐
半個全熟白煮蛋	1 盎司漢堡肉 (弄碎)
半片全麥吐司加半茶匙人造奶油	1 到 2 湯匙馬鈴薯泥加半茶匙人造奶油
1/2 杯橘子瓣	1 到 2 湯匙熟紅蘿蔔 (切成長條而非圓片)
1/2 杯水	1/2 杯全脂牛奶

午餐	宵夜
1 盎司烤雞肉，切碎	半根香蕉
1 到 2 湯匙米飯加半茶匙人造奶油	2 片燕麥餅 (無葡萄乾)
1 到 2 湯匙熟豌豆	1/2 杯全脂牛奶
1/2 杯全脂牛奶	

營養分析	
總能量 (大卡)	1100
% 能量來自	
碳水化合物	40%
蛋白質	19%
脂肪	41%

*本菜單僅供參考。週歲嬰兒的食量可能更大，也可能更小；只要調整份量大小即可。牛奶可以用杯子啜飲；如果尚未完全斷奶，也可使用奶瓶。

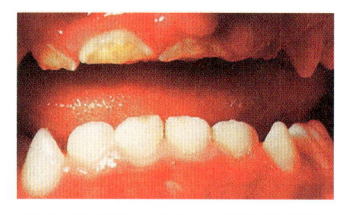

兒童早發性蛀牙。蛀牙的極端實例，原因是孩子含著奶瓶入睡。上排牙齒已經蛀到與牙齦齊平。

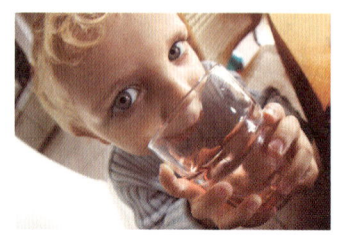

週歲嬰兒應該開始使用杯子。有上蓋的杯子可以防止液體噴灑，不過在幼兒的熟練和協調能力增加時，要讓他們練習使用沒有上蓋的杯子。

斷奶的訓練。6 個月大時可以將擠出的母乳、配方或水裝在啜飲杯給嬰兒喝。使用杯子可以防止**兒童早發性蛀牙** (early childhood caries)。10 個月大學習自己進食並用杯子喝水，週歲應該開始使用杯子啜飲，1 歲半就該完全斷奶。兩歲以下的小孩不宜喝減脂、低脂 (1%) 或脫脂牛奶，2 歲以上幼兒可以，因為他們所吃的固體食物已足以供應能量和脂肪的需求。

嬰兒餵食指南。美國小兒專科醫學會針對嬰兒飲食發表了聲明，以下的指南就是根據這些聲明：

- 以多樣化的飲食為目標。出生的頭 6 個月，嬰兒所需的是母乳或嬰兒配方。可以吃固體食物時，一次餵一種新食物。出生第一年的目標是教導嬰兒享受各種營養的食物。這是一生的健康飲食習慣的基礎。
- 注意嬰兒的胃口以免餵食過度或不足。嬰兒飢餓時才餵他們，不要強迫，注意飢餓或飽足的訊號，強化嬰兒控制自己食量的天賦。
- 嬰兒需要脂肪。脂肪是嬰兒生長的重要能源，也有助於神經系統的發育。挑選蔬果和穀類，不過高纖食物不要過量。從 6 個月大到週歲，嬰兒應該吃多樣化的蔬果。嬰幼兒期持續給予綠色和黃色蔬菜選項，可以獲取重要的維生素、礦物質和植化素。高纖食物對嬰兒不利；它們體積大、容易飽、往往能量偏低。水果、蔬菜和穀類含有天然纖維和營養素。
- 嬰兒需要適量的糖。對活潑好動、生長迅速的嬰兒，糖是額外的能源。母乳、水果和少量的 100% 果汁都含有天然的糖和其他營養素。嬰兒不應吃含代糖的食物。過量的糖是兒童肥胖流行病的禍首。
- 嬰兒需要適量的鈉。幾乎所有的食物都含有天然的鈉，嬰兒需要它才能維持健康，然而攝取的鈉已經超過需求。照顧者應該在孩子週歲以後才讓他們喝牛奶 (鈉的天然來源)，並且少吃繁複加工和調味的食物。
- 挑選含鐵、鋅和鈣的食物。出生的頭兩年需要鐵、鋅和鈣的良好來源。這些礦物質對血液健康、正常生長和骨骼強壯頗為重要。許多嬰幼兒的食物 (例如麥片、餅乾、磨牙餅乾) 都添加了這些礦物質強化。

14.4 幼兒與學齡前兒童的營養

幼兒與學齡前兒童生長速度緩慢，能量需求就減少。嬰兒期的每公斤體重 100 大卡的能量需求，到學齡前則降為每公斤體重 90 大卡 (表 14-6)，體力活動是主要的決定因素。

Chapter 14　成長期的營養：從嬰兒到青少年

◆ 表 14-6　幼兒的能量需求

	男孩				女孩		
	體力活動				體力活動		
年齡（歲）	< 30 分鐘/日	30 - 60 分鐘/日	> 60 分鐘/日	年齡（歲）	< 30 分鐘/日	30 - 60 分鐘/日	> 60 分鐘/日
2	1000	1000	1000	2	1000	1000	1000
3	1200	1400	1400	3	1000	1200	1400
4	1200	1400	1600	4	1200	1400	1400
5	1200	1400	1600	5	1200	1400	1600

特別留意鐵、鈣和鈉的需求

鐵。兒童缺鐵性貧血最容易發生在 6 個月到 2 歲之間，因為出生時的鐵存量耗盡，飲食的鐵攝取不足。缺鐵會造成體力和學習能力、對疾病的抵抗力都下降。我國 1 到 9 歲兒童的鐵建議量是每日 10 毫克。預防兒童缺鐵性貧血最好的方法是提供他們富含鐵的食物。動物食品有高比例的血質鐵，比植物食品中的鐵容易吸收。瘦肉就是很好的選擇。強化早餐麥片也能滿足鐵 (和其他營養素) 的需求。植物和補充劑中比較不容易吸收的鐵，若與維生素 C 的來源共食，可提高其吸收率。

鈣。童年期是骨骼快速生長和礦物化的階段，特別需要鈣，1~3 歲的鈣建議量為 700 毫克/日，4~8 歲 1000 毫克/日。牛奶和乳製品是鈣的主要來源，兩歲以下幼兒應喝全脂牛奶，兩歲以上最好改喝減脂或脫脂牛奶。不吃乳製品的兒童則須增加其他含鈣食物來源。鈣強化飲料如豆漿、杏仁乳、柳橙汁等也是良好的鈣來源，有些豆莢和蔬菜也能提供鈣。

鈉。學齡前兒童的鈉常攝取過量。所以要減少廚房和餐桌上的用鹽量，少吃加工食品；多用水果、蔬菜、全穀類等來取代零嘴。畢竟學齡前兒童的胃口較小，提供食物時應優先考慮到營養素密度。太多牛奶會缺鐵。

幼兒會出現「挑食」行為

兒童有較多而敏感的味蕾，對新食物尤其小心翼翼，通常會排斥不熟悉的事物。父母需有耐性並重複給予新食物，漸漸就會養成良好的飲食習慣。如果孩子突然失去胃口就必須注意，有可能是疾

兒童營養需求快速指南

碳水化合物
- 每日 130 公克，供應能量給中樞神經系統並預防酮症

蛋白質
- 13~19 公克/日 (1~3 歲)
- 34~52 公克/日 (較大兒童)

油脂
- 必需脂肪酸至少 5 公克/日
- 30%~40% 的總能量 (1~3 歲)
- 25%~35% 的總能量 (較大兒童)

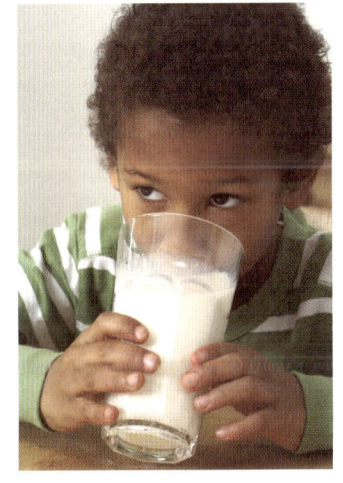

牛奶提供幼兒生體可用率高的鈣和維生素 D，不過喝太多牛奶會排擠其他營養素密集的食物。兒童如果每天喝 3 杯以上的牛奶，鐵和纖維質的攝取量可能會不足。

實用營養學

病潛伏的徵象，例如感染或腸胃問題。

童年期對食物好惡變化很快，而且受到食物溫度、外觀、口感和味道的影響。利用下列做法可以提升兒童對高營養素密度之食物的接受度。

- 新舊並陳。將新食物和已經熟悉的食物併排放在一起，可以增加對新食物的接受度。
- 讓兒童幫忙挑選/準備食物。比方說，讓兒童在當地的農夫市場挑選番茄和南瓜。
- 餐點分開盛放。小孩有時候會拒吃混合的食物，例如燉菜和砂鍋，即使他們愛吃其中的個別成分。
- 保持食物爽脆。有些食物的特性，例如酥脆的口感或溫和的味道，容易吸引孩子。孩子拒吃軟黏的熟胡蘿蔔，可能會喜歡生吃或稍微蒸一下的胡蘿蔔 (4 歲以上的兒童可以生吃蔬菜，不用擔心他們會窒息)。
- 手抓食物很好玩。學齡前兒童將慢慢學會使用湯匙和叉子，甚至鈍刀。不過也可提供一些手抓食物，來增加吃東西的樂趣。
- 把愛吃的留到最後。如果孩子餐盤裡常常剩下雞肉，那在上菜時就先給雞肉。孩子餓了就會吃！

少量多餐——重新定位零食

兒童的胃容量小，每隔 3 到 4 小時就得吃東西。讓兒童一天只吃三餐較不易滿足營養需求，最好能少量多餐，也就是在正餐之間再安排點心。也許父母會擔心，常吃點心或零食會讓小孩吃不下正餐。

點心的熱量是為了補充兒童一天的能量需求；一般零食都是給甜點或油炸品，如果改成營養素密集的小份量正餐，就可稱為點心。水果與蔬菜和全穀類麵包與餅乾都是很好的點心。也可提供二到三種營養素密集的食物，讓孩子練習挑選食物；另外要提醒洗手和注意口腔衛生。

改變生活型態以克服便秘

便秘的定義是糞便乾硬而難以排出，兒童常因為忍便而有便秘問題。忍便越久，糞便越乾硬，疼痛的排便形成惡性循環，如果不加以治療會造成 **糞便阻塞** (fecal impaction)。要預防便秘須改變生活型態，並且要提供纖維質的食物包括蔬菜、全穀麵包/麥片和豆

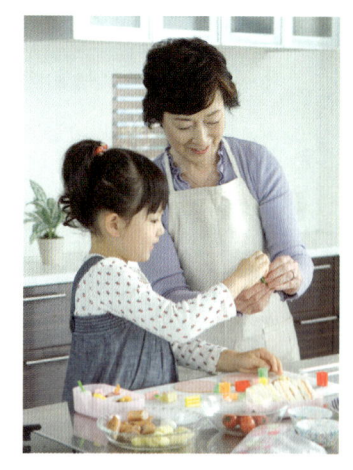

讓孩子幫忙挑選或準備自己的食物可以提高她對食物的興趣

兩歲的小孩常會偏好某種特定的食物，不過父母沒有必要擔心。小孩可能會從一種食物轉而偏好另一種食物 (較大的嬰兒可能也會這樣)。如果照顧者持續提供食物選擇，小孩很快就會再吃各類食物，這種對特定食物的偏好會突然消失 (就像它突然出現一樣)。

幼兒噎到很容易預防，以下是給照顧者的建議：

- 以身作則坐在桌邊細嚼慢嚥。
- 餐點時間讓孩子坐在桌邊，不慌不忙，把注意力放在食物上。
- 不要給小孩圓、硬、黏或切得太大塊的食物，尤其在他們還沒長臼齒之前 (大約 4 歲)；例如堅果、葡萄、葡萄乾、玉米花、花生醬和硬塊的生鮮水/蔬菜等。

子。特別要注意的是，多吃纖維質同時要多喝水，以免再度糞便阻塞。水分建議量是幼兒每日 4 杯 (900 毫升)，較大兒童每日 5 杯 (1200 毫升)。

食品營養委員會的兒童纖維質建議量	
幼兒	
1~3 歲	19 公克/日
4~8 歲	25 公克/日
男孩	
9~13 歲	31 公克/日
14~18 歲	38 公克/日
女孩	
9~13 歲	26 公克/日
14~18 歲	26 公克/日

注意口腔衛生減少齲齒

幼兒開始長牙就要注意口腔衛生。適當的飲食習慣也有助於大幅降低幼兒齲齒的風險。

- 喝氟化水 (或其他飲水) 以對抗富含碳水化合物或酸的飲料 (例如果汁、汽水、運動飲料、能量飲料等)。如果要喝含糖或酸性飲料，最好在用餐時喝，而非在兩餐之間喝。在兩餐之間不斷啜飲果汁 (例如使用啜飲杯) 會使牙齒一直接觸致齲的糖和酸。
- 每日使用兩次少量的含氟牙膏。
- 減少吃零食的次數。牙齒經常接觸糖和酸會增加蛀牙的風險。
- 慎選點心。一般人認為黏牙的高糖點心會造成蛀牙，不過扭結餅和玉米花這類食物也會為口腔細菌提供碳水化合物。與此相反的是，爽脆的水果和蔬菜 (例如蘋果或芹菜) 可以刷掉黏性的食物顆粒。吃乳製品點心如起司，可以中和致齲的酸。
- 如果幼兒或學齡前兒童要吃口香糖，最好讓他們吃無糖口香糖，可以降低齲齒的發生率。

14.5 學齡期兒童的飲食問題

學齡兒童的成長較為緩慢，但隨著體重增加及活動量增加，使熱量需求比幼兒期為多；但因為兒童肥胖率日增，所以要節制脂肪和糖的攝取，其他營養需求重點在於確保攝取足量的鐵、鋅和鈣 (我國 DRI 分別 10~15 毫克、8~10 毫克、800~1000 毫克，請參考兒童期 DRI)。

兒童與青少年的過重肥胖問題日益嚴重

肥胖是世界各國都高度重視的健康問題，因為兒童與青少年肥胖很容易延伸成為成年肥胖，而肥胖是許多慢性疾病的危險因子。肥胖不僅是因為個人的飲食和生活習慣不當造成熱量失衡，同時飲食環境的整體偏差，使未成年人不易作出健康的選擇。

我國的兒童肥胖比率為亞洲之冠，顯示肥胖為必須積極解決的課題。依據 102 年教育部學生健康檢查資料 (圖 14-3)，過重及肥胖率為國小學童為 30.4%，其中男童為 34.2%、女童為 26.2%；國中為 29.8%，其中男生 34.3%、女生 25.0%。過重和肥胖問題，高年級通常比低年級嚴重，可能與課業壓力引發情緒性飲食有關 (圖 14-4)；女生則以國中生比高中生嚴重，可能是社會對少女體型意識的影響，使高中女生追求身材的維持。兒童健康體

實用營養學

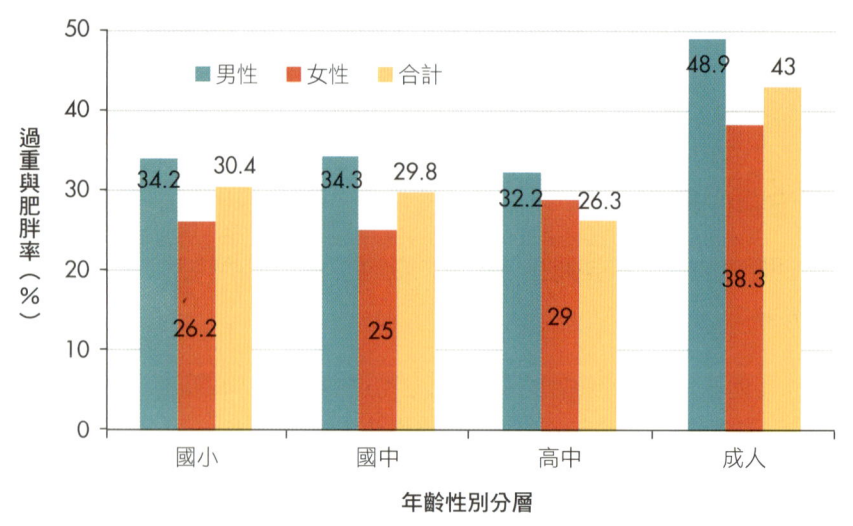

▸ 圖 14-3 台灣從國小到成年，過重與肥胖盛行率居高不下。
資料來源：參見參考資料 5

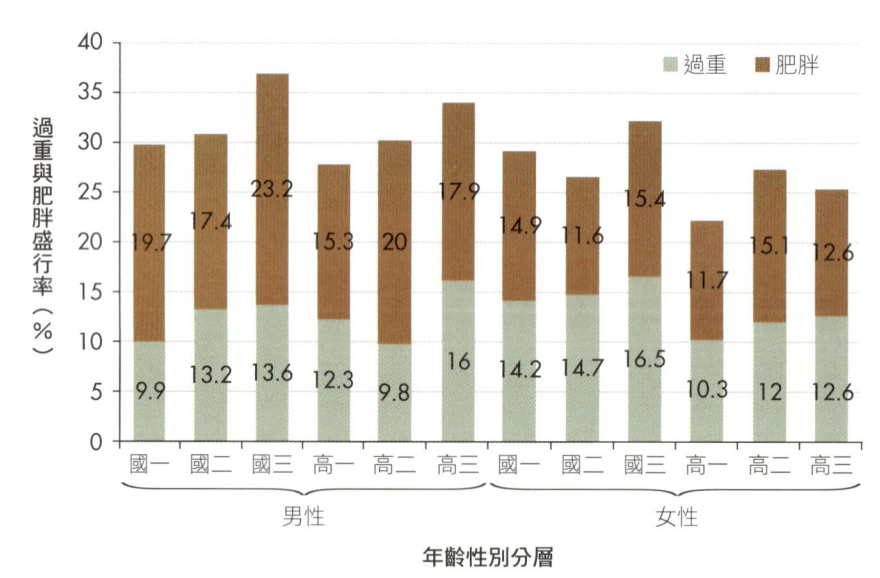

▸ 圖 14-4 台灣的國中與高中生各年級的過重和肥胖盛行率，體重問題以男生比女生嚴重，高年級生比低年級生嚴重，可能與課業壓力引發情緒性飲食有關。
資料來源：參見參考資料 5

重的四個主要因素成為預測指標：與家人一起吃早餐、少喝含糖飲料、經常運動、避免久坐不動 (減少螢幕時間)。

兒童通常不建議採用減重飲食，最好是從改變飲食習慣以維持體重著手。限制高能量的食物，代之以營養豐富的食物和健康的點心，強調適當的份量，都可以幫助孩子學習控制食量。如果較小的孩子需要減重，以每週不超過 0.5 公斤為宜，需要嚴密監控以確保生

長速率維持正常。

一日之計在於早餐

早餐不吃的兒童損失了給腦部和身體添加重要營養素的機會。一般說來，吃早餐的人可以攝取較多的維生素 A、維生素 C、鈣、鐵和纖維質。

選擇健康的脂肪

學童的飲食應該注重均衡，每一大類食物都要吃。兒童常因攝取過多肉類或油炸品而攝取太多飽和脂肪，可改以每週吃兩份魚類以確保足夠的 ω-3 脂肪酸攝取量。

挑選適當的飲料

維持適當的水合狀態對兒童很重要。學童的水分需求從每天 1.7 到 2.4 公升，視年齡和性別而定。兒童飲料的首選是開水和低脂/脫脂牛奶。幼兒喝的果汁不要超過 120~180c.c/日，較大兒童不要超過 240~360c.c/日。兒童喝太多果汁會造成不健康的血脂、脂肪肝和齲齒。

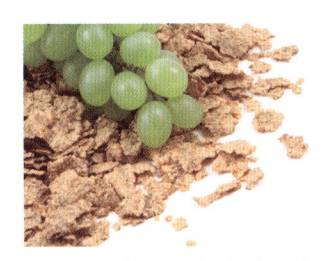

有的孩子抱怨早上沒時間吃早餐。你可以在前一天晚上準備好攜帶式早餐 (例如用三明治袋裝滿麥片、堅果和水果乾)，第二天早上抓了就走。

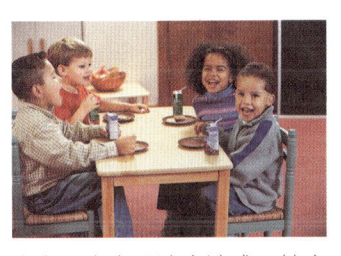

兒童喝太多果汁會造成不健康的血脂、脂肪肝和齲齒。美國小兒專科醫學會建議，1~6 歲兒童喝的果汁不要超過 4~6 盎司/日，7~18 歲兒童不要超過 8~12 盎司/日。

普及學校的營養教育

兒童大部分時間都在學校裡，因此學校是學習良好飲食習慣的地方。學校的營養教育能幫助兒童了解，為何健康的飲食習慣會讓他們感覺更有精力、外表更好看，而且做事更有效率。教育部也鼓勵各校進行健康促進活動、營養師已進駐各中小學監督營養午餐、許多學校也把農業和營養教育計畫帶入課程、推行每週蔬食日等，以促進健康飲食和體能活動。

學校一天所提供給兒童的營養跟熱量也只占三分之一，因此健康的飲食行為必須延伸到教室外面，進入家庭，讓家長們以身作則才能改變肥胖和慢性病持續發展的趨勢。

14.6 青春期營養

青少年正處於進入成年期的關口。他們追求獨立自主、經歷認同危機、尋求同儕接納，並且擔心自己的身體外觀，也有能力自己張羅食物。青少年往往不會考慮身體健康的長期利益。他們今天的所做所為，在日後常常要付出痛苦的代價。

肥胖在青春期仍舊是重要的營養問題。過重和肥胖的青少年極可能成為肥胖成人，並且發展出共病症，例如第 2 型糖尿病、高血壓、心血管疾病、睡眠呼吸暫停以及關節問

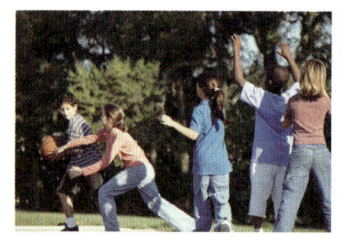

活躍的生活方式加上健康飲食，應該是青春歲月的一部分。良好的運動和飲食習慣有助於骨骼發育和骨骼健康。

題。

熱量。青少年最顯著營養變化是卡路里攝取量的增加，原因是快速生長，少女每日需要 1800 到 2400 大卡，而少男需要 2200 到 3200 大卡。大多數的女孩在 10 到 13 歲之間會開始急速生長，而大部分的男孩在 12 到 15 歲之間會開始急起直追。所有的器官和骨骼都在生長。女孩會長高 25 公分，而男孩會長高 30 公分。女孩的身體會積聚瘦肉和脂肪組織，而男孩增長的大部分是瘦肉組織。這一快速生長時期增加了最後成人體重的 50%，以及最後成人身高的 15%。

青春期的身體變化導致一些青少年對身體不滿。晚熟的男孩或許因為身高和肌肉增長緩慢而感到挫折，女孩則對脂肪量的增加感到不滿，而這是發育的正常現象。要注意飲食失調的徵象。

鈣和維生素 D。 13 到 18 歲女孩和男孩的鈣需要量是 1200 毫克/日，比任何生命期都高。專家建議所有青少年和年輕成人，每天吃三份的奶類食品以符合鈣的需求。不吃乳製品可利用非奶類的鈣源包括杏仁、豆莢、綠色蔬菜、豆腐、小魚乾以及強化食品 (例如果汁、穀片、雜糧棒等)。

鐵。青少年大約有 10% 的鐵存量偏低，或患有缺鐵性貧血。缺鐵性貧血會使青少年容易疲乏、精神無法集中、學習能力下降。女孩缺鐵的風險最大，因為月經流量大加上攝取不足。青少年應當選擇良好的鐵源，如瘦肉和營養強化的穀片。

解決青少年的飲食問題

蔬果份量要增加。青少年所吃的蔬果通常很少，與維生素 A、維生素 C、維生素 E、葉酸、鎂和纖維的攝取量不足密切相關。國高中生的營養素攝取類型十分相似 (圖 14-5)，男性與女性也很相似。攝取不足的營養素有：膳食纖維、維生素 D 和 E、鉀、鈣、鎂。女生的攝取水準通常低於男生，原因之一是食量較小。在食物的選擇方面，高中生不如國中生健康。蔬果攝取總量每日五份的國中生有 19%，高中生只有 12%；蔬菜攝取達三份的國中生有 35%，高中生有 29%。奶類每日攝取一份的國中生有 30%，高中生只有 20%。這三類食物正是膳食纖維、鉀、鈣的重要來源。

速食也能健康點餐。速食餐廳的漢堡和其他食物的份量一直在增加，青少年去一趟速食店所吃的東西比家常食物多出 300 大卡能量、14 公克脂肪和 400 毫克的鈉。超大份量的餐點看似經濟實惠，切勿嘗試。為了享受與朋友在速食店共餐的樂趣，只要在食物

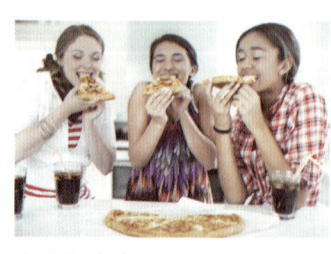

青少年嗜吃零食。不過只要規劃得宜，不難達到均衡飲食的目標。

294

Chapter 14　成長期的營養：從嬰兒到青少年

營養素	男性高中 %DRI	男性國中 %DRI	女性高中 %DRI	女性國中 %DRI
能量	95	91	91	87
蛋白質	140	144	136	132
膳食纖維	55	54	50	50
膽固醇	167	160	124	138
維生素 A	133	129	106	159
D*	33	37	24	26
E	76	37	62	69
C	117	124	114	117
B6	142	141	114	122
菸鹼素	138	128	122	121
B2	102	101	102	105
B1	120	128	103	119
B12	240	226	176	208
鉀	58	59	45	50
鈉	207	204	161	168
鈣	47	47	37	41
鎂	75	81	66	73
磷	146	142	108	116
鋅	93	89	79	86
鐵	133	121	102	104

營養素攝取狀況 (%DRI)

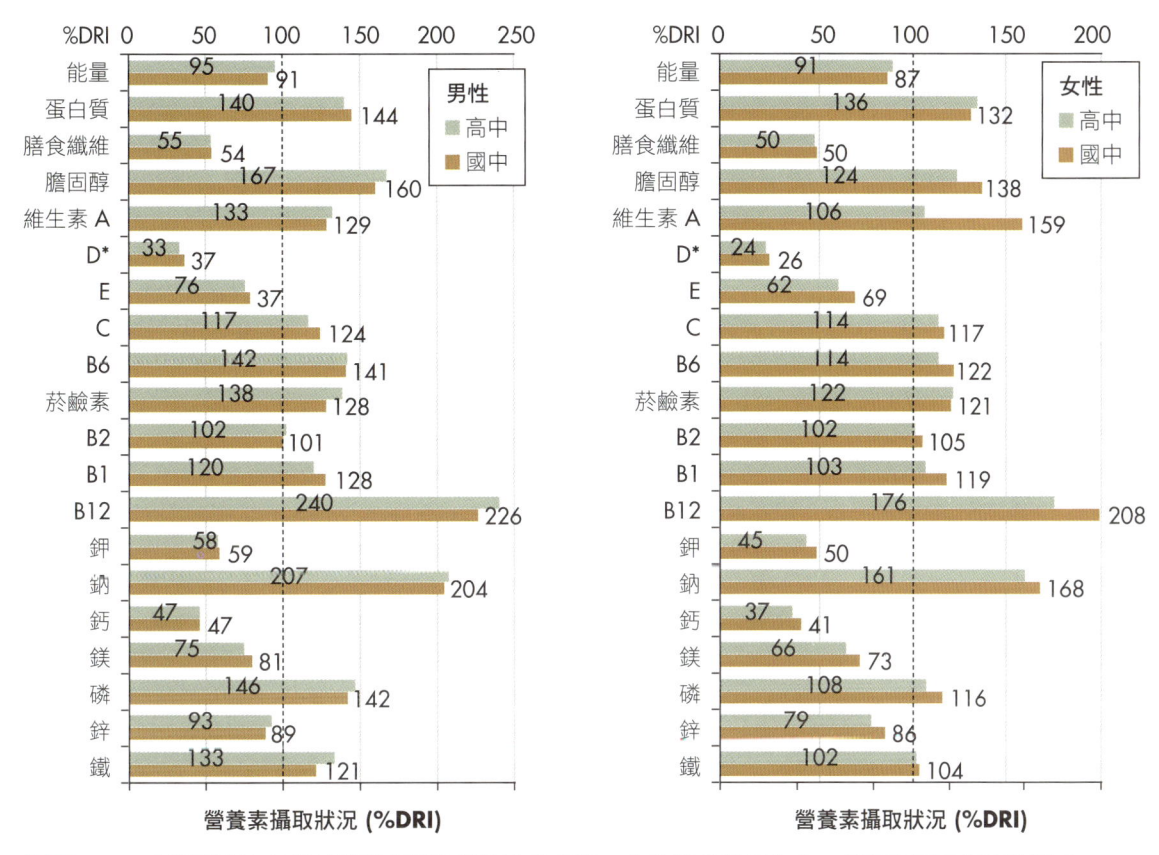

圖 14-5　台灣國高中年齡的營養素攝取狀況十分相似，女生通常較男生少，但攝取不足的項目相同。
*維生素 D 採用美國 DRI 之 15 微克

選擇上做些改變就可節制熱量。主餐選擇份量適中的瘦肉和燒烤，避免使用美乃滋，不要額外的肉片或起司。副餐選用小型烤洋芋，或蔬菜沙拉加減脂沙拉醬，可提供較少的卡路里和更多的營養素。挑選營養的減脂/低脂牛奶取代零卡飲料。挑選素食口味披薩，使用低脂起司和全麥餅皮。

節制咖啡因的攝取。忙碌的學業、打工、課外活動、社會服務和深夜的螢幕時間，讓許多青少年尋求立竿見影的提神物質。咖啡因的來源主要有咖啡和茶，大約每杯 100 毫克。某些提神能量飲料，也含咖啡因約每份 100 到 200 毫克。巧克力和某些糖果或運動營養產品含有咖啡因。估計青少年每日攝取 100 毫克以上的咖啡因。咖啡因對任何年齡層的人都有一些副作用，例如腸胃不適、睡眠障礙、焦慮、血壓升高和心律不整。美國小兒專科醫學會建議，兒童若攝取咖啡因，不宜超過 100 毫克/日。對小孩而言，過量的咖啡因可能會影響神經和心血管發育。除此之外，干擾正常的睡眠模式也會影響生長和學習能力。

喝酒不酗酒。美國「全國青年危險行為調查」的結果顯示，20% 的青少年曾經在 13 歲時喝酒。在整個青春期的某個時間點上，70% 的青少年自承喝酒一次以上，而 22% 的人自

承暴飲。青春期開始飲酒會造成嚴重的後果。研究顯示，青春期開始酗酒是成人酗酒的強力指標。酒精暴露會造成腦部決策、記憶、和學習的部位萎縮。判斷力不足最危險的後果就是醉酒駕駛，造成了三分之一的青少年致命車禍。飲酒也會導致意外受傷和死亡如溺水、摔倒、燒傷等。

低糖食物改善粉刺

大約 80% 到 90% 的青少年會長粉刺。雖然一般認為吃堅果、巧克力和披薩等高油食物會使粉刺惡化，然而尚無明確的科學證據。目前有最可靠的證據支持食物的升糖指數與男性粉刺的關聯，推測這兩種飲食因素會升高胰島素濃度，然後透過各種機制，增加皮脂的製造，並影響皮膚細胞的生長。總之，多吃全穀類、蔬果和豆莢不一定能改善粉刺，不過對健康有諸多益處。

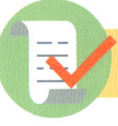

知識檢查站（解答在下方）

1. 下列何者攝取不足會造成生長不良？
   a. 卡路里
   b. 鐵
   c. 鋅
   d. 以上皆是
2. 牛奶是營養素密集的來源，但不包括
   a. 蛋白質
   b. 鐵
   c. 鈣
   d. 鋅
3. 為了確保挑食的兒童攝取足量的維生素和礦物質，應該
   a. 提供營養強化的早餐穀片
   b. 吃肉類和蔬菜就可獲得甜點的獎賞
   c. 使用綜合維生素和礦物質補充劑
   d. 以上皆非
4. 11 個月大的女嬰體重 8.6 公斤，每日大約需要 ＿＿＿＿ 大卡。
   a. 690
   b. 810
   c. 845
   d. 930
5. 滿週歲的嬰兒才能喝牛奶，因為它
   a. 含有太多脂肪
   b. 提供太多乳糖
   c. 含有太多蛋白質
   d. 以上皆是
6. 你的姪女吃了芒果沙拉後爆發蕁麻疹並感覺反胃，原因可能是食物
   a. 敏感
   b. 過敏
   c. 不耐症
   d. 以上皆是
7. 下列何者是吃營養強化的即食早餐麥片的效益？
   a. 改善學業成績
   b. 符合鐵和鈣的 RDA
   c. 較低的兒童肥胖風險
   d. 以上皆是
8. 研究中的無麩質、無酪蛋白飲食是用來治療
   a. 佝僂症
   b. 貧血
   c. 鉛中毒
   d. 自閉症
9. 治療過重的學齡兒童應該
   a. 減少餐點次數
   b. 遵循低醣飲食計劃
   c. 每天至少運動 60 分鐘
   d. 忌吃乳製品
10. 你要餵蘋果和藍莓泥給 7 個月大的女嬰，但她拒吃。你應該
    a. 假設她不喜歡蘋果和藍莓
    b. 改天再餵看看
    c. 強迫她吃
    d. 以上皆非

解答：1. d, 2. b, 3. a, 4. a, 5. c, 6. b, 7. d, 8. d, 9. c, 10. b

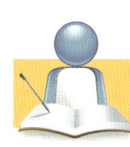

參考資料

1. 國民健康署：中華民國 103 年出生通報統計年報。2015。台北市。
2. MacDorman MF, Mathews TJ, Mohangoo AD, Zeitlin J. International Comparisons of Infant Mortality and Related Factors: United States and Europe, 2010. National Vital Statistics Reports 2014;63, no. 5.
3. 國民健康署：2015 國民健康署年報。
4. 衛生福利部：中華民國 104 年版衛生福利年報。
5. 國民健康署：台灣國民營養健康狀況變遷調查結果。

Chapter 15 成年期營養

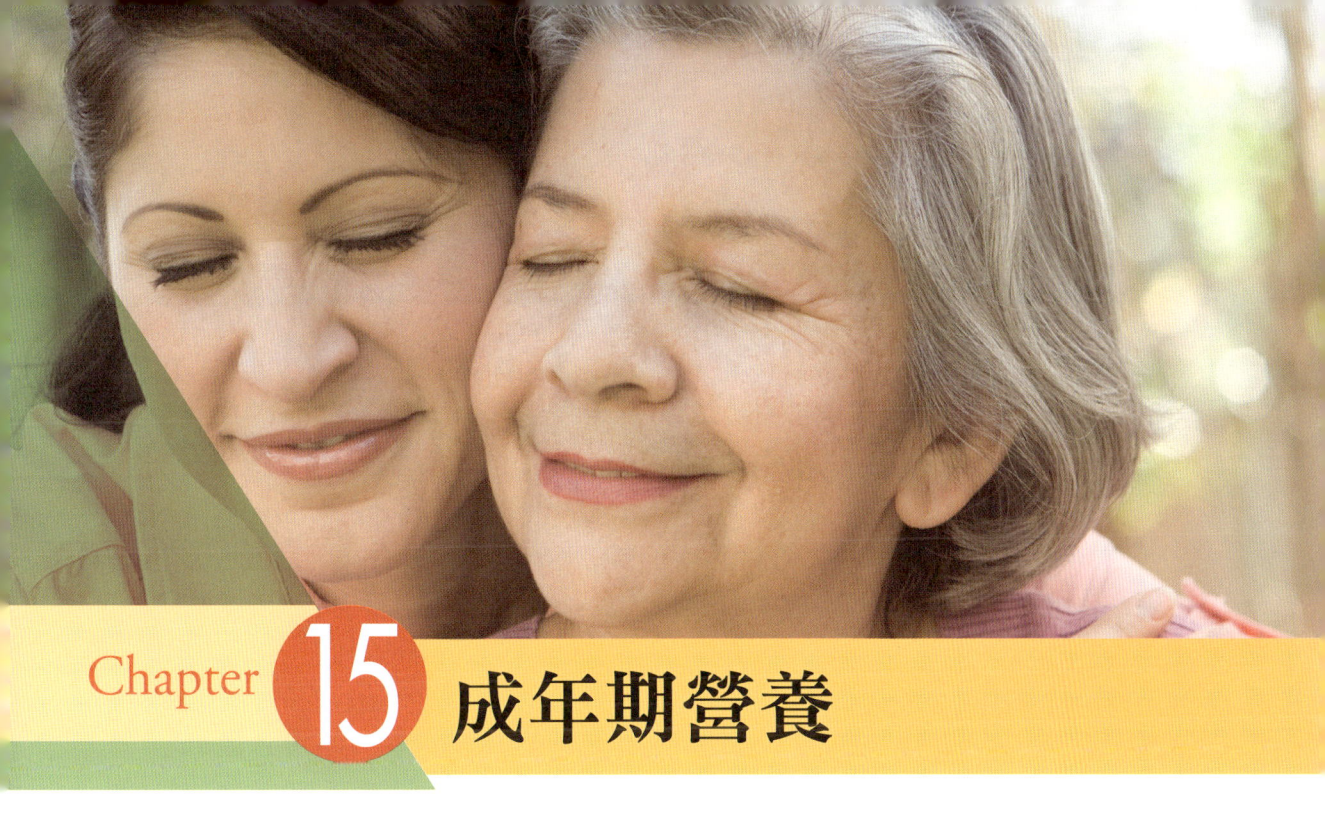

吃東西是人生一大樂事。只要具備常識並且知所節制，飲食正常可以維持身體健康。大多數人都想活得老又活得好，但是從中年開始許多人就身受肥胖、心血管疾病、高血壓和中風、第 2 型糖尿病、骨質疏鬆症和其他慢性病的侵襲。飲食得當可以防止與延緩這些疾病。現在的日常作為將會大幅影響日後的健康狀況。我們的目標是健康老化，至於或快或慢，有一部分是自己的抉擇。

15.1 台灣的高齡化

由於醫療保健和衛生設施的進步，已開發國家的人口結構正朝向日漸老化的方向而改變。年過 65 歲者只占美國人口的 13%。我國的統計資料指出，台灣的人口結構已經有很大的變化 (圖 15-1)。老年人口比率早在 1993 年就超過 7% 總人口，成為「高齡化 (ageing) 社會」，推計將於 2018 年超過 14%，成為「高齡 (aged) 社會」，更於 2025 年超過 20%，成為「超高齡 (super-aged) 社會」。

相對之下，負責社會生產力的青壯年人口會逐漸下降，目前有 74%，50 年後只有 50%。就整體社會的發展來看，不僅高齡人群需要健康照護，青壯年也需要維護健康，才能發展個人生涯，並且營造家庭和貢獻社會。

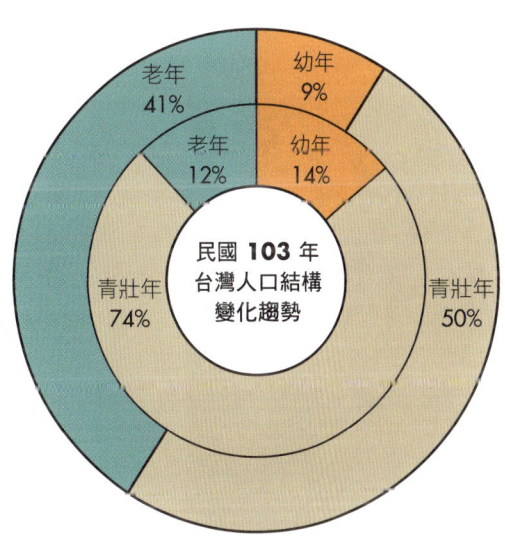

圖 15-1　台灣行政院人口會報推估台灣的人口結構將更趨向高齡，青壯年工作人口逐漸減少。

資料來源：參見參考資料 1,2

以目前的趨勢來看，青壯年的健康不如老年人，國家的支持政策最少。他們要扶老且扶幼，飲食與生活型態都講求效率和方便，反而沒有時間照顧自己，埋下了許多疾病的風險，未來的醫藥支出很可能抵銷了工作期間的生產力。

健康和獨立可以提升生活品質，並減輕負荷過重的醫療系統。老化不是疾病，而且老化帶來的疾病都能加以預防或管理。

老化的原因

成年期始於青少年完成身體的生長，是一生當中最長的時期。成年期與較年輕的生命階段不同，營養素主要是用來維護身體而非支持身體生長。成人變老時營養需求跟著改變，例如老人需要較多的維生素 D。

老化 (aging) 的定義是成年期身體結構和功能隨著時間而逐漸發生的正常變化。年輕時老化不明顯，主要的代謝活動都是邁向生長和成熟，製造許多活躍的細胞以滿足生理需求。青春晚期和成年期的主要任務是維護細胞，到 30 歲左右人體的運作達到巔峰：身材、精力、體能、耐力、效率和健康，都達到這一生的極致，大多數組織的細胞之合成和分解速率達到平衡。年過 30 之後，細胞分解的速率開始慢慢超越細胞更新的速率，器官的大小和效率逐漸下降。最後人體的功能開始走下坡 (圖 15-2)。

有些老化現象無可避免，例如組織和器官的細胞數目逐漸減少、頭髮轉白、肺活量減少等。然而許多退化現象可以利用健康的生活形態(例如吃營養飲食、經常運動、睡眠充足) 和避免不利的環境因素 (例如過度日曬和抽菸) 加以降低、防止和/或翻轉。

> 要記得單是延長壽命而沒有延緩慢性病的發生，只會增加受苦的時間。此外，對北美人來說，疾病纏身會造成龐大的經濟負擔。因此之故，光是延長壽命而沒有減少生病的時日，叫作「成功的失敗」。

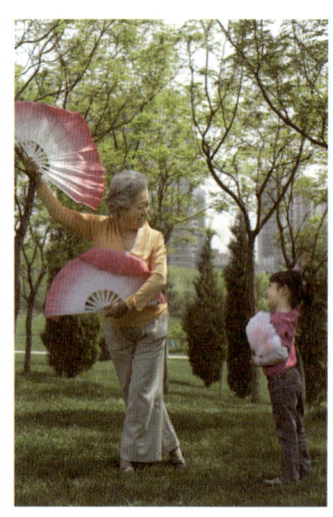

到了 2011 年，嬰兒潮已經 65 歲。老化人口所需的醫療照護日益迫切。

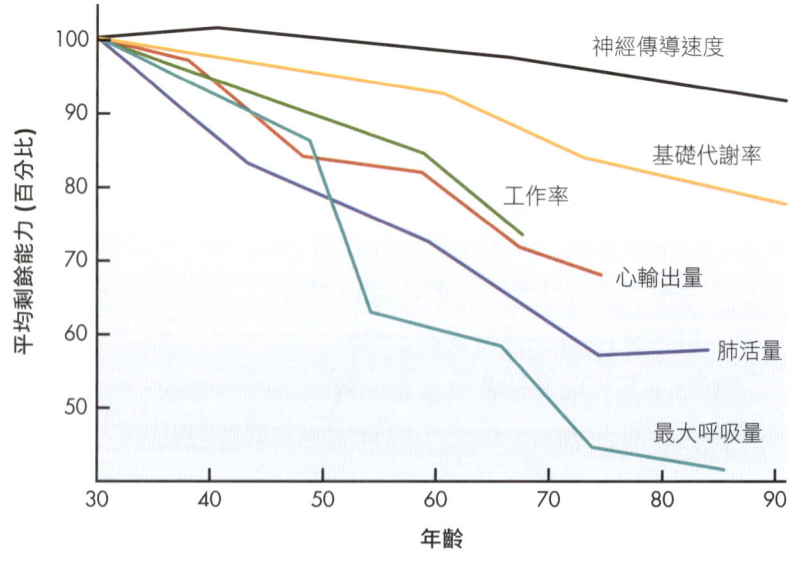

🌱 圖 15--2　老化引起的各項生理功能衰退。人體多種功能的衰退在久坐不動的人身上特別明顯。

自然老化和健康老化

「自然老化」指的是典型的 (或可預期的) 隨著年齡增加而發生的老化現象，例如體脂肪增加、瘦體組織減少、血壓升高、骨量減少、健康漸漸走下坡。不健康的生活形態、有害的外在環境和/或慢性病，確實會加速老化的過程。「健康老化」指的是身體和生理功能衰退只是因為年歲增長，而非因為生活形態、環境因素以及慢性病的緣故。努力把健康的年歲延到最長，並把生病的時日減到最短，叫作**壓縮衰病** (compression of morbidity)。

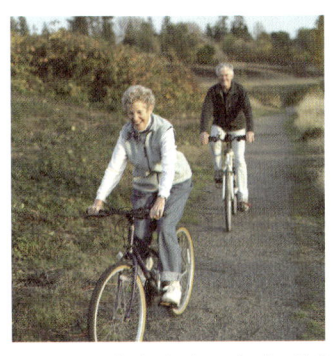

利用均衡飲食和生活方式延緩人體功能的衰退就是投資未來的健康。登入 www.nia.nih.gov 有許多免費的健康老化的資源。

影響老化速率的因素

老化速率因人而異，取決於遺傳、生活形態以及環境。

遺傳。有些家族有長壽的傾向。如果父母和祖父母都長壽，你可能也會長壽。雙胞胎研究指出，20% 到 30% 的長壽受到基因的影響。最明顯的是性別，女性較長壽。具有容易囤積脂肪的基因反而會使人壽命減短，因為體脂儲存過量，進而罹患心臟病、高血壓、癌症等疾病而減短壽命。除了遺傳之外，大部分影響老化速率的因素都可以自己掌控。

除了本身隸屬長壽家族之外，百歲人瑞通常：
- 不抽菸或酗酒
- 成年期體重增加很少
- 吃許多蔬菜和水果
- 每日進行體力活動
- 從事心智活動
- 保持樂觀心態
- 維繫親密友誼
- 已婚或曾經結婚 (尤其是男性)
- 擁有正常的 HDL 膽固醇製造速率

生活形態。生活形態指的是個人的生活模式，包括飲食選擇、運動模式、物質使用 (例如酒精、藥物、菸草)，生活模式會大幅影響健康和壽命與基因的表現。為了解開長壽之謎，科學家非常關注預期壽命高於平均值的社區，並且對他們的生活方式展開研究，如沖繩、地中海某些區域以及加州基督復臨安息日會的教區。這些社區的共通行為：吃的多半是未加工、富含纖維質的食物、健康的脂肪來源 (植物油和魚類) 以及瘦蛋白質來源；體力活動是日常生活的重要部分。

限制卡路里：你的飲食是青春之泉嗎？

動物實驗顯示長期限制卡路里能增加壽命。過重成人的「限制能量攝取的長期影響綜合評估」研究發現，減少 25% 卡路里但其他營養素都不缺乏，持續 6 個月後會降低代謝速率並且降低空腹胰島素和體溫，這兩項是長壽的生物指標。

環境。收入、教育程度、醫療、住宅、社會心理因素等外在環境對老化速率有重大的影響。足夠的收入可購買營養的食物、高品質的醫療、安全的住宅，即可延緩老化。教育有利收入，並獲取知識選擇營養的飲食與健康的生活模式，有病儘早求醫，有能力遵循醫護人員的指示，負起個人健康的責任等都有助於延緩老化。讓人可以自行做些決定並控制

自己的活動 (自主)，提供社會心理支援 (資訊與情感資源)，可促進健康老化與幸福感。反之，收入不足、教育程度低下、缺乏醫療、居無定所和/或缺乏自主與社會心理支援，就會加速老化。

15.2 成年期的營養需求

成年期的挑戰是維護身體，保存身體功能，並預防慢性病。2010 年美國人的飲食指標規劃了健康飲食的藍圖，其中的建議可歸納為三點：

1. 從事體力活動以平衡能量的攝取與支出，維持健康體重。
2. 多吃蔬果、全穀類、脫脂/低脂乳製品、海產。
3. 少吃含有鈉、飽和脂肪、反式脂肪、膽固醇、添加糖和精製穀類的食物。

良好的營養對成人有益。滿足營養需求可延緩某些疾病的發作，改善現有疾病的管理，加速許多疾病的復原，促進身心健康和社會福祉，且可減少住院需要和住院天數。

在台灣成人各類食物的攝取分配與年齡有關，不管男性或女性，老年人的食物選擇都比年輕人更為健康 (圖 15-3)。在忙碌的現代生活中，許多人以速食、即時與調理食品為主食，諸如速食麵、麵包、漢堡、三明治、包子、餃類等，統稱為便利性複合食品。

30 歲以下的年輕人攝取的奶類、蔬菜、水果類、全穀根莖複合醣類最少，便利性複合食品、簡單糖類、畜禽肉類和油脂類最多。31 歲以上中老年人的飲食逐漸趨於健康，油脂和簡單糖類減少，奶類、蔬菜和水果增多，但是老人的蛋白質類攝取明顯降低，一般會認為動物性食品較不健康，矯枉過正的結果反而對健康不利。

65 歲或以上最易營養不良。美國家醫專科學會、營養與膳食專科學會以及老年委員會等，為了找出 65 歲以上而有營養風險的人，共同製作了營養檢核表 (圖 15-4)。

台灣的成人 DRI 依性別區分為四個年齡層：19 到 30 歲、31 到 50 歲、51 到 70 歲，以及 71 歲以上。19 到 50 歲通常稱為「年輕成人」，51 到 70 歲是「中年成人」，而 70 歲以上是「老人」。營養需求之所以會發生變化，是因為身體組成、代謝作用、器官功能隨著年齡而改變。

能量需求減少

老人的卡路里需求減少有多種原因，基礎代謝率每 10 年下降 2%，失去瘦體組織，並減少運動量。運動可大幅增加能量需求，並且中止、延緩、甚至反轉瘦體組織的減少。高能量消耗有利食量，容易滿足營養需求，還能避免過重。國民營養調查發現，老年人熱量攝取偏低，又以老年女性最低。三大熱量營養素的熱量比值差異不大 (表 15-1)，可知老人的食量普遍降低，飲食提供的營養素總量也容易隨著減少。

Chapter 15 成年期營養

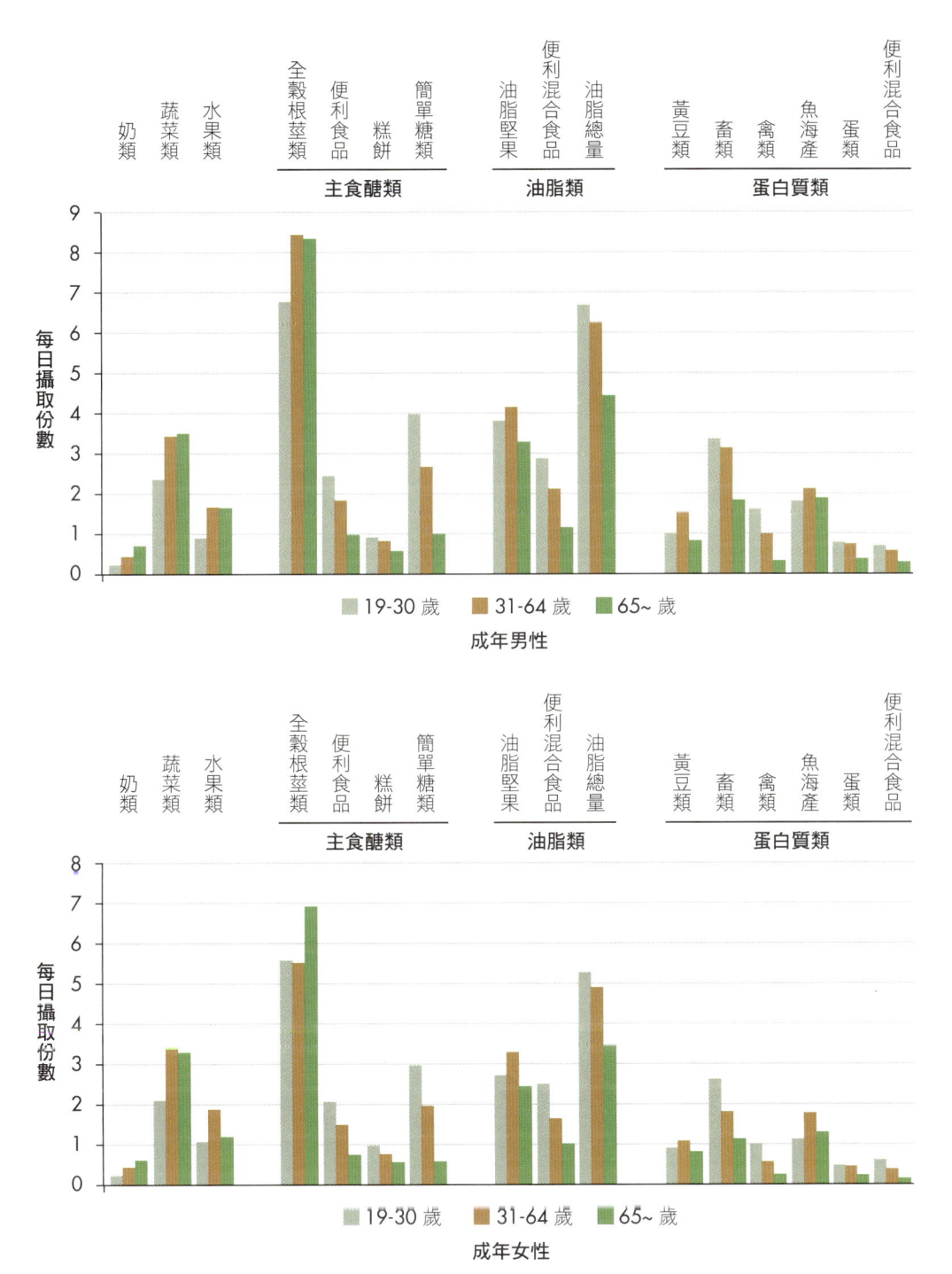

圖 15-3 台灣男性與女性成人每日攝取的各類食物份數因年齡而不同，老年人的選擇比年輕人健康，男女性都相同。
資料來源：參見參考資料 3,4

● 圖 15-4　老人營養檢核表。

老人營養檢核表

這是 65 歲以上成人的營養檢核表。
圈選合適的敘述所對應的分數。然後把分數加總，與營養分數比對。

分數	
2	1. 患有慢性病或目前的疾病已經改變了食量和食物種類。
3	2. 每日的食量少於兩頓正餐。
2	3. 很少吃蔬菜、水果或乳製品。
2	4. 幾乎每天喝 3 杯 (或以上) 的啤酒、烈酒或葡萄酒。
2	5. 有牙齒或口腔疾病造成進食困難。
4	6. 沒有足夠的錢購買食物。
1	7. 大部分的時候獨自用餐。
1	8. 每天服用 3 種 (或以上) 不同的處方或非處方藥物。
2	9. 過去 6 個月體重非自主地增加或減少 4~5 公斤。
2	10. 無法經常購物、烹飪或自己進食。
總計	

營養分數：

0~2：**良好**。6 個月後再檢核一次。

3~5：**危險邊緣**。各地的老人機構備有老人營養計劃的資訊。6 個月後再檢核一次。

6 或以上：**高危險群**。應由醫師檢視此檢核結果並提供改善營養的建議。

◆ 表 15-1　台灣民眾的能量攝取與熱量營養素的分配比

	男性				女性				建議範圍
年齡 (歲)	≥65	19-64	高中	國中	≥65	19-64	高中	國中	%總熱量
總熱量 (大卡/天)	1711	2361	2752	2544	1316	1733	2043	2037	
醣類 (%)	54	50	52	50	56	50	52	50	50~60
脂肪 (%)	29	33	33	34	28	33	33	35	20~30
蛋白質 (%)	17	17	15	16	17	16	15	16	10~20

資料來源：參見參考資料 1-4

蛋白質適中

　　北美成人的蛋白質攝取量通常都超過 RDA (每公斤體重 0.8 公克)。最近有些研究指出，老人的蛋白質攝取量稍高 (每公斤體重 1.0 到 1.3 公克)，有助於保存肌肉和骨量。蛋白質超過需求會被分解或存為脂肪，蛋白質過量會加速腎功能的老化。

脂肪攝取減少

成人的脂肪攝取量不要超過總卡路里的 20%~35%，宜減少脂肪攝取量，能量落差則可由複合醣類來彌補。

增加複合性碳水化合物。北美成人的碳水化合物通常都低於建議量，組成也應調整：增加複合醣類而減少簡單醣類。富含纖維質的飲食可降低結腸癌和心臟病風險、降低血膽固醇並且避免便秘。

水分要充足

老人水分攝取不足的原因有：口渴敏感度衰退、慢性病和/或故意少喝水以減少排尿的次數。水分攝取不足造成輕微脫水，有電解質不平衡的風險。脫水相當危險，會導致不辨方向、心智混亂、便秘、糞便阻塞、甚至死亡。

補充礦物質和維生素

成年期許多營養素的需要量會發生變化。成人飲食中容易缺乏的鈣、維生素 D、鐵、鋅、鎂、葉酸、維生素 B_6、B_{12}、E。吸收不良或飲食不夠營養的成人，可依個人需求吃礦物質或維生素補充劑。許多營養專家建議老人 (尤其是 70 歲以上者) 每天吃綜合維生素和礦物質補充劑，對維生素 D 和 B_{12} 特別有益。

國人營養調查結果發現鉀、鈣、鎂、鋅、維生素 D 與 E 等是成人與老人明顯攝取不足的營養素，男女性都一樣；另外還有碘輕微缺乏的問題，老人又比年輕人嚴重 (第 10 章圖 10-2)。

鈣與維生素 D。成人飲食中有偏低的傾向，因此過了 50 歲就會出現麻煩。如果營養素攝取不足，加上吸收能力降低，皮膚合成的維生素 D 減少，以及腎臟活化維生素 D 的功能衰退，種種因素導致了骨質疏鬆症。北美飲食中維生素 D 的來源有限，每天日曬 10 到 15 分鐘可大幅改善維生素 D 的營養狀況。加鈣強化的食物、起司、優格、帶骨吃的魚 (例如罐裝沙丁魚或鮭魚)、深綠葉菜類，都提供所需的鈣。

鐵。成年期最常見的營養不良是缺鐵性貧血，患者大部分是生育年齡的婦女，因為攝取的鐵不足以補充月經的流失。成人缺鐵的其他原因包括消化道出血性潰瘍或痔瘡，以及服用藥物如阿斯匹靈而失血。老人胃酸製造量減少，造成鐵吸收不良而缺鐵。

鋅。除了成年期鋅攝取量不足，老化而胃酸減少，造成鋅吸收量下降。老人鋅營養狀況不良會造成味覺喪失、心智遲緩、免疫功能下降、傷口癒合不良。

鎂。成人飲食的鎂有偏低的傾向。鎂不足會造成骨量喪失、肌肉虛弱、心智混亂，也會造成心律不整而猝死，而且與心血管疾病、骨質疏鬆症、糖尿病相關。從飲食獲得鎂為佳；

補充劑會導致腹瀉。

鈉。 美國成人所攝取的鈉超過 AI 的兩倍！主要來自加工食品和餐廳料理。老化使味覺衰退，讓老人容易吃入高鹽食物。成人攝取的鈉不要超過 2300 毫克/日。對年過 50 的成人，高血壓、高血壓前期、糖尿病或腎臟病患者，所有非裔美國人，上限攝取量 1500 毫克/日。這些族群對鈉特別敏感，容易造成血壓升高。高鈉也會增加鈣的尿排泄，增加骨質疏鬆症危險，並且會加重老人腎功能的負擔。

低血鈉也是老人會有的問題。年過 70，服用利尿劑或腎功能不足者，低鈉血症的風險會升高。輕微低鈉血症的後果包括頭暈目眩、意識不清、腳步不穩，老人因而容易跌倒。其他問題有疲乏、肌肉痙攣、沒有胃口。鈉攝取量降到 AI 可以改善大多數成人的健康。台灣老人非常注重鹽的控制，食鹽減少攝取時，要注意選用加碘食鹽，以維護代謝和神經系統的健康。

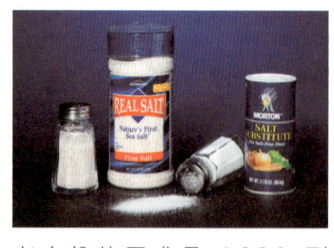

老人鈉的需求是 1200 到 1300 毫克/日。美國老人例行的鈉攝取量超過這個數量。鉀的需求是 4700 毫克/日。許多老人達不到這個目標

葉酸、維生素 B$_6$ 和 B$_{12}$。 攝取足量的葉酸對育齡婦女極為重要，可防止神經管缺陷。老年期的葉酸、維生素 B$_6$ 和 B$_{12}$ 尤其重要，可清除血液中的同半胱胺酸，降低老人的心血管疾病、中風、骨折、神經退化風險。老人因為胃酸和內在因子減少造成 B$_{12}$ 吸收不良，如果維生素 B$_{12}$ 耗盡就會導致貧血和神經損壞。51 歲以上的成人可以吃添加維生素 B$_{12}$ 強化的食品或補充劑，添加的維生素 B$_{12}$ 為合成態很容易吸收。

維生素 E。 大多數人的膳食維生素 E 都比建議量少，意味體內抗氧化劑的供應量減少，細胞易受自由基破壞、加速慢性病和白內障的病程，並且加速老化，降低體能。

類胡蘿蔔素。 某些類胡蘿蔔素具有抗老化和保健功能。葉黃素和玉米黃素能防止白內障和老年性黃斑病變。蔬果是主要來源，多吃蔬果可抗老化。

15.3 生理變化對營養狀況的影響

成人飲食的食物選項和營養素含量取決於生理、社會心理、經濟因素的互相作用。這些因素只要有一種發生變化，都會導致飲食品質、營養狀況以及健康的惡化。表 15-2 列舉了成年期生理發生的許多變化對飲食與營養需求的影響。

研究員認為維持瘦體組織或許是健康老化最重要的對策。理由是維持瘦體組織能夠：
- 維持基礎代謝率，有助於降低肥胖的風險。
- 保持低體脂肪，有助於控制血膽固醇濃度並避免第 2 型糖尿病的發作。
- 維持身體水分，降低脫水的風險並改善體溫調控。

身體組成改變

隨著年齡增加，瘦體組織減少、體液減少、脂肪存量增加。經常運動可以減少這些不利的變化。瘦體組織喪失稱為**肌少症**

Chapter 15　成年期營養

表 15-2　老化引起的生理變化以及應付之道

生理變化	應付之道
胃口 (↓)	• 監測體重並儘量吃飽以維持健康體重。 • 使用代餐產品如安素等。 • 挑選能量密集的食物，例如脂肪的植物來源。
味覺與嗅覺 (↓)	• 變化飲食。 • 實驗無鹽的香料和調味品。
咀嚼／吞嚥能力 (↓)	• 諮詢牙醫如何增加咀嚼能力。 • 必要時降低食物的硬度。
口渴的感覺 (↓)	• 追蹤水分的攝取。 • 注意脫水的跡象 (例如尿液減少或顏色變深)。
胃酸 (↓)	• 吃瘦肉和加鐵強化的食品。 • 要求醫生監測血鐵濃度。 • 富含鐵的食物與維生素 C 共食。 • 吃維生素 B_{12} 強化的食物或補充劑。
排便功能 (↓)	• 每天食取足夠的纖維質，多吃蔬果和全穀類麵包/麥片。 • 多喝水。
乳糖酶 (↓)	• 以少量多次的方式喝牛奶。 • 吃優格或起司替代牛奶。 • 吃減乳糖或無乳糖的產品。 • 尋找其他鈣質來源。
肝功能 (↓)	• 飲酒要節制。 • 避免吃超過 100% DV 的營養素補充劑，尤其是維生素 A。
胰島素功能 (↓)	• 維持健康體重。 • 吃低升糖指數的碳水化合物 (參見第 4 章)。 • 經常做體力活動。
腎功能 (↓)	• 根據醫生和合格營養師指示調整飲食中的蛋白質和其他營養素。
免疫功能 (↓)	• 滿足營養需求，尤其是蛋白質、維生素 E、維生素 B_6 和鋅。 • 經常做體力活動。
肺功能 (↓)	• 遠離菸草製品。 • 經常做體力活動。
視力 (↓)	• 多吃蔬果和全穀類麵包/麥片以獲取類胡蘿蔔素、維生素 C、維生素 E 以及鋅。 • 節制脂肪攝取量。 • 陽光熾烈時戴太陽眼鏡。 • 不抽菸。 • 經常做體力活動 (減少胰島素抗性)。 • 如果診斷出黃斑病變，與醫生討論補充鋅、銅、維生素 E、維生素 C 和 β-胡蘿蔔素的療法。
瘦肉組織 (↓)	• 滿足營養需求，尤其是蛋白質和維生素 D。 • 經常做體力活動，包括肌力訓練。
心血管功能 (↓)	• 維持正常血脂和血壓，必要時調整飲食或服用處方藥劑。 • 經常做體力活動。 • 保持健康體重。

307

◆ 表 15-2　老化引起的生理變化以及應付之道 (續)

生理變化	應付之道
骨量 (↓)	• 滿足營養需求，尤其是蛋白質、鈣和維生素 D (經常日曬有助於獲取維生素 D)。 • 經常做體力活動，尤其是負重運動。 • 停經婦女應考慮服用經過檢驗的骨質疏鬆症藥物。 • 保持健康體重 (避免不必要的減重)。
心智能力 (↓)	• 滿足營養需求 (例如維生素 E、維生素 C、維生素 B_6、葉酸和維生素 B_{12}) 和每週吃兩次海產。 • 保持終身學習。 • 經常做體力活動。 • 獲取足夠的睡眠。
脂肪存量 (↓)	• 避免飲食過量。 • 經常做體力活動。

(sarcopenia)。喪失肌肉量導致基礎代謝變慢、肌力衰退、能量需求減少，也使體力活動變少，更難維持肌肉量，形成惡性循環。飲食過量與運動不足常造成**肌少性肥胖** (sarcopenic obesity)。年過 70 體重下降是常見的問題，可能是疾病、味覺或嗅覺與咀嚼能力衰退所致。體重減輕增加營養不量的風險，抵抗力下降，容易受傷，最後導致死亡。

骨骼疏鬆與關節退化

　　骨質喪失是老化的必然後果，婦女發生在停經後，男性在老年時，導致骨質疏鬆症。骨質疏鬆症會限制老人購物、備餐和運動的能力。攝取足量的維生素 D、鈣和蛋白質，不抽菸，節制或不飲酒，做負重運動，都有助於保存骨量。關節炎會造成覆/保護關節的軟骨退化和硬化，導致疼痛和發炎，以及行動困難。骨關節炎是老人失能的主要原因。葡萄糖胺和/或軟骨素的補充，有的可以減輕疼痛、延緩關節退化的進程或者重建軟骨。維持健康體重也能夠減少關節疼痛的壓力。

　　老年人維持體力活動可以保存肌肉量並減少體脂肪。適當的運動可增加肌力和靈活度，改善平衡並降低跌倒的風險，減輕需要力氣的日常工作，改善睡眠品質，延緩骨量喪失，以及增加關節運動因而避免受傷。運動對個人的心理狀況也有正面影響，所以應鼓勵老人多運動。有氧運動可改善耐力、肌力訓練可維持瘦體組織和基礎代謝率、太極拳和瑜珈都是可改善平衡的運動、伸展運動則可增加柔軟度。

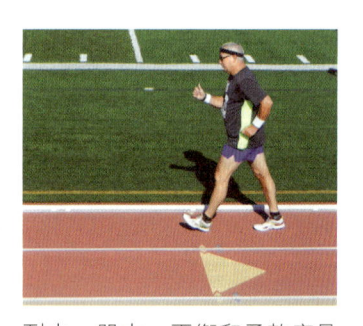

耐力、肌力、平衡和柔軟度是國立老化研究所提倡的 4 種運動要素。

消化系統影響食物攝取

　　牙齒不好、咀嚼困難的老人會忌吃肉類或爽脆的蔬果，因而錯失重要的營養素如蛋白質、鐵和鋅 (來自肉類)，以及鉀和膳食纖維，所以可改吃肉泥和熟軟蔬菜。胃酸、內在因子和消化酵素的分泌不足，導致鐵、維生素 B_{12} 等營養素吸收受阻。胃腸老化蠕動緩慢使

Chapter 15　成年期營養

老人容易便秘，應攝取足夠的纖維質、多喝水並且做運動來預防，必要時使用纖維補充劑。有些藥物也會造成便秘，必須諮詢醫生是否需要使用瀉劑或軟便劑。

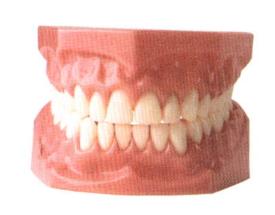

年老時肝功能變差，對許多物質 (包括藥物、酒精和維生素/礦物質的補充劑或滴劑) 的解毒能力就會下降，維生素中毒的機會就升高。膽結石會阻塞膽管，使膽汁無法流入小腸，因而干擾脂肪的吸收。肥胖是膽囊疾病的主要風險因素，尤其是年老婦女。可改吃低脂飲食，甚至手術切除膽囊。

食慾是老人健康的關鍵因素。食慾差的老人攝取肉、魚海產、蛋類、蔬菜、水果等各類食物明顯減少；能量、蛋白質、B_1 和菸鹼素等重要營養素都低於 DRI，連醣類、鐵與磷也都減少 (圖 15-5)。食慾佳的老人會攝取多類的食物，獲得的營養素也多，貧血率較低，死亡風險也比較低。

牙齒不好會影響進食和消化。吃較軟和較易咀嚼的食物，有充裕的時間咀嚼和吞嚥，可讓老人吃得更多。

神經系統遲鈍

味覺和嗅覺的傳遞訊號的神經細胞會逐漸喪失進而改變食物的選擇。聽力和視力隨著年齡而老化。老人因聽力不好而避免社交接觸，容易導致飲食貧乏。老人因為視網膜退化和白內障影響視力時，會影響食物採購、尋找食品、閱讀標示以及在家備餐的能力。黃斑

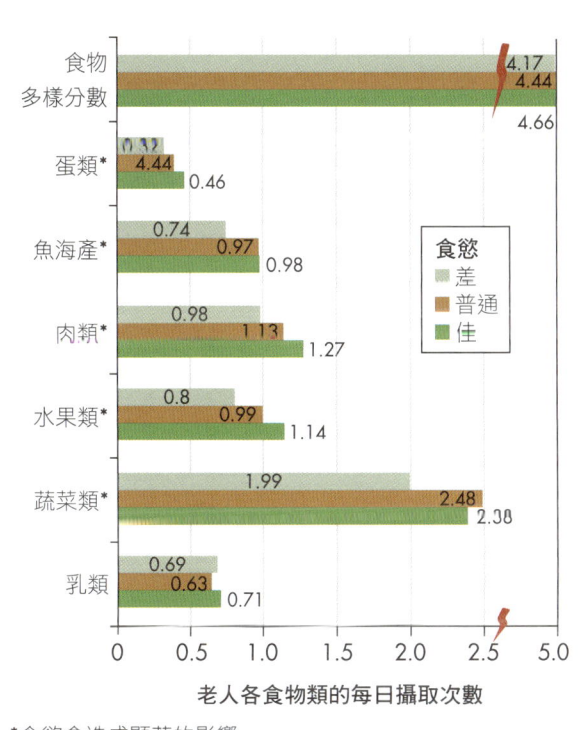

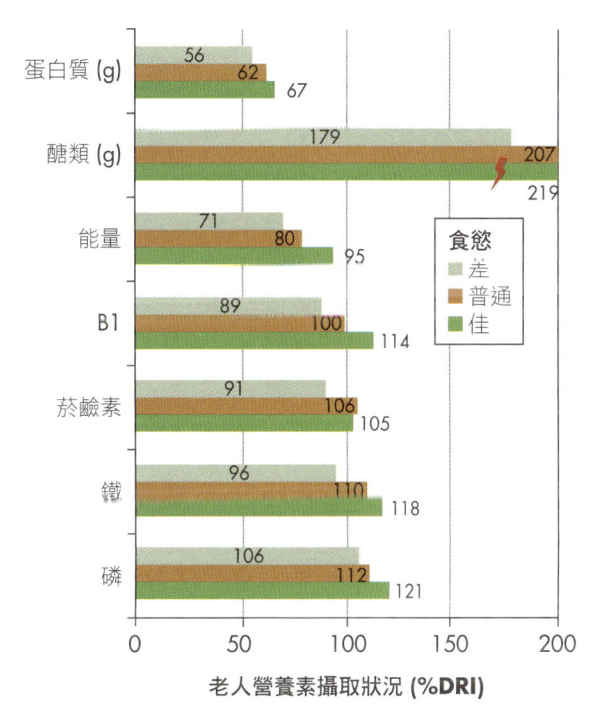

老人各食物類的每日攝取次數

食物類	差	普通	佳
食物多樣分數	4.17	4.44	4.66
蛋類*	0.32	4.44	0.46
魚海產*	0.74	0.97	0.98
肉類*	0.98	1.13	1.27
水果類*	0.8	0.99	1.14
蔬菜類*	1.99	2.48	2.38
乳類	0.69	0.63	0.71

老人營養素攝取狀況 (%DRI)

營養素	差	普通	佳
蛋白質 (g)	56	62	67
醣類 (g)	179	207	219
能量	71	80	95
B_1	89	100	114
菸鹼素	91	106	105
鐵	96	110	118
磷	106	112	121

*食慾會造成顯著的影響。

圖 15-5　老人的食慾是營養關鍵因素，食慾好則食物攝取多樣，營養素也比較充足。
資料來源：參見參考資料 5

病變也是老人常見的視力退化疾病，攝取類胡蘿蔔素可降低黃斑病變的風險，多吃蔬果則可減少白內障風險。如果有神經肌肉協調不良，不但造成購物和備餐困難，更會影響進食。

免疫功能變弱

免疫功能會隨著老化而削弱。反覆生病和傷口癒合不良是缺乏營養素(特別是蛋白質和鋅)而妨礙免疫功能的警訊。老人應攝取足量的蛋白質、維生素(尤其是葉酸和維生素A、D、E)、鐵、鋅以維持免疫功能。營養過量也同樣會對免疫系統有害。比方說，肥胖和脂肪、鐵、鋅攝取過量會抑制免疫功能。

內分泌系統

隨著年齡增加，荷爾蒙的合成和釋出變慢。維持健康體重、經常運動、吃低脂高纖飲食、忌吃高升糖指數的食物，可強化人體利用胰島素的能力，使餐後升高的血糖恢復正常。

慢性病逐漸出現

隨著年齡增加，肥胖、心臟病、骨質疏鬆症、癌症、高血壓和糖尿病也跟著盛行。慢性病會強烈衝擊飲食，也會影響營養素和能量的需求。比方說，癌症會升高營養素和能量需求；高血壓表示應減少鈉的攝取量。營養素的利用也會受慢性病的影響，例如糖尿病會改變人體利用葡萄糖的能力。此外，心臟病會影響腎臟再吸收葡萄糖、胺基酸與維生素 C 的能力。

藥物服用會干擾營養

老年人因諸多疾病常需服用多種藥物，有些藥物對營養狀況有不良的副作用。比方說，有些藥物會降低味覺和嗅覺的敏感度，或是導致厭食或反胃，以致沒有食慾。有些藥物會改變營養需求。例如阿斯匹靈可能造成胃出血，因此長期服用會升高鐵和其他營養素的需求。抗生素把病菌和益菌一併殺死，因而減少了大腸細菌合成的維生素 K。利尿劑和瀉劑會導致水分和礦物質排泄過量。

服藥的人更應吃營養豐富的食物，並且注意某些會影響藥效的特定食物或補充劑。例如維生素 K 會抑制口服抗凝血劑的藥效，陳年起司會干擾治療高血壓和憂鬱症的藥物，葡萄柚則會干擾鎮靜劑和降膽固醇藥物。

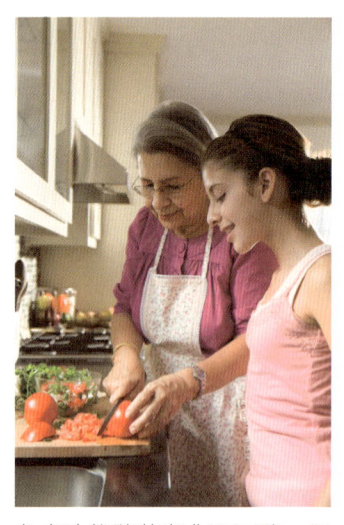

免疫功能隨著老化而下降，因此食品安全對老人愈發重要。第 12 章提供了食品安全的建議，例如備餐之前先洗手和清洗工作枱面。

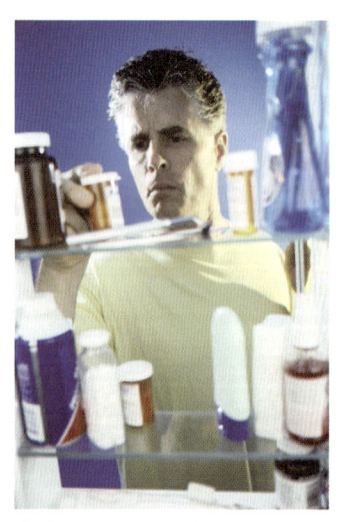

大約三分之一的老人每天服用八種(或以上)的藥物。在某些情況下，藥物會影響營養狀況。比方說，某些利尿劑會增加礦物質的尿排泄。在其他情況下，營養素和食物成分也會影響藥效。比方說，維生素 K 會影響抗血栓藥劑的作用。

Chapter 15　成年期營養

15.4 社會心理因素與成人營養狀況

老人擔心自己的年老力衰會造成困窘,因而從社交圈退縮,寧可單獨用餐而不願與人共餐。單獨用餐者不論理由為何,很少人吃得夠飽或攝取足夠的營養。獨食無伴者不論年輕或年老,都懶得購買或烹煮食物。許多人逐漸養成對生命漠不關心的態度,長久下來健康和營養會每況愈下。美國有一些營養輔助計劃可幫助老人獲取食物和社會支援。

憂鬱症

對生命抱持積極的態度以及完整的支持網絡,會讓飲食變得愉快而有趣。與此相反的是,社交孤立、悲傷、長期疼痛和生病或生活方式的改變,會導致沮喪、沒有胃口、對食物沒有興趣和失去生活能力。憂鬱症若不治療,會使胃口持續減少,導致虛弱、營養不良、心智混亂並強化隔離與孤單的感覺 (圖 15-6)。憂鬱症可能預示潛伏的疾病,也會妨礙其他疾病或受傷的復原。高達 15% 的憂鬱症病例以自殺做為結束,因此及早偵測老人的憂鬱症很重要,通常可以治療;幫助歷經重大生活變化如喪偶的人需要藥物,充分的社會支援和/或心理治療。

阿茲海默症

阿茲海默症是導致美國 65 歲及 65 歲以上老人死亡的重要因素,這是一種是不可逆的、進行性腦部退化疾病,患者逐漸失去記憶、推理和理解的能力。阿茲海默症先是嚴重破壞老年人的心智能力,最後則是破壞肉體健康。阿茲海默症有十種警訊,沒人知道疾病的成因,不過科學家曾提出種種假設,包括腦部細胞發育或蛋白質製造發生變異、中風、血液脂蛋白的組成改變、肥胖、血糖調控不良 (例如糖尿病)、高血壓、病毒感染和自由基過多等。

早在警訊出現之前 10 到 20 年,認知衰退的過程就已經開始,所以早期預防極為重要。預防方法著重在終生學習以維持腦部活

阿茲海默症的十種警訊:
1. 最近的記憶喪失影響到工作表現
2. 無法從事原本熟悉的工作
3. 語言障礙
4. 不辨時間與地點
5. 判斷力減退或有瑕疵
6. 無法做抽象思考
7. 常常亂放東西
8. 喜怒無常或行為改變
9. 性格改變
10. 行為被動

社交孤立;配偶或已死亡。

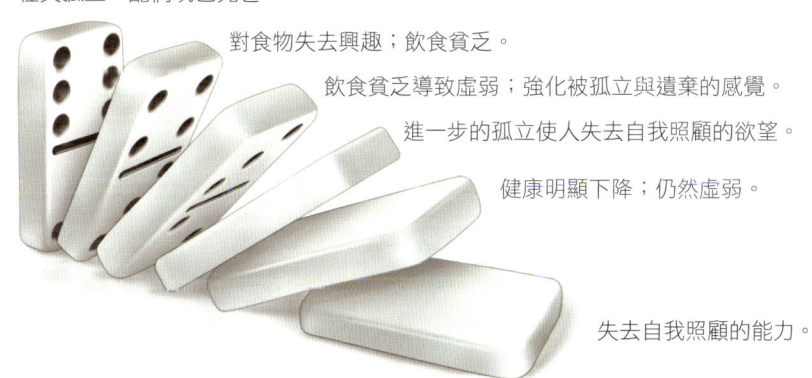

對食物失去興趣;飲食貧乏。

飲食貧乏導致虛弱;強化被孤立與遺棄的感覺。

進一步的孤立使人失去自我照顧的欲望。

健康明顯下降;仍然虛弱。

失去自我照顧的能力。

圖 15-6　老年人的健康往往會走下坡。一個小小的變化導致一連串事件或「骨牌效應」而損害健康。及早介入可以預防社會心理因素相關的身體虛弱。

老人營養不足的警訊：
- 疾病
- 飲食貧乏
- 缺牙或口腔疼痛
- 經濟困難
- 缺乏社交接觸和互動
- 多重用藥
- 非自主的增重或減重
- 需要照護協助
- 高齡長者

動、多吃蔬果以及服用布洛芬 (ibuprofen)。科學家正在研究營養在阿茲海默症的防治上所扮演的角色。攝取足量的抗氧化營養素，例如維生素 C、維生素 E 和硒，可保護人體免於自由基的破壞。攝取足量的葉酸、維生素 B_6 和 B_{12} 尤其重要，因為血液同半胱胺酸升高也是危險因子。膳食脂肪與阿茲海默症的防治也有關係，多吃 ω-3 脂肪酸而少吃飽和、反式脂肪可降低阿茲海默症的風險。

經濟因素

購買食物的預算對飲食品質有很大的影響。失業、未充分就業、退休、掙錢的人去世或收入減少，會無法買到足夠的健康食物，因而影響營養和健康。收入不足是老人的特殊問題，會讓人難以維持良好的營養狀況。美國政府的食品配發計劃和補充營養協助計劃可協助各年齡層的低收入者獲取所需的食物。

15.5 成年期的健康飲食

成年人的營養補給以維護身體、維持功能及避免慢性病為目標。所以應注意活動與熱量平衡，平時要多吃蔬果、全穀類、脫脂乳品與海產類；減少含糖、精製食品、高鈉與高飽和脂肪、反式脂肪等食物。

老年人的飲食應該增加營養豐富的食物，並且確保纖維質和水分的攝取量足夠。此外，還要含有一些瘦肉作為蛋白質、維生素 B_6、維生素 B_{12}、鐵和鋅的來源 (表 15-3)。

適度飲酒的益處

適度飲酒可以降低心血管疾病和第 2 型糖尿病的風險，但僅限於男性每日一杯，女性略少於一杯。如果酗酒反而有**肝硬化** (cirrhosis) 的風險。早期的酒精性肝傷害尚可反轉，末期就無法了。有些證據顯示，男性每日 40 公克酒精 (3 罐啤酒)，女性每日 20 公克酒精 (1.5 罐啤酒) 就足以造成肝傷害。

老人因為酒精代謝較慢、體液較少，會容易喝醉。適度飲酒也會加劇某些慢性病的狀況，且與各種藥物起不良反應。飲酒傷身的後果在老人身上會放大，所以年過 65 歲飲酒不要超過每日一杯。

老年人的飲食調整

由於胃口變差、咀嚼困難等問題會影響老人的正常食物攝取，因此為了讓老人可以吃一般的食物並滿足營養需求，因此可視情況做一些飲食調整。

少量多餐。有助於消化跟吸收。

Chapter 15　成年期營養

◆ 表 15-3　老年人的健康飲食指南

- 三餐定時；少量多餐或許更佳。每種菜單都以營養豐富的食物為主。
- 利用省力裝置與方便食品，但每天要吃一些新鮮食品。
- 嘗試新食物、新佐料和新的烹飪方式。罐頭食品不可吃太多，且要選擇低鈉者。
- 儲備一些容易烹調的食品，以便疲勞時可以派上用場。
- 偶爾享受一下，吃一塊上等肉排或鍾愛的新鮮水果。
- 在燈光明亮或陽光充足的地方用餐；把食物安排得賞心悅目；利用不同滋味、顏色、形狀、口感和香味的食材。
- 布置廚房和用餐區使烹飪與清理更加容易。
- 與親友共餐，或到老人中心用餐。
- 與鄰居共同分攤烹飪工作。
- 利用社區資源協助購物和居家照護。
- 經常運動。
- 儘可能在飯前散步以刺激食慾。
- 必要時切碎或磨碎難以咀嚼的食物。如果牙齒不好，可用較軟而富含蛋白質的食物 (例如絞肉、蛋) 取代肉排。另外可以煮濃湯、燉菜、砂鍋和全穀類食品。
- 如果動作不便，可以預先切割食物 (或許需要親友協助)，然後利用有把手的深鍋 (或特製的烹飪器皿) 烹煮。

水分充足。 可提供多水的水果，不但可提供水分還能同時提供膳食纖維促進腸道蠕動。但是考慮到老人容易夜間如廁而干擾睡眠，建議睡前少喝水、茶或咖啡等飲料。

改變食材的質地或烹調方式。 選擇較軟的蔬菜、魚類等，肉類可切成小塊幫助咀嚼。必要時可打蔬果泥或蔬果汁提供。五穀主食類可以多加水煮成粥狀或較軟的形式供應。

餐食溫度。 避免提供太冷或太燙的食物，太酸、太甜或太油膩也都不適合。

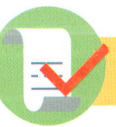

知識檢查站（解答在下方）

1. 肥胖率隨著老化上升是因為
   a. 基礎代謝率隨著老化下降
   b. 體力活動隨著老化而減少
   c. 能量的攝取量超過消耗量
   d. 以上皆是
2. 營養計劃如共同用餐或居家送餐可以提供
   a. 較好的營養狀況
   b. 社交氣氛
   c. 經濟餐點給低收入老人
   d. 以上皆是
3. 在美國的老年人口中，增加速度最快的年齡層是_____歲。
   a. 65　　　　　　　c. 79
   b. 74　　　　　　　d. 85+
4. 下列何者準確描繪老化原因的理論？
   a. 睪固酮和雌激素增加，因而影響細胞功能
   b. 血糖降低，無法供應足夠的能量給腦細胞
   c. 卡路里攝取不足，加速身體分解

313

d. 過量的自由基破壞細胞元件
5. 免疫系統隨著老化而降低效率，所以必須攝取足夠的_____和_____以維持免疫功能。
   a. 維生素 A，鉀
   b. 蛋白質，鋅
   c. 鋅，碘
   d. 維生素 A，維生素 K
6. 下列何種對策可預防或延緩阿茲海默症的發作？
   a. 避免挑戰腦力
   b. 少吃乳製品
   c. 攝取足量的 B 群維生素，例如葉酸、維生素 B_6 和 B_{12}
   d. 增加飲食中 ω-6 對 ω-3 脂肪酸的比例
7. 為了維持最佳營養狀況和健康體重，老人的飲食應該是_____營養素密度和_____卡路里含量。
   a. 低，高   c. 高，適度
   b. 低，低   d. 高，高

8. 唐納被診斷出肝硬化。為了對抗肝功能不足，他應該
   a. 服用大劑量的維生素和礦物質補充劑
   b. 少喝酒
   c. 少吃膳食纖維
   d. 以上皆是
9. 酒精的消化是在
   a. 胃
   b. 小腸
   c. 肝臟
   d. 以上皆非；酒精不需要消化
10. 酒精危害最大的是
    a. 腦細胞，因為腦部比葡萄糖優先利用酒精作為能源
    b. 腎細胞，因為酒精在此處排泄
    c. 腸胃細胞，因為它們直接接觸食入的酒精
    d. 肝細胞，因為酒精在此代謝

解答：1.d, 2.d, 3.d, 4.d, 5.b, 6.c, 7.c, 8.b, 9.d, 10.d

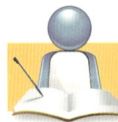

參考資料

1. 國家發展委員會人口推計。
2. 政院經濟建設委員會：中華民國 2012 年至 2060 年人口推計。2012。
3. 吳幸娟、潘文涵、葉乃華、張新儀、洪淑怡。台灣成人與老人營養素及食物攝取來源之變遷趨勢：由 NASHIT 1993~1996 到 2005~2008。
4. 國民健康署 台灣國民營養健康狀況變遷調查結果
5. Huang YC, Wahlqvist ML, Lee MS. Appetite predicts mortality in free-living older adults in association with dietary diversity. A NAHSIT cohort study. Appetite 2014; 83:89–96.

Chapter 16 餐飲營養

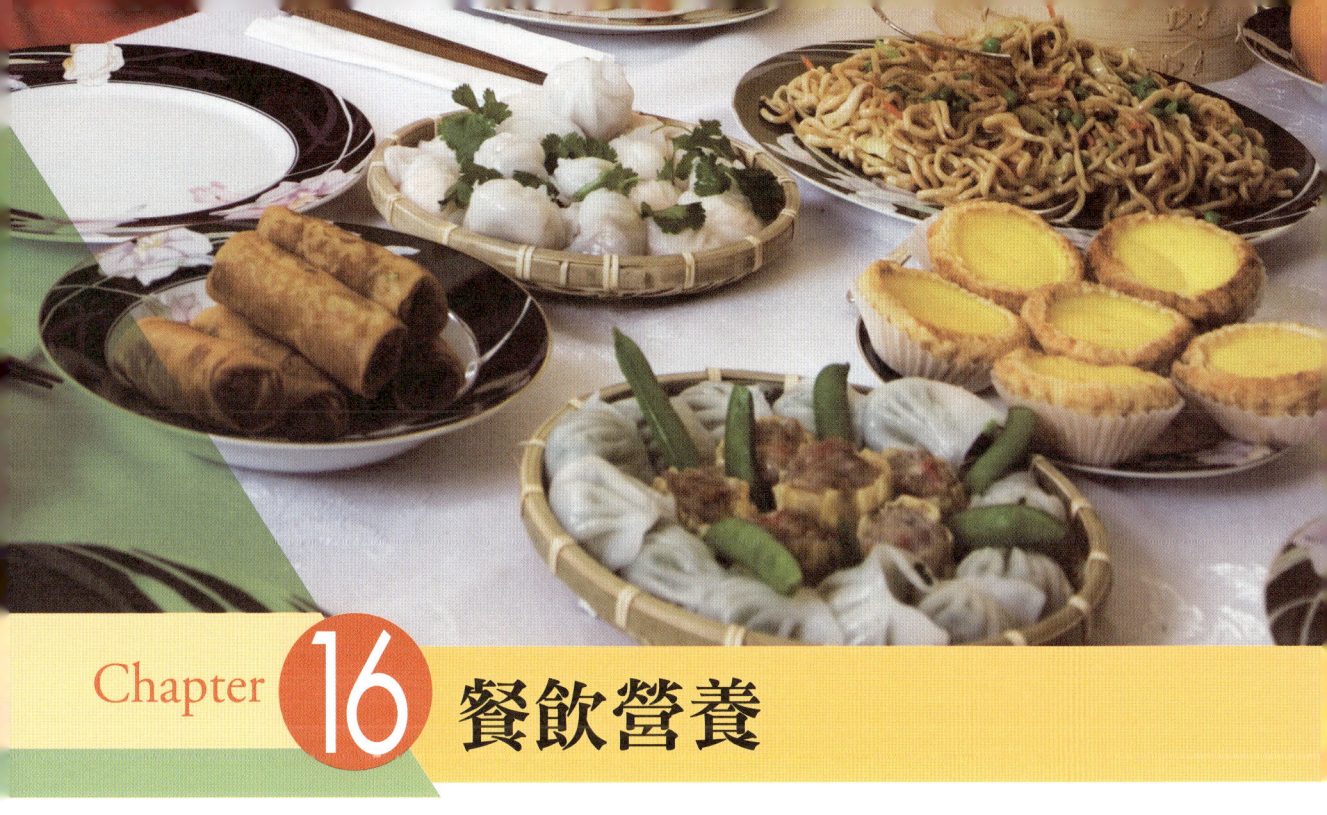

追求健康的新世代，餐點不僅要可口好吃，更重視烹調過程是否安全、健康，內含熱量、營養價值是否豐富與均衡。因此消費者與相關業者均要建立責任感、一起努力，關心並學習營養學與食品安全專業，了解營養素的生理功能與失衡害處，落實日常飲食的均衡攝取、建立良好飲食習慣，吃得安全安心、促進身心健康並維護環境永續。

16.1 飲食型態多元化

因應不同人群的各種需求，例如方便取得、快速果腹、心情愉快、心靈寄託、預防疾病、治療疾病等等目的，衍生出許多飲食型態，沒有一種食物含有身體所需要的所有營養素，同樣的，沒有哪一種飲食絕對最好，不管是哪一種飲食，只要能兼顧均衡、適量、營養就可以維持身體健康。

素食。不吃肉類與其他動物性食品，因宗教或個人喜好、禁忌、健康、特殊需求而區分成純素食者 (vegans)、蛋素者 (ovo vegetarians)、奶蛋素者 (ovo-lacto vegetarians)、環保素等。

速食。製作快速、消費者可以隨拿即食的餐點，因生活步調的加快、沒時間可以細嚼慢嚥、好好吃飯，反而成了速食店林立的契機，方便取得、快速食用，然而「速食」並完全非等同於垃圾食物 (junk food)，適當搭配水果、蔬果沙拉也是補足營養素的健康餐點。

慢食。並非指吃飯吃得很慢，「慢食」乃強調放慢生活步調，仔細用心挑選、發掘生鮮食材，可開心烹煮或享受美食的生活飲食態度，鼓勵大家當個精緻美食家，追求樂活人生。例如國外漸漸風行的慢食運動 (slow food movement)、樹懶俱樂部、Slow 咖啡館等等。

生機飲食。是指不吃含有農藥、化學肥料、化學添加物及防腐處理或污染的食品，食材均以有機農法栽培的蔬果，以最天然、少加工的方式生食、攪打或烹煮的食物及新鮮動植物。

低碳飲食。食物的取得與烹調過程，由生產者 (生產與食品加工)、銷售者 (配銷與販售) 到消費者 (食用與廢棄物處理)，全程均盡量減少二氧化碳的排放 (圖 16-1)。低碳飲食原則包括：

- 選用當季食材、在地食材。
- 選擇精簡包裝。
- 減少加工食材使用。
- 就地購買適當份量。
- 遵守節能烹調原則。
- 減少垃圾產生。

低碳飲食選擇基本原則

要怎麼做才能減少溫室氣體排放？
根據食物生產過程的排放，我們可以彙整出下列大原則：

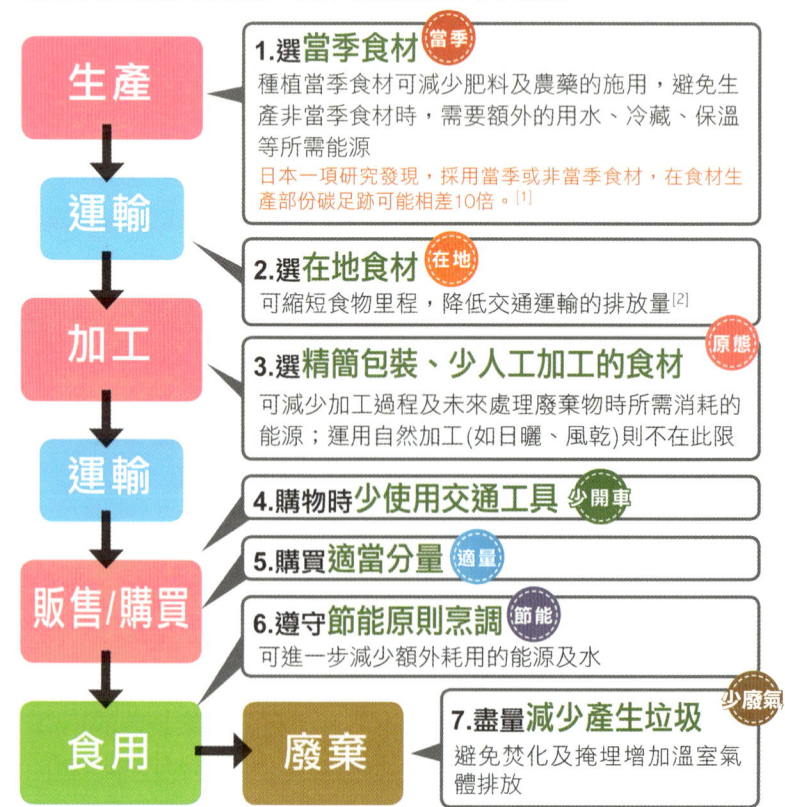

1. 選當季食材 當季
種植當季食材可減少肥料及農藥的施用，避免生產非當季食材時，需要額外的用水、冷藏、保溫等所需能源
日本一項研究發現，採用當季或非當季食材，在食材生產部份碳足跡可能相差10倍。[1]

2. 選在地食材 在地
可縮短食物里程，降低交通運輸的排放量[2]

3. 選精簡包裝、少人工加工的食材 原態
可減少加工過程及未來處理廢棄物時所需消耗的能源；運用自然加工(如日曬、風乾)則不在此限

4. 購物時少使用交通工具 少開車

5. 購買適當分量 適量

6. 遵守節能原則烹調 節能
可進一步減少額外耗用的能源及水

7. 盡量減少產生垃圾 少廢棄
避免焚化及掩埋增加溫室氣體排放

圖 16-1 低碳飲食選擇基本原則
資料來源：行政院環境保護署「國民低碳飲食選擇參考手冊」

健康飲食。衛生福利部訂定國民飲食指標，強調飲食「多樣化」且營養均衡，每天日常飲食依據飲食指南建議的六大類食物份量攝取，所攝取的營養素種類才能齊全。三餐以「全穀」為主食，提供身體適當的熱量，可以幫助維持血糖，保護肌肉與內臟器官的組織蛋白質。多選用高纖維食物，維持腸道菌叢生態平衡、促進腸道生理健康，有助於血糖與血脂的控制。少油、少鹽、少糖，多攝食鈣質豐富的食物，並多喝白開水。

16.2 餐飲健康與環境永續

餐飲健康與生產環境健康息息相關，食安問題層出不窮，大家害怕化學、農藥的污染，不良加工添加物的濫用，如何餐餐都有安心的「六星級食材」，仰賴生產製造環境的安全永續經營，因此強化對自然環境的關懷也是維繫餐飲健康的重要環節。

落實低碳飲食

碳足跡 (carbon footprint) 是指一項活動 (activity) 或產品的整個生命週期過程所直接與間接產生的二氧化碳排放量。環保署要求政策規劃應具有「碳中和」(Carbon Neutral) 概念，亦即相關政策須有碳管理的概念，先盤查量化碳足跡，再儘可能減少碳足跡，進而達成碳中和的目標。除了政策之外，更積極推動節能減碳運動，宣導國人朝「一人一天減少一公斤碳足跡」努力，並推動無碳消費習慣，建構低碳及循環型社會。台灣自 98 年 12 月 15 日公布碳標籤圖示 (圖 16-2)，台灣產品碳足跡標籤係由綠色心形及綠葉組成腳印，並搭配二氧化碳「CO_2」化學符號，愛心中的數字代表產品「碳足跡」，指產品生命週期所消耗的物質與能源，換算成二氧化碳排放當量，「愛心」意涵用愛大自然的心，減碳愛地球、落實綠色消費與邁向低碳社會，「綠葉」代表健康環保。低碳飲食的基本概念在於減少食物在「生產」、「運送」、「烹調」中所產生的二氧化碳，減少購買「過度加工」、「非產地生產」的產品，避免需要「長時間烹煮」的料理方法。

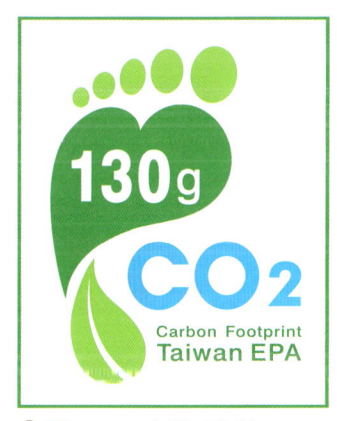

圖 16-2 台灣碳標籤。

- 降低菜單食材的碳排放量，均衡選擇各類食材 (表 16-1)，盡量以當地、當季食材，少用過度加工食品，以原態食物烹調為主。
- 評估食用量，避免過度購買增加儲存，並盡量降低廢棄廚餘；外食自備水杯與餐具。
- 食用油減少飽和的奶油，多選用單元不飽和脂肪酸 (MUFA) 含量豐富的葵花油 (sunflower oil)、油菜籽油 (rapeseed oil) 以及橄欖油 (olive oil)，以及富含 ω-3 (n-3) 多元不飽和脂肪酸 (PUFA) 之亞麻籽油 (flaxseed oil)，選對好油不僅可以調節血脂、有益健康之外，也可減少對環境的衝擊。
- 烹調方法以中式快炒耗費瓦斯最少，碳排放量也較低，烤箱與燉煮方式耗電、瓦斯多，

◆ 表 16-1　低碳飲食之食物選擇原則

分類	食材選擇要點
全穀根莖類	選擇台灣本地的胚牙米、地瓜、紅豆、玉米、綠豆。
豆魚肉蛋類	優先選擇豆類作為蛋白質的攝取來源，其次是「**白肉**」類肉品、蛋、海鮮、紅肉類品。以豆類作為主要蛋白質的攝取來源，我們可以豆腐、豆乾、豆漿作為主要食品。如果要食用肉類，可先選擇白肉類，如雞肉。而魚的種類，盡量不要選深海魚，以降低運送、冷藏為要。
蔬菜類	優先選擇「**當季**」蔬菜，「**當地**」生產蔬菜，深色蔬菜為主。選擇當季蔬菜可以降低農藥、冷藏的需要。選用當地生產蔬菜可以降低運送的需要。深色蔬菜含有較多的維生素 A。
水果類	優先選擇當地、自然熟成、不一定美觀、可連皮食用的水果，除了可以降低催化劑、農藥的使用，可連皮食用的水果纖維質高、農藥使用量少。選擇當地水果則可以降低運送的需要。果汁等加工水果盡量少用。
低脂奶類	優先擇擇當地的鮮奶。除了降低運送、冷藏的機會外，鮮奶加工較少。盡量不要選擇「調味奶」、「起司」、「奶粉」，因為這些都需要經過加工。
油脂堅果種子類	盡量選用植物油，特別是葵花油。因為葵花油比較不需要經過精製的製油過程。

資料來源：行政院環境保護署「國民低碳飲食選擇參考手冊」

需要長時間烹煮會增加二氧化碳排放量。
- 少油、少鹽、少糖減少加工調味料添加，有益健康又低碳。

建立「五高二低」的環保飲食觀念，即「低碳、低鹽、低糖、低熱量、低蛋白與高纖、高蔬果」，由日常飲食中慢慢養成低碳健康餐的生活習慣，調整生活逐步減碳與低碳，由每日一餐「素與蔬」開始做起，不僅可以讓身體環保，也為環境永續盡一份心力。

重視產銷履歷

目前行政院努力積極推動全國中、小學校園午餐採用「**四章一Q**」(圖 16-3) 國產安全食材，四章一Q 即 4 個農產品標章 (吉園圃、CAS、有機農產品、產銷履歷) 以及 1 個生產追溯條碼，一方面讓生產者建立食安責任，消費者也支持購買有政府認證、可溯源的安心食材。

產銷履歷是什麼？ 產銷履歷農產品 (traceable agriculture product, TAP) (圖 16-4) 結合台灣良好農業規範 (taiwan Good Agriculture Practice, GAP) 的實施與驗證，並具備履歷追溯體系 (Traceability，食品產銷所有流程可追溯、追蹤制度) 的農產品，消費者可以從「**產銷履歷農產品資訊網**」或直接掃描產品 QR code 即可查詢到農民的生產紀錄，鼓勵國人多選用 TAP 產品，也積極推廣產「**銷履歷溯源餐廳**」，貫徹由「產地」到「餐桌」均為嚴選過食材的安全性並具備完整生產紀錄，讓國人除了在家自行烹調食物之外，外食也能有安心用餐的場所可以多元化選擇，吃出美味也吃出健康。

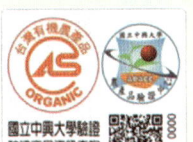

標章/制度	說明
CAS 有機農產品標章	驗證項目為農糧作物、禽畜水產品，以及前述加工品 全國有 13 家驗證機構，包括中興大學驗證中心、慈心有機驗證公司等 已驗證面積約 6500 公頃 每年驗證費用約 4 萬餘元，政府有補助部分驗證費用
產銷履歷農產品標章	農產品產銷履歷制度 (http://taft.coa.gov.tw/) 為台灣良好農業規範 (TGAP) 實施及驗證，加上履歷追溯體體 驗證項目包括農糧作物、禽畜水產品 全國有中興大學驗證中心等 12 家驗證機構 已驗證面積約 10,200 公頃 每年驗證費用約 1 萬元，費用補助依地區農會情形而定
CAS 台灣優良農產品標章	主要項目為截切蔬菜、肉品、蛋及加工品 所使用之主要/重要原料必須為國產原料
吉園圃安全蔬果 2.0 標章	為吉園圃安全蔬果標章 (http://gap.afa.gov.tw/) 結合生產追溯條碼 僅針對結果 目標前面積約 25,700 公頃
台灣農產品生產追溯條碼	以農產品為主，以及農委會公告約 40 項加工品 農民將農產品及農產加工品品項、產地等相關資訊登錄到本生產追溯系統 (http://qrc.afa.gov.tw/) 強化生產者自主管理與產品安全責任，提升消費者對農產品之信賴 目前申請無需費用

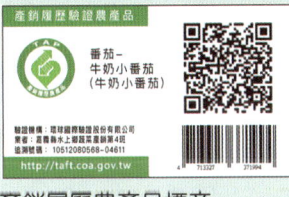

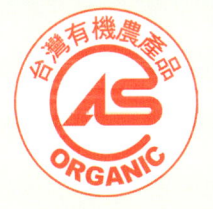

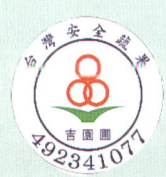

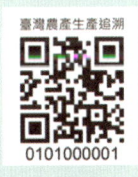

圖 16-3 「四章一Q」。

資料來源：行政院農委會http://www.coa.gov.tw/4b1q/

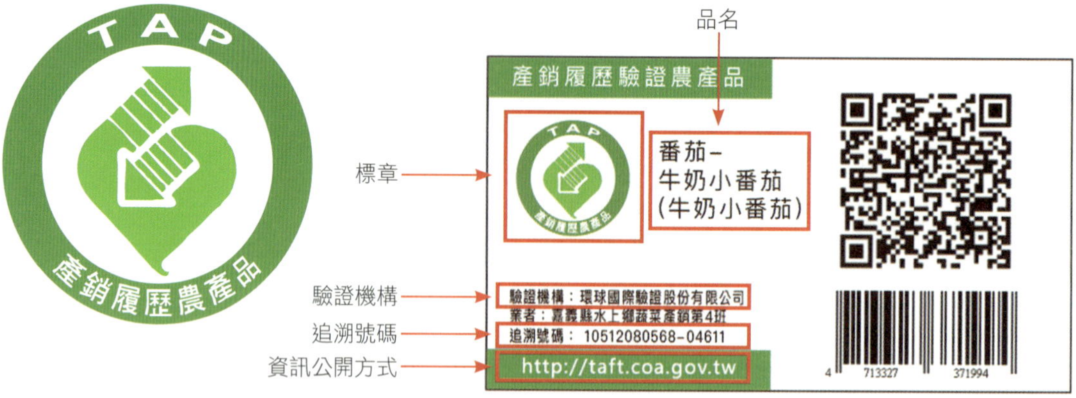

○ 圖 16-4　產銷履歷農產品標章。
資料來源：產銷履歷農產品資訊網 http://taft.coa.gov.tw

16.3　吃食品比較不健康嗎？

「吃食品比較不健康」這是一個錯誤的觀念，食品加工將生食經由適當處理方式，使其更衛生、適合食用、烹調及延長儲存時間，有些食物不經過加工反而更加危險。合宜的加工與適量使用食品添加物可提高食品安全性，改善食物品質、鮮度、外觀、口味和質地。

改善營養價值

優良的加工製程，例如經由富化 (enrichment) 與強化 (fortification)，將小麥加工成麵粉過程流失或有益健康的維生素 B_1、B_2、菸鹼素與微量礦物質鐵、鋅，添加入麵粉中，製成營養麵粉，應用於麵包與各種餐點中，達到營養素補強作用；茄紅素 (lycopene) 存在番茄汁、番茄醬中的吸收率高於生鮮番茄；良好加工技術也可使可可中的類黃酮 (flavonoid) 濃度提高。

延長保存性與安全性

食品加工可有效延長食材保存期限，冷凍加工可保存更多營養素、減少致病菌繁殖，或是脫水乾燥、煙燻、製成罐頭以及酸洗法 (改變酸鹼值) 也可降低致病菌、提高食物安全性；泡麵添加維生素 E 當作「抗氧化劑」，防止油脂酸敗，延長食物保存期限。火腿、香腸等食品在製造過程中加入硝酸鹽 (nitrate)、亞硝酸鹽 (nitrite) 可讓肉品有特殊風味、色澤粉紅，在適當的鹽濃度下可抑制肉毒桿菌 (*Clostridium botulinum*) 生長。

提高適口性與風味

餅乾、穀物脆片均需優良加工技術，改變食物風味、口味與食用形式，提高適口性與取得的便利性，也提供消費者更多元化的選擇。

方便食用、省時有效率

氣變儲存 (modified atmosphere storage, MAS)、氣變包裝 (modified atmosphere packaging, MAP) 可減少防腐劑使用、延長食品/蔬果保鮮與上架期限；即食調理包，湯品、肉品、餐點等各式各樣種類，完全簡化烹調步驟，只需簡單加熱即可享受異國料理或飯店廚師的頂級手藝，省時又有效率地滿足吃的樂趣與營養需求。

選擇性提高

可依照個人需求選擇適當的成分適當的食品，例如低脂、高鈣、低鹽、低糖或無糖、含纖或高纖的產品，提供多重選擇性，滿足健康上或其他疾病的特殊需求。

16.4 餐飲營養與疾病

衛福部公告 105 年國人十大死因，依序為癌症、心臟疾病、肺炎、腦血管疾病、糖尿病、事故傷害、慢性下呼吸道疾病、高血壓疾病、腎臟疾病、慢性肝病及肝硬化。其中癌症連續蟬聯三十幾年的十大死因之首，雖然癌症、腦血管疾病、糖尿病…等均屬於多發病因的慢性病，但是飲食因素 (dietary factors) 確實為環境因素的重要一項，預防勝於治療，藉由飲食、生活型態與運動的調整，可有效達到慢性病預防與改善預後的效果。因此國民健康署為建立國人正確飲食觀，訂有國民飲食指標 12 項原則，說明如下。

1. **飲食指南作依據，均衡飲食六類足**。沒有一種食物可以涵蓋身體所需要的所有營養素，因此飲食應依照「每日飲食指南」之建議份量，均衡攝取六大類食物，尤其要吃足夠的蔬菜、水果、全穀、豆類、堅果種子及低脂乳製品。

2. **健康體重要確保，熱量攝取應控管**。當熱量攝取多於熱量消耗，就會在體內囤積脂肪，使體重增加，因而增加慢性疾病的風險。了解自己的健康體重和熱量需求，控制熱量攝取，將體重維持在身體質量指數 (BMI) 在 18.5~23.9 之理想體重 (ideal body weight, IBW) 範圍內。IBW＝22 ×[身高 (公尺)]^2。

3. **維持健康多運動**，每日至少 30 分。維持多活動的生活型態，每日至少運動 30 分鐘。也可藉由改變生活小細節，來提高活動運動量，例如步行上班、走樓梯、站著看電視、坐著或站著進行 5~10 分鐘伸展體操等等。

4. **母乳營養價值高，哺餵至少六個月**。母乳可以提供嬰兒成長階段無可取代的必需營養素，建議母親應以母乳完全哺餵嬰兒至少 6 個月，之後再逐漸加入副食品以提供嬰兒成長所需的營養素。

5. **全穀根莖當主角，營養升級質更優**。三餐盡量以全穀根莖類為主食，或至少有 1/3 的主

食來自全穀類如：糙米、紫米、全麥、燕麥或雜糧等。全穀類含有豐富的維生素、礦物質、膳食纖維及**植化素** (phytochemicals)，對人體健康具有保護作用。「植化素」是指存在植物中的化學物質，不是必需營養素但具有特殊生理功能，例如抗氧化、抗發炎或抗癌的功效，建議每日由日常食材中均衡攝取。每日檢視飲食中是否吃到黃、綠、紅、白、紫五色天然食材，為自我營養加分。

6. 少吃醃漬少沾醬，少吃油炸少熱量。不吃太鹹醃漬品、少沾醬。每日鈉攝取量應該限制在 2400 毫克以下，相當於 6 克食鹽 (NaCl)。以天然食物原味為主，避免過度調味。少吃油炸及高脂肪、高精緻糖食物。

7. 含糖飲料應避免，多喝開水更健康。白開水是人體最佳的水分來源，應養成喝白開水的習慣。市售飲料含糖量高，經常飲用不利於健康。兒童喜歡喝含糖飲料或汽水，應特別注意鈣的營養狀況，以免影響正常生長發育。

8. 少葷多素少精製，新鮮粗食少加工。飲食以植物性食物為優先選擇對健康較為有利，且符合節能減碳之環保原則，對延緩全球暖化、預防氣候變遷及維護地球環境永續發展至為重要。選擇未精製植物性食物，以充分攝取微量營養素、膳食纖維與植化素。

9. 購食點餐不過量，份量適中不浪費。加大份量再多點，易造成熱量攝取過多或是食物浪費。購買與製備餐飲時，應注意份量適中。

10. 當季在地好食材，多樣選食保健康。當令食材新鮮且營養價值高，最適合食用；因為盛產，價錢較為便宜，品質也好，而在地食材不但新鮮，且減少長途運輸之能源消耗，亦符合節能減碳之原則。

11. 來源標示要注意，衛生安全才能吃。食物製備過程應注意清潔衛生、儲存與烹調，購買食物應注意食物來源、食品標示及有效日期。

12. 若要飲酒不過量，懷孕絕對不喝酒。若飲酒，女性每日不宜超過 1 杯 (即為 1 酒精當量，相當於 15 公克酒精，酒精熱量每公克 7 大卡)，男性不宜超過 2 杯。懷孕婦女絕對不可飲酒。若無法避免飲酒時，儘量選擇甜度低的酒類，且不要空腹與過量飲酒。「**1 酒精當量**」約相當於啤酒 375 毫升 (酒精濃度 4%)、水果酒 150 毫升 (酒精濃度 10%)、白蘭地 40 毫升 (酒精濃度 40%) 或高梁酒 30 毫升 (酒精濃度 53%)。

素食飲食指標 8 項原則

依據指南選擇素食，食物種類多樣化。食物根據其所含有的營養狀況，分為全穀根莖類、豆魚肉蛋類、蔬菜類、水果類、低脂乳品類、油脂與堅果種子類等六大類食物。依據素食的食物的食物選擇原則。素食種類有「純素」、「蛋素」、「奶素」、「奶蛋素」，

豆魚肉蛋類在「純素」及「蛋素」者，會以豆類、蛋類取代；而「奶素」、「奶蛋素」者建議增加低脂或脫脂奶類攝取。

全穀至少三分一，豆類搭配食物更佳。 全穀根莖類食物提供碳水化合物及部分蛋白質，其中未精製全穀根莖類可提供維生素 B 群、纖維素及微量礦物質，豆類食物，尤其指黃豆及其加工製品可提供豐富蛋白質。豆類食物和全穀類的蛋白質組成不同，各有不同的**限制胺基酸** (limiting amino acid)，例如米類的限制胺基酸是「離胺酸」(Lysine)，豆類的限制胺基酸「甲硫胺酸」(Methionine)、「色胺酸」(Tryptophan)，堅果種子類的限制胺基酸是「離胺酸」，因此搭配一起食用可以達到「**互補作用**」，故建議每天應要有全穀根莖類食物和豆類食品的搭配組合，且建議食用量占三分之一以上。

烹調用油常變化，堅果種子不可少。葵花油、大豆沙拉油、橄欖油在高溫中容易氧化，適合拌、快炒或燉煮，不適合用來油炸食物；椰子油和棕櫚油雖然是植物油，其所含飽和脂肪酸比較高，會導致血液的膽固醇升高，不建議食用太多。建議在考慮烹調方法後「**經常變換烹調用油**」。

- 堅果種子類食物係指黑芝麻、白芝麻、杏仁果、核桃、腰果、開心果、夏威夷豆、松子仁、各類瓜子等。
- 建議每日應攝取「一份」堅果種子，簡單地說相當於「一湯匙」，內含有 5 公克油脂、45 大卡熱量，大約是 7 顆腰果、15 粒花生、12 顆開心果、4~5 顆夏威夷豆或杏仁果、30 粒葵花子或南瓜子、40~45 粒松子。
- 堅果選擇建議「多樣化選擇」以均衡營養攝取。
- 挑選低溫烘焙的原味綜合堅果，開封後可少量分裝、密封，置於冷藏保存，並儘快食用之，以免油脂氧化裂變。

深色蔬菜營養高，菇藻紫菜應俱全。 深色蔬菜營養高，富含多種維生素、礦物質，而蔬菜中的菇類 (如香菇、杏鮑菇、喜來菇、珊瑚菇等)、藻類 (如麒麟菜、海帶、裙帶菜、紫菜等) 提供了「維生素 B_{12}」，其中又以紫菜內含的維生素 B_{12} 含量較多，素食者最容易缺乏維生素 B_{12}，因此建議素食飲食中蔬菜類攝取應包含至少一份深色蔬菜，一份菇類與一份藻類食物。

水果正餐同食用，當季在地份量足。 新鮮蔬菜或水果為維生素 C 之食物來源。維生素 C 可幫助植物性來源的非血質鐵 (non-heme iron，主要是 Fe^{3+}) 還原成吸收率較高的二價鐵 (Fe^{2+})，因此適量維生素 C 可幫助鐵吸收率，改善鐵的生體可用率。故建議三餐用餐，不論餐前、餐中、餐後同時攝食水果，可改善鐵質吸收率，降低缺鐵的發生。

口味清淡保健康，飲食減少油鹽糖。 日常飲食在烹調時應減少使用調味料，烹調多用蒸、煮、烤、微波代替油炸的方式減少烹調用油量。少吃醃漬食物、調味濃重、精緻加工、含

糖高及油脂熱量密度高的食品，減少油、鹽、糖的攝取，在飲食中應做到少油、少鹽、少糖。

粗食原味少精緻，加工食品慎選食。素食的加工食品，以大豆分離蛋白、麵筋、蒟蒻或香菇梗等經過加工製程做成類似肉類造型或口感的仿肉 (素肉) 食品，製作過程中經常會添加食品添加物，以增加風味或口感，因此建議素食飲食應多選擇新鮮食材，少吃過度加工食品。

健康運動 30 分鐘，適度日曬 20 分鐘。日常生活充分體能活動是保持健康所不可缺的，藉由適量的熱量攝取，配合體能運動，增加新陳代謝速率 (basal metabolic rate, BMR)，維持健康多活動，每日至少 30 分鐘。台灣地區全年陽光充足，每天日曬 20 分鐘，就足以在體內產生充足的活化型維生素 D [1,25 $(OH)_2D_3$]，幫助小腸鈣質吸收率，因此建議素食者應適度進行戶外體能活動，一方面消耗熱量、提升基礎代謝率、增加心肺功能，同時也可避免維生素 D 缺乏的問題發生。

16.5 餐飲烹調與營養素變化

食物中的營養素組成、結構與穩定性會受到各種物理、化學或機械的烹調處理而產生變化，沒有一種烹調方式可以讓所有每一類食物的消化吸收率都提高，因此善用、常變化與搭配不同的調理方式，可讓食材發揮極致的美味並兼具營養價值。

食材一定要加熱嗎？

食材不一定要加熱，許多生菜沙拉或生機飲食精力湯，洗淨去除生物性污染之後，經由高階調理機打破植物細胞壁，釋出或保留更多營養素，特別是不耐熱的維生素，將更有利於人體吸收。但是有些食物建議必須要加熱處理，一方面減少生物性污染 (寄生蟲、蟲卵等)、增加營養素吸收率，更重要的是去除或破壞內含的「**抗營養素因子**」(anti-nutritional factors)。

胰蛋白酶抑制劑 (protease inhibitors)、凝集素 (phytohaemagglutinin, PHA)，這類因子若不去除，大量食用後將對人體有危害。常見的豆類含有的植物凝集素，會導致紅血球細胞被凝集，胰蛋白酶抑制劑會降低蛋白質的消化吸收率，因此生食豆類 (腰豆、四季豆等) 或豆漿會導致噁心、嘔吐、腹瀉等腸胃道不適。皂苷也會刺激腸胃道，引起嘔吐與腹瀉，因此豆漿煮沸後還要繼續加熱 5~10 分鐘，讓凝集素、皂苷等抗營養因子完全破壞，完全煮熟很重要，方可安心食用。

致甲狀腺腫素 (goitrogen) 存在十字花科蔬菜 (高麗菜、花椰菜、白菜)、大頭菜、油菜、樹薯、玉米、竹筍中，會阻礙碘的吸收、降低甲狀腺素合成，長期食用恐有罹患缺碘的甲狀腺腫大 (goiter) 的危險，因此上述食物須「完全煮熟」後再食用。另外「抽菸」也

屬於致甲狀腺腫因子，盡量少抽或努力戒菸。

梅納反應

梅納反應 (Maillard reaction) 又稱為褐變反應 (browning reaction)，當不同比例的還原糖 (葡萄糖、果糖、麥芽糖、乳糖等) 與胺基酸、脂肪混合物，在盡量乾燥無水分的環境下，加熱溫度高於 100°C 以上 (常發生在 149~260°C 之間) 會產生褐色產物，同時散發出特殊味道與氣味，增加食物風味。例如肉類在煎或烤過程會產生顏色變化與大量香氣。梅納反應讓食物產生誘人香氣與褐黃色澤，在烹調前先將食材水分盡量吸乾，用烤、煎、烘、炸等「乾熱」烹煮方式，但是切記請勿過度高溫長時間烹煮，梅納反應產生的褐色物質無法被人體吸收，反應過程也會產生過多高糖化終產物* (advanced glycation end products, AGEs)，長期食入過量會造成生理代謝異常，例如高血糖 (hyperglycemia)、氧化壓力 (oxidative stress) 增加不利於健康，而且不符合低碳飲食原則。

*高糖化終產物 (AGEs)。體內 AGEs 來源包括內生性與外源性食物來源，高 AGEs 食物來源包括高溫燒烤、乾煎、烤焦與油炸食品，隨著烹調時間加長，AGEs 會大量增加 (圖 16-5)，如何降低飲食中 AGEs 呢？

- 富含蛋白質、脂肪的動物性食品在乾熱烹煮過程會產生較多，蔬果、全穀類較低，因此選用低脂肉品，少用烤、炸烹調，並均衡攝取各類食物很重要。
- 火腿、香腸、培根、臘肉等加工食品少用高溫油炸、燒烤，而且不過量食用。
- 烹煮前先用醋或檸檬汁等酸性溶液處理 (醃)，可顯著降低 AGEs 的形成量。
- 減少長時間乾熱烹煮，多用低溫、水煮或蒸、加水快炒方式，並盡量減少長時間烹調。
- 減少加工食品的食用頻率，搭配原態生鮮食品，多元選用各類食材。

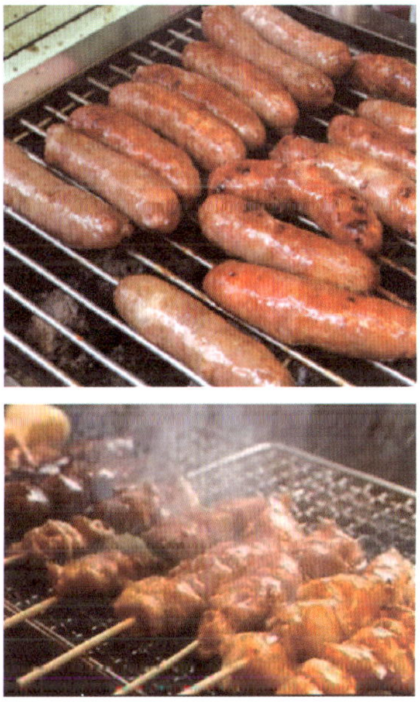

蛋白質變性

食物中的蛋白質來源主要是豆、魚、肉、蛋類，每日建議食用 3~8 份。烹調加熱過程會造成蛋白質變性，破壞蛋白質四級、二級結構，讓分子變小，可提高人體消化吸收率。

生吞雞蛋好嗎？聽說「生吞雞蛋比較營養、也可增加蛋白質吸收」，這是錯誤的說法，食用生蛋白會阻礙動物生長，生蛋白中含有白素 (avidin) 會與生物素 (biotin) 結合，阻礙吸收與利用；生蛋白含有類黏蛋白 (ovomucoid) 會抑制胰蛋白酶作用，降低蛋白質消化吸收，也可能引發過敏反應，因此吃煮熟的雞

圖 16-5　高溫燒烤。

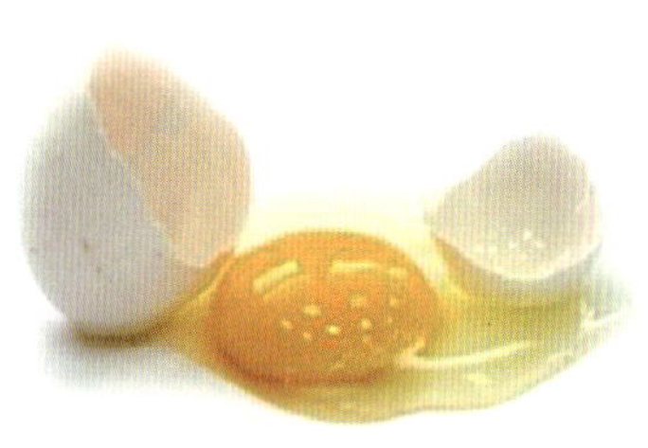

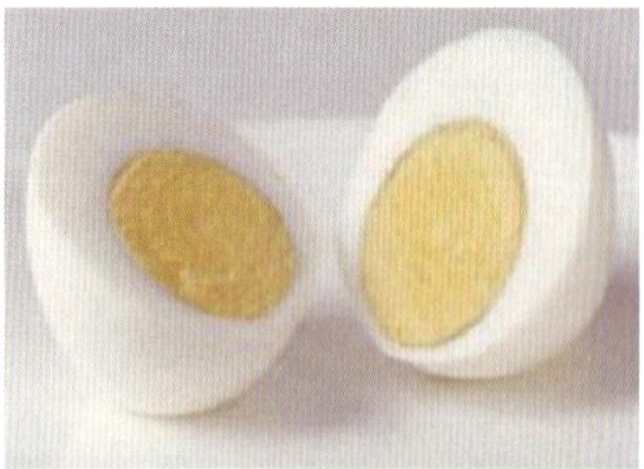

蛋，讓蛋白受熱變性凝固 (圖 16-6)，可破壞內含的抗營養素因子，增加蛋白質消化吸收率，也可殺死病原菌，吃得更安全也更安心。

要如何降低或防止肉質變硬呢？ 肉品加熱後變硬，主要是因為蛋白質變性、水分喪失，影響口感，但是消化吸收率比生肉高，需注意豬肉必須完全加熱至全熟，避免旋毛蟲、條蟲等寄生蟲感染的危險。

- 熟成作用：肉品屠宰後冷藏，肉本身天然酵素產生自消化作用 (autolysis)，稱為熟成 (aging)，例如牛肉的濕式或乾式熟成，均可提高牛肉嫩度、口感風味與含汁率。
- 機械外力：藉由刀背或肉槌拍打、絞碎、裁切等機械外力方式，將肌纖維打斷，避免加熱時收縮變硬。

圖 16-6　雞蛋加熱變性。

- 蛋白質分解酵素：烹調前添加鳳梨酵素 (bromelin)、胰蛋白酶 (trypsin) 或木瓜酵素 (papain) 等蛋白質分解酵素，也可用新鮮水果泥、切小塊後，充分與肉混勻作用後，再進行烹煮，可降低肉質受熱變硬。
- 改變酸鹼度：蛋白質在等電點時肉質最硬，容易沉澱，因此降低或增加酸鹼度可提高肉品保水度與嫩度，例如加醋降低 pH 值，小蘇打可提高 pH 值。
- 調整加熱時間：以較低溫下進行涮、快炒或煎的方式縮短烹調時間，或是以慢燉長時間烹煮方式完全破壞肉的結締組織。
- 真空低溫烹調：肉品先以耐熱的包裝袋真空密封，可防止水分流失、增加肉品保水度，避免肉質變硬。
- 添加調味料：加熱烹調前加少許鹽、醬油或酒，也可加入洋蔥、薑、蔥等辛香料，充分拌勻後靜置幾分鐘後，再進行烹調。

雞湯、肉湯冷藏後成果凍狀態，是正常現象嗎？ 是的，肉類除了含有完全蛋白之外，關節、皮膚、結締組織中主要含有膠原蛋白 (collagen)，加熱後其三螺旋結構破壞，變性成高親水性的明膠，也就是吉利丁 (gelatin)，特性是溶於熱水，冷卻後凝固，復熱後又溶解。因此吉利丁是動物膠，非海藻提煉的植物膠，素食者宜注意。

油脂劣變

油炸物 (薯條、炸雞、炸豬排、芝麻球、地瓜球等) 向來是國人喜愛也是餐飲業常會供應的料理之一，正規餐飲業者應遵守食品良好衛生規範準則 (GHP) 之食品從業人員、作業場所、設施等衛生管理規範，同時落實油炸用食用油自主管理，油脂在儲存與烹調過程均會產生「不可逆」且「進行性」的變化，包括水解、氧化與受熱反應，表 16-2 說明

表 16-2　油脂在烹調的變化

	水解反應	氧化作用	受熱反應
促進因子	水、加熱	光、氧氣、金屬離子	高溫加熱
油脂變化	油脂之酯鍵 (ester bond) 斷裂，釋出游離脂肪酸 (FFA)、單甘油酯、雙甘油酯	作用於雙鍵，雙鍵數越多的油脂越容易產生過氧化、醛、酮、酸等極性物質與大量自由基	水解 (裂解)、氧化、聚合成較大分子
主要變化指標	▲酸價	▲脂質過氧化物 ▲酸價 ▲總極性化合物 ▲油耗味	▲黏性 ▲總極性化合物

　　油脂在烹調的變化，高溫存放、開封越久、烹調時間加長與次數增加，均可能導致油質進行性劣變，烹調高水分食物、含多元不飽和脂肪酸較高的食品、裹粉或裹漿烹調，也會加劇油脂變質速度。

　　雖然偵測油脂的變化指標可能受其他因子干擾，食品藥物管理局 (FDA) 建議餐飲業者可使用總極性化合物 (total polar compounds) 快篩儀器或酸價 (acid value, AV) 試紙等自主檢測油炸油品質，若油炸用食用油之總極性化合物含量達 25% 以上時，不得再使用且應全部更換新油，以確保民眾飲食安全。依據衛生署規定油炸油出現以下指標之一，即不符合規定：

- 發煙點溫度低於 170°C 時 (亦即油炸油於低溫時即已冒煙)。
- 油炸油「色深」且又「黏漬」，具油耗味，泡沫多、大，有顯著異味且泡沫面積超過油炸鍋二分之一以上者。
- 酸價超過 2.0 mg KOH/g。
- 總極性化合物含量達 25% 以上。

　　所謂「**酸價**」，是指游離脂肪酸 (free fatty acids, FFA) 占全部油脂脂肪酸的比例的對應值。富油品開始劣變時，就會持續釋出游離脂肪酸，因此測定酸價是判斷油品劣變與酸敗的間接指標，酸價越高代表油品變質越嚴重。酸價不得高於 2.0 mg KOH/g，若高於 2.0 或散發出油耗味，就要立即更換。酸價試紙測定方法簡便，將試紙前端浸入油中 2 秒，取出後靜置約 30 秒後，比對比色表顏色，即可快速得知油品的酸價，得知油脂品質優劣 (圖 16-7)。

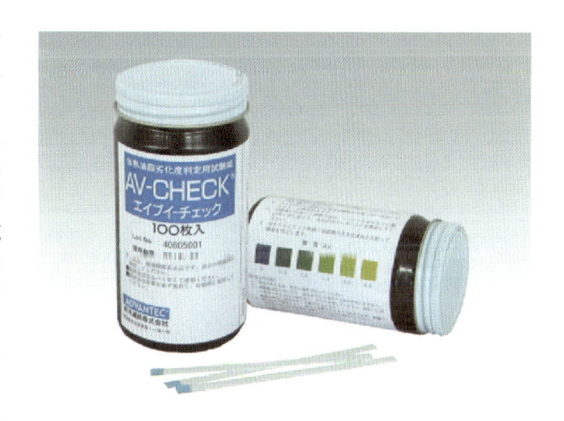

圖 16-7　酸價試紙。
圖片來源：http://www.vaccigen.com.tw/admin/product/front/index3.php？pid=154&id=85&upid=77

如何降低油脂劣變呢？

- 選對油很重要，需高溫油炸的食品，宜使用飽和度高的棕櫚油為主的調和植物油，透過調整脂肪比例，增加油品安定性，較適合高溫油炸。
- 不油炸時要關掉火源，避免油鍋持續加溫。
- 油炸油量少時，可視情況添加新油。
- 可選擇能控制油溫的鍋具，避免溫度忽高。
- 定時撈除油渣及過濾油炸油 (可用濾油網、濾紙或合格的濾油粉)。
- 油炸鍋要定時清潔，等到乾了才能使用。

不管是哪一種油脂，仍需注意檢測並管控品質、定期更換，避免變質油品長期食入造成肝毒性，有害健康。

澱粉加熱變化

糊化現象 (gelatinization)。澱粉顆粒由直鏈澱粉 (amylose) 與支鏈澱粉 (amylopectin) 組成，特性會吸水膨脹 (澎潤)，加熱至 60~70°C 左右會產生糊化現象 (gelatinization)，又稱為「α 化」，此時 α-澱粉呈現黏稠、透明狀，口感澎軟，也容易被澱粉酶 (amylase) 作用，消化率提高。不同食材的澱粉其糊化溫度、黏稠度與透明度均不相同。需注意烹調時同時加「糖」會與澱粉競爭搶水，反而降低、干擾澱粉糊化作用，因此，要加熱煮到食材澱粉糊化後，再添加糖調味。

糊精化作用 (dextrinization)。當澱粉不加水直接加熱時會分解成糊精 (dextrin)，屬於澱粉的不完全水解產物，易溶於水、也容易被酵素作用，消化率很高。例如麥芽糊精 (maltodextrin) 常被添加在果汁、飲品、冰品或是羹湯類餐點中。

老化作用 (retrogradation)。又稱為回凝現象、β 化或老化現象，當澱粉經過糊化後，常溫或低溫冷卻後，水分漸漸喪失，結構轉變所致。一般而言，直鏈澱粉含量高的食物，糊化溫度越高，老化速度也較快速；糯米含直鏈澱粉極少，比一般在來米「不易」老化；添加醋的飯 (壽司飯) 因為降低澱粉 pH 值，比一般飯容易老化；添加糖、油或酒可緩和、降低澱粉老化現象，例如油飯、炒飯、甜八寶飯。

吃冷飯可以減肥嗎？ 冷飯因為澱粉老化，產生抗性澱粉。「**抗性澱粉 (resistant starch, RS)**」又稱為難消化性麥芽糊精，只是「難消化」而非「不消化」，抗性澱粉每公克平均提供 2.8 大卡熱量，比一般澱粉每公克 4 大卡低。豆類、全穀類等未加工食物，或是生的馬鈴薯、地瓜、香蕉等食物裡富含抗性澱粉以外，烹煮過後冷卻的澱粉，如冷飯、隔夜飯或壽司飯，也因為澱粉老化的過程，改變了部分澱粉的連結，產生抗性澱粉，因此也被歸類為低升糖指數 (glycemic index, GI) 食材。澱粉經修飾後造成葡萄糖釋出的速度減緩，

或產生某種程度對消化的抗性,因此降低在小腸的消化性,因此食用抗性澱粉能減少餐後血糖快速升高的反應;另外抗性澱粉也類似膳食纖維等益菌素 (prebiotics),會被大腸菌叢醱酵,有助於益生菌 (prebiotics) 繁殖,改善菌叢生態、有益腸道健康,同時也增加飽足感、可降低食量。至於吃冷飯減肥的說法,其實只要多喝白開水、少吃半碗飯、多吃點蔬菜一樣可以降低總熱量攝取,達到體重控制的功效。

維生素與礦物質烹調後的變化

脂溶性維生素。包括維生素 A、D、E、K,其中只有維生素 K 不耐熱,但是由於我們的腸道微生物會自行合成維生素 K_2,因此不需擔心會容易缺乏。維生素 A 與維生素 E 對熱穩定,但容易被氧化,油脂酸敗會加速破壞,不建議用油炸方式烹調。維生素 D 耐熱性佳,烹調過程幾乎不會流失,而且照射陽光我們的皮膚也會自行合成,只要均衡飲食,不會有缺乏之虞。

水溶性維生素。水溶性維生素中特別容易溶於水的有維生素 C、維生素 B_1、B_2,在食材清洗上以流水式清洗、勿過度浸泡,以免過量流失。烹調加熱過程容易被熱破壞的有維生素 C、B_1、B_6、泛酸與葉酸,建議以生食、拌、燙、大火快炒,縮短加熱烹調時間。了解食材富含哪些維生素,選用適當的食材處理與烹調方法,可避免維生素過度流失與破壞,保留餐點最豐富的維生素含量,表 16-4 說明水溶性維生素烹調後的變化。

◆ 表 16-4　水溶性維生素烹調後的變化

	熱	光	酸	鹼	金屬	烹調注意事項
維生素 C	✓	✓		✓	✓*	建議:生食、拌、無水大火快炒 * 銅、鐵等金屬離子共存,易被氧化破壞
維生素 B_1	✓*			✓		建議:生食、拌、燙、大火快炒,縮短加熱時間或在酸性下 (加醋) 加熱烹調 *在乾燥或酸性環境下加熱時很穩定
維生素 B_2		✓		✓		耐熱,在烹調過程不易被破壞,注意勿照光、加鹼
維生素 B_6	✓			✓		建議:生食、拌、燙、大火快炒,縮短加熱時間或在酸性下 (加醋…) 加熱烹調
維生素 B_{12}		✓	✓	✓		建議:耐熱,在烹調過程不易被破壞,注意勿照光、加酸或加鹼
菸鹼素						烹調過程不易被破壞
泛酸	✓		✓	✓		建議:生食、拌、燙、大火快炒,縮短加熱時間。注意勿加酸或加鹼
葉酸	✓*	✓	✓			建議:生食、拌、燙、大火快炒,縮短加熱時間,或在鹼性下 (加小蘇打) 加熱烹調 *在中性或鹼性環境下加熱時很穩定
生物素				✓		耐熱、在烹調過程不易被破壞,注意勿加鹼

礦物質。礦物質隨著存在的食物來源不同、存在形式差異 (游離形式或與蛋白質結合)、金屬價數不同、水溶性 (溶解度)，其生體可用率差異很大，基本上在烹調過程中，礦物質幾乎不會被破壞流失，但需注意的是有些礦物質水溶性很好，烹煮後會大部分存在菜餚的「湯汁」中，例如鈣、磷、鎂、鈉、鉀、氯、碘等礦物質，都容易在烹煮完後溶解在湯汁中，因此餐點若用川燙、水煮、燉煮烹調時，可連同湯汁一起喝，補充礦物質，但在喝湯的同時，也要留意上層浮油宜撈除，避免攝入過多油脂，特別是動物性飽和油脂不宜過量攝取，有害健康。

16.6 餐飲如何吃出健康呢？

吃是一種生活習慣，學習調整可慢慢趨向美麗健康人生，學習並依照每日飲食指南、均衡攝取六大類食物，定時、定量並在各大類食物中多樣化選用不同食材，即可兼顧營養均衡與健康，此時身體有足夠的免疫力與代謝力，少量食品添加物或不良外來物將不易危及健康。除此之外，吃的營養同時也要吃得開心，心理會影響生理機能，保持心情愉快也有助於營養素的吸收率。需注意的是，長期食入過多的熱量 (卡路里)、飽和脂肪、膽固醇、反式脂肪、鹽，將提高未來罹患心血管疾病、糖尿病、高血壓、腎臟病等慢性病的風險。

吃腦真的可以補腦嗎？

大腦和神經要能正常地合成和分泌各種神經傳遞物質，充足且均衡的飲食與有效率地休息非常重要，研究顯示腦的萃取物的特定胜肽序列可降低腦中 ß-類澱粉蛋白 (ß-amyloid) 堆積，避免神經元受損、死亡，可能具有預防阿茲海默症 (Alzheimer's disease) 的功效，但是直接食用需注意腦內含超高量的膽固醇，反而有害健康。

大腦會因為年紀增長、事務繁多、生活緊張壓力大使得可體松 (cortisol) 分泌增加或罹病而慢慢老化，營養不良、急性或慢性發炎、自由基產生量過多或清除能力減弱，均會造成腦細胞氧化壓力 (oxidative stress) 增加，甚至導致氧化損傷 (oxidative damage)，因此食物營養可以具有護腦與養腦的效果，當然保持樂觀態度、心情愉快、吃飯時多多咀嚼、細嚼慢嚥，調整生活步調/型態也是活絡腦細胞的重要因子。

全穀根莖類。腦細胞需要「葡萄糖」當作能量來源，因此適當的碳水化合物可提供充足能源，維持正常代謝，全穀根莖類約三分之一以富含膳食纖維的燕麥、地瓜等低 GI 食物為佳，其中燕麥富含可溶性膳食纖維「ß-葡聚醣 (ß-glucan)」具有降低膽固醇濃度、緩和餐後血糖值升高，降低失智症的危險因子。ß-葡聚醣也存在酵母、大麥、靈芝、海帶、海藻等食物中。

卵磷脂。蛋黃、豆腐、黃豆均富含卵磷脂，有助於合成神經傳遞物質乙醯膽鹼

(acetylcholine)，可幫助記憶、反應力與專注力。

維生素 E。維生素 E 是體內最重要的「脂溶性抗氧化劑」，可降低腦細胞的自由基與氧化壓力，維持腦細胞膜完整性。油脂與堅果種子類富含維生素 E、礦物質硒 (Se)，堅果類 (杏仁、核桃、松子、開心果等) 屬於低 GI 食物，也富含 ω-3 多元不飽和脂肪酸與多種礦物質，例如硒 (Se) 與維生素 E 在抗氧化功能上具有協同效應，因此每日補充一湯匙堅果，也可添加於早餐的穀片或燕麥中，兼顧營養又補腦。

維生素 C。體內最重要的「水溶性抗氧化劑」，腦中含有高量的維生素 C，可有效預防腦細胞受到自由基攻擊，降低氧化損傷。柑橘類水果、櫻桃、棗子、黑醋栗、芭樂、奇異果、花椰菜、青椒均富含維生素 C。

維生素 B 群。維生素 B_1、B_2、菸鹼素、泛酸與生物素是參與能量代謝所必需的維生素 B 群，維生素 B_6 則是蛋白質、胺基酸代謝很重要的輔酶 (coenzyme)。葉酸與維生素 B_{12} 協同作用，參與 DNA 與 RNA 合成，葉酸對胚胎神經管、腦部發育很重要，維生素 B_{12} 是維持腦髓鞘完整性所必需，可保護神經纖維與神經衝動運作正常。

植化素。存在植物食材中的化學物質，不是人體的必需營養素，但是具有特殊生理功能，例如抗氧化、抗發炎或抗癌等功效。花青素 (anthocyanin)、茄紅素 (lycopene)、類黃酮 (flavonoid)、薑黃素 (curcumin) 都有研究指出可能具有預防失智症的功效。植化素可能透過抗氧化、抗發炎或抑制 ß-類澱粉蛋白等不同機制，緩和腦細胞損傷與老化，降低阿茲海默症的發生。

- 花青素：主要存在紅、藍、紫色蔬果中，例如藍莓、紅石榴、蔓越莓、洛神花、玫瑰花、紫色葡萄皮、桑甚、覆盆子、紫色高麗菜。
- 茄紅素：主要存在番茄、葡萄柚、紅色西瓜、紅心芭樂中。
- 類黃酮：黃豆與相關製品 (豆漿、豆腐、豆干、素肉、納豆、味噌) 主要富含異黃酮 (isoflavone)，生物類黃酮主要存在於植物的果皮及種子，例如柑橘類水果、葡萄、草莓、櫻桃、李子、甜瓜、木瓜、高麗菜、蕃茄、茶、咖啡、可可 (巧克力)。
- 薑黃素：主要存在薑黃粉或咖哩粉中。

減「鈉」大作戰

　　現代人注重塑身，體態浮腫可能是全身體脂肪比率過高之外，水腫 (edema) 問題也不容忽視，當飲食攝入鈉太高，會導致細胞外液水分滯留，導致水腫現象，當身體要平衡血鈉濃度時，會增加尿液鈉排出量，同時也會增加「鈣」離子的排出，讓身體流失更多鈣質，不利於鈣營養狀況。

　　習慣重口味、重鹹是長久以來的飲食問題，無法立刻改變，但是味蕾與大腦一樣，都

是可以慢慢重新訓練的,一兩個月之後,將會發現吃到比較鹹的食物會覺得無法忍受、超級口渴,表示口感已經慢慢習慣「低鈉」清淡飲食。

低鈉鹽真的比較健康嗎? 對健康人而言,選用低鈉鹽的確是減少鈉攝取的好方法之一,但需注意對於腎病患者卻不適用,腎病患者鉀離子排出障礙,本身血鉀就常有過高的現象,若使用低鈉鹽,即是「鉀鹽」,將傳統鹽的氯化鈉 (NaCl) 部分以氯化鉀 (KCl) 取代,將容易導致高鉀血症 (hyperkalemia),造成心律不整、心室纖維顫動、心跳停止的危險。

低鈉飲食的技巧:

- 熟悉食物中的鈉含量,減少高鈉食物的攝取,例如涼麵、麵線、油麵、鹹甜餅乾或蜜餞、起司,加鹽或燻製食品 (火腿、香腸、臘肉、各種肉干、燻雞、肉鬆、魚鬆)、含鹽冷凍蔬菜與罐頭食品,醃製食品 (醬瓜、榨菜、酸菜、泡菜、雪裡紅、筍乾) 或滷製品、加味豆干、豆腐乳、滷味、火鍋料;蔬菜中紫菜、海帶、紅蘿蔔、芹菜、茼蒿、茴香之鈉含量也較高,宜酌量食用。
- 鹽、味精、醬油要適量,盡量選用低鈉鹽、薄鹽醬油。
- 善用天然食物的風味,例如檸檬、蘋果、鳳梨、番茄等水果的的酸味;竹筍、香菜、菇類、海帶、等甘美味、鮮味。
- 中草藥與香辛料,例如黃耆、紅棗、黑棗、人參、當歸、枸杞;蒜、薑、胡椒、八角、各種香草等等。
- 變化烹調方式,例如烤、蒸、煮。
- 外食火鍋料與湯汁、關東煮湯盡量少喝,也降低肉燥、沙茶醬、豆瓣醬、蘑菇醬等調味醬的使用量。

營養標示

習慣看食品的營養標示,有助於知道自己吃了哪些營養素,建立個人化營養與精準營養管理,在看營養標示時要注意是「每份」、「每 100 公克」,避免攝入過多熱量。我國的法規是依據食品安全衛生管理法第二十二條第三項「包裝食品營養標示應遵行事項」三、包裝食品營養標示方式,須於包裝容器外表之明顯處,依規範之格式標示下列內容:

- 「營養標示」之標題
- 熱量
- 蛋白質含量
- 脂肪、飽和脂肪、反式脂肪含量
- 碳水化合物、糖含量
- 鈉含量
- 出現於營養宣稱中之其他營養素含量

- 廠商自願標示之其他營養素含量

自願標示項目如為膳食纖維，得於碳水化合物項下縮一排，於糖之後標示；膽固醇得於脂肪項下縮一排，於反式脂肪之後標示。

「醣」、「糖」都不健康嗎？

「醣」、「糖」有什麼不同呢？「糖」是指單糖和雙糖的總和，「醣」是指總碳水化合物。

「醣」、「糖」有建議攝取量嗎？關於「醣」類也就是碳水化合物的建議攝取量，根據每日飲食指南，建議醣類攝取量應占總熱量的 50~60%，以每日 1500 大卡為例，相當於每日建議攝取全穀根莖類 10 份 (其中 3~4 份以未精製富含纖維的碳水化合物為主)。醣類是身體代謝優先的能量來源，每日至少應攝取 50 公克以上，以預防酮酸中毒 (ketoacidosis)。

「糖」的建議攝取量呢？世界衛生組織於 2015 年 3 月 4 日公布「成人與孩童糖量攝取準則」，建議糖攝取量應低於攝取總熱量 10%，以每日攝取 2000 大卡為例，糖的攝取量應低於 200 大卡，一公克糖 4 大卡，也就是 50 公克以下 (約 10 顆方糖)，「全糖」珍珠奶茶 700 毫升，含糖量大於 70 公克，已超過建議攝取量，若還有習慣吃糕點、鳳梨酥、水果乾、巧克力、糖果等正餐以外的食物，每日的糖攝取量就更需留意超標了。台灣對於糖每日建議攝取參考值，已於「國民飲食指標」修訂草案中增訂添加糖攝取量不宜超過總熱量 10% 之上限，自 106 年 5 月 23 日起將修訂草案於本署官網公開，廣徵各界意見，據以研議調整後，預計於 106 年底前正式公布。

「糖」過量會生病嗎？糖糖危機、甜蜜殺手這些用詞並非嚇唬民眾，而是要大家正視飲食中「糖」過量的危害。許多飲品與糖果、餅乾食品中加入成本較低、甜度較高的高果糖糖漿 (high-fructose corn syrup, HFCS) 增加甜味口感，HFCS 是由玉米澱粉加工製成，果糖比例約 55~90%，與蔗糖相較，雖然比較不會導致血糖快速升高，但是越來越多研究顯示果糖食用過量會促進胃大量分泌「飢餓激素」(ghrelin)，反而會刺激大腦發出飢餓訊息，更想進食、不利於體重控制；也會促進醣類走向脂肪生合成代謝路徑，造成三酸甘油酯 (TG) 升高、非酒精性脂肪肝，增加未來罹患代謝症候群的危險。

可以戒掉吃糖嗎？可以的。為了降低未來罹患慢性病的比率，健康餐點與甜點、飲品製備都慢慢朝向「少糖」、「低糖」、「無糖」，或增加膳食纖維，餐飲烹調上也建議用食物原甘味來提味，例如加入洋蔥、白蘿蔔、胡蘿蔔、高麗菜來熬湯。飲食習慣無法一兩天改變，上癮後想要戒除也是需要漸進式、長時間慢慢調整，所以從今天起正視自己的飲食問題，由半糖、少糖開始慢慢戒除含糖飲料，讓低油、低糖、高纖不再是口號，落實到日常

生活中,讓自己的身體與味蕾習慣對健康餐飲「上癮」。

飲料業者要負責嗎? 對於坊間的飲料業者,包括連鎖飲料店、便利超商(沖調咖啡、奶茶)、速食業者(咖啡),不含早餐店,衛生福利部食品藥物管理署(FDA)規定要標示,不須在手搖杯身(外包裝)上標示,可在點餐單上、店內立牌、張貼或懸掛標示,讓消費者在購買時可以清楚看見。公開標示項目包括原料產地、糖添加量、內容物資訊與咖啡因分級四項,表16-3說明手搖杯(現做)飲料標示規範。

那兒可以查到食品營養成分呢?

FDA有台灣地區食品營養資料庫,將食品分成各種類別,提供民眾查詢單一食物的所有營養素成分,針對自己所要控制的項目,例如慢性腎臟病(chronic kidney disease, CKD)要用低磷、低鉀飲食,卻不知哪些食物該限量,即可由此網頁查到食物中磷與鉀含量,學習了解食物特性,學習健康餐飲營養。

表 16-3 手搖杯(現做)飲料標示規範

項目	說明
原料產地	茶葉、咖啡必須標示產地來源,混合多種來源,則依照含量多寡依序標示。
糖添加量	一杯全糖、半糖、微糖飲品可直接標示「熱量」,或以「方糖數量」來標示,一顆方糖5公克,每顆方糖20大卡,讓購買者自行換算。
內容物資訊	「果汁」兩字只能用於新鮮果汁含量大於10%的飲品,低於10%的飲品,許多都是添加香料,只能用「XX風味」、「XX口味」來呈現。
咖啡因分級	咖啡標示依照內含咖啡因(caffeine)含量,採紅、黃、綠三級。紅色-超過201毫克,黃色200~101毫克,綠色低於100毫克。

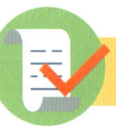

知識檢查站(解答在下方)

1. 下列何種飲食比較健康?
   a. 素食
   b. 生機飲食
   c. 低碳飲食
   d. 均衡攝取,以上皆是符合健康

2. 低碳飲食的原則,何者錯誤?
   a. 選用烤箱、燉煮烹調
   b. 選用當季食材
   c. 選擇精簡包裝
   d. 就地購買適當份量

3. 「台灣碳標籤」愛心內的數字代表什麼意義?
   a. 氧氣消耗當量
   b. 二氧化碳排放當量
   c. 產品重量
   d. 健康指數

4. 下列何者不屬於「四章一Q」?
   a. CAS有機農產品標章
   b. 產銷履歷農產品標章
   c. 吉葡園安全肉品標章
   d. 台灣農產品生產追溯條碼

5. 下列「不是」加工食品的優點?
   a. 消除農藥殘留
   c. 延長保存性

b. 改善營養價值　　d. 提高適口性與風味
6. 下列疾病蟬聯台灣近三十幾年來的十大死因之首？
    a. 癌症
    b. 糖尿病
    c. 腦血管疾病
    d. 腎臟疾病
7. 飲酒不過量，下列何者正確？
    a. 懷孕初期可以飲酒
    b. 女性每日不宜超過兩杯
    c. 男性每日不宜超過三杯
    d. 1 酒精當量相當於 15 公克酒精
8. 飲食指南建議每日應攝取多少堅果？
    a. 三湯匙
    b. 兩湯匙
    c. 一湯匙
    d. 一碗
9. 食材加熱煮熟的優點，下列何者為非？
    a. 降低熱量
    b. 降低生物性污染
    c. 去除或破壞內含的抗營養素因子
    d. 增加營養素吸收率
10. 下列何者「不是」低鈉烹調的技巧？
    a. 善用天然食物的甘味、酸味
    b. 選用低鈉鹽
    c. 選用中草藥與香辛料
    d. 多吃冷凍蔬菜

解答：1.d, 2.a, 3.b, 4.c, 5.a, 6.a, 7.d, 8.c, 9.a, 10.d

參考資料

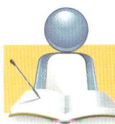

1. 行政院環境保護署：http://greenevent.epa.gov.tw/diet/page2
2. 產銷履歷資訊網：http://taft.coa.gov.tw
3. 衛生福利部國民健康署：每日飲食指南。
4. 衛生福利部食品藥物管理署：台灣地區食品營養資料庫 https://consumer.fda.gov.tw/Food/TFND.aspx?nodeID=178
5. 吳映蓉 (2012)，蔬果植化素，啟動不生病的奇蹟：喚醒神奇自癒力，三采文化。
6. 徐阿里等 (2015)，餐飲營養學，華格那出版。
7. 陳肅霖等 (2015)，食物學原理與實驗，華格那出版。

Chapter 17 美容營養

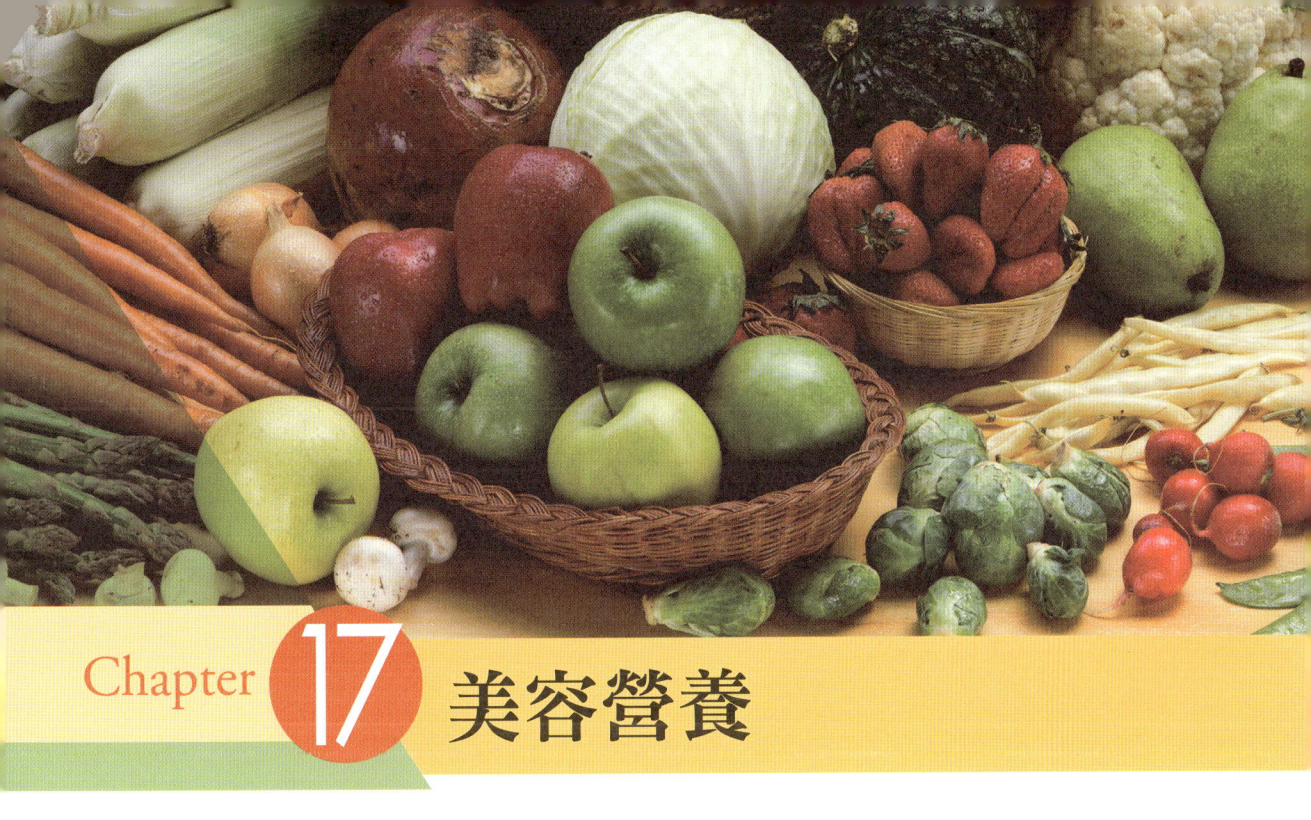

愛美是人類的天性，特別是女性；適當的運動、良好的生活型態及正確的飲食習慣，有助於人們擁有美好的容貌與體態，其中飲食尤為重要。食物中蘊含有許多的營養素，每種營養素皆有其特殊且重要的生理功能，彼此共同調節人體內的生化反應與代謝平衡，其成效就直接反映在個體的外相表徵上。因此，正確地攝取適當的營養素，可以達到吃出健康、吃出好氣色、吃出好身材的目的，讓身體可以由內而外洋溢著光采。皮膚狀況往往是評估一個人美貌的重要判別指標；影響肌膚好壞的最重要因素就是營養，當營養不良或失衡時，皮膚更會顯示出不健康的狀態，而適當的飲食，可以提高皮膚細胞的新陳代謝，補足皮膚所消耗的養分，增強皮膚的生理功能，讓肌膚白皙、紅潤，富有光澤與彈性。因此，本章節主要將著重於介紹各營養素與皮膚美容之間的關聯性。

17.1 多醣體與美容

多醣體 (polysaccharides*) 是由細菌、真菌、黴菌或酵母菌等微生物或植物產生的化合物，無法由化學方式合成；它是由一種或多種單醣利用直鏈或支鏈化學鍵結組合而成的醣類聚合體，分子量遠大於先前所介紹的澱粉、肝醣、膳食纖維等多醣類。多醣體廣泛存在於天然的食材中，如靈芝、冬蟲夏草、香菇、木耳及海藻類 (海帶、紫菜) 等，經過酸、鹼、加熱等方法處理即可取得。不同微生物或植物萃取分離出來的多醣體結構均不相同，舉例來說，由靈芝萃取而得的多醣體主要是由葡萄糖分子以 β-1,3 鍵結所組成的巨大化合物，稱為 β-葡聚醣 (β-glucan) (圖 17-1)。

β-葡聚醣最廣為人知的生理功效為可以藉由調節人體免疫功能系統，達到抑制癌細胞

---

* 『多醣體』屬於多醣類，對人體生理運作扮演著調節生理機能的重要角色。因此在保健食品中，為強調一些具特殊構造或功效的醣類 (不同於澱粉之多醣類)，特稱為多醣體。

圖 17-1　β-葡聚醣 (β-glucan) 結構圖

生長的作用，此外，β-葡聚醣也可以增強免疫能力、抑制發炎反應，調節血糖及血壓。β-葡聚醣亦有助於肌膚的保養，它主要具有保濕、預防皮膚發炎、舒緩皮膚不適等功能，還可促進傷口修復及預防皮膚老化。

　　從銀耳 (白木耳) 中萃取而得的銀耳多醣體是由木糖、葡萄糖醛酸及甘露糖組成的酸性異質多醣體，它對於保養肌膚亦具有多重功效；可以減少皮膚的水分流失，進而提高皮膚角質層的含水量，有效提升保濕效果，避免皮膚乾燥。將銀耳多醣體塗抹於皮膚表層，會形成透明薄膜，藉此可以增加皮膚的光澤度，且具有隔離保護的效果。此外，銀耳多醣體還能淡化皮膚斑點及舒緩皮膚發炎、過敏等急性症狀。

17.2　玻尿酸與美容

　　玻尿酸 (hyaluronic acid) 又名透明質酸，是由 D-葡萄糖醛酸 (D-glucuronic acid) 及 N-乙醯葡萄糖胺 (N-acetyl-glucurosamine) 等基本雙醣單位 (圖 17-2) 重覆約 50,000 次所組

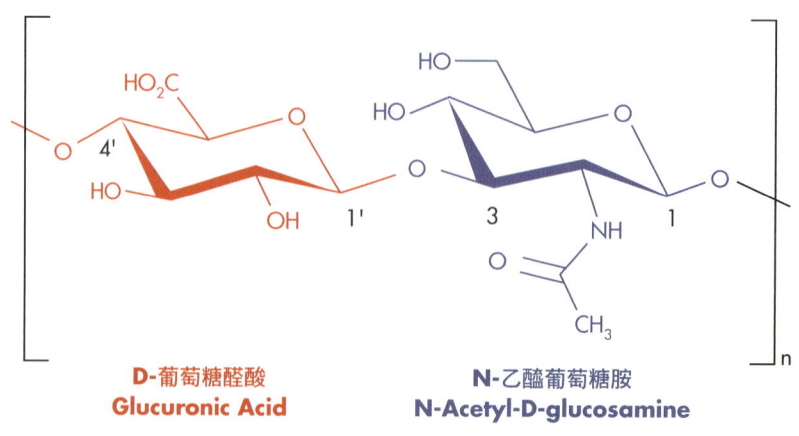

圖 17-2　玻尿酸結構圖

成的大分子異質多醣類,具有透明及黏稠感的特性,它是構成細胞間質的主要成分,普遍存在於人體的結締組織及皮膚的真皮層中。隨著年齡漸增,肌膚會漸漸變得暗沈,乾燥並產生皺紋,乃因玻尿酸流失所致 (圖 17-3)。玻尿酸的每個次單元的結構中帶有四個羥基 (-OH),能夠與水分子結合,藉此抓住水,因此,它可以增加皮膚的水分儲存量,賦於肌膚體積,讓皮膚飽滿而有彈性。

玻尿酸為目前最佳的皮膚保濕成分之一,一分子的玻尿酸可以攜帶 500 倍以上的水分子,因此,玻尿酸廣泛應用於美容產品,如面膜、保養品、化妝品中,經衛生署核可之玻尿酸植入劑亦廣泛運用於美容醫學上,包括:除疤、除皺、豐唇等。除了可藉由外來方式獲取玻尿酸外,亦可以藉由飲食方式補充,可以多攝取富含膠原蛋白及玻尿酸的動物食品,如動物腿部、臀部的肉;澱粉含量較高的根莖類食品,如蕃薯、馬鈴薯等,亦含有豐富的玻尿酸。人體可以利用由食物獲取的玻尿酸為原料,在體內重新合成人體所需的玻尿酸;有研究指出,雌激素可以促進玻尿酸的合成,而黃豆中富含大豆異黃酮 (soy isoflavones) 具類雌激素的功能,亦有助於人體自行合成玻尿酸。

17.3 蛋白質與美容

蛋白質是由 20 種胺基酸所構成的,胺基酸本身即是皮膚中含量中含量最多的天然保濕因子,人體則可以利用胺基酸合成身體所需的蛋白質產物,包括皮膚、頭髮、指甲及肌肉等,故當飲食中蛋白質攝取不足,即會影響體內蛋白質的合成及其生理機能,肌膚、秀髮即可能失去光澤與彈性。由美容營養的觀點來說,其中以膠原蛋白 (collagen)、彈性纖維蛋白 (elastin) 和角蛋白 (keratin) 最為重要。

膠原蛋白

膠原蛋白 (collagen) 是哺乳動物體內含量最多的蛋白質,為構成結締組織的重要成分,賦予組織韌度與彈性,廣泛分布於皮膚、肌肉、骨骼等中;膠原蛋白屬於纖維狀蛋

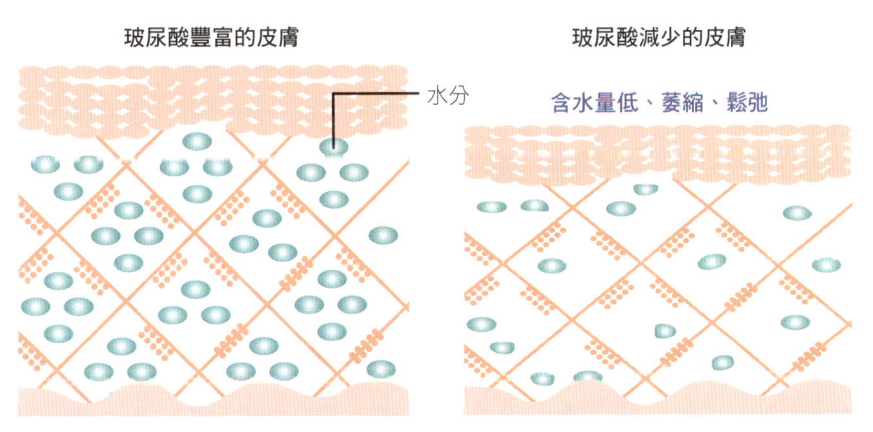

圖 17-3 玻尿酸對於皮膚結構的影響性

白質，由三條多肽鏈纏繞形成三螺旋的索狀結構；它的分子量非常龐大，組成的胺基酸超過 1,000 個以上，人體無法直接吸收膠原蛋白，需先經由腸道的消化酵素將其分解成胺基酸、雙胜肽或三胜肽才能進入體內；當體內缺乏膠原蛋白時，就會利用胺基酸重新再合成人體所需的膠原蛋白，而合成的過程中，還需要維生素 C 的參與，維生素 C 與羥化酶協力合作，製造出膠原蛋白所特有的羥脯胺酸與羥離胺酸，故補充足夠的維生素 C 有助於膠原蛋白的合成 (圖 17-4)；同時，維生素 C 具有抗氧化的活性，亦可防止膠原蛋白受到自由基的破壞。再次強調，人體在充足的蛋白質和維生素 C 營養的狀況下，是可以自行合成膠原蛋白的。

膠原蛋白具有增加皮膚含水量、減少肌膚皺紋的功能，能賦予皮膚彈性及光澤度；自由基是導致皮膚老化的殺手，故當體內產生過多的自由基而破壞了皮膚膠原蛋白的完整性，皮膚就會出現暗沈無光、乾燥、皺紋、失去彈性等老化的現象。目前市面上充滿著各式膠原蛋白的保健食品或美容保養品，吃的、喝的、擦的都有，近期一些研究發現經過水

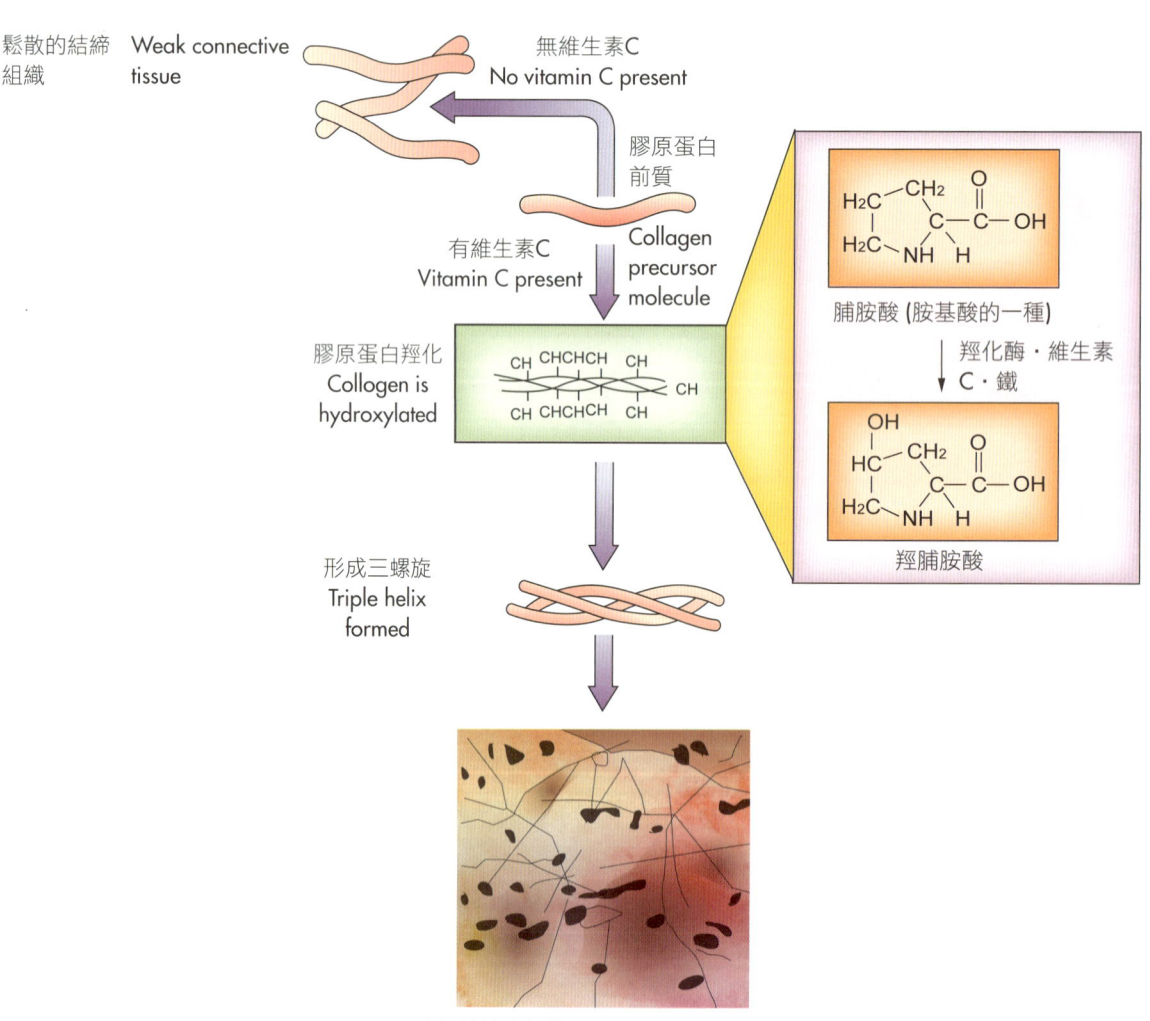

圖 17-4　膠原蛋白合成圖

解處理且含有活性雙胜肽分子 Pro-Hyp (PO) 及 Hyp-Gly (OG) 的膠原蛋白，才能有效地增加肌膚角質層的含水量，且 PO 分子還能進一步刺激皮膚細胞增生，促進玻尿酸及膠原蛋白的合成。至於無法直接被皮膚細胞吸收的膠原蛋白，則可在皮膚表層發揮保濕劑效果。

在日常生活中也有很多食物含有豐富的膠原蛋白，如豬皮、豬蹄、雞爪、魚皮、魚翅等，它們的共同特色為皆源自於動物；然而，並非富含膠原蛋白的食物，即能有效補足人體所需的膠原蛋白，加上動物性食物亦含有高量的脂質和膽固醇，故需適量攝取，以免增加身體額外的負荷。

彈性纖維蛋白

彈性纖維蛋白 (elastin) 為構成彈性纖維的主要結構蛋白質 (圖 17-5)，富含甘胺酸、脯胺酸、丙胺酸與纈胺酸等胺基酸，由多條多胜肽鏈交支而成，形成具有延展性的網狀結構，故可賦予皮膚彈性和柔軟度。彈性蛋白與身體組織彈性有關，足量的彈性蛋白可使身體內血管壁彈性增加，促使末梢血管之血液順利流動，以保持皮膚彈性與紅潤。彈性纖維蛋白的主要來源為富含蛋白質的動物性食物，如蹄筋、軟骨、牛奶、乳製品等。

角蛋白

角蛋白 (keratin) 亦屬於結構蛋白，皮膚的角質層與頭髮纖維兩者皆以角蛋白為主要成分，而半胱胺酸是構成角蛋白最重要的胺基酸，半胱胺酸殘基會發生交聯而形成的雙硫鍵，此鍵結使得角蛋白賦予髮絲的強韌度及延展性。皮膚角質層細胞內含有角蛋白，它有助減少水分流失，甚至能吸收水分，使皮膚保持濕潤，角質層就像是肌膚與生俱來的一層保濕膜，它能在乾燥環境下，幫助肌膚鎖住水分不流失；然而，當飲食中缺乏維生素 A 時，會導致皮膚上皮組織產生過多的角蛋白，導致表皮乾燥角質化或造成皮膚產生顆粒狀突起，即為皮膚乾燥症或毛囊性皮膚角化症；故攝取足夠的維生素 A 可以避免角質角化，減少皮膚乾燥粗糙的現象。足量的角蛋白飲食，可使皮膚和頭髮看起來具有柔軟性及有光澤性，角蛋白主要來源為富含蛋白質的動物性食物，如蹄筋、軟骨、牛奶、乳製品等。

綜觀而言，皮膚結構主要分為三層：(1) 最上層的表皮層，內含角質層

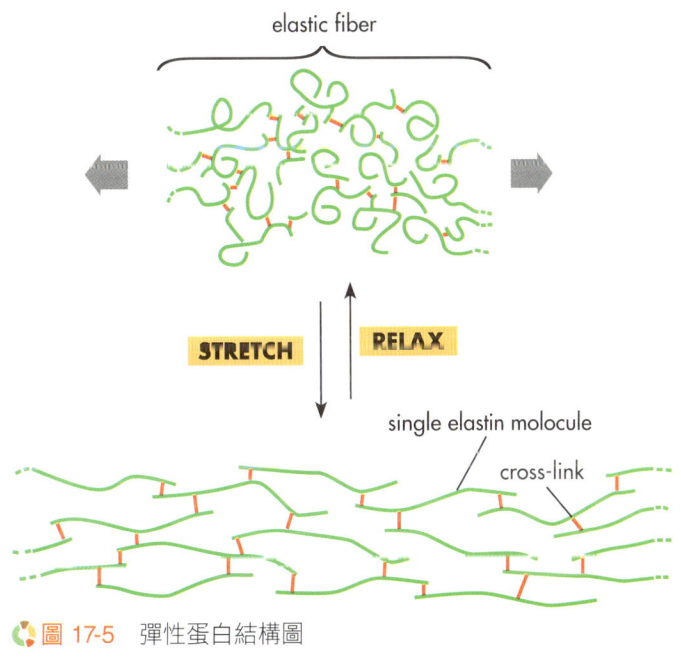

圖 17-5　彈性蛋白結構圖

(表皮層的最外層)，其中的角蛋白能夠保護皮膚，增加皮膚的保水性與光澤度；(2) 中間層為真皮層，它富含有膠原蛋白和彈性纖維蛋白，二者共同構成網狀支撐體，為真皮層提供穩定度與彈性，而 (3) 最深的底部是皮下組織，它是由脂肪組織的所構成墊子，支持上面兩層皮膚構造。每一層都各有具有重要的作用，共同維護健康的皮膚。在年輕，健康的皮膚裏，其中的膠原蛋白和彈性纖維蛋白都在不斷更新，這就是為什麼幼童的皮膚充滿彈力，沒有皺紋的主要原因；而老化的皮膚容易產生鬆弛與皺紋，即是因為膠原蛋白和彈性纖維蛋白受到破壞，無法即時更新所致 (圖 17-6)。

17.4 脂質與美容

為了維持良好的身材與體態，大家對脂質可以說是避之唯恐不及，然而，脂質卻也是維護肌膚彈性與保濕的重要關鍵，當我們完全拒絕脂質時，不僅難以獲得美麗，還可能賠上健康。脂質是構成人體的必要物質，細胞膜本身即是以脂質作為主要的構成物質；我們的皮膚下層有很厚的皮下脂肪，它可以讓我們的皮膚看來飽滿，富有彈性；隨著年齡增長，皮下脂肪會慢慢流失，就會開始出現皺紋。

神經醯胺

神經醯胺 (Ceramide) 是由神經醯胺醇 (Sphingosine) 和脂肪酸 (Fatty acid) 連接而成的衍生脂質 (圖 17-7)，為神經鞘脂質 (Sphingolipid) 的其中一種類型；神經醯胺天然存在於皮膚最外層-角質層的細胞間隙中，是角質層脂質中最重要且比例最高的成分，總量約占細胞間脂質的 40~55%；它的主要功能是幫助角質細胞間接合，緊密接連維持角質層的脂質完整性，形成一層天然防水護膜，能防止水分的蒸發與養分流失，讓角質細胞鎖住水

膠原蛋白充足的皮膚　　　　　　　　缺乏膠原蛋白的皮膚

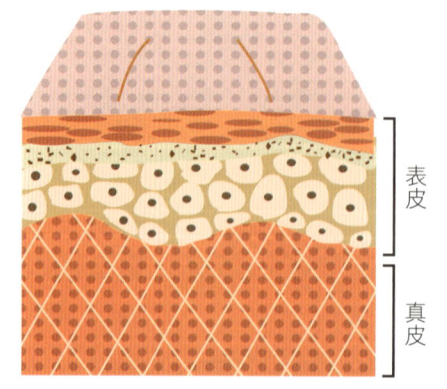

皮膚表面紋理細緻整齊，表皮組織健康，真皮層內的膠原蛋白及彈力蛋白亦充滿彈性，沒有半點鬆弛、皺紋跡象。

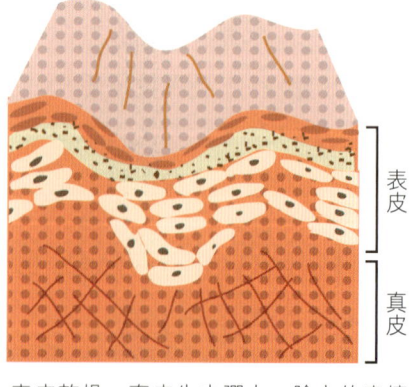

表皮乾燥，真皮失去彈力，臉上的表情紋、乾紋演變成細紋，甚至深刻的皺紋。在臉部、嘴角、眉頭等尤為明顯。

圖 17-6　膠原蛋白對於皮膚結構的影響性

圖 17-7 神經醯胺醇和神經醯胺結構圖

分，強化肌膚表層防禦能力。神經醯胺的生成量隨著年齡增長及日曬等環境刺激因素而減少，當肌膚失去「細胞間脂質」的保護，細胞間的空隙會變大，即會造成肌膚屏障受損，角質層逐漸無法保留水分，進而產生肌膚失去彈性、乾燥、皺紋等問題。

神經醯胺與玻尿酸皆被喻為保濕聖品，但二者的保濕作用機轉截然不同；玻尿酸為水溶性，它像超級海綿吸收大量的水，扮演「吸水」的角色，幫助肌膚補充所需的水分；然而，神經醯胺是角質層細胞中重要的脂質成分，它像是築起一道防水屏障，防止水分散失，達到保濕「鎖水」的功用。因此，需同時藉由玻尿酸的吸水性及神經醯胺的鎖水性，二者需協同作用才能確實達到保濕的效果，維持肌膚水亮柔嫩 (圖 17-8)。

除了鎖水保濕外，神經醯胺能夠抑制黑色素細胞中酪胺酸酶 (tyrosinase) 的活性，進而抑制黑色素的形成，幫忙促進肌膚白皙、晶瑩剔透。目前，神精醯胺已廣泛添加於美容保養品中，然而，添加的種類和濃度都可能影響其對肌膚的保護效果，再者人工合成與皮膚自行製造產生的神經醯胺在生理效能亦可能不同，故保養品中添加的神經醯胺是否也能發揮肌膚保濕美白功能仍有待商榷。

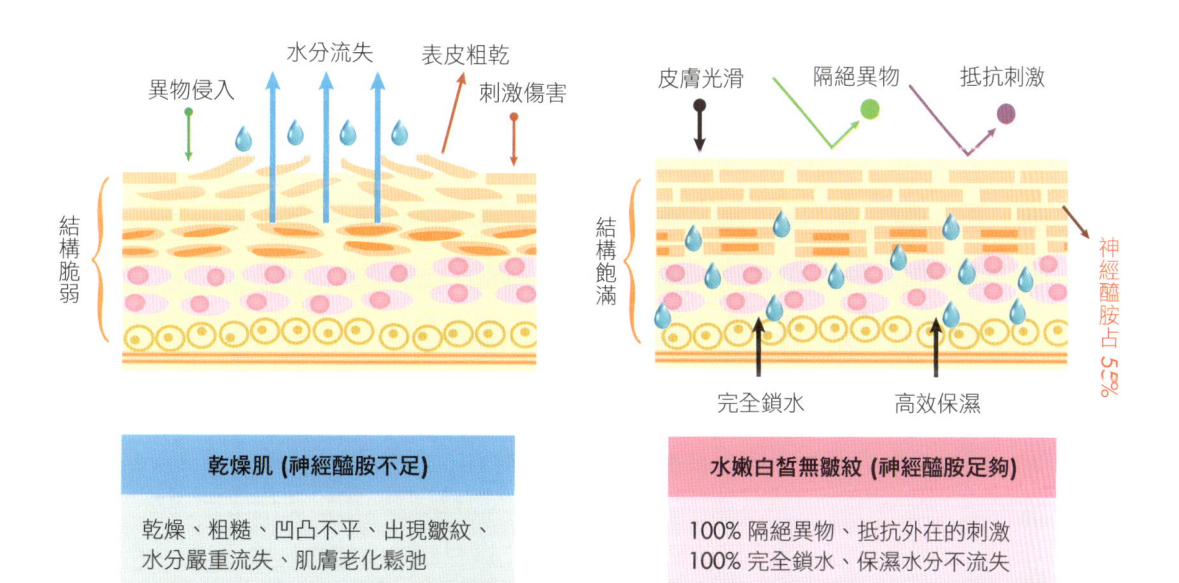

圖 17-8 神經醯胺對於皮膚結構的影響性

乾燥肌 (神經醯胺不足)
乾燥、粗糙、凹凸不平、出現皺紋、水分嚴重流失、肌膚老化鬆弛

水嫩白皙無皺紋 (神經醯胺足夠)
100% 隔絕異物、抵抗外在的刺激
100% 完全鎖水、保濕水分不流失

17.5 維生素與美容

維生素 A

人體內的維生素 A 主要包括三種型式：視網醇 (retinol)、視網醛 (retinal) 和視網酸 (retinoic acid) 等三種，統稱為視網醇衍生物 (retinoids)，在體內分別具有不同的生理功能；視網醇和視網醛在體內可以互相轉換，二者也都能氧化成視網酸。植物中所含的部分類胡蘿蔔素 (carotenoids) 化合物，例如 β-胡蘿蔔素 (β-carotene)，在人體內亦可轉換成具有功能性的維生素 A。當人體缺乏維生素 A 時，皮膚會變得乾燥、粗糙、有鱗屑。

維生素 A 中對於皮膚具有較大影響的活性成分是視網酸，也就是所謂的維生素 A 酸，然而，對皮膚的作用來說，不同型式的維生素 A 都可以經由皮膚吸收進入細胞，最後再轉換成視網酸作用。視網醇和視網酸可以藉由調控基因表現，促進細胞的生長和分化，進而增加皮膚的代謝，讓角質層汰換速度加快而達到去角質的效果；它也可以促進肌膚中膠原蛋白的合成，減少皮膚皺紋的產生；視網酸還可以用來治療一些皮膚的病症，像是痤瘡 (青春痘) (acne)、毛髮角化症 (keratosis pilaris) 及乾癬 (psoriasis) 等。不過，過量的視網酸對於皮膚亦會帶來刺激性，使用維生素 A 酸常見的皮膚副作用包括乾燥、脫屑、泛紅、發癢以及燒灼感；另外，視網酸會增加紫外線對肌膚的損害，故使用視網酸的最佳時機最好在晚上。

依照衛生福利規範視網酸禁用在一般化妝保養品的成分，只容許使用在藥品中，因此，任何含有視網酸的保養品皆屬於藥品，建議使用前需詢問專業醫師。一般肌膚保養品則會使用視網醇作為配方成分，降低其對皮膚的刺激性。此外，長期使用視網酸會造成致畸胎性，故孕婦及準備懷孕婦女需禁用。

維生素 D

維生素 D 可以強化血管內皮細胞，加強血管彈性，進而促進血液循環，幫忙提供充足的氧氣與養分至微血管末梢細胞，有助於維持肌膚光澤、減少暗沉。體內鈣、磷失衡會加速細胞老化，維生素 D 可以調節血鈣的衡定，延緩皮膚細胞老化。除飲食外，曬太陽有助於人體將膽固醇轉換成維生素 D，但亦需注意避免紫外光對於肌膚所造成的損傷。

維生素 E

日曬、污染、壓力產生的自由基會加速肌膚老化。抗氧化是維生素 E 最主要的生理功能，它可以有效地中止自由基所引起的連鎖反應，減少細胞受到氧化傷害。維生素 E 具脂溶性，可以相嵌於細胞膜，避免細胞膜中的磷脂質受到自由基的攻擊，減少脂質過氧化物的產生，藉此維護細胞的完整性與防禦能力，進而抑制皮膚衰老。補充富含維生素 E 的食物或營養補充品，可以從身體內部到皮膚外表達到全面延緩老化的目的。維生素 E

亦是抗老化美容產品添加的主力成分，然而，維生素 E 經過皮膚吸收而發揮的效果可能有限。

維生素 K

皮下微血管破裂造成的紫斑會引起眼框周圍產生黑眼圈的現象；維生素 K 最重要的生理功能為參與凝血作用，藉此維持皮下微血管之完整性，防止及減少因微血管破裂所引起的紫斑，故使用維生素 K 可能可以改善黑眼圈或減少皮下瘀青的範圍。

維生素 C

維生素 C 的學名為抗壞血酸 (ascorbic acid)，具有抗氧化的生理活性，能夠減少體內自由基的產生，避免氧化損傷，進而延緩細胞老化。肌膚白晰透亮、富有彈性是許多愛美女性夢寐以求的目標，在許多標榜美白功效的美容產品中大多數都會添加維生素 C，維生素 C 能夠幫助肌膚抵禦紫外線傷害，避免產生黑斑、雀斑，因此，被認為具美白的效果。

皮膚表層的角質細胞下含有許多黑色素細胞 (melanocytes)，當肌膚受到紫外線的刺激，黑色素細胞活化開始製造黑色素 (melanin)，黑色素細胞內含有酪胺酸酶 (tyrosinase)，它會將酪胺酸 (tyrosione) 及多巴 (DOPA) 氧化，最終轉變成黑色素，生成的黑色素會被運送至皮膚表面沈積，故當酪胺酸酶活性越強，產生的黑色素就會越多。黑色素能夠吸收紫外線，預防皮膚受到陽光的傷害，然而，當黑色素大量沈著，膚色即會變得暗沈或產生斑點；維生素 C 的美白作用機制為能夠有效抑制酪胺酸酶的活性，進而阻止黑色素的產生 (圖 17-9)；維生素 C 也可以從皮膚表層還原已形成的黑色素，對於淡斑亦具有相當的功效。此外，維生素 C 是真皮層合成膠原蛋白的重要幫手，能讓肌膚緊實具

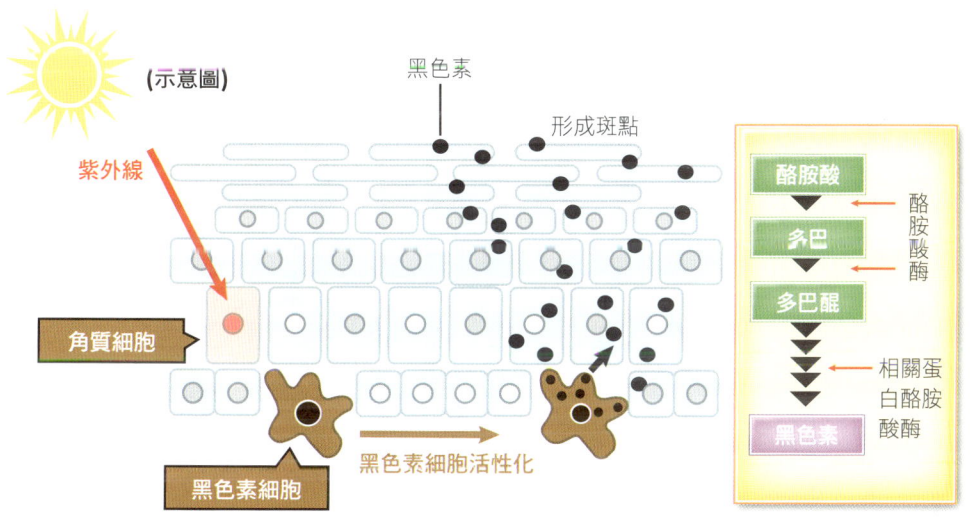

圖 17-9　黑色素形成示意圖

有彈性，提高皮膚的保濕功能。

目前衛生福利部核准「美白化粧品」使用的美白成分共有 13 種 (如圖 17-10)，其中與維生素 C 相關成分就占了 4 項，主要作用機轉分為「抑制黑色素形成」或「兼具抑制黑色素形成與促進已產生的黑色素淡化」，建議購買美白產品時應注意其使用成分及濃度，依個人需求選購適合自己的商品。美容產品廣告中常出現「左旋 C」這個名詞，其實「左旋 C」就是維生素 C，主要是依分子結構及旋光度命名時產生混淆的代名詞，其真正名稱為「左式-右旋-維生素 C」(L-(+)-ascorbic acid)。

FDA 藥求安全．食在安心

食品藥物管理署
Food and Drug Administration

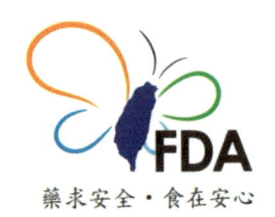

附表：衛生福利部目前核准使用之 13 種美白成分

日期	105.03.30	單位	醫療器材及化粧品組	編號	

成分	常見俗名*	限量	用途
Magnesium Ascorbyl Phosphate	維生素 C 磷酸鎂鹽	3%	美白
Kojic acid	麴酸	2%	美白
Ascorbyl Glucoside	維生素 C 糖苷	2%	美白
Arbutin	熊果素	7%	美白（製品中所含之不純物 Hydroquinone 應在 20ppm 以下）
Sodium Ascorbyl Phosphate	維生素 C 磷酸鈉鹽	3%	美白
Ellagic Acid	鞣花酸	0.50%	美白
Chamomile ET	洋甘菊精	0.50%	防止黑斑、雀斑
成分	**常見俗名***	**使用濃度**	**用途**
5,5'-Dipropyl-Biphenyl-2,2'-diol	二丙基聯苯二醇	0.50%	抑制黑色素形成、防止黑斑雀斑(美白肌膚)
Cetyl Tranexamate HCl	傳明酸十六烷基酯	3 %	抑制黑色素形成及防止黑斑雀斑，美白肌膚。
Tranexamic acid	傳明酸	2.0~3.0%	抑制黑色素形成及 防止色素斑的形成
Potassium Methoxysalicylate (Potassium 4-Methoxysalicylate) (Benzoic acid, 2-Hydroxy-4-Methoxy-, Monopotassium Salt)	甲氧基水楊酸鉀	1.0%~3.0%	抑制黑色素形成及防止色素斑的形成，美白肌膚
3-O-Ethyl Ascorbic Acid (L-Ascorbic Acid,3-O-Ethyl Ether)	3-o-乙基抗壞血酸	1.0%~2.0%	抑制黑色素形成及防止色素斑的形成，美白肌膚
Ascorbyl Tetraisopalmitate	抗壞血酸四異棕櫚酸酯(脂溶性維生素 C)	3.0 %	抑制黑色素形成。(含藥化粧品)

*常見俗名為列舉

圖 17-10 衛生福利部核准使用之美白成分

維生素 B 群

維生素 B 群主要由 8 種水溶性維生素所組成 (B_1、B_2、菸鹼素、B_6、泛酸、生物素、葉酸、B_{12})，是維生素中種類、功能最多的一群。主要功用在調節體內生化代謝反應，維持皮膚和肌肉健康，增進免疫和神經系統功能，促進細胞生長和分化 (包括參與紅血球產生、預防貧血等)，預防心血管疾病的發生，及舒緩壓力、穩定情緒等。其中與護膚密切相關的維生素 B 群營養素包括：B_1、B_2、菸鹼素、B_6、泛酸和生物素，缺乏時可能會導致皮膚出現炎症。

維生素 B_1 可以減輕皮膚發炎反應的症狀，具有防治慢性濕疹、皮膚炎及增進皮膚健康之功效。

維生素 B_2 能夠幫助維持皮膚黏膜的健康，促進皮膚、毛髮、指甲的生長。當體內缺乏維生素 B_2 時，容易造成嘴角發炎、起水泡、粗糙、潰瘍，或是口腔內黏膜出現發炎、腫痛等現象；亦會引起眼、鼻、口等附近皮膚油脂分泌過多，產生屑性的紅斑，即所謂的「脂漏性皮膚炎」(dermatitis)(如圖 17-11)；此外，皮膚也會對陽光比較敏感，容易出現日光性皮膚炎，陽光曝曬太久，臉部即會泛紅發癢。

菸鹼素 包括菸鹼酸和菸鹼醯胺，缺乏菸鹼素會造成「癩皮病」，會出現所謂的「4D」症狀，包括：皮膚炎、腹瀉、失智，甚至死亡；由此可知菸鹼素與皮膚健康息息相關，它可以維持皮膚的正常生長，避免皮膚產生發炎的症狀。菸鹼素應用於美容保養品中的主要型式為菸鹼醯胺，因其對皮膚的刺激最小，可以避免出現泛紅、刺痛和發癢。除了抑制皮膚的發炎反應，菸鹼醯胺對於肌膚的主要保養功效為：抑制黑色素的傳送，減少黑色素的堆積，達到美白肌膚的效果；減少皮脂腺分泌，改善皮膚毛孔粗大的現象；促進膠原蛋白的產生，進而減少皺紋的形成；增加表皮層中神經醯胺及角蛋白等的生成，強化皮膚屏障功能，提升肌膚的保水性及防禦力；此外，當皮膚的蛋白質與醣類發生醣基化作用 (glycation) 會發生黃褐色的交聯性蛋白質，而造成膚色變黃，菸鹼醯胺可以抑制醣基化

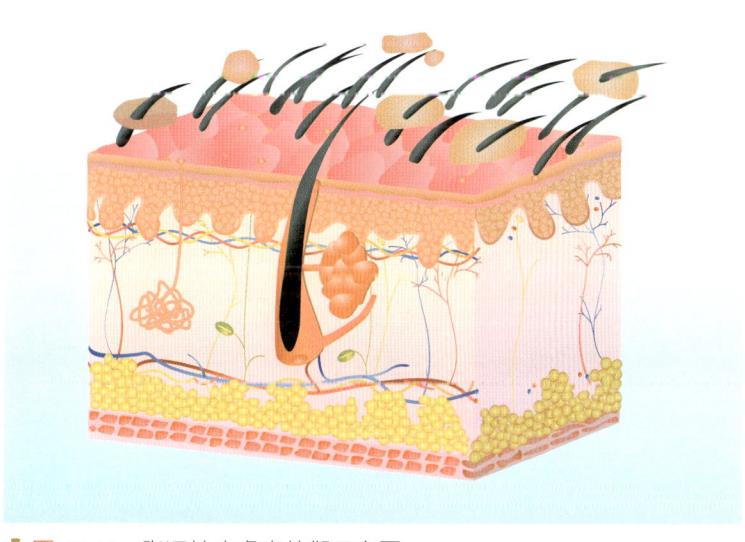

圖 17-11　脂漏性皮膚炎外觀示意圖

作用,改善膚色蠟黃的現象。

維生素 B_6　主要作用在人體的血液、肌肉、神經、皮膚等,又名抗皮炎維生素,故缺乏維生素 B_6 會導致皮膚發炎,進而影響肌膚的健康;另外,維生素 B_6 參與了血基質的合成反應,缺乏維生素 B_6 會導致低血紅素的小球性貧血,嚴重時,會造成肌膚蒼白,無血色。

泛酸　與頭髮、皮膚的營養狀態密切相關,它可以維持對皮膚、黏膜及頭髮正常生長,故常添加於美容保養品中,以維持肌膚健康與光澤,也常添加於髮類產品 (洗髮精、護髮素) 中,讓毛髮潤澤與柔軟。泛酸本身天然的保濕劑,對於護膚的效應可以說是全面性的,它可以柔潤肌膚,促進角質代謝,減少細紋及皺紋的產生,強化肌膚再生,讓肌膚維持在年輕健康的狀態。泛酸亦有助於傷口癒合,特別是在手術後,泛酸與維生素 C 合併使用,效果更好。

生物素　是維持生物體上皮組織健全所必需的營養素,它可以維持皮膚、黏膜及頭髮正常生長,進而促進皮膚與毛髮健康,避免皮膚乾燥脫屑、皮膚炎、掉髮及白髮等症狀,故常添加於美容保養品中改善膚質及髮質。

葉酸與維生素 B_{12}　二者共同作用,參與細胞內 DNA 及 RNA 生成,進而影響細胞的正常功能,故缺乏葉酸或維生素 B_{12} 時,血球細胞會無法正常分裂,形成大型而不成熟的紅血球,產生巨球型貧血;成熟紅血球減少,血液的攜氧能力下降,導致皮膚細胞的正常代謝下降、角質更新遲緩,皮膚即會出現粗糙乾裂、黑色素沉澱等問題。攝取足夠的葉酸與維生素 B_{12} 則可以補血養顏,改善臉色蒼白及貧血的症狀,使肌膚紅潤。然而,過量的維生素 B_{12} 會直接影響皮膚菌叢痤瘡丙酸菌的生理反應,大量合成會引起發炎反應的物質,而使得臉上狂冒青春痘。

17.6　礦物質與美容

人體內各種礦物質的含量不多,但在營養生理層面上,各個礦物質都具有無可取代的意義,除了能夠維持正常的生理機能外,也會影響皮膚、毛髮、指甲等表面器官的健康與功能。因此,以下列舉了幾種礦物質與美容之間的重要關聯性整理如表 17-1 所示。

17.7　膳食纖維與美容

膳食纖維是指無法被人體消化道酵素消化吸收的多醣類,主要包括水溶性纖維 (如:果膠、黏膠質) 及不溶性纖維 (如纖維素、半纖維素、木質素等) 兩大類,前者多見於水果、豆類、海藻類食物,而後者多見於蔬菜及全穀類食物。膳食纖維雖然無法被人體吸收,但具有清理腸道,促進腸道健康的功能;腸道除了可以消除無法被人體利用的食物殘

Chapter 17 美容營養

◆ 表 17-1　礦物質與美容之間關聯性

營養素	與美容的關聯性
鈣 (Ca)	1. 鈣除了具有鞏固骨骼和牙齒的功能外，它亦有助於維護肌膚的健康。鈣可以讓表皮細胞緊密結合，發揮皮膚屏障的作用；參與調控皮膚細胞分化、修復及再生的功能，可防止皮膚老化；促進脂質及保濕因子的分泌，避免皮膚乾燥；強化肌纖維的收縮能力，維持皮膚彈性。 2. 當體內鈣含量無法滿足皮膚細胞需求時，肌膚會開始失去原有的彈性與光澤，表皮也會變薄、脆弱、敏感，引起乾癢、過敏等症狀，加速皮膚老化的發生；嚴重時，甚至可能導致乾性皮膚、乾癬等皮膚病變。
鎂 (Mg)	1. 缺鎂會造成秀髮生長遲緩。 2. 鎂能夠加強皮膚屏障作用，維持肌膚光澤，並能改善乾燥及受損的肌膚。
鈉 (Na) 和鉀 (K)	鈉、鉀缺乏會導致脫水，進而引起皮膚乾燥、產生細紋。
硫 (S)	硫是構成皮膚、指甲、毛髮及結締組織的重要元素，故硫缺乏亦可能影響個體的外在美觀。
鐵 (Fe)	1. 鐵是合成紅血球內血紅素的成分；當鐵攝取不足時，會引起缺鐵性貧血，紅血球變成小球性且蒼白，攜氧能力下降，即會造成膚色蒼白，氣色變差。 2. 缺鐵會造成毛髮脫落及髮色變淡。 3. 缺鐵會造成指甲不平整，沒有光澤，甚至形成湯匙狀指甲。
鋅 (Zn)	1. 鋅為構成抗氧化酵素-超氧歧化酶 (SOD) 的輔因子，可提升細胞內抗氧化防禦能力，延緩皮膚老化。 2. 鋅有助於保持細胞的完整性，促進皮膚細胞的新陳代謝，避免皮膚粗糙乾裂；亦可促進黑色素代謝，防止斑點的產生。 3. 鋅可以幫助調節皮脂腺的分泌，預防粉刺、青春痘及皮膚炎症；鋅還可以幫助傷口癒合。 4. 缺鋅會造成掉髮、禿頭。
銅 (Cu)	1. 銅是膠原蛋白及彈性蛋白交錯連結形成結締組織所需酵素－離胺酸氧化酶 (lysyloxidase) 的輔因子。 2. 銅也是酪胺酸酶的輔因子，幫助酪胺酸轉變成黑色素，提供毛髮、眼睛及皮膚所需的色素。 3. 銅也是藍胞漿素的組成成分，可以幫助鐵離子的運送，缺乏藍胞漿素可能導致缺鐵性貧血，造成膚色蒼白，氣色變差。 4. 銅也是構成超氧歧化酶 (SOD) 的輔因子，能幫助體內清除過氧化自由基，保護細胞不受氧化傷害，延緩皮膚老化。 5. 缺銅皮膚易出現瘀斑，髮色變淡。
硒 (Se)	1. 硒為構成麩胱甘肽過氧化酶 (glutathione peroxidase) 的成分，具有抗氧化的能力，能幫助體內抵抗自由基對細胞產生的損傷，延緩皮膚老化。 2. 硒可以預防色素沉著及色素斑的形成。

渣外，體內經消化作用及新陳代謝產生的廢物 (毒素) 亦可經由腸道排出體外；毒素在體內堆積會引發疾病的產生，皮膚也會變得粗糙、無光澤，易長斑點及痘痘；而膳食纖維能夠與毒素結合，幫助腸道將毒素排出體外，藉此減輕體內毒素對於肌膚產生的傷害，皮膚自然會細緻光潤，故膳食纖維的排毒效用對養護肌膚而言極為重要，每日都應該注意補充足夠的膳食纖維 (建議攝取量為 25 公克)，多吃蔬菜、水果及全穀類等富含膳食纖維的食物。

17.8 水分與美容

水分是構成人體重要的組成物質，所有的組織都含有水，其含量約占個體體重的 60~70%。水具有許多重要的生理功能：輸送養分、參與生化反應、調節體溫、維持體內滲透壓及電解質的衡定、作為潤滑劑及排出代謝廢物等。對於肌膚而言，水是保持皮膚健康的要件；當體內水分攝取不足時會造成脫水的現象，除了會感覺到口渴外，皮膚也會因為缺水而漸漸失去光澤，產生乾燥、脫屑、龜裂及搔癢等症狀。為了擁有水潤細緻的好膚質，最基本的辦法就是多喝水以維持生理機能的正常運作，依衛生福利部所制訂的「國民飲食指標」建議國人多喝白開水，每天應攝取約六至八杯 (約 2 公升) 的水；水分也不要過量攝取，以免增加心臟及腎臟負擔。

知識檢查站（解答在下方）

1. 玻尿酸的基本組成是：
   a. 醣類　　　　　c. 脂肪酸
   b. 胺基酸　　　　d. 維生素
2. 皮膚中的天然保濕因子，含量最多的是：
   a. 電解質　　　　c. 胺基酸
   b. 乳酸　　　　　d. 脂肪酸
3. 添加於美容保養中的神經醯胺具有何種作用？
   a. 抗痘　　　　　c. 防曬
   b. 美白　　　　　d. 保濕
4. 下列何者具有還原已形成之黑色素的能力？
   a. 維生素 A　　　c. 維生素 C
   b. 維生素 B 群　　d. 維生素 E
5. 下列何者可以賦予皮膚彈力和張力？
   a. 彈性纖維蛋白　c. 皮下脂肪組織
   b. 平滑肌纖維蛋白 d. 角蛋白
6. 下列何種維生素不足時，會引起皮膚乾燥、角質硬化及易生面皰？
   a. 維生素 A　　　c. 維生素 C
   b. 維生素 B 群　　d. 維生素 E
7. 製造黑色素之前趨物質為何？
   a. 神經醯胺　　　c. 酪胺酸
   b. 膠白蛋白　　　d. 類胡蘿蔔素
8. 缺乏下列何種營養素會出現臉色蒼白的貧血現象？
   a. 維生素 C　　　c. 菸鹼素
   b. 維生素 B_2　　d. 維生素 B_{12}
9. 自由基與皮膚老化有關，下列何種營養素無法防止自由基對人體的傷害？
   a. 維生素 C　　　c. 維生素 E
   b. β-胡蘿蔔素　　d. 維生素 B 群
10. 下列何者非美白保養品的主要添加成分？
    a. 玻尿酸　　　　c. 傳明酸
    b. 維生素 C　　　d. 鞣花酸

解答：1.a, 2.c, 3.d, 4.c, 5.a, 6.a, 7.c, 8.d, 9.d, 10.a

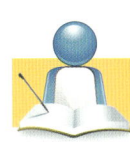

參考資料

1. 行政院衛生福利部食品藥物管理署 https://www.fda.gov.tw/TC/index.aspx
2. 王素華 (2011)。美容營養學。新北市：新文京。
3. 葉松鈴 (2015)。營養學。新北市：新文京。
4. 蔡淑芬、林佩珊等 (2015) 實用美容營養學 (二版)。台中：華格那。
5. 蕭容禎 (2011)。美容營養學。台北：華杏。
6. 蕭寧馨 (2017)。當代營養學。台北：東南。
7. Asserin J, Lati E, Shioya T, Prawitt J. The effect of oral collagen peptide supplementation on skin moisture and the dermal collagen network: evidence from an ex vivo model and randomized, placebo-controlled clinical trials. *J Cosmet Dermatol*. 2015; 14(4):291-301.
8. Elsholz F, Harteneck C, Muller W, Friedland K. Calcium -- a central regulator of keratinocyte differentiation in health and disease. *Eur J Dermatol*. 2014; 24(6):650-61.
9. Ellinger S, Stehle P. Efficacy of vitamin supplementation in situations with wound healing disorders: results from clinical intervention studies. *Curr Opin Clin Nutr Metab Care*. 2009; 12(6):588-95. Review.
10. Inoue N, Sugihara F, Wang X. Ingestion of bioactive collagen hydrolysates enhance facial skin moisture and elasticity and reduce facial ageing signs in a randomised double-blind placebo-controlled clinical study. *J Sci Food Agric*. 2016; 96(12):4077-81.
11. Kang D, Shi B, Erfe MC, Craft N, Li H. Vitamin B12 modulates the transcriptome of the skin microbiota in acne pathogenesis. *Sci Transl Med*. 2015; 7(293):293ra103.
12. Kawada C, Yoshida T, Yoshida H, Matsuoka R, Sakamoto W, Odanaka W, Sato T, Yamasaki T, Kanemitsu T, Masuda Y, Urushibata O.Ingested hyaluronan moisturizes dry skin. *Nutr J*. 2014; 13:70.
13. Mizutani Y, Mitsutake S, Tsuji K, Kihara A, Igarashi Y. Ceramide biosynthesis in keratinocyte and its role in skin function. *Biochimie*. 2009; 91(6):784-90.
14. Ohara H, Ichikawa S, Matsumoto H, Akiyama M, Fujimoto N, Kobayashi T, Tajima S. Collagen-derived dipeptide, proline-hydroxyproline, stimulates cell proliferation and hyaluronic acid synthesis in cultured human dermal fibroblasts. *J Dermatol*. 2010; 37(4):330-8.

Appendix A 食品標示所使用的「每日攝取參考值 (Daily value, DV)」

美國食品標示所使用的「每日攝取參考值」與最新的 RDA 和其他營養素標準的比較*

飲食成分	單位	4 歲以上的基準值	RDA 或其他飲食標準 男性19-30 歲	RDA 或其他飲食標準 女性19-30 歲
總脂肪[a]	g	<65	–	–
飽和脂肪酸[a]	g	<20	–	–
蛋白質[a]	g	50	56	46
膽固醇[c]	mg	<300	–	–
碳水化合物[a]	g	300	130	130
膳食纖維	g	25	38	25
維生素 A	µg 視網醇活性當量	1000	900	700
維生素 D	IU，國際單位	400	600	600
維生素 E	IU，國際單位	30	22–33	22–33
維生素 K	µg	80	120	90
維生素 C	mg	60	90	75
葉酸	µg	400	400	400
硫胺	mg	1.5	1.2	1.1
核黃素	mg	1.7	1.3	1.1
菸鹼素	mg	20	16	14
維生素 B$_6$	mg	2	1.3	1.3
維生素 B$_{12}$	µg	6	2.4	2.4
生物素	µg	300	30	30
泛酸	mg	10	5	5
鈣	mg	1000	1000	1000
磷	mg	1000	700	700
碘	µg	150	150	150
鐵	mg	18	8	18
鎂	mg	400	400	310
銅	mg	2	0.9	0.9
鋅	mg	15	11	8
鈉[b]	mg	<2400	1500	1500
鉀[b]	mg	3500	4700	4700
氯[b]	mg	3400	2300	2300
錳	mg	2	2.3	1.8
硒	µg	70	55	55
鉻	µg	120	35	25
鉬	µg	75	45	45

縮寫：g = 公克，mg = 毫克，µg = 微克

*「每日攝取參考值」通常採用某一特定年齡層和性別的營養素建議量最高值。許多「每日攝取參考值」超過目前的營養素標準。部分原因在於此值是 1970 年代早期制定的，利用的是 1968 年公布的營養素需求估計值。「每日攝取參考值」還有待更新以反映目前的知識水平

a 這些「每日攝取參考值」根據的是 2000 大卡飲食，而非 RDA，其中 30% 的熱量來自脂肪 (其中三分之一是飽和脂肪)、60% 來自碳水化合物、10% 來自蛋白質

b 鈉和氯的「每日攝取參考值」相當高，為的是讓飲食更具彈性，但超過之量並非人體健康所需

c 根據美國聯邦機構的建議量

Appendix B 糖尿病菜單設計工具

代換表和代換單位：了解糖尿病的餐點設計

合格營養師和其他糖尿病衛教師與病患密切合作，幫助病患了解飲食如何直接影響日復一日的生活品質。**食物代換表** (food lists) 是糖尿病衛教師用來幫助病患規劃自己的飲食以利血糖控制的一種方法。糖尿病人的第一批食物代換表是 50 多年前由美國營養師協會 (現在的膳食營養學會)、美國糖尿病協會和美國公共衛生署共同製做的。多年來這些代換表曾經修訂以反映營養建議的進步和市面上日益增多的食物種類。最新的版本是 2014 年公布的「選擇你的食物：糖尿病的食物代換表」。

食物代換表是根據卡路里和巨量營養素的含量，將食物的營養素成分組織成可供管理的架構。在最新版的代換表中，個別的食物被分為三大類：碳水化合物、蛋白質和油脂。每一類中則分列出巨量營養素含量類似的各種食物，諸如：各種牛奶和牛奶替代品、水果、蔬菜、澱粉、其他碳水化合物、蛋白質以及油脂。甚至還有酒精、組合食物(例如焗烤)和各種速食的代換表。在這些列表中，適當份量的各種食物可以提供同量的碳水化合物、蛋白質、油脂和能量。病患和合格營養師首先擬定符合病患能量和巨量營養素需求的飲食計劃。然後病患可以從各種表中選擇**代換單位** (choice)，代入飲食計劃中，而不必尋找或強記許多食物的營養組成。

由於食物代換表可以迅速估計任何食物或餐點的能量、碳水化合物、蛋白質和油脂含量，因此就成為非糖尿病人計劃菜單的好用工具。事實上，營養膳食學會和美國糖尿病協會曾出版了相關指南「挑選食物：供體重管理之用的食物代換表」。

表 B-1 列出每一代換表食物的基本營養素組成。個別食物的份量大小或有不同，但也列出估計值。蛋白質類和奶類中還有子類，其油脂含量不同，所提供的能量也不相同。你可以看出每種食物代換表所提供的卡路里和巨量營養素數量都與眾不同。健康飲食的規劃應該包括各代換表的食物以確保足夠的營養素。你應該仔細研究表 B-1 以熟習食物大類，代換單位(份量)的大小，以及每個代換單位所含碳水化合物、蛋白質、油脂和能量的數量。

注意食物代換表的食物大類與我的餐盤多少有點不同。對食物代換表而言，我們比較重視營養素組成和食物對血糖的影響，而非其植物來源。比方說，澱粉代換表內不只是麵包、乾麥片、熟麥片、米飯、麵食，還包括烤豆、玉米棒和馬鈴薯。雖然馬鈴薯和玉米是蔬菜，但它們的巨量營養素組成比較像麵包而不像花椰菜。此外，許多傳統上歸類為乳製品的食物，並沒有出現在牛奶和牛奶替代品的代換表中。起司反而歸屬蛋白質類，而鮮奶油和奶油乳酪歸屬油脂類。

在某些情況下，一種食物算作不只一種代換單位。在甜食和其他碳水化合物中，你會發現許多點心和調味料算是碳水化物也是油脂。食物代換表也提供使用者分析各種組合食物(例如披薩、砂鍋和濃湯)的指南。減脂/無脂食物、調味料、佐料和無糖飲料實質上是無能量食物，適量食用對能量或血糖幾乎沒什麼影響。

利用食物代換表計劃菜單

現在讓我們利用食物代換表來計劃一日之菜單。我們的目標為 2000 大卡，55% 來自碳水化合物 (1100 大卡)，15% 來自蛋白質 (300 大卡)，30% 來自油脂 (600 大卡)。它可以代換成為 2 份減脂牛奶，3 份非澱粉質蔬菜，5 份水果，11 份澱粉，4 份瘦蛋白質和 6 份油脂 (表 B-2)。注意食物代換表彈性很大，此處的組

◆ 表 B-1　食物代換表的營養素組成 (2014 年版)

食物分類	家用度量單位*	碳水化合物 (公克)	蛋白質 (公克)	脂肪 (公克)	能量 (大卡)
碳水化合物類					
澱粉 (例如麵包、麥片、麵食米飯、餅乾、豆子)	1 片，3/4 杯 (生) 或 1/2 杯 (熟)	15	3	≦1[a]	80
水果		15	–	–	60
牛奶	1 塊 (中或小)	12	8	0–3[a]	90
脫脂，低脂	1 杯	12	8	5	120
減脂		12	8	8	160
全脂		5	2	–	25
非澱粉質蔬菜	1 杯 (生) 或 1/2 杯 (熟)				
甜食和其他碳水化合物	不定	15	不定	不定	不定
蛋白質類	1 盎司				
瘦		–	7	2	45
適量脂肪		–	7	5	75
高脂		–	7	8	100
植物為主		不定	7	不定	不定
油脂類	1 茶匙	–	–	5	45
酒精	不定	不定	–	–	100

*僅為估計值；精確數值參見食物代換表
[a] 以 1 公克計算
資料來源: *Choose Your Foods: Food Lists for Diabetes*, 2014 which is the basis of a meal planning system designed by a committee of the American Diabetes Association and the Academy of Nutrition and Dietetics.

◆ 表 B-2　55% 的卡路里來自碳水化合物，30% 來自油脂，還有 15% 來自蛋白質的代換模式

| 代換表 | 大卡/日 |||||||
	1200*	1600*	2000	2400	2800	3200	3600
牛奶 (減脂)	2	2	2	2	2	2	2
非澱粉質蔬菜	3	3	3	4	4	4	4
水果	3	4	5	6	8	9	9
澱粉	5	8	11	13	15	18	21
蛋白質 (瘦肉)	4	4	4	5	6	7	8
油脂	2	4	6	8	10	11	13

此代換模式仍可加以變化，比方說，減少牛奶而增加蛋白質
*能量為 1200 和 1600 大卡時，為了方便計劃起見，20% 的能量來自蛋白質而 50% 的能量來自碳水化合物組合僅為一例。

　　表 B-3 將這些代換單位任意分配至早餐、中餐、晚餐和點心。早餐包括 1 份減脂牛奶、2 份水果、2 份澱粉和 1 份油脂；相當於 3/4 杯即食早餐麥片、1 杯減脂牛奶、1 片吐司塗 1 茶匙人造奶油和 1 杯柳橙汁。

　　午餐包括 2 份油脂、4 份澱粉、1 份非澱粉質蔬菜、1 份減脂牛奶和 2 份水果。相當於 2 片全麥麵包、1 片培根、1 茶匙美乃滋和 1 片番茄，換句話說，就是培根番茄三明治；你也可以再加一些萵苣 (能量不計)。此外還有 1 大根香蕉 (2 份水果)，1 杯減脂牛奶和 6 片全麥餅乾 (2.5 吋平方)。其後的點心為 1 份澱

Appendix B 糖尿病菜單設計工具

粉，亦即 3/4 盎司扭結餅乾。

晚餐包括 4 份瘦肉、1 份水果、2 份蔬菜、1 份油脂和 2 份澱粉。相當於 4 盎司烤牛排 (純肉無骨)、1 個烤馬鈴薯 (中等大小) 塗 1 茶匙人造奶油，1 杯花椰菜和 1 個奇異果。如果喝一杯咖啡，熱量可以忽略不計。最後是 2 份澱粉和 2 份油脂的宵夜，可以轉換成 1 個貝果塗 2 湯匙奶油起司。

這份一日菜單僅是根據食物代換表所計劃的許多實例之一，蘋果汁可以取代柳橙汁，一根香蕉也可換成兩個蘋果，組合可以無限變化。注意此菜單所用的都是個別食物，比較容易計劃；不過食物代換表也列出一些普遍的組合食物可以協助你。比方說，1 杯千層麵通常提供 2 份適量油脂的肉類和 2 份碳水化合物。只要多加練習，你就可以掌握這些複雜的食物 (圖 B-1)。至於目前，利用個別的食物可以使學習食物代換表更為容易。最後，你可以計算表 B-3 所列的食物是否符合目標的 2000 大卡；這種練習有助於將代換單位轉變成真實的食物。

表 B-3　根據食物代換表計劃之一日 2000 大卡菜單實例*

早餐
1 份減脂牛奶	1 杯減脂牛奶
2 份水果	1 杯柳橙汁
2 份澱粉	3/4 杯即食早餐麥片，1 片全麥吐司
1 份油脂	1 茶匙軟式人造奶油

午餐
4 份澱粉	2 片全麥麵包，6 片全麥餅乾
2 份油脂	1 片培根，1 茶匙美乃滋
1 份非澱粉質蔬菜	1 片番茄
2 份水果	1 根香蕉
1 份減脂牛奶	1 杯減脂牛奶

點心
1 份澱粉	3/4 盎司扭結餅乾

晚餐
4 份瘦蛋白質	3/4 盎司瘦牛排(去除油脂)
2 份澱粉	1 個烤馬鈴薯(中等大小)
1 份脂肪	1 茶匙軟式人造奶油
2 份非澱粉質蔬菜	1 杯熟花椰菜
1 份水果	1 個奇異果
	咖啡 (可有可無)

宵夜
2 份澱粉	1 個貝果
2 份油脂	2 湯匙奶油起司

*本菜單目標為 2000 大卡，其中 55% 能量來自碳水化合物，15% 來自蛋白質和 30% 來自油脂。電腦分析此菜單的結果為 2040 大卡，其中 53% 能量來自碳水化合物，16% 來自蛋白質和 31% 來自油脂與目標相去不遠

食物代換表的代換單位實例

在本節中，你只會找到包括在最新版食物代換表中許多代換單位的幾個實例。如果需要完整資料的小冊，可向膳食營養學會購買，化費个到 5 美元。

代換表	每日所吃總份數	每餐所吃份數		
		早餐	午餐	晚餐
牛奶和牛奶替代品				
非澱粉質蔬菜				
水果				
澱粉				
蛋白質				
油脂				

圖 B-1　在左邊的欄位中記錄你所計劃的食物代換模式。然後將代換單位分配至各餐，註明所用的食物及其份量大小

355

澱粉類

每份澱粉提供 15 公克碳水化合物、0-3 公克蛋白質、0-1 公克油脂，共 80 大卡。記住食物代換表中的澱粉份量大小通常比我的餐盤所建議的份量來得小。此外，油脂含量高的食物可視為 1 份澱粉加 1 或 2 份油脂。豆子、豌豆和豆莢算做 1 份澱粉加 1 份瘦蛋白質。

麵包類

份量大小	食物	份量大小	食物
1/4 個	貝果，大 (約 4 盎司)	1 個	烙餅 (直徑 6 吋)
1 片	麵包	1/3 個	烙餅 (直徑 10 吋)
1/2 個	英式馬芬	3.25 平方吋	印度薄餅
1 個	鬆餅 (直徑 4 吋)	1/2 個	漢堡麵包

麥片類

份量大小	食物	份量大小	食物
1/2 杯	熟麥片 (例如燕麥片)	1/2 杯	甜麥片 (例如糖霜麥片)
1/4 杯	雜糧麥片	3/4 杯	無糖即食早餐麥片
1 1/2 杯	爆麥片 (例如爆米花)		

穀類

份量大小	食物	份量大小	食物
1/3 杯	米飯 (例如白米飯和糙米飯)	1/2 杯	野稻，熟
1/3 杯	麵食，熟	1/3 杯	藜麥，熟

澱粉質蔬菜

份量大小	食物	份量大小	食物
1/2 杯	玉米	1/2 杯	馬鈴薯泥
1 杯	綜合蔬菜 (含玉米、豌豆、胡蘿蔔)	1 杯	冬南瓜
1/2 杯	義大利麵醬	1/2 杯	番薯
3/4 個	烤馬鈴薯，大型		

餅乾類

份量大小	食物	份量大小	食物
8 片	動物餅乾	3 杯	玉米花
3 片 2.5 平方吋	雜糧餅乾	3/4 盎司	扭結餅乾
6 片	蘇打餅乾	8 片	烤玉米片/洋芋片
6 片	奶油餅乾 (算作 1 份澱粉 + 1 份油脂)	13 片	玉米餅或洋芋片 (算做 1 份澱粉 + 2 份油脂)

豆子、豌豆和豆莢(算作 1 份澱粉加 1 份瘦蛋白質)

份量大小	食物	份量大小	食物
1/3 杯	烤豆	1/2 杯	豆莢，熟
1/2 杯	豆子，熟或罐頭 (黑豆、鷹嘴豆、菜豆)	1/2 杯	豌豆，熟 (例如黑眼豆、裂莢豌豆)

水果類

每份水果提供 15 公克碳水化合物、0 公克蛋白質、0 公克油脂，共 60 大卡。一般說來，一份水果相當於 1/2 杯罐頭或冷凍水果、1 個小型水果、1/2 杯未加糖的新鮮果汁或 2 湯匙水果乾。注意你在雜貨店買的水果可能不只一個代換單位，比方說，1 根大香蕉相當於二份水果。果汁和水果乾的份量小，因為它們是碳水化合物和能量的密集來源。

水果

份量大小	食物	份量大小	食物
1 個	蘋果 (約 4 盎司)	1/2 杯	奇異果，切片
1/2 杯	蘋果泥，未加糖	1 個	柳橙，中型
1 根	香蕉 (極小)	1/2 杯	鳳梨，罐頭
1 杯	黑莓	3 個	李子
3/4 杯	藍莓	1/2 杯	石榴籽
12 個	櫻桃	1 1/4 杯	西瓜，切塊
17 粒	葡萄	1 1/4 杯	草莓，整粒
1 杯	哈密瓜 (切塊)		

果汁

份量大小	食物	份量大小	食物
1/2 杯	蘋果汁或蘋果酒	1/2 杯	柳橙汁
1/3 杯	葡萄汁	1/3 杯	李子汁

牛奶和牛奶替代品

根據油脂含量不同，牛奶和牛奶替代品分為兩個子類。所有的牛奶和優格產品提供 12 公克碳水化合物和 8 公克蛋白質，不過油脂含量從每份 0 到 8 公克不等。其他牛奶和牛奶替代品子類包括取代牛奶的食品 (例如豆漿)，但其營養成分與傳統的牛奶和優格稍微不同。如以下所示，這些食物被視為碳水化合物類 (15 公克碳水化合物，70 大卡) 和油脂類 (5 公克油脂，45 大卡) 的組合。請注意其他奶類替代品 (例如杏仁乳) 列於油脂類。

脫脂/低脂牛奶和優格 (12 公克碳水化合物、8 公克蛋白質、0-3 公克油脂，共 100 大卡)

份量大小	食物
1 杯	脫脂牛奶、1% 牛奶或奶油牛奶
1/2 杯	罐頭、濃縮或脫脂牛奶
3/4 杯	優格 (脫脂原味或脫脂未加糖/人工甜味劑)

減脂牛奶和優格 (12 公克碳水化合物、8 公克蛋白質、5 公克油脂，共 120 大卡)

份量大小	食物
1 杯	2% 牛奶、酸奶、或酸奶酒
2/3 杯	優格 (減脂，原味)

全脂牛奶和優格 (12 公克碳水化合物、8 公克蛋白質、8 公克油脂，共 160 大卡)

份量大小	食物
1 杯	全脂牛奶、奶油牛奶或羊奶
1/2 杯	濃縮全脂牛奶
1 杯	優格 (全脂，原味)

其他牛奶和牛奶替代品

份量大小	食物	
1/3 杯	蛋奶酒 (由全脂牛奶製造)	1 份碳水化合物 + 1 份油脂
1 杯	米漿，原味，無脂	1 份碳水化合物
1 杯	米漿，調味，低脂	2 份碳水化合物
1 杯	豆漿，原味，低脂	1/2 份碳水化合物 + 1/2 份油脂
1 杯	豆漿，一般，原味	1/2 份碳水化合物 + 1 份油脂
2/3 杯	水果優格，低脂	1 份脫脂牛奶 + 1 份碳水化合物

非澱粉質蔬菜

　　非澱粉質蔬菜仍可提供碳水化合物，不過要比澱粉類食品來得少。一份非澱粉質蔬菜提供 5 公克碳水化合物、2 公克蛋白質、0 公克油脂，共 25 大卡。一般說來，1 個代換單位相當於 1/2 杯熟蔬菜或 1 杯生蔬菜。3 份非澱粉質蔬菜應該算作 1 份碳水化合物 (15 公克碳水化合物，70 大卡)，而非多份非澱粉質蔬菜。由於它們的碳水化合物含量偏低，青菜沙拉 (萵苣、羅曼生菜、菊苣) 可算作無熱量食物。為了符合美國飲食指引，每天必須吃各種澱粉質和非澱粉質蔬菜，因為它們分別含有不同的微量營養素和植化素。要特別留意選擇深色蔬菜，例如菠菜、胡蘿蔔和甜菜。

份量大小	食物		份量大小	食物
1/2 杯	蘆筍,熟		1 杯	黃瓜切片,生
1 杯	小胡蘿蔔,生		1/2 杯	青豆,熟
1/2 杯	甜菜,熟		1/2 杯	南瓜,熟
1/2 杯	花椰菜,熟		1/2 杯	番茄,燉煮
1/2 杯	羽衣甘藍,熟			

甜食和其他碳水化合物

這張代換表的食物或許不符合其他澱粉類的營養標準,不過它們很受歡迎,因此必須包含在飲食計劃內。甜飲料、甜點和食物中添加的甜味劑和調味料,都可以算作碳水化合物類 (15 公克碳水化合物,70 大卡) 和油脂類 (5 公克油脂,45 大卡) 的組合。

飲料、蘇打水和運動飲料

份量大小	食物	
1/2 杯	小紅莓雞尾酒	1 份碳水化合物
1 杯	水果飲料或檸檬水	2 份碳水化合物
1 罐 (12 盎司)	清涼飲料,普通	2.5 份碳水化合物
1 杯	運動飲料 (例如開特力)	1 份碳水化合物

布朗尼、蛋糕、甜餅乾、明膠、派餅和布丁

份量大小	食物	
1.25 吋平方	布朗尼,無糖霜	1 份碳水化合物 + 1 份油脂
1/12 個蛋糕	天使蛋糕,無糖霜	2 份碳水化合物
2 平方吋	蛋糕,糖霜	2 份碳水化合物 + 1 份油脂
2 個	巧克力豆餅乾	1 份碳水化合物 + 2 份油脂
5 個	香草威化餅	1 份碳水化合物 + 1 份油脂
1/2 杯	明膠,普通	1 份碳水化合物
1/8 個	南瓜派	1.5 份碳水化合物 + 1.5 份油脂
1/2 杯	布丁,普通,由 2% 牛奶製造	2 份碳水化合物

糖果、抹醬、甜食、甜味劑、糖漿和配料

份量大小	食物	
5 顆	巧克力糖	1 份碳水化合物 + 1 份油脂
2 湯匙	液體奶精 (非牛奶)	1 份碳水化合物
1 湯匙	蜂蜜	1 份碳水化合物
1 湯匙	果醬或果凍,普通	1 份碳水化合物
1 湯匙	鬆餅糖漿,普通	1 份碳水化合物

調味料和醬汁

份量大小	食物	
2 湯匙	烤肉醬	1 份碳水化合物
1/2 杯	肉汁	1 份碳水化合物 + 1/2 份油脂
3 湯匙	沙拉醬,無脂,奶油為基質	1 份碳水化合物

甜甜圈、馬芬、糕餅和甜麵包

份量大小	食物	
1 個	糖霜甜甜圈	2 份碳水化合物 + 2 份油脂
1 個 (4 盎司)	馬芬,普通	4 份碳水化合物 + 2.5 份油脂
1 個 (2.5 盎司)	丹麥酥	2.5 份碳水化合物 + 2 份油脂

冰棒、冷凍甜點、冷凍優格和冰淇淋

份量大小	食物	
1 枝(3 盎司)	100% 果汁冰棒	1 份碳水化合物
1/2 杯	冰淇淋,無添加糖	1 份碳水化合物 + 1 份油脂
1/2 杯	冰淇淋,普通	1 份碳水化合物 + 2 份油脂
1/2 杯	雪泡	2 份碳水化合物
1/2 杯	希臘冷凍優格,低脂	1.5 份碳水化合物

蛋白質

　　蛋白質代換單位與牛奶和牛奶替代品的代換單位類似,只有油脂和碳水化合物的含量不同。瘦蛋白質 (例如蛋白和去皮禽肉) 提供 0 公克碳水化合物、7 公克蛋白質、2 公克油脂,共 45 大卡。適量油脂的蛋白質 (例如全蛋和帶皮禽肉) 提供 0 公克碳水化合物、7 公克蛋白質、5 公克油脂,共 75 大卡。高脂蛋白質 (例如各種香腸和培根) 提供 0 公克碳水化合物、7 公克蛋白質、8 公克油脂,共 100 大卡。植物為主的蛋白質通常含有一些碳水化合物,所以它們可算是碳水化合物/澱粉和蛋白質的組合。注意代換單位極小,一份典型的漢堡肉等於 3 或 4 份蛋白質。

瘦蛋白質 (0 公克碳水化合物、7 公克蛋白質、2 公克油脂,共 45 大卡)

份量大小	食物	份量大小	食物
1 盎司	牛肉含 10% 以下的油脂 (例如臀肉和沙朗)	1 盎司	瘦豬肉 (例如火腿和里脊肉)
1 盎司	含 3 公克以下油脂的起司 (例如無脂馬蘇里拉起司)	1 盎司	禽肉 (去皮)
1 盎司	魚,非煎 (例口鯰魚、鱈魚或水漬鮪魚罐頭)	1 盎司	外賣肉類含 3 公克以下油脂 (例如火雞肉和火腿)
2 個	蛋白	1 盎司	貝類 (例如蝦和蟹)
1 盎司	野味 (例如水牛和鹿肉)		

中脂蛋白質 (0 公克碳水化合物、7 公克蛋白質、5 公克油脂,共 75 大卡)

份量大小	食物	份量大小	食物
1 盎司	牛肉含 15% 以下的油脂 (例如肋排和臀肉)	1 盎司	煎魚
1 盎司	含 4-7 公克油脂的起司 (例如菲達和馬蘇里拉)	1 盎司	豬肉 (例如肉排和肩胛肉)
1 個	蛋	1 盎司	禽肉,帶皮

高脂蛋白質 (0 公克碳水化合物、7 公克蛋白質、8 公克油脂,共 100 大卡)

份量大小	食物	份量大小	食物
2 片	培根或豬肉	1 盎司	外賣肉類含 8 公克以上油脂 (例如波隆那和薩拉米)
1 盎司	起司 (例如美國、切達、帕米森和瑞士)	1 盎司	香腸 (德國香腸和薰香腸)
1 根	熱狗		

植物為主的蛋白質

份量大小	食物		
1/3 杯	烤豆	1 份澱粉 + 1 份瘦蛋白質	
1/2 杯	豆子,熟或罐頭 (黑豆、菜豆和斑豆)	1 份澱粉 + 1 份瘦蛋白質	
1/2 杯	毛豆,帶莢	1/2 份碳水化合物 + 1 份瘦蛋白質	
1/3 杯	鷹嘴豆泥	1 份碳水化合物 + 1 份中脂蛋白質	
3 盎司	黃豆漢堡肉	1/2 份碳水化合物 + 2 份瘦蛋白質	
1/2 杯	豆腐	1 份中脂蛋白質	

油脂

一份油脂類是 5 公克油脂,等於 45 大卡。油脂區分為不飽和油脂 (主要來自植物) 和飽和油脂 (主要來自動物)。食物代換表按照其他健康權威的主張,建議民眾選擇不飽和油脂取代飽和油脂,並且遠離反式油脂。

不飽和油脂之單不飽和油脂 (5 公克油脂,45 大卡)

份量大小	食物	份量大小	食物
1 杯	杏仁乳,未加糖	10 顆	花生
2 湯匙	酪梨	16 顆	開心果
1.5 茶匙	堅果醬 (例如杏仁醬和花生醬)	1 茶匙	油 (例如芥花油和橄欖油)
6 顆	杏仁		

不飽和油脂之多元不飽和油脂 (5 公克油脂，45 大卡)

份量大小	食物	份量大小	食物
1 湯匙	低脂蔬菜油抹醬	1 茶匙	油 (例如玉米油、紅花油或葵花油)
1 茶匙	人造奶油	2 湯匙	沙拉醬，減脂 (可能含有碳水化合物)
1 湯匙	低脂美乃滋	1 湯匙	沙拉醬，普通
1 茶匙	美乃滋	1 湯匙	亞麻籽，磨碎

飽和油脂 (5 公克油脂，45 大卡)

份量大小	食物	份量大小	食物
1 片	培根	1 茶匙	奶油，普通
1 湯匙	奶油，減脂	2 湯匙	椰子，切碎

低糖低脂食品

任何食品或飲料每份所含能量低於 20 大卡或碳水化合物低於 5 公克。如果每天只食用少量，這些食物對血糖控制幾乎沒有影響。有列出一人份用量的食物每天以不超過 3 份為宜。沒有列出一人份用量的食物則不必限量。然而許多低糖低脂食品含有高鈉，因此必須節制食用。

低碳水化合物食物

份量大小	食物	份量大小	食物
1 塊	糖果，硬糖或無糖		代糖
2 茶匙	果醬或果凍，淡味或無加糖	1/2 杯	生非澱粉質蔬菜 (例如花椰菜、黃瓜和番茄)
	明膠，無糖	1/4 杯	熟非澱粉質蔬菜 (例如胡蘿蔔、花菜和青豆)
	青菜沙拉		

減脂或無脂食物

份量大小	食物	份量大小	食物
1 湯匙	奶油起司，無脂	1 湯匙	美奶滋，無脂
4 茶匙	奶精，液體，無糖或調味	1 湯匙	沙拉醬，無脂
1 茶匙	人造奶油抹醬，減脂	2 湯匙	噴射奶油，淡味或無脂

醬料

份量大小	食物	份量大小	食物
2 茶匙	烤肉醬	1 湯匙	帕米森起司，切碎
1 湯匙	番茄醬	1.5 根	酸黃瓜 (中型)
	辣椒醬	1 湯匙	醬油
	芥末醬 (褐色或黃色)		

Appendix B　糖尿病菜單設計工具

飲料/湯粉

份量大小	食物
	肉湯或清湯
	蘇打水
	減肥汽水，無糖

份量大小	食物
	咖啡，無糖或代糖
	水
	水，調味，無糖

調味料

份量大小	食物
	大蒜，新鮮或粉末
	香草，新鮮或乾燥

份量大小	食物
	香料

混合調理食品

這些食物含有混合的食材，無法歸類在一張食物代換表。其中有許多高鈉食品。

主菜

份量大小	食物	
1 杯 (8 盎司)	焗烤主菜 (例如鮪魚義大利麵、千層麵或肉醬義大利麵)	2 份碳水化合物 + 2 份中脂蛋白質
1 杯 (8 盎司)	燉菜 (肉與蔬菜)	1 份碳水化合物 + 1份中脂蛋白質 + 0-3 份油脂

冷凍餐點/主菜

份量大小	食物	
1 份 (5 盎司)	墨西哥麵餅捲 (牛肉和豆泥)	3 份碳水化合物 + 1 份瘦蛋白質 + 2 份油脂
9-12 盎司	健康晚餐盒 (< 400 大卡)	2-3 份碳水化合物 + 1-2 份瘦蛋白質 + 1 份油脂
1/4 片 (12 吋)	薄皮肉類披薩	2 份碳水化合物 + 2 份中脂蛋白質 + 1.5 份油脂
1 份 (4 1/4 盎司)	三明治	3 份碳水化合物 + 1 份瘦蛋白質 + 1-2 份油脂

即時沙拉

份量大小	食物	
1/2 杯	高麗菜絲沙拉	1 份碳水化合物 + 1.5 份油脂
1/2 杯	通心麵沙拉	2 份碳水化合物 + 3 份油脂
1/2 杯 (3 1/2 盎司)	鮪魚或雞肉沙拉	1/2 份碳水化合物 + 2 份瘦蛋白質 + 1 份油脂

湯品

份量大小	食物	
1 杯 (8 盎司)	豆子湯，乾豆或碗豆	1.5 份碳水化合物 + 1 份瘦蛋白質
1 杯 (8 盎司)	濃湯 (含牛奶)	1 份碳水化合物 + 1 份瘦蛋白質 + 1.5 份油脂
1 杯 (8 盎司)	麵條湯	2 份碳水化合物 + 2 份油脂
1 杯 (8 盎司)	番茄湯 (清湯)	1 份碳水化合物
1 杯 (8 盎司)	蔬菜肉湯 (肉湯)	1 份碳水化合物 + 1 份瘦蛋白質

速食食品

主菜

份量大小	食物	
1 份 (7 盎司)	雞胸肉，裹粉油炸	1 份碳水化合物 + 6 份中脂蛋白質
6 塊	雞塊或雞柳	1 份碳水化合物 + 2 份中脂蛋白質 + 1 份油脂
1 份 (2 盎司)	雞翅，裹粉油炸	1/2 份碳水化合物 + 2 份中脂蛋白質
1/8 個 (14 吋)	披薩，厚皮，有/無肉	2.5 份碳水化合物 + 1 份高脂蛋白質 + 1 份油脂

亞洲菜

份量大小	食物	
1 杯 (6 盎司)	醬炒蔬菜豬肉	1 份碳水化合物 + 2 份瘦蛋白質 + 1 份油脂
1 個 (3 盎司)	肉餡蛋捲	1.5 份碳水化合物 + 1 份瘦蛋白質 + 1.5 份油脂
1 杯	羅漢炒飯	2.5 份碳水化合物 + 2 份油脂
1 杯	撈麵或炒麵	2 份碳水化合物 + 2 份油脂

墨西哥菜

份量大小	食物	
1 個 (6 盎司)	豆子起司捲餅	3.5 份碳水化合物 + 1 份份中脂蛋白質 + 1 份油脂
8 片	玉米片加起司	2.5 份碳水化合物 + 1 份高脂蛋白質 + 2 份油脂
1 個 (3 盎司)	豬肉起司塔可餅	1 份碳水化合物 + 1 份中脂蛋白質 + 1/2 份油脂
1 磅	辣醬沙拉和雞肉玉米餅	3.5 份碳水化合物 + 4 份中脂蛋白質 + 3 份油脂

Appendix B　糖尿病菜單設計工具

三明治

份量大小	食物	
1 個 (4 盎司)	香腸蛋起司早餐捲餅	1.5 份碳水化合物 + 2 份高脂蛋白質
1 個 (7 盎司)	烤雞三明治	3 份碳水化合物 + 4 份瘦蛋白質
1 個 (5 盎司)	炸魚排三明治加起司和塔塔醬	2.5 份碳水化合物 + 2 份中脂蛋白質 + 1.5 份油脂
1 個 (8 盎司)	起司堡 (4 盎司) 加醬料	3 份碳水化合物 + 4 份中脂蛋白質 + 2.5 份油脂
1 個 (6 吋)	潛艇堡 (無起司或醬料)	3 份碳水化合物 + 2 份瘦蛋白質 + 1 份油脂

副餐/開胃菜

份量大小	食物	
1 中份 (5 盎司)	薯條	3.5 份碳水化合物 + 3 份油脂
8 個 (5 盎司)	洋蔥圈	3.5 份碳水化合物 + 4 份油脂
1 小份	附餐沙拉 (無起司、麵包丁、或沙拉醬)	2 份碳水化合物 1 份非澱粉質蔬菜

飲料和甜點

份量大小	食物	
12 液量盎司	咖啡，拿鐵，加脫脂牛奶	1 份脫脂牛奶
16 液量盎司	奶昔	7 份碳水化合物 + 4 份油脂
1 個，小型	蛋捲冰淇淋	2 份碳水化合物 + 1/2 份油脂

酒精

對糖尿病人而言，女性每日飲酒 1 杯，男性每日 2 杯，可視為健康飲食的一部分。酒精本身不會升高血糖，不過酒精飲料往往含有必須計數的碳水化合物。一份酒精提供 100 大卡。一份碳水化合物類提供 15 公克碳水化合物和 70 大卡。飲酒應佐以餐點以減少低糖血症的風險。

份量大小	食物	
12 液量盎司	啤酒，普通	1 份酒精 + 1 份碳水化合物
1.5 液量盎司	蒸餾酒 (例如蘭姆酒、伏特加)	1 份酒精
5 液量盎司	香檳	1 份酒精
3.5 液量盎司	餐後葡萄酒	1 份酒精 + 1 份碳水化合物

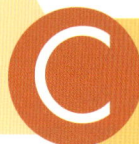

Appendix C 英制公制換算和家用單位

公制英制換算

長度 Length

英制 (美制)	公制
吋 (in)	= 2.54 公分，25.4 毫米
呎 (ft)	= 0.30 公尺，30.48 公分
碼 (yd)	= 0.91 公尺，91.4 公分
哩 (5280 ft)	= 1.61 公里，1609 公尺
海浬 (6077 ft)	= 1.85 公里，1850 公尺

公制	英制 (美制)
毫米 (mm)	= 0.039 吋 (1 角錢幣的厚度)
公分 (cm)	= 0.39 吋
公尺 (m)	= 3.28 呎，39.37 吋
公里 (km)	= 0.62 哩，1091 碼，3273 呎

重量 Weight

英制 (美制)	公制
grain	= 64.80 毫克
英兩/盎司 (oz)	= 28.35 公克
英磅 (lb)	= 453.60 公克，0.45 公斤
英噸 (2000 英磅)	= 0.91 公噸 (907 公斤)

公制	英制 (美制)
毫克 (mg)	= 0.002 grain (0.000035 英兩/盎司)
公克 (g)	= 0.04 (1/28) 英兩/盎司
公斤 (kg)	= 35.27 英兩，2.20 英磅
公噸 (1000 kg)	= 1.10 英噸

體積 Volume

英制 (美制)	公制
立方吋	= 16.39 cc
立方呎	= 0.03 立方公尺
立方碼	= 0.765 立方公尺
茶匙 (tsp)	= 5 毫升
湯匙 (tbsp)	= 15 毫升
液量盎司	= 0.03 公升 (30 毫升)*
杯 (c)	= 237 毫升
品脫 (pt)	= 0.47 公升
夸脫 (qt)	= 0.95 公升
加侖 (gal)	= 3.79 公升

公制	英制 (美制)
毫升 (ml)	= 0.03 液量盎司
公升 (L)	= 2.12 品脫
公升	= 1.06 夸脫
公升	= 0.27 加侖

1 公升 ÷ 1000 = 1 毫升 = 1 cc (10^{-3} 公升)
1 公升 ÷ 1,000,000 = 1 微升 (10^{-6} 公升)

*注意 1 ml = 1 cc

其他營養學常用的單位

單位	相當於
毫克/mg	1/1000 公克
微克/μg	1/1,000,000 公克
分公升/dl	1/10 公升 (約 1/2 杯)
毫升/ml	1/1000 公升 (5 ml 約 1 茶匙)
國際單位/IU	根據動物的生長速率概略估算而得的維生素活性

攝氏華氏溫度對照表

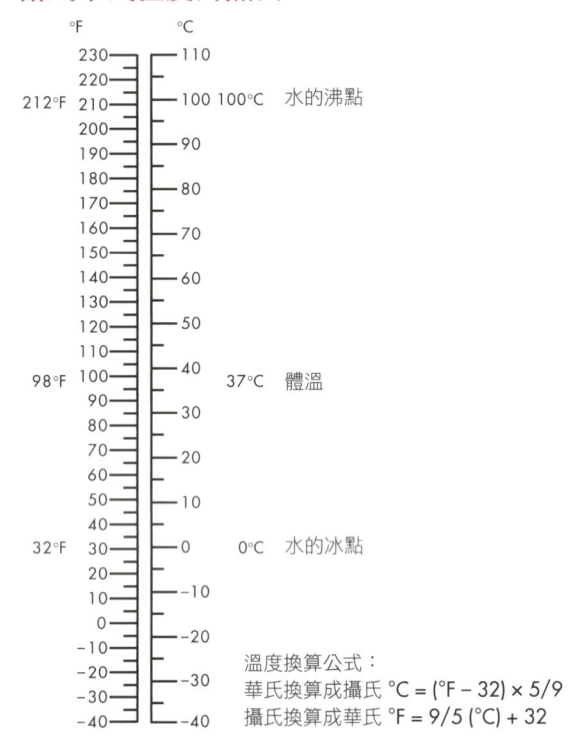

°F	°C	
212°F 210	100	100°C 水的沸點
98°F 100	37	37°C 體溫
32°F 30	0	0°C 水的冰點

溫度換算公式：
華氏換算成攝氏 °C = (°F − 32) × 5/9
攝氏換算成華氏 °F = 9/5 (°C) + 32

家用單位

3 茶匙	= 1 湯匙	= 15 公克
4 湯匙	= 1/4 杯	= 60 公克
5⅓ 湯匙	= 1/3 杯	= 80 公克
8 湯匙	= 1/2 杯	= 120 公克
10⅔ 湯匙	= 2/3 杯	= 160 公克
16 湯匙	= 1 杯	= 240 公克
1 湯匙	= 1/2 液量盎司	= 15 毫升
1 杯	= 8 液量盎司	= 15 毫升
1 杯	= 1/2 品脫	= 240 公克
2 杯	= 1 品脫	= 480 公克
4 杯	= 1 夸脫	= 960 公克 = 1 公升
2 品脫	= 1 夸脫	= 960 公克 = 1 公升
4 夸脫	= 1 加侖	= 3840 公克 = 4 公升

Appendix D 估計膳食攝取量與能量消耗量

雖然乍見之下好像困難重重，不過要追蹤你所吃的食物其實易如反掌。秘訣就在於吃完食物或喝完飲料之後儘快作記錄。

I. **填寫飲食記錄表**。本記錄含有空白的表格 (表 C-1 為填寫範例)。如果這些資料的份量大小不符所需，不妨加以調整；比方說，你喝了 1/2 杯柳橙汁，但食物組成表只有 1 杯的數值，只要把數值減半再記錄即可。其次，為了節省時間，可將同樣的食物集中一次記錄；如果你一天喝 1 杯低脂牛奶三次，可以一次記錄為 3 杯。當你記錄飲食以供營養分析時，可參考以下的提示：

- 利用杯、茶匙、湯匙、公克、片或公分為單位 (或將英制轉換成這些單位) 估量和記錄所吃食物的份量。
- 記錄食物的品牌，例如「桂格即食燕麥」。
- 估量並記錄所有少量的調味食品，例如肉汁、沙拉醬、塔可醬、泡菜、果醬、糖、番茄醬和人造奶油。
- 關於飲料
  - 記錄牛奶的種類，例如全脂、脫脂、低脂、煉乳、巧克力口味或還原奶。
  - 註明果汁係新鮮、冷凍或罐裝。
  - 註明其他飲料的種類，例如水果飲料、水果口味飲料、酷愛 (Kool-Aid) 飲料，以及用水或牛奶沖泡的熱巧克力。
- 關於水果
  - 註明係新鮮、冷凍、乾燥或罐裝。
  - 如果是完整水果，記錄所吃數目和大小 (例如蘋果 1 個──直徑 8 公分)。
  - 如果是加工水果，註明浸漬於水、淡糖漿或濃糖漿中。
- 關於蔬菜
  - 註明係新鮮、冷凍、乾燥或罐裝。
  - 利用杯、茶匙、湯匙、塊為單位加以記錄 (例如胡蘿蔔棒──10 公分長 1 公分厚)。
  - 記錄蔬菜的準備方法。
- 關於麥片
  - 熟麥片利用湯匙或量杯加以估算 (煮熟後秤量)。
  - 乾麥片利用湯匙或量杯加以估算。
  - 若有添加人造奶油、牛奶、糖、水果或其他東西，也要估量並記錄。
- 關於麵包
  - 註明係全麥、裸麥或白麵包等等。
  - 估量並記錄數目和大小 (比斯吉──5 公分寬，2.5 公分厚；一片自製裸麥麵包──7.5 公分乘 10 公分，厚 0.6 公分)。
  - 三明治：列出所有成分 (萵苣、美乃滋和番茄等等)。
- 關於肉類、魚類、禽肉和起司
  - 記錄肉類、魚類和禽肉煮熟後的大小 (長度、寬度和厚度) 或重量 (例如熟漢堡肉餅──7.5 公分寬，1 公分厚)。
  - 記錄起司的大小 (長度、寬度和厚度) 或重量

367

－僅記錄煮熟，能吃的部分──不含留在盤中的骨頭或脂肪。

－記錄肉類、禽肉或魚類的準備方法。

- 關於蛋

  －註明半熟或全熟、煎蛋、炒蛋、水煮蛋或蛋餅。

  －若有添加牛奶、奶油或淋醬，也要註明種類和份量。

- 關於甜點

  －註明係市售的品牌或自製。

  －購買的糖果、西點和蛋糕要註明種類和大小。

  －估量並記錄蛋糕、派餅和糕餅的厚度、直徑以及寬度或長度。

表 C-1　飲食記錄實例

時間	花費分鐘	M 或 S*	H[a] (0-3)	伴隨進食的活動	地點	食物與份量	他人	理由
上午 7:10	15	M	2	站立，準備午餐	廚房	柳橙汁 1 杯，Crispix 1 杯，無脂牛奶 1/2 杯，糖 2 茶匙，黑咖啡 1 杯	—	健康 習慣 健康 滋味 習慣
上午 10:00	4	S	1	坐著，記筆記	教室	減肥可樂 12 盎司	同學	減重
下午 12:15	40	M	2	坐著，談話	活動中心	雞肉三明治帶萵苣和美乃滋 (雞肉 3 盎司、白麵包 2 片和美乃滋 2 茶匙)；梨子 1 個，無脂牛奶 1 杯	朋友	滋味 健康 健康
下午 2:30	10	S	1	坐著，念書	圖書館	普通可樂 12 盎司	朋友	飢餓
下午 6:30	35	M	3	坐著，談話	廚房	豬肉 1 塊，烤馬鈴薯 1 個，人造奶油 2 湯匙，萵苣/番茄沙拉 1 杯，農場沙拉醬 2 湯匙，豌豆 1/2 杯，全脂牛奶 1 杯，櫻桃派 1 塊，冰茶 12 盎司	男友	方便 健康 滋味 健康 滋味 健康 習慣 滋味 健康
下午 9:10	10	S	2	坐著，念書	客廳	蘋果，中型 1 個 水 1 杯	—	減重 減重

*M 或 S：表示正餐 (meal) 或點心 (snack)

[a]H：飢餓度 (0 表示不餓；3 表示最餓)

表 C-1　飲食記錄實例 (續)

時間	花費分鐘	M 或 S*	H[a] (0-3)	伴隨進食的活動	地點	食物與份量	他人	理由

*M 或 S：表示正餐 (meal) 或點心 (snack)
[a]H：飢餓度 (0 表示不餓；3 表示最餓)

實用營養學

II. 利用你的飲食記錄填入營養素分析表。後面有空白的表格供您使用。

◆ 營養素分析實例

名稱	數量	大卡	蛋白質(公克)	碳水化合物(公克)	纖維(公克)	脂肪總量(公克)	單元不飽和脂肪(公克)	多元不飽和脂肪(公克)	飽和脂肪(公克)	膽固醇(公克)	鈣(毫克)	鐵(毫克)
蛋貝果，直徑9公分	1個	180	7.45	34.7	0.748	1.00	0.286	0.400	0.171	44.0	20.0	2.10
果醬	1湯匙	49.0	0.018	12.7	–	0.018	0.005	0.005	0.005	–	2.00	0.120
柳橙汁，新鮮或冷凍	1.5杯	165	2.52	40.2	1.49	0.210	0.037	0.045	0.025	–	33.0	0.411
麥當勞起司堡	2個	636	30.2	57.0	0.460	32.0	12.2	2.18	13.3	80.0	338	5.68
麥當勞薯條	1份	220	3.00	26.1	4.19	11.5	4.37	0.570	4.61	8.57	9.10	0.605
可樂，普通	1.5杯	151	–	38.5	–	–	–	–	–	–	9.00	0.120
烤豬腰肉，瘦	4盎司	261	36.2	–	–	11.9	5.35	1.43	4.09	112	5.67	1.04
帶皮烤馬鈴薯	1個	220	4.65	51.0	3.90	0.200	0.004	0.087	0.052	–	20.0	2.75
熟豌豆，冷凍	1/2杯	63.0	4.12	11.4	3.61	0.220	0.019	0.103	0.039	–	19.0	1.25
人造奶油，80%脂肪	20公克	143	0.160	0.100	–	16.1	5.70	6.92	2.76	–	5.29	–
球葉萵苣，切碎	2杯	14.6	1.13	2.34	1.68	0.212	0.008	0.112	0.028	–	21.2	0.560
法式沙拉醬	2盎司	300	0.318	3.63	0.431	32.0	14.2	12.4	4.94	–	7.10	0.227
低脂牛奶	1杯	121	8.12	11.7	–	4.78	1.35	0.170	2.92	22.0	297	0.120
全麥餅乾	2個	60.0	1.04	10.8	1.40	1.46	0.600	0.400	0.400	–	6.00	0.367
總量		2584	99.0	300	17.9	112	44.1	24.8	33.4	266	792	15.4
RDA或相關標準*		2900	58	130	38						1000	8
%營養素需求		89	170	230	47						79	193

* 各項數值以19歲男性為準。注意大卡數僅為粗估。能量需求最好根據實際的能量輸出

‡ 這裡指的是真實的葉酸含量，而非膳食葉酸當量 (DFE)。如果食物添加葉酸強化，這種區別就很重要。因為添加的葉酸其吸收率是天然葉酸的兩倍，所以會比全部天然葉酸的食物容易滿足需求。營養素分析表尚未修訂以反映食物的膳食葉酸當量

Appendix D　估計膳食攝取量與能量消耗

營養素分析實例 (續)

鎂(毫克)	磷(毫克)	鉀(毫克)	鈉(毫克)	鋅(毫克)	維生素A(RE)	維生素C(毫克)	維生素E(毫克)	硫胺素(毫克)	核黃素(毫克)	菸鹼酸(毫克)	維生素B_6(毫克)	葉酸(微克)	維生素B_{12}(微克)
18.0	61.0	65.0	300	0.612	7.00	–	1.80	2.58	0.197	2.40	0.030	16.3	0.065
0.720	1.00	16.0	4.00	–	0.200	0.710	0.016	0.002	0.005	0.036	0.005	2.00	–
36.0	60.0	711	3.00	0.192	28.5	145	0.714	0.300	0.060	0.075	0.165	163	
45.8	410	314	1460	5.20	134	4.10	0.560	0.600	0.480	8.66	0.230	42.0	1.82
26.7	101	564	109	0.320	5.00	12.5	0.203	0.122	0.020	2.26	0.218	19.0	0.027
3.00	46.0	4.00	15.0	0.049	–	–	–	–	–	–	–	–	–
34.0	277	476	88.2	2.54	3.15	0.454	0.405	1.30	0.350	6.28	0.535	6.77	0.839
55.0	115	844	16.0	0.650	–	26.1	0.100	0.216	0.067	3.32	0.701	22.2	
23.0	72.0	134	70.0	0.750	53.4	7.90	0.400	0.226	0.140	1.18	0.090	46.9	–
0.467	4.06	7.54	216	0.041	199	0.028	2.19	0.002	0.006	0.004	0.002	0.211	0.017
10.1	22.4	177	10.1	0.246	37.0	4.36	0.120	0.052	0.034	0.210	0.044	62.8	–
5.81	3.63	7.03	666	0.045	0.023	–	15.9	–	–	–	0.006	–	–
33.0	232	377	122	0.963	140	2.32	0.080	0.095	0.403	0.210	0.105	12.0	0.888
6.00	20.0	36.0	86.0	0.113	–	–	–	0.020	0.030	0.600	0.011	1.80	–
298	1425	3732	3165	11.7	607	204	22.5	5.52	1.79	25.9	2.14	395	3.65
400	700	4700	1500	11	900	90	15	1.2	1.3	16	1.3	400†	2.4
75	204	80	210	106	67	226	150	450	138	162	160	99	152

371

🔸 營養素分析表格

名稱	數量	大卡	蛋白質(公克)	碳水化合物(公克)	纖維(公克)	脂肪總量(公克)	單元不飽和脂肪(公克)	多元不飽和脂肪(公克)	飽和脂肪(公克)	膽固醇(公克)	鈣(毫克)	鐵(毫克)

總量

RDA 或相關標準*

% 營養素需求

* 大卡數僅為粗估。能量需求最好根據實際的能量輸出
† 使用 RAE 數值
‡ 使用 DFE 數值

營養素分析表格 (續)

鎂(毫克)	磷(毫克)	鉀(毫克)	鈉(毫克)	鋅(毫克)	維生素 A (RE)	維生素 C (毫克)	維生素 E (毫克)	硫胺素(毫克)	核黃素(毫克)	菸鹼酸(毫克)	維生素 B_6 (毫克)	葉酸(微克)	維生素 B_{12} (微克)

III. 總結膳食攝取量，填入列空格。

源自蛋白質、脂肪、碳水化合物、酒精卡路里的百分比。

攝取量

蛋白質 (P)：　　　　　_____公克/日 × 4 大卡/公克 =　　　(P) _____大卡/日
脂肪 (F)：　　　　　　_____公克/日 × 9 大卡/公克 =　　　(F) _____大卡/日
碳水化合物 (C)：　　　_____公克/日 × 4 大卡/公克 =　　　(C) _____大卡/日
酒精 (A)：　　　　　　　　　　　　　　　　　　　　　　(A) _____大卡/日*
　　　　　　　　　　　　　　　卡路里總量 (T)/日 =　　　(T) _____大卡/日

來自蛋白質的卡路里百分比：(P)/(T) × 100 = _____%

來自脂肪的卡路里百分比：(F)/(T) × 100 = _____%

來自碳水化合物的卡路里百分比：(C)/(T) × 100 = _____%

來自酒精的卡路里百分比：(A)/(T) × 100 = _____%

註：上面四個百分比加起來可能為 99、100 或 101，皆在誤差範圍內。

* 要計算飲料中有多少卡路里來自酒精，先計算有多少卡路里來自碳水化合物、脂肪和蛋白質，剩下的即為來自酒精的卡路里

IV. 利用下頁的表格再次記錄你一日的飲食，每項食品置於所屬的食物大類中，並且記下正確的份數 (參見第 2 章)。例如火雞起司三明治分屬三個大類：穀類、蛋白質類和奶類。可以想見許多食物分屬不只一個大類。註明每種食物的份數。

◆ 根據健康餐盤記錄每種食物及其份數

食物或飲料	所吃數量	奶類	蛋白質類	水果類	蔬菜類	穀類	固體脂肪和添加糖*
總量							
建議份數							
超過/短缺份數							

*SoFAS: solid fats and added sugars.

Appendix D　**估計膳食攝取量與能量消耗**

V. **評估**。根據我的餐盤所短缺的份數，你的營養素攝取量有何不足之處？有何方法能加以改進？

VI. **在你做飲食記錄的同一天，同時做 24 小時的活動記錄**。包括睡眠、坐著、站立、走路以及任何形式的運動。利用第 7 章的表 7-5 計算這些活動所消耗的能量。如果你所從事的活動沒有列在表上，可用相似的活動代替。計算出當天所花的總卡路里，亦即把第 3 欄加總。底下為填寫範例和空白表格。

◆ 體重：70 公斤

活動	時間 (小時)	能量消耗		
		第 1 欄 大卡/公斤/小時	第 2 欄 (第 1 欄 × 小時)	第 3 欄 (第 2 欄 × 體重)
快走	(60 分) 1 小時	4.4	(× 1) = 4.4	(× 70) = 308

◆ 體重：　　公斤

活動	時間 (小時)	能量消耗		
		第 1 欄 大卡/公斤/小時	第 2 欄 (第 1 欄 × 小時)	第 3 欄 (第 2 欄 × 體重)

總卡路里（第 3 欄全部加總）

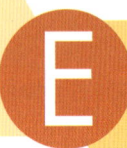

Appendix E 營養學中重要的化學結構

胺基酸

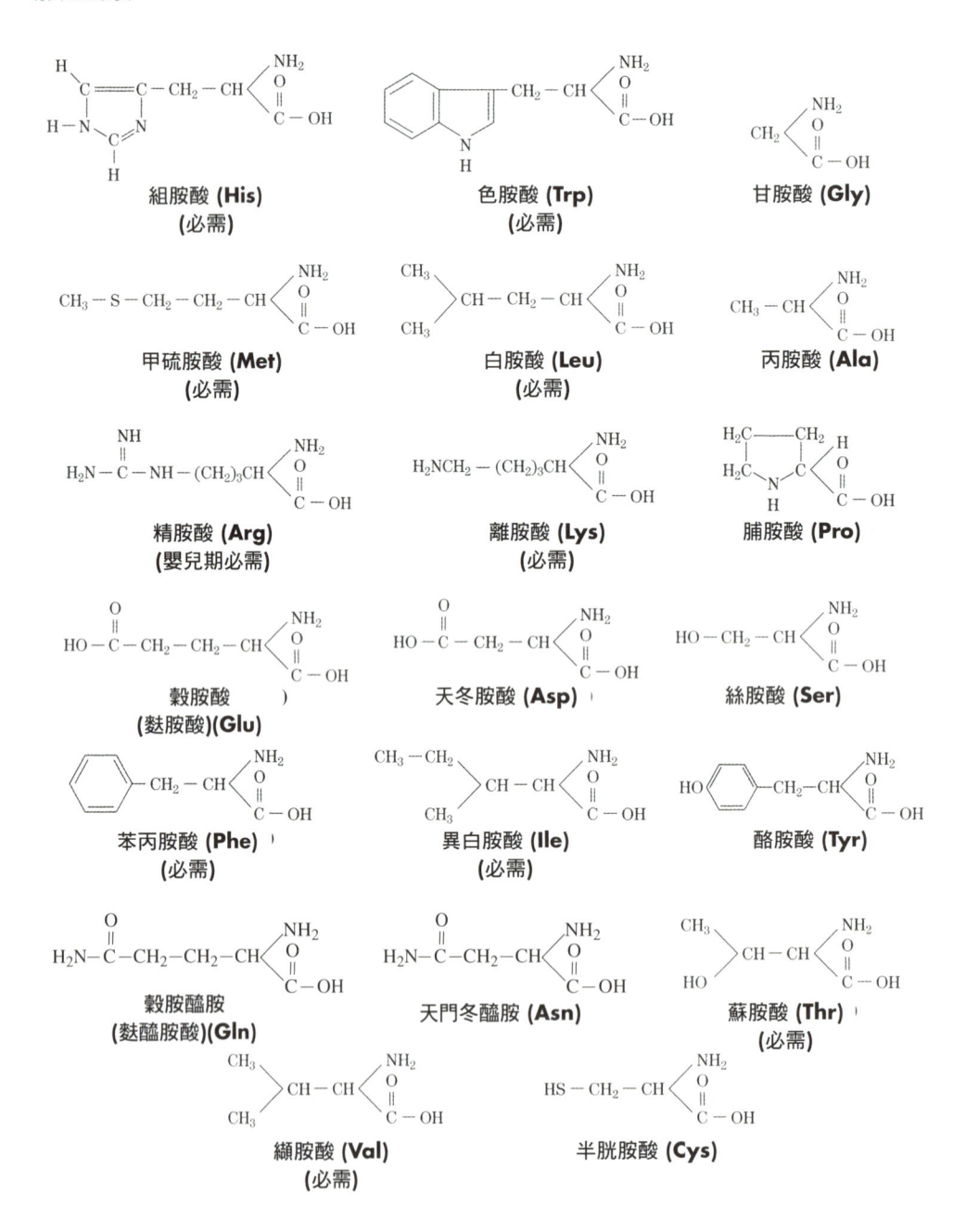

組胺酸 (His)
(必需)

色胺酸 (Trp)
(必需)

甘胺酸 (Gly)

甲硫胺酸 (Met)
(必需)

白胺酸 (Leu)
(必需)

丙胺酸 (Ala)

精胺酸 (Arg)
(嬰兒期必需)

離胺酸 (Lys)
(必需)

脯胺酸 (Pro)

穀胺酸
(麩胺酸)(Glu)

天冬胺酸 (Asp)

絲胺酸 (Ser)

苯丙胺酸 (Phe)
(必需)

異白胺酸 (Ile)
(必需)

酪胺酸 (Tyr)

穀胺醯胺
(麩醯胺酸)(Gln)

天門冬醯胺 (Asn)

蘇胺酸 (Thr)
(必需)

纈胺酸 (Val)
(必需)

半胱胺酸 (Cys)

376

Appendix E 營養學中重要的化學結構

維生素

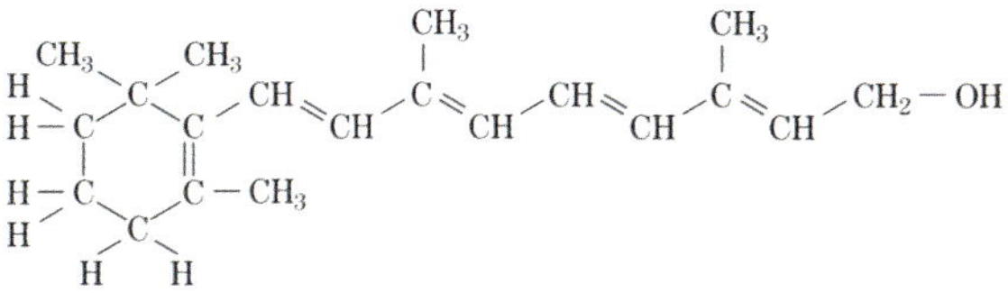

維生素 A：視網醛

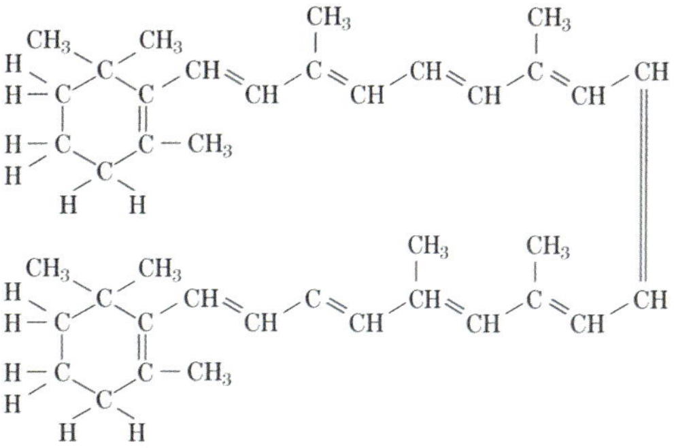

β-胡蘿蔔素

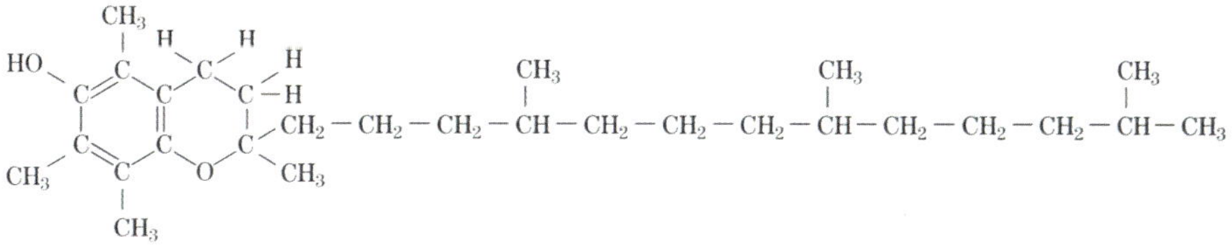

維生素 E

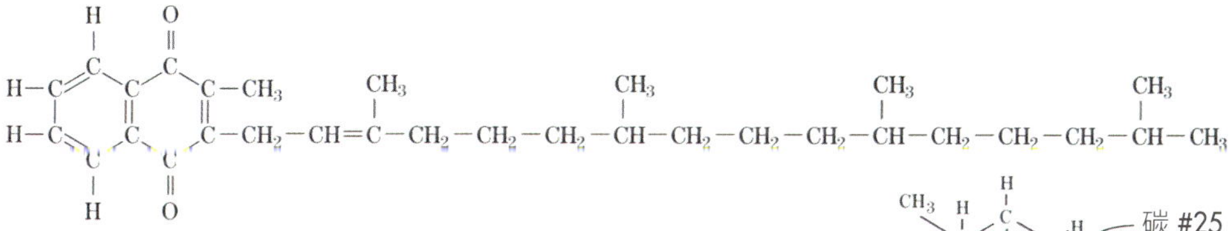

維生素 K

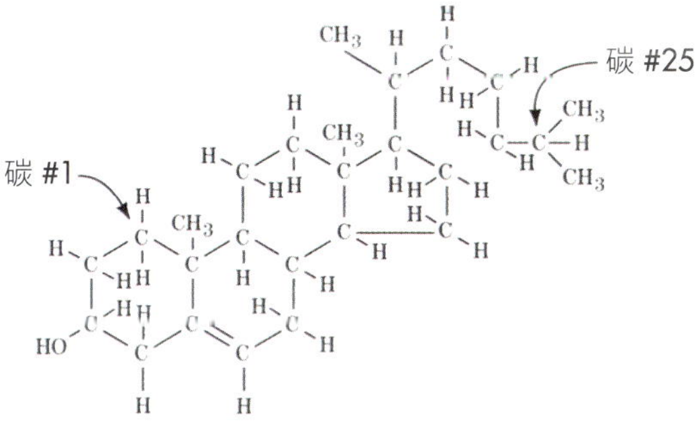

7-脫氫膽固醇

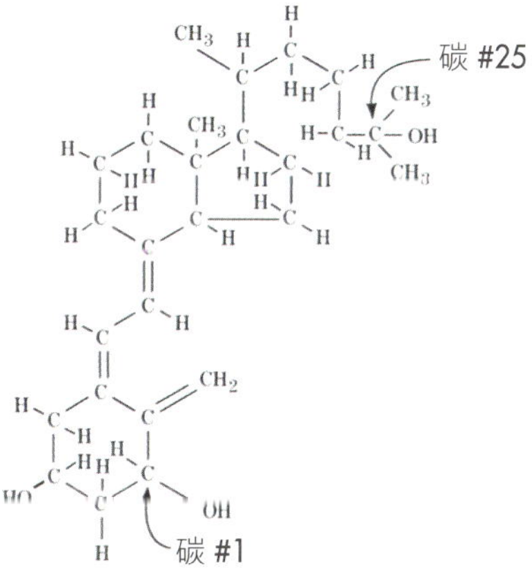

1,25-二羥基維生素 D_3 (鈣三醇)

活化的維生素 D (鈣三醇) 及其前體 7-脫氫膽固醇

377

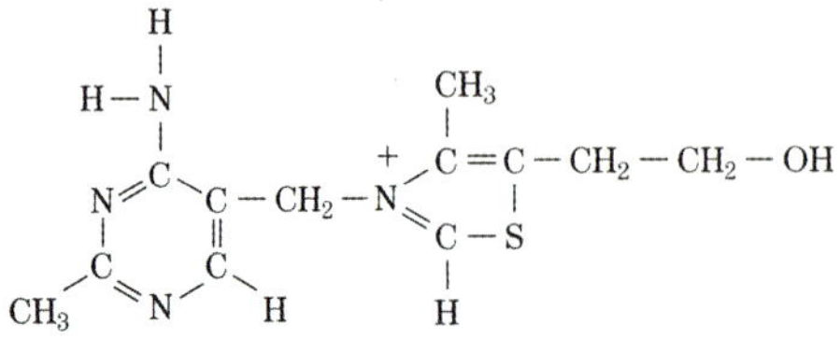

硫胺

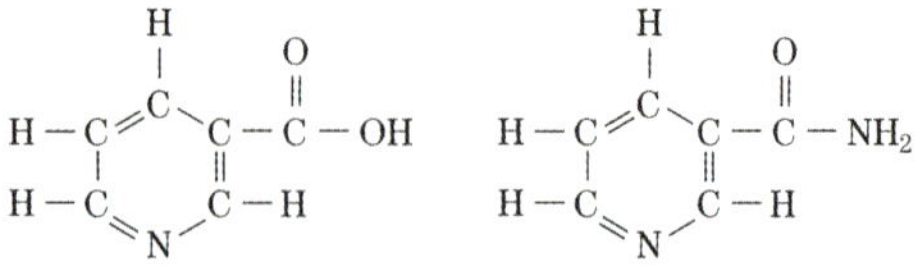

菸鹼酸　　　菸鹼醯胺

菸鹼素 (菸鹼酸和菸鹼醯胺)

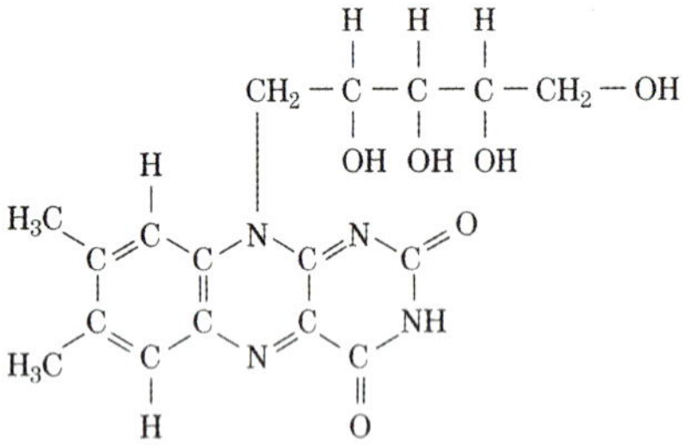

核黃素

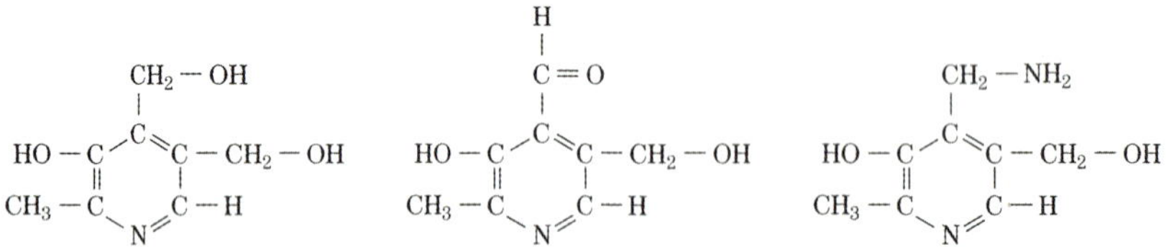

吡哆醇　　　吡哆醛　　　吡哆胺

維生素 B$_6$ (吡哆醇、吡哆醛、吡哆胺三種化合物的統稱)

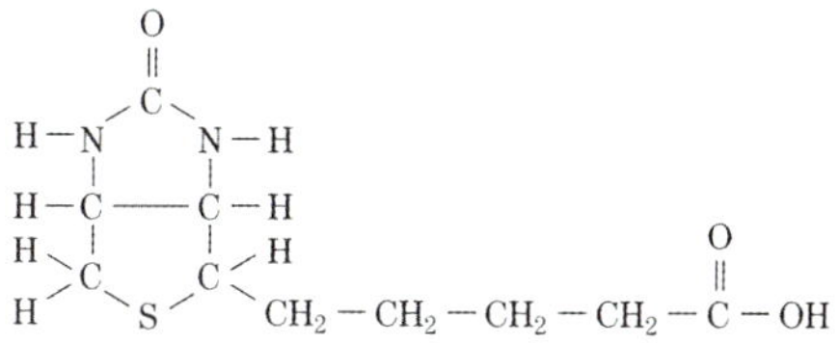

Appendix E 營養學中重要的化學結構

生物素

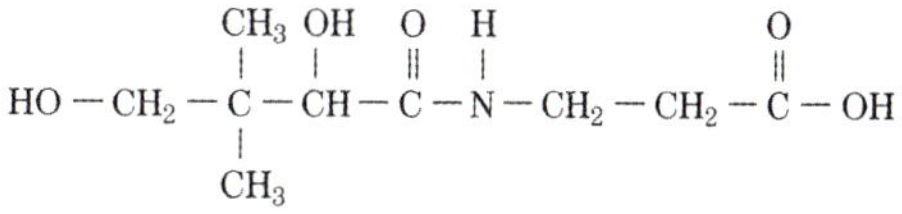

泛酸

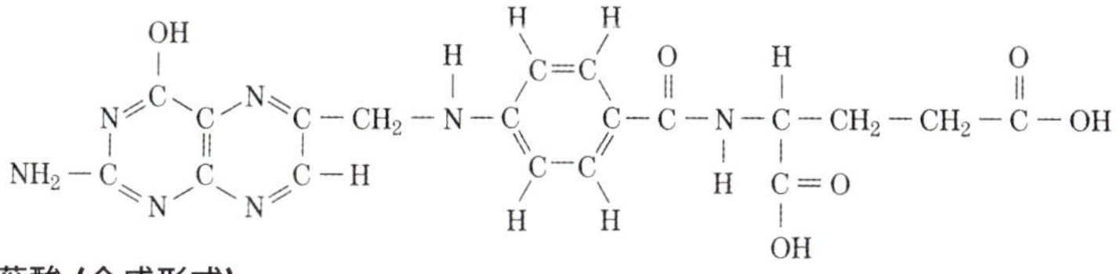

葉酸 (合成形式)

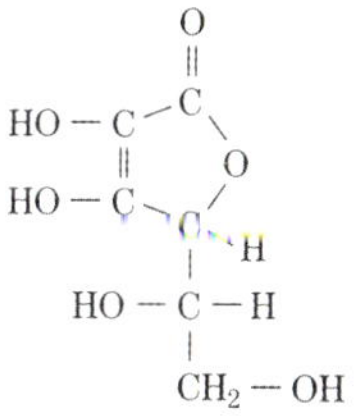

維生素 C (抗壞血酸)

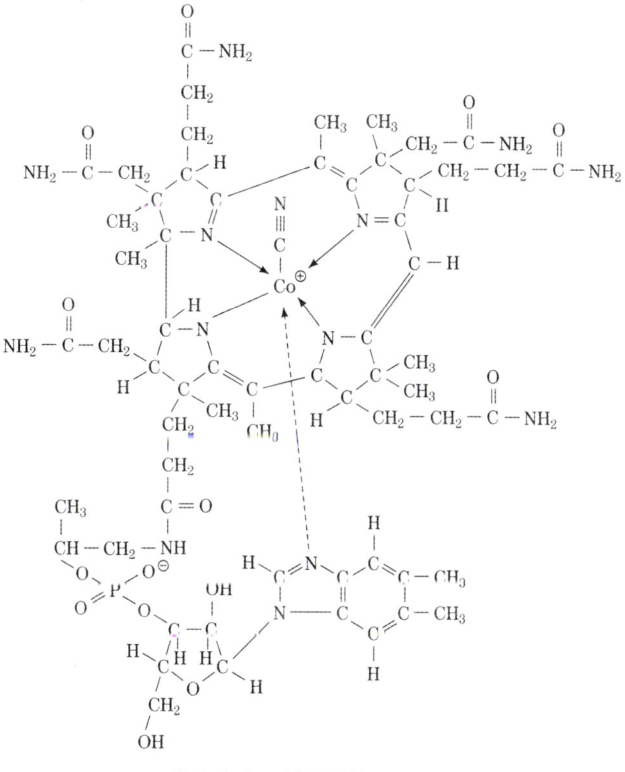

維生素 B₁₂ (氰鈷胺)

圖中的箭頭表示氮的多餘電子被鈷原子吸引

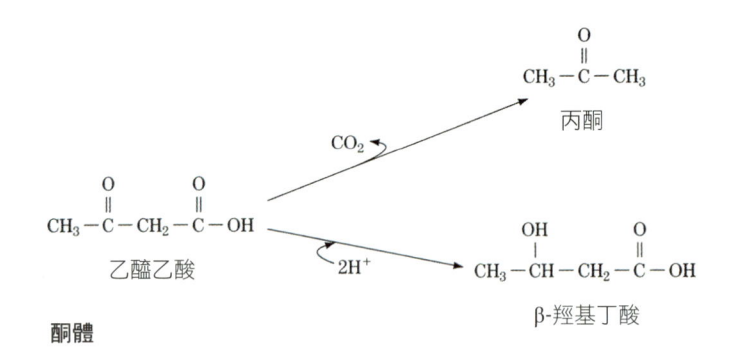

$$CH_3-C(=O)-CH_2-C(=O)-OH \xrightarrow{CO_2} CH_3-C(=O)-CH_3 \text{ 丙酮}$$

乙醯乙酸

$$\xrightarrow{2H^+} CH_3-CH(OH)-CH_2-C(=O)-OH$$

β-羥基丁酸

酮體

由此斷開，釋出 ADP 和能量

三磷酸根 / 腺嘌呤 / 核糖(糖的一種)

三磷酸腺苷 (ATP)

Appendix F 營養資訊來源

以下是可靠的食品營養資訊來源：

經常涵蓋營養議題的期刊
*American Family Physician**
American Journal of Clinical Nutrition
American Journal of Epidemiology
American Journal of Medicine
American Journal of Nursing
American Journal of Obstetrics and Gynecology
American Journal of Public Health
American Scientist
Annals of Internal Medicine
Annual Review of Medicine
Annual Review of Nutrition
Archives of Disease in Childhood
British Journal of Nutrition
BMJ (British Medical Journal)
Canadian Journal of Dietetic Practice and Research
Cancer
Cancer Research
Circulation
Critical Reviews in Food Science and Nutrition Diabetes
Diabetes Care
Disease-a-Month
FASEB Journal
Food and Chemical Toxicology
Food Engineering
Food Technology
Gastroenterology
Gut
International Journal of Obesity
*Journal of the American College of Nutrition**
*Journal of the Academy of Nutrition and Dietetics**
Journal of the American Geriatrics Society
JAMA (Journal of the American Medical Association)
Journal of Applied Physiology
Journal of Clinical Investigation
Journal of Food Science
Journal of Human Nutrition and Dietetics
JNCI (Journal of the National Cancer Institute)
Journal of Nutrition
*Journal of Nutrition Education and Behavior**
Journal of Nutrition in Gerontology and Geriatrics
Journal of Pediatrics
The Lancet
Mayo Clinic Proceedings
Medicine & Science in Sports & Exercise
Nature
The New England Journal of Medicine
Nutrition
Nutrition & Dietetics
Nutrition Reviews
*Nutrition in Clinical Practice**
*Nutrition Today **
Obesity
Pediatrics
The Physician and Sportsmedicine
*Postgraduate Medicine **
Proceedings of the Nutrition Society
Science
*Science News **
Scientific American
Today's Dietitian

這些期刊大都可在大學圖書館或專題圖書館 (例如健康科學圖書館) 找到。目前它們多半可在線上查找。其中有些期刊是用縮寫而不是全名來排序。圖書館員可以協助你找尋這些期刊。帶有星號 (*) 者對你而言可能比較有趣而且有用，因為有關營養的報導較多，而且內容較不艱深。

涵蓋營養議題的大眾雜誌
Better Homes and Gardens
Good Housekeeping
Health
Men's Health
Parents
Self

進階營養研究的教科書及其他資料
Erdman JW, MacDonald IA, Zeisel SH: *Present knowledge in nutrition*. Washington, DC: International Life Sciences and Wiley-Blackwell, 2012.

Gropper SS, Smith JL: *Advanced nutrition and human metabolism*. 6th ed. Belmont, CA: Wadsworth, Cengage, 2013.

Mahan LK, Escott-Stump S, Raymond JL: *Krause's food and the nutrition care process*, 13th ed. St. Louis: Elsevier Saunders, 2012.

Murray RK and others: *Harper's illustrated biochemistry*. 29th ed. New York: McGraw-Hill, 2012.

Ross AC and others: *Modern nutrition in health and disease*. 11th ed. Philadelphia: Lippincott, Williams & Wilkins, 2014.

Stipanuk MH, Caudill MA: *Biochemical, physiological, and molecular aspects of human nutrition*. 3rd ed. St. Louis: Philadelphia: Elsevier Saunders, 2013.

定期提供營養議題的營養相關通訊

Beef Insights
Cattlemen's Beef Board
www.beefnutrition.org

Berkeley Wellness
University of California at Berkeley
www.berkeleywellness.com

Consumer Health Digest
www.consumerhealthdigest.com

The Dairy Download
National Dairy Council
www.nationaldairycouncil.org

Environmental Nutrition
www.environmentalnutrition.com

Harvard Health Letter (and others)
Harvard Medical School
www.health.harvard.edu/newsletters

Health and Nutrition Letter
Tufts University
www.nutritionletter.tufts.edu

Mayo Clinic Health Letter
Mayo Clinic
healthletter.mayoclinic.com

Nutrition Action Healthletter
Center for Science in the Public Interest
www.cspinet.org

Nutrition Unscrambled Blog
Egg Nutrition Center
www.enc-online.org

Soy Connection
United Soybean Board
www.soyconnection.com

Women's Nutrition Connection Newsletter
Weill Cornell Medical College
www.womensnutritionconnection.com

專業機構

Academy of Nutrition and Dietetics
www.eatright.org

American Academy of Pediatrics
www.aap.org

American Cancer Society
www.cancer.org

American College of Sports Medicine
www.acsm.org

American Dental Association
www.ada.org

American Diabetes Association
www.diabetes.org

American Geriatrics Society
www.americangeriatrics.org

American Heart Association
www.americanheart.org

American Institute for Cancer Research
www.aicr.org

American Medical Association
www.ama-assn.org

American Public Health Association
www.apha.org

American Society for Nutrition
www.nutrition.org

Canadian Diabetes Association
www.diabetes.ca

Canadian Nutrition Society
www.cns-scn.ca

Dietitians of Canada
www.dietitians.ca

Environmental Working Group
www.ewg.org

Food and Nutrition Board of the Institute of Medicine
www.iom.edu/About-IOM/Leadership-Staff/Boards/Foodand-Nutrition-Board.aspx

Institute of Food Technologists
www.ift.org

National Council on Aging
www.ncoa.org

National Osteoporosis Foundation
www.nof.org

Society for Nutrition Education and Behavior
www.sneb.org

重視營養議題的專業機構

Bread for the World Institute
www.bread.org

Food Research and Action Center
frac.org

Institute for Food and Development Policy
www.foodfirst.org
La Leche League International
www.llli.org
March of Dimes
www.marchofdimes.org
National Council Against Health Fraud
www.ncahf.org
National WIC Association
www.nwica.org
Overeaters Anonymous
www.oa.org
Oxfam America
www.oxfamamerica.org

地方性營養諮詢機構
健康中心、縣市鄉鎮等地方衛生機構、私人醫療健檢機構之有證照的營養師，
公立營養推廣單位
食品、營養、家政、膳食保健等科系之教師
與營養有關或提供營養資訊的政府部門

美國
Agricultural Research Service United States Department of Agriculture
www.ars.usda.gov
Food and Drug Administration
www.fda.gov
Food Safety and Inspection Service
United States Department of Agriculture
www.fsis.usda.gov
MyPlate
www.choosemyplate.gov
National Agricultural Library
www.nal.usda.gov
National Cancer Institute
www.cancer.gov
National Center for Health Statistics
www.cdc.gov/nchs
National Heart, Lung, and Blood Institute
www.nhlbi.nih.gov
National Institute on Aging
www.nia.nih.gov
Publication.USA.gov
http://publications.usa.gov
U.S. Government Printing Office
www.gpo.gov

加拿大
Canadian Food Inspection Agency
www.inspection.gc.ca
Health Canada
www.hc-sc.gc.ca

聯合國
Food and Agriculture Organization
www.fao.org
World Health Organization
www.who.int

提供營養資訊的貿易機構和公司
Abbott Nutrition
www.abbottnutrition.com
American Institute of Baking
www.aibonline.org
American Meat Institute
www.meatami.com
Beech-Nut Nutrition
www.beechnut.com
Campbell Soup Company
www.campbellsoup.com
Dannon Company
www.dannon.com
Del Monte Foods
www.delmonte.com
DSM Nutritional Products
www.dsm.com
General Mills/Pillsbury
www.generalmills.com
Gerber Products Company
www.gerber.com
H.J. Heinz
www.heinzbaby.com
Idaho Potato Commission
www.idahopotatoes.com
Kellogg Company
www.kelloggs.com/us/
Kraft Foods Group, Inc.
www.kraftrecipes.com
Mead Johnson Nutrition
www.meadjohnson.com
National Dairy Council
www.nationaldairycouncil.org
Sunkist Growers
www.sunkist.com

Glossary 營養相關的醫學名詞

1,25-二羥基維生素 D3 或鈣三醇 (1,25-dihydroxyvitamin D3, calcitriol)　具有生物活性或荷爾蒙功能的維生素 D。

7-脫氫膽固醇 (7-dehydrocholesterol)　皮膚中的維生素 D 前體。

BHA 和 BHT　丁羥甲醚和丁羥甲苯，人工合成的抗氧化劑，常添加於食品中。

α-次亞麻油酸 (alpha-linolenic acid)　ω-3 必需脂肪酸，含有 18 個碳和 3 個雙鍵。

ω-3 脂肪酸 (ω-3 fatty acid)　不飽和脂肪酸的第一個雙鍵始於甲基 (－CH3) 端的第 3 個碳。

ω-6 脂肪酸 (ω-6 fatty acid)　不飽和脂肪酸的第一個雙鍵始於甲基 (－CH3) 端的第 6 個碳。

二劃

十二指腸 (duodenum)　小腸前段，接收胃的食糜和胰臟與膽囊的消化液。此處進行大部分的化學性消化作用，長度大約 25 公分。

三劃

三酸甘油酯 (triglycerides)　人體和食物中最主要的脂質形式，分子結構包含一個甘油 (醇類) 和三個與之結合的脂肪酸。

三磷酸腺苷 (adenosine triphosphate, ATP)　細胞的主要能量貨幣。ATP 可以用在推動離子泵、酵素活化和肌肉收縮等各方面。

上身肥胖 (upper-body obesity)　脂肪主要儲存在腹部的肥胖形式；男性腰圍＞102 公分，女性腰圍＞89 公分均屬此種肥胖。又稱雄性肥胖。

下身肥胖 (lower-body obesity)　脂肪主要積聚在臀部與大腿的肥胖形式。

下食道括約肌 (lower esophageal sphincter)　環狀肌肉，封閉食道通往胃的開口。又稱為胃食道括約肌或賁門括約肌。

口角炎 (cheilosis)　一邊或兩邊的嘴角皮膚發炎，可能是缺乏營養素的非特異性症狀，或僅是機會性感染而致病。

大卡 (kilocalories, kcal)　1 公升的水升高攝氏 1 度所需之熱能；也以大寫 Cal 表示。

子癇前症 (preeclampsia)　妊娠高血壓的一種形式，特徵為蛋白尿。

子癇症 (eclampsia)　妊娠高血壓的嚴重形式，特徵為蛋白尿和痙攣 (先前稱為妊娠毒血症)。

山梨醇 (sorbitol)　葡萄糖的醇類衍生物，每公克產生 3 大卡能量，能被小腸緩慢吸收。應用在無糖口香糖和減肥食品上。

四劃

互補蛋白質 (complementary protein)　兩種蛋白質互相補足所缺乏的必需胺基酸而成為高品質 (完整) 蛋白質。

內分泌系統 (endocrine system)　由各種腺體及其分泌的荷爾蒙組成的人體系統。此系統在人體內有重要的調控功能如生殖和細胞代謝。

內分泌腺 (endocrine gland)　製造荷爾蒙的腺體。

內在因子 (intrinsic factor)　胃製造的類似蛋白質化合物，能促進維生素 B_{12} 在迴腸的吸收。

內腔 (lumen)　管狀物的內部空間，例如消化道。

內質網 (endoplasmic reticulum, ER)　細胞質中的胞器，呈管狀網絡；粗內質網含有核糖體，平滑內質網則沒有。

分泌小囊 (secretory vesicles)　高基氏體製造的薄膜小囊，含有蛋白質和其他化合物以供細胞分泌之用。

化學反應 (chemical reaction)　兩種化學物質互相作用並使本身也發生變化。

升糖指數 (glycemic index, GI)　食用某種食物之後，血糖反應和標準食物 (葡萄糖或白麵包) 的百分比對照。升糖指數的影響因素包括澱粉結構、纖維質含量、食品加工、物理結構、餐點中的巨量營養素如脂肪。

心肌梗塞 (myocardial infarction)　部分心肌壞死，又稱心臟病發作。

心血管系統 (cardiovascular system)　由心臟、血管、血液構成的人體系統。此系統運送營養素、廢物、氣體和荷爾蒙等循環全身，並且在免疫反應和調控體溫中扮演重要角色。

支鏈澱粉 (amylopectin)　由許多葡萄糖分子結合成具有支鏈的可消化澱粉。

木質素 (lignin)　由多環醇 (非醣類) 構成的難醱酵纖維。

木糖醇 (xylitol)　由五碳糖木糖衍生的糖醇。

比菲德因子 (Lactobacillus bifidus factor)　初乳所含的保護因子，可以促進新生兒腸道中有益細菌的生長。

水 (water)　萬用溶劑，化學結構是 H_2O，人體組成有 60% 是水分。

水中毒 (water intoxication)　喝太多水導致血液和其他體液區間嚴重稀釋的狀況，可能會致命。

水中稱重法 (underwater weighing)　首先用標準磅秤量出體重，然後沒入水中再稱一次，利用這兩次體重的差異計算體脂肪含量的方法。

水化合物 (carbohydrate)　含有碳、氫和氧原子的化合物。糖、澱粉和纖維質都是不同形式的碳水化合物。

水溶性維生素 (water-soluble vitamins)　溶解於水的維生素，包括 B 群維生素和維生素 C。

384

Glossary 營養相關的醫學名詞

水腫 (edema)　胞外空間積聚過多的體液。

五劃

丙酮酸 (pyruvic acid)　葡萄糖代謝所產生的三碳化合物。

代謝水 (metabolic water)　碳水化合物、脂質、蛋白質代謝所產生的水。

代謝作用 (metabolism)　人體內的化學反應，可以供應能量並維持重要的生理活動。

代謝症候群 (metabolic syndrome)　患者具有血糖調控不良、高血壓、血液三酸甘油酯升高的狀況。通常伴隨著肥胖、缺乏運動、飲食富含精製碳水化合物等。又稱 X 症候群。

半必需胺基酸 (conditionally essential amino acids)　攝取不足時必須由必需胺基酸製造的非必需胺基酸。

半乳糖 (galactose)　六碳單醣類，通常呈環狀；與葡萄糖密切相關。

半纖維素 (hemicellulose)　難醱酵纖維的一種，其中木糖、半乳糖、葡萄糖和其他單醣結合在一起。

去氧核糖核酸 (deoxyribonucleic acid, DNA)　細胞內遺傳資訊的儲存分子，指導蛋白質的合成。

失智症 (dementia)　智能降低或喪失的狀況。

孕期 (trimester)　為了便於討論和分析，把懷孕的 40 週左右概略分為三期，每期 13 到 14 週。然而生命體的發育在整個懷孕期間是連續不斷的，並沒有特定的生理標識能將三期截然劃分。

巨母紅血球 (megaloblast)　存在骨髓內大型且未成熟的紅血球，由於前導細胞無法分裂所造成。(megalo = 大；blast = 未成熟)。

巨球性貧血 (megaloblastic, or macrocytic anemia)　由於紅血球大型且未成熟而導致的貧血。

巨量營養素 (macronutrient)　需要量以公克計算的營養素。

巨量礦物質 (major mineral)　飲食中所含的人體必需礦物質，需要量在每日 100 毫克以上。

必需胺基酸 (essential amino acid)　人體無法自行合成，必須仰賴食物供給的胺基酸。必需胺基酸共有 9 種。

必需脂肪酸 (essential fatty acid)　必需由飲食供應以維持健康的脂肪酸。目前只有 α-次亞麻油酸和亞麻油酸被歸類為必需脂肪酸。

必需營養素 (essential nutrient)　營養學名詞，這種物質如果從飲食中消除，會導致人體健康受損的徵候。人體或是無法製造這種營養素，或是製造量不敷需求。在造成永久傷害之前，如果把這種營養素放回飲食中就能恢復健康。

正能量平衡 (positive energy balance)　能量攝取高於能量消耗的狀態，通常會造成體重增加。

正腎上腺素 (norepinehprine)　神經末稍釋出的神經傳導素和腎上腺分泌的荷爾蒙。它在受到壓力時釋出，參與飢餓、血糖等生理調控。

甘油 (glycerol)　構成三酸甘油酯的三碳醇。

生化評估 (biochemical assessment)　測量營養功能相關的生化項目 (如血液或尿液中的營養素與其副產物的濃度，或特定酵素活性)。

生物電阻法 (bioelectrical impedance)　利用低能量電流估計體脂肪的方法。脂肪儲存量越大，電阻就越大。

生物蟲害控制 (biological pest management)　利用天然的肉食動物、寄生蟲、病原體控制農作物的蟲害。

生長遲緩 (failure to thrive)　嬰幼兒因營養攝取不足、營養吸收效率欠佳或過度的能量消耗而導致生長不足；一般的定義是體重對年齡表現有多次低於第 5 百分位，或在標準生長曲線圖上，體重降低了兩級主要的百分位標準線。

生理性貧血 (physiological anemia)　懷孕期間血液容量增加，稀釋了紅血球的濃度，因而造成貧血；又稱「血液稀釋」。

生體可用率 (bioavailability)　我們所吃的營養素能被身體消化、吸收，然後利用的程度。

甲狀腺素 (thyroid hormones)　甲狀腺製造的荷爾蒙，調控生長和代謝的速率。

甲狀腺腫 (goiter)　由於飲食缺碘而引起的甲狀腺腫大。

皮質骨 (cortical bone)　骨骼外層較緻密的部位。

六劃

休息代謝 (resting metabolism)　禁食 4 小時，在清醒的休息狀態 (例如 15 到 30 分鐘)，並且處於溫暖、安靜的環境中，身體所消耗的能量，即是休息代謝率 (RMR)；通常比基礎代謝高 6%，因為這種測試的規範較不嚴格。

先天乳糖酶缺乏症 (congenital lactase deficiency)　無法製造乳糖酶的先天遺傳缺陷，從出生開始就必須吃無乳糖飲食。

先天性甲狀腺功能不足 (congenital hypothyroidism)　由於母體在懷孕期間攝取的碘不足，造成胎兒期及往後的身體生長與心智發展受阻 (先前稱為呆小症)。

全穀類 (whole grain)　穀類植物種子的全部，包括麩皮、胚芽、胚乳 (含澱粉的部分)，例如全麥和糙米。

合子 (zygote)　即受精卵；指卵細胞與精子結合而未分裂之前的形式。

同半胱胺酸 (homocysteine)　甲硫胺酸代謝過程中產生的胺基酸。維生素 B_6、葉酸、維生素 B_{12}、膽素等，均參與此一代謝過程。同半胱胺酸濃度升高會增加心血管疾病的風險。

多元不飽和脂肪酸 (polyunsaturated fatty acid)　含有兩個或兩個以上碳-碳雙鍵的脂肪酸。

多肽 (polypeptide)　50 到 2000 個 (或以上) 胺基酸鍵結在一起。

多醣類 (polysaccharides)　含有許多葡萄糖分子 (數目從 10 到 1000 或以上) 的碳水化合物。

夸許奧卡症 (kwashiorkor)　能量中度缺乏，蛋白質極度缺乏，再加上已有的疾病，常見於幼兒。這些兒童往往受到感染並出現水腫的症狀，發育不良，虛弱，而且容易導致更嚴重的疾病。

安全認定 (generally recognized as safe, GRAS)　1958 年被美國認為安全的所有食品添加物之名冊。製造商可以持續使用這些添加物而毋需特別聲明。美國 FDA 負責證明不安全的添加物並將它們從名冊中剔除。

收縮壓 (systolic blood pressure)　心臟收縮而送出血液時動脈所受到的壓力。

早產 (preterm)　指妊娠未滿 37 週即出生的嬰兒。

有氧 (aerobic)　需要氧氣。

有意添加物 (intentional food additives)　食品製造商故意 (直接) 加入食品中的添加物。

百分位 (percentile)　將排序資料均分為一百等分的分級數值。

老化 (aging)　成年期身體結構和功能隨著時間而逐漸發生的正常變化。

肌紅素 (myoglobin)　一種含鐵蛋白質，在肌肉組織中與氧結合。

肌酸 (creatine)　肌肉細胞中的有機 (亦即含碳) 分子，是高能化合物磷酸肌酸的成分，後者用來使 ADP 形成 ATP。

自發性流產 (spontaneous abortion)　由於自然的原因，例如基因缺陷或發育問題，所造成的懷孕未滿 20 週的妊娠中止，並排出胚胎或未成熟的胎兒。

血紅素 (hemoglobin)　紅血球中的含鐵蛋白質，運送氧到細胞並從細胞帶走二氧化碳。血液之所以呈現紅色也是由於血紅素的緣故。

血球比容 (hematocrit)　紅血球所占血液體積的百分比。

血管張力素 (angiotensin)　肝臟製造的荷爾蒙，由腎臟釋出的酵素活化。它刺激腎上腺合成醛固酮，並且指示腎臟保留鈉 (因而保留水分)。這兩種作用會增加血液量。

血質鐵 (heme iron)　動物組織所供應的鐵質，主要來自血紅素和肌紅素的成分。肉類、魚類、禽肉中的鐵有 40% 是血基鐵，很容易吸收。

七劃

低出生體重 (low-birth-weight, LBW)　指任何出生體重低於 2.5 公斤的嬰兒，通常是因為早產的緣故。

低鈉血症 (hyponatremia)　血鈉濃度過低的危險狀況。

佝僂症 (rickets)　由於生長期間鈣質沈積太少，造成骨骼礦化不足的疾病。這是嬰兒和兒童缺乏維生素 D 荷爾蒙的疾病。

卵磷脂 (lecithin)　細胞膜主要成分的一群化合物。

吸收作用 (absorption)　營養素被消化道吸收而進入血液或淋巴液的過程。

吸收細胞 (absorptive cells)　覆蓋在小腸絨毛表面的細胞，參與營養素的吸收。

妊娠 (gestation)　從受孕到分娩，生命體在子宮內發育的時期；人類的妊娠期大約 38 到 42 週。

妊娠高血壓 (gestational hypertension)　妊娠 20 週後首度出現的血壓高於 140/90 毫米汞柱，可能發展成子癇前症或子癇症。

妊娠糖尿病 (gestational diabetes)　懷孕期間血糖濃度升高，產後即恢復正常；原因之一是胎盤製造的荷爾蒙抑制了胰島素調控血糖的作用。

尿素 (urea)　蛋白質代謝產生的含氮廢物，是尿中的主要氮源。

尿道 (urethra)　從膀胱輸送尿液到體外的管道。

抗利尿激素 (antidiuretic hormone, ADH)　血中溶質濃度升高時腦下垂體分泌的激素，會抑制腎臟排泄水分而增加血液量。

抗氧化劑 (antioxidant)　可中斷氧化劑 (搜尋電子的物質) 的破壞作用，防止食品或人體中的物質 (尤其是脂肪) 氧化。

每日容許攝取量 (Acceptable Daily Intake, ADI)　估計甜味劑終身食用可安全無虞的每日用量。ADI 以每日每公斤體重的毫克數表示。

肛門 (anus)　消化道最末端，是消化系統的排出口。

肛門括約肌 (anal sphincters)　控制排便的內外二層括約肌。膽囊 (gallbladder) 附著在肝臟外面的器官，儲存並濃縮肝臟分泌的膽汁。

肝門循環 (hepatic portal circulation)　循環系統的一部分，從腸和部分胃的微血管將富含營養素的血液運送到肝臟的一條大靜脈 (肝門靜脈)。

肝門靜脈 (hepatic portal vein)　從胃和腸直接到肝臟的大靜脈。

肝硬化 (cirrhosis)　肝細胞失去功能，由無功能的結締組織代替。毒害肝臟的物質會導致肝硬化。最常見的原因是長期酗酒。暴露於某些工業化合物也會造成肝硬化。

肝醣 (glycogen)　由許多葡萄糖組合而成的碳水化合物，結構上有許多分支。此為人體內葡萄糖的儲存形式，合成並儲存於肝臟和肌肉中。

身體質量指數 (body mass index, BMI)　體重 (公斤) 除以身高 (公尺) 的平方；≥ 25 表示過重而 ≥ 30 表示肥胖。

防腐劑 (preservatives)　抑制微生物生長或降低氧和金屬的破壞效果的化合物，藉以延長食品的上架期限。

初乳 (colostrum)　懷孕後期與分娩最初數天，乳房首先分泌的液體，富含免疫因子與蛋白質。

八劃

乳小葉 (lobule) 乳房內儲存乳汁的囊狀結構。

乳化劑 (emulsifier) 能夠在油脂小滴的外表包覆水或其他物質，讓油脂懸浮於水中的化合物。

乳酸 (lactic acid) 細胞進行無氧代謝所形成的三碳酸，是葡萄糖部分分解的產物。

乳糖 (lactose) 葡萄糖與半乳糖的結合產物。

乳糖不耐症 (lactose intolerance) 嚴重的乳糖消化不良而出現脹氣和腹瀉等症狀。

乳糖酶 (lactase) 小腸吸收細胞製造的酵素，可消化乳糖成為葡萄糖和半乳糖。

亞麻油酸 (linoleic acid) ω-6 必需脂肪酸，含有 18 個碳和 2 個雙鍵。

亞臨床 (subclinical) 疾病或失調的發展階段，尚未嚴重到出現可偵測或診斷的症狀。

兒童早發性蛀牙 (early childhood caries) 嬰兒在入睡時口含奶瓶，使得配方或果汁 (甚至母乳) 浸泡牙齒而導致蛀牙。上排牙齒最容易受侵蝕，而下排牙齒受到舌頭的保護。以前稱為「奶瓶症候群」和「奶瓶性齲齒」。

受精卵 (ovum) 人類的卵細胞，受精過後會發育成為胎兒。

受體 (receptor) 化合物如荷爾蒙與細胞結合的位置；具有特定化合物受體的細胞，會受到該化合物局部的控制。

固醇 (sterol) 含有多環 (類固醇) 結構和羥基 (－OH) 的化合物，膽固醇即其一例。

夜盲症 (night blindness) 由於缺乏維生素 A，眼睛在光線不足的情況下無法視物。

放血療法 (therapeutic phlebotomy) 定期放血，過程有如捐血，以便移除體內過量的鐵。

果膠 (pectin) 一種黏稠性纖維，含有半乳糖醛酸和其他單醣的長鏈；主要存在於植物的細胞壁之間。

果糖 (fructose) 六碳單醣類，通常呈環狀；存在水果和蜂蜜中。

枝狀骨 (trabecular bone) 骨骼內層密度較低、結構較多空隙的部位。

泌尿系統 (urinary system) 由腎臟、膀胱、運輸尿液的管道所組成的身體系統。此系統從循環系統移除廢物，並且調控人體的血液酸鹼平衡，整體化學平衡以及水分平衡。

泌乳反射 (let-down reflex) 嬰兒的吸吮所產生的反射作用，促使乳房導管釋出 (噴出) 乳汁；也叫作噴乳反射。

泌乳素 (prolactin) 腦下垂體分泌的荷爾蒙，能刺激乳汁的合成。

直接測卡法 (direct calorimetry) 直接測量人體的散熱量以估算人體所消耗的能量，通常使用絕緣的小房間。

直腸 (rectum) 大腸末端的部位。

直鏈澱粉 (amylose) 由許多葡萄糖分子結合成直鏈形式的可消化澱粉。

空腸 (jenunum) 小腸中段，長度約 1.2 公尺。

肽鍵 (peptide bond) 胺基酸之間形成的化學鍵。

長鏈脂肪酸 (long-chain fatty acid) 脂肪酸含有 12 個以上的碳。

阿斯巴甜 (aspartame) 由兩種胺基酸和甲醇合成的代糖，比蔗糖甜 200 倍。

非必需胺基酸 (nonessential amino acids) 人體可以自行合成，不必仰賴食物供給的胺基酸。非必需胺基酸共有 11 種。

非血質鐵 (nonheme iron) 植物來源、補充劑以及動物組織的含鐵成分 (血鐵質以外) 所供應的鐵質。它的吸收效率比血質鐵低，而且吸收率依人體的需求而有不同。

毒素 (toxins) 生物製造的有毒化合物，會引起疾病。

九劃

前列腺 (prostate gland) 環繞男性尿道前段的堅硬栗子狀器官，分泌物質進入精液。

幽門括約肌 (pyloric sphincter) 位於胃與小腸分界處的平滑肌環。

染色體 (chromosome) 單條的 DNA 分子與蛋白質的結合物，含有許多基因，可儲存並傳遞基因資訊。

突觸 (synapse) 神經元和另一神經元 (或細胞) 之間的空隙。

紅血球生成素 (erythropoietin) 主要由腎臟分泌的荷爾蒙，能促進紅血球的合成，並且刺激骨髓釋放紅血球。

胃食道逆流症 (gastroesophageal reflux disease, GERD) 胃酸逆流進入食道的病症，胃酸刺激食道內壁而引起疼痛。

胃蛋白酶 (pepsin) 胃所製造，消化蛋白質之酵素。

胎兒 (fetus) 從懷孕的第九週開始到出生為止的生命形式。

胎兒生長不良 (smallfor gestational age, SGA) 指嬰兒的出生體重低於妊娠週數應有的體重。對足月的新生兒來說，表示出生體重低於 2.5 公斤。早產兒加上 SGA 最可能造成併發症。

胎盤 (placenta) 孕婦所形成的器官，母體的氧氣與營養素透過它得以輸送給胎兒，胎兒的排泄物也得以排除。胎盤也會分泌荷爾蒙以維持懷孕狀態。

胚胎 (embryo) 就人類而言，指的是子宮內從懷孕的第三週開始到第八週結束的生命形式。

胞外空間 (extracellular space) 細胞外的空間；體液有三分之一存在胞外空間。

胞器 (organelles) 細胞內執行特定功能的隔室、粒子或纖絲。

苯酮尿症 (phenylketonuria, PKU) 因為肝臟機能的缺陷，無法將苯丙胺酸代謝成酪胺酸；未加治療的話，苯丙胺酸的毒性副產物會在人體內積聚而造成心智障礙。

負能量平衡 (negative energy balance) 能量攝取低於能量消耗的狀態，通常會造成體重降低。

限制胺基酸 (limiting amino acid) 對人體的需求而言，食物或飲食中含量最低的必需胺基酸。

食物熱效應 (thermic effect of food, TEF) 在能量營養素的消化、吸收與代謝過程中所增加的能量消耗，大約占所攝取能量的 5% 其他到 10%。

食源性疾病 (foodborne illness) 因為所攝取的食物含有有害物質而導致的疾病。

食道 (esophagus) 連接喉頭與胃的長管。

食慾 (appetite) 主要的心理 (外在) 驅力，促使我們去覓食和進食，通常沒有明顯的飢餓。

食糜 (chyme) 胃內的分泌物與部分消化的食物所形成的液態混合物

食糰 (bolus) 由口腔進入喉頭的濡濕食物團。

十劃

原生動物 (protozoa) 比細菌複雜的單細胞動物。致病的原生動物可藉食物和飲水傳播。

原發性乳糖消化不良 (primary lactose maldigestion) 是指沒有明顯原因而乳糖酶製造不足。食用乳糖後出現明顯的症狀，稱為乳糖不耐症。

原發性高血壓 (primary hypertension) 沒有明顯的病因而血壓達到 140/90 mmHg 或以上。

哺乳 (laction) 懷孕期之後分泌乳汁的時期。

核黃素缺乏症 (ariboflavinosis) 因缺乏核黃素而造成皮膚、口腔、喉嚨發炎；通常伴隨卡路里和蛋白質攝取不足。

核糖核酸 (ribonucleic acid, RNA) 單股的核苷酸分子，具有轉錄基因資訊並將它轉譯為蛋白質的功能。

氧化 (oxidize) 在最基本的意義上，是一種化學物質失去一個電子或獲得一個氧。這種變化會改變此一物質的形狀或功能。

消化作用 (digestion) 食物中的大分子經由化學和機械方法分解成腸壁可以吸收的小分子之過程。

消化系統 (digestive system) 包括消化道及其附屬器官之肝臟、膽囊、胰臟的身體系統。此系統執行營養素機械性與化學性的消化和吸收步驟，並排除糞便。

消瘦症 (marasmus) 蛋白質和能量均極度缺乏而導致的疾病，是蛋白質-能量營養不良所造成的疾病之一。患者幾無脂肪儲存，肌肉質量少而力氣小，常因感染而死亡。

病毒 (virus) 已知最小的致病因子，其中有許多會危害人類。病毒實質上是蛋白質外殼包覆著一組基因物質。它們自己不會代謝、生長或移動，只有依賴活的宿主細胞才能繁殖。

病症 (symptom) 個人體察到健康狀況出問題的現象，如胃痛。

益生素 (prebiotic) 促進大腸細菌生長的物質。

益生菌 (probiotic) 含有特定細菌的產品如優格；食用的目的是讓這些細菌在大腸定居。

真菌 (fungi) 簡單的寄生生物，包括黴菌、酵母菌和蕈類，依賴死亡或腐壞的有機物而存活。真菌或以單細胞的形式生長如酵母菌，或以多細胞的菌落共同生長如黴菌。

神經元 (neuron) 神經系統的基本結構和功能單位，由細胞體、樹突、軸突構成。

神經系統 (nervous system) 由腦、脊髓、神經、感覺受體所構成的身體系統，可偵測感覺並控制運動以及生理/心智功能。

神經傳導素 (neurotransmitter) 神經細胞製造的化合物，用於神經細胞與其他細胞之間的訊號傳遞。

神經管缺陷 (neural tube defect) 胎兒早期的發育期間神經管的製造發生缺陷。這種缺陷會造成各種神經系統的病變如脊裂。孕婦缺乏葉酸會增加胎兒罹患此症的風險。

紐甜 (neotame) 廣用型的非營養甜味劑，比蔗糖甜 7,000 到 13,000 倍。它的化學結構和阿斯巴甜很像。

純素 (vegan) 只吃植物性食品的人。

胰島素 (insulin) 胰臟製造的荷爾蒙，具有許多功能。可促進肝臟中肝醣的合成和血糖進入人體細胞。

胰蛋白酶 (trypsin) 胰臟分泌而在小腸作用的蛋白質消化酵素。

胺基酸 (amino acid) 蛋白質的建構單位，含有一個中央碳原子，氮和其他原子附著其上。

胺基酸 (amino acid) 構成蛋白質的基本單元，以碳原子為中心，連結一個氮原子和其他原子。

能動性 (motility) 自發性運動的能力，亦指食物通過消化道的運動。

能量平衡 (energy balance) 以食物或飲料的形式所攝取的能量，與基礎代謝和體力活動所消耗的能量相符合。

脂肪酶 (lipase) 唾液腺、胃和胰臟製造的脂肪消化酵素。

脂肪適應 (fat adaptation) 利用飲食和訓練手段提升肌肉在有氧運動中代謝脂作為燃料的效率。

脂蛋白 (lipoprotein) 血液中的化合物，含有脂質的核心和由蛋白質、磷脂質和膽固醇構成的外殼。

脂溶性維生素 (fat-soluble vitamins) 溶於油脂以及苯和醚，而不溶於水的維生素，例如維生素 A、D、E、K 等。

脂質 (lipid) 含有許多碳和氫原子但氧原子很少的化合物，有時還有其他原子。脂質不溶於水，成分包括脂肪、油和膽固醇。

Glossary 營養相關的醫學名詞

脊椎後彎 (kyphosis) 脊椎嚴重彎曲。

脊裂 (spina bifida) 胚胎發育期間神經管閉合不全而導致的缺陷，脊髓或脊髓液會突出背部。

草酸 (oxalic acid, oxalate) 有機酸的一種，存在於菠菜、大黃、番薯中，能抑制食物中的礦物質（例如鈣）被人體吸收。

迴腸 (ileum) 小腸後段，長度約 1.5 公尺。

骨質缺乏 (osteopenia) 骨密度偏低的骨骼疾病。

骨質疏鬆症 (osteoporosis) 出現應力性骨折或 T 分數低於 2.5。由於骨密度偏低而使骨骼呈現多孔狀並且變得脆弱。

高血壓 (hypertension) 血管內的壓力超過 140/90 毫米汞柱。

高果糖玉米糖漿 (high-fructose corn syrup, HFCS) 玉米糖漿經過加工而有 42% 到 90% 果糖的甜味產品。

高品質（完全）蛋白質 (highquality, or complete proteins) 九種必需胺基酸齊備且含量豐富的膳食蛋白質。

高基氏體 (Golgi complex) 細胞核接鄰的胞器，負責處理新近合成的蛋白質，以便分泌胞外或運送到其他胞器。

十一劃

飢餓 (hunger) 主要的生理（內在）驅力，促使我們去覓食和進食，多半由內在訊號所調控。

乾眼症 (xerophthalmia) 角膜硬化和眼睛表面乾燥，會導致失明。

停經 (menopause) 女性月經停止，通常始於 50 歲左右。

副甲狀腺素 (parathyroid hormone, PTH) 副甲狀腺製造的荷爾蒙，可促進維生素 D 的活化形式的合成。這種荷爾蒙與維生素 D 合作，升高血鈣濃度。

動脈粥狀硬化 (atherosclerosis) 動脈（包括環繞心臟的動脈）內積聚脂肪物質（斑塊）。

國際單位 (international unit, IU) 根據動物的生長速率而粗略估計的維生素活性。今天這些單位已經被更精確的毫克或微克等實際重量所取代。

基礎代謝 (basal metabolism) 人在禁食的情況下，處於溫暖且安靜的環境中，保持清醒的休息狀態下，所耗費的最低能量需求。男性約每小時每公斤體重 1 大卡，女性約每小時每公斤體重 0.9 大卡，這個數值常叫作基礎代謝率 (BMR)。

寄生蟲 (parasite) 寄居於另一生物的外表或體內以獲取養分的生物。

強直性痙攣 (tetany) 肌肉急劇收縮而無法放鬆的狀況，通常由鈣代謝異常引起。

排氣測量法 (air displacement) 利用身體在密閉艙中所占體積而估計身體組成的方法。

氫化作用 (hydrogenation) 碳-碳雙鍵上添加兩個氫變成單鍵。

淋巴系統 (lymphatic system) 由淋巴管和淋巴液構成的系統，接收細胞間的液體和大型粒子如脂肪吸收的產物。淋巴液最後由淋巴系統注入血液。

淋巴液 (lymph) 淋巴管中流動的清澈液體；運送小腸吸收的大部分脂肪。

添加物 (additives) 有意或無意添加進入食物的物質。

清道夫細胞 (scavenger cells) 白血球的一種，能將自己埋入動脈壁因而堆積 LDL。因為這些細胞擷取 LDL，所以與動脈硬化相關。

甜菊糖 (stevia) 源自南美灌木的代糖；比蔗糖甜 100 到 300 倍。

痔瘡 (hemorrhoid) 大靜脈明顯腫脹，尤其是指肛門部位的靜脈。

第 1 型骨質疏鬆症 (type 1 osteroporosis) 停經後骨骼快速去礦化，造成多孔狀的枝狀骨。

第 1 型糖尿病 (type 1 diabetes) 糖尿病的一種，患者的胰島素製造細胞受到破壞，需用胰島素治療。

第 2 型骨質疏鬆症 (type 2 osteroporosis) 年過 70 歲的男性和女性出現多孔狀的枝狀骨和皮質骨。

第 2 型糖尿病 (type 2 diabetes) 糖尿病的一種，因胰島素抗性而致病，常與肥胖相關。通常不需胰島素。

細胞 (cell) 植物和動物的生物結構單元。細胞能從環境中吸收化合物，也能把化合物排泄到環境中。

細胞內液 (intracellular fluid, ICF) 細胞內的液體，占全部體液的三分之二。

細胞分化 (cellular differentiation) 尚未特化的細胞轉變成特化細胞的過程，例如骨髓中的幹細胞變成紅血球和白血球。

細胞外液 (extracellular fluid, ECF) 細胞外的液體，包括血管內和細胞間的液體，占全部體液的三分之一。

細胞核 (cell nucleuc) 內含染色體的胞器，具有雙層的核膜。染色體含有蛋白質合成與細胞複製的基因資訊。

細胞質 (cytoplasm) 細胞內的液體和胞器，但不包括細胞核。

細菌 (bacteria) 單細胞微生物，有的會製造毒素使人生病。細菌可藉水、動物和人傳播。它們存活在皮膚、衣物和毛髮中，並且在室溫下的食物大量繁殖。有的不需氧氣，並能藉著孢子 (spores) 而存活。

組織飽和度 (tissue saturation) 組織內水溶性維生素有限的儲存容量。

脫水 (dehydration) 水分攝取不足，無法補充流失的水分。

蛋白質 (protein) 食物和人體內的化合物，由胺基酸構成；蛋白質含有碳、氫、氧、氮、有時還有其他原子。蛋白質所含的氮是人體最容易利用的形式。

389

蛋白質 R (R-protein)　唾液腺製造的蛋白質，在胃內與維生素 B_{12} 結合，能保護維生素不受胃酸破壞。

蛋白質-卡路里營養不良 (proteincalorie malnutrition, PCM)　能量和蛋白質經常攝取不足所造成的症狀，最後會導致身體消耗 (尤其是瘦體組織) 和容易感染。又稱蛋白質-卡路里營養不良。

蛋白質新陳代謝 (protein turnover)　細胞分解老化的蛋白質而合成新蛋白質的過程。細胞利用這種方法製造當下所需的蛋白質。

軟水 (soft water)　幾乎不含鈣或鎂的水，可能含有鈉和其他礦物質。

軟骨症 (osteomalacia)　成人形式的佝僂症。因骨骼礦化不足而有骨折的風險。

麥芽糖 (maltose)　葡萄糖與葡萄糖結合而成的產物。

麥芽糖酶 (maltase)　小腸吸收細胞製造的酵素，可消化麥芽糖成為兩個葡萄糖。

唾液 (saliva)　唾液腺分泌的水狀液體，含有潤滑劑、酵素和其他物質。

視網膜 (retina)　眼睛背面的感光層，含有視網醛。

十二劃

異食癖 (pica)　嗜吃非食物的東西，例如塵土、洗衣用漿粉或黏土。

喉頭 (pharynx)　消化道和呼吸道的器官，位於口腔與鼻腔後面，一般叫作喉嚨。

單元不飽和脂肪酸 (monounsaturated fatty acid)　含有一個碳-碳雙鍵的脂肪酸。

單酸甘油酯 (monoglyceride)　三酸甘油酯的分解產物，由 1 個脂肪酸與甘油骨幹結合在一起。

單醣類 (monosaccharide)　簡單糖類如葡萄糖，在消化過程中無法進一步分解成更小單元。

循序漸進 (progression)　在數週或數月之內逐漸增加每種體力活動的頻率、強度、時間。

惡性貧血 (pernicious anemia)　無法吸收足量的維生素 B_{12} 而造成的貧血，伴隨著神經退化，最後會導致癱瘓和死亡。

斑塊 (plaque)　沈積在血管壁上的富含膽固醇的物質；含有各種白血球、平滑肌細胞、各種蛋白質、膽固醇和其他脂質以及鈣等。

棕色脂肪組織 (brown adipose tissue)　特化的脂肪組織，可代謝能量營養素產生大量的熱能，但提供人體有用的能量不多。未使用的能量皆以熱能的形式釋出。

植化素 (phytochemical)　植物所含的化學物質。有些植化素若經常攝取，可能降低癌症或心血管疾病的風險。

植酸 (phytic acid, phytate)　植物纖維的成分，其磷酸基會與陽離子結合而降低其生體可用率。

無菌包裝 (aseptic processing)　食物與容器分別同時進行消毒的方法，以這種方法處理的牛奶可以在室溫下保存。

無意添加物 (incidental food additives)　在加工過程中由於成分受到環境污染而間接出現於食品中的添加物。

無腦畸形 (anencephaly)　缺乏部分或全部腦和頭骨的先天缺陷。

無機 (inorganic)　化學結構中不具與氫結合的碳原子之任何物質。

硬水 (hard water)　含有大量鈣、鎂和鐵的水。

稀粥 (gruels)　五穀類或豆類加水或牛奶的稀薄混合物。

絨毛 (villi，單數 villus)　小腸內腔的指狀突出結構，參與消化與吸收作用。

腎上腺素 (epinephrine)　腎上腺 (位於兩個腎臟上方) 和神經末梢釋出的荷爾蒙，能促進肝臟的肝醣分解。

舒張壓 (diastolic blood pressure)　心臟兩次搏動之間動脈所受到的壓力。

超大劑量 (megadose)　某種營養素的攝取量大幅超過預防缺乏或均衡飲食之含量；一般是指攝取量超過人體需求的 2 到 10 倍。

間接測卡法 (indirect calorimetry)　藉由測量氧氣的吸入與二氧化碳的呼出得以推算能量的消耗。利用公式把氣體交換量轉變成能量消耗量。

黃斑病變 (macular degeneration)　眼睛慢性疾病，肇因於黃斑 (視網膜中央部位) 退化，造成視野中心模糊不清。

十三劃

飲食評估 (dietary assessment)　主要根據個人日常飲食的描述或幾天內的飲食記錄，評估個人的飲食狀況。

催產素 (oxytocin)　腦下垂體分泌的荷爾蒙，會引起乳房導管四周類似肌肉的細胞，以及子宮平滑肌的收縮作用。

微血管床 (capillary bed)　在動脈和靜脈循環匯合處的微小血管 (管徑約一個細胞的寬度) 網絡。身體細胞和血液之間的氣體和營養素交換在此進行。

微絨毛 (microvilli)　吸收細胞的細胞膜上大量的皺褶。

微量營養素 (micronutrient)　需要量以毫克或微克計算的營養素。

微量礦物質 (trace mineral)　飲食中所含的人體必需礦物質，需要量在每日 100 毫克以下。

會厭軟骨 (epiglottis)　吞嚥時會翻下來蓋住氣管的組織。

溶酶體 (lysosome)　含有消化酵素的胞器，用於細胞內部元件的更新。

溶劑 (solvent)　可以溶解其他物質的液體。

腦血管意外 (cerebrovascular accident, CVA)　又叫作中風。腦血管阻塞而造成部分腦組織壞死。

Glossary 營養相關的醫學名詞

腳氣病 (beriberi) 由於缺乏硫胺而引起的疾病，症狀有肌肉衰弱，失去胃口，神經退化，有時還會水腫。

腸肝循環 (enterohepatic circulation) 在小腸和肝臟之間連續不斷的化合物回收，膽酸即為回收的化合物。

腺苷三磷酸 (ATP) 細胞的主要能量貨幣，含三個磷酸根。ATP的能量用來支持離子泵、酵素活動、肌肉收縮等。

腺苷雙磷酸 (ADP) ATP的分解產物，含兩個磷酸根。細胞利用食物中的能量，從ADP和磷酸根(縮寫成Pi)合成ATP。

葡萄糖 (glucose) 一種環狀六碳糖，存在血液中，並與果糖結合成為砂糖；又稱右旋糖，是簡單糖類的一種。

較低品質 (不完全) 蛋白質 (lower-quality, or incomplete proteins) 含量較低或缺乏一種以上必需胺基酸的膳食蛋白質。

運動 (exercise) 指有計劃的、重複的體力活動，目的是為了改善體適能。

過氧化體 (peroxisome) 可以摧毀細胞內有毒物質的胞器。

過敏 (allergy) 人體偵測到外來蛋白質(抗原)而產生抗體的過度敏感的免疫反應。

酮症 (ketosis) 血液和組織中含有高濃度的酮體和相關分解產物的狀況。

酮體 (ketone bodies) 脂肪部分代謝分解的產物，含有三或四個碳的分子。

隔離劑 (seqestrants) 含有脂肪的食物會因為接觸金屬離子而酸敗，隔離劑能與游離的金屬離子結合而防止酸敗。

電解質 (electrolytes) 在水中可分解成帶電荷離子的物質，因而可以導電，例如鈉、氯、鉀等。

十四劃

飽足感 (satiety) 不再想吃的狀態；滿足的感覺。

飽和脂肪酸 (saturated fatty acid) 碳與碳之間不含雙鍵的脂肪酸。

滲透作用 (osmosis) 水通過半透膜從低濃度區間流向高濃度區間。

維生素 (vitamin) 來自飲食且需要量很少的化合物，協助調控和支援人體的化學反應。

維生素 D_2 (麥角鈣醇) (Vitamin D_2, ergocalciferol) 非動物來源的維生素D，例如蘑菇。

維生素 D_3 或膽鈣醇 (cholecalciferol) 前維生素D，天然存在於某些動物來源，例如魚類和蛋黃。

輔酶 (coenzyme) 與未活化的酵素結合的化合物(例如水溶性維生素)，形成具催化作用的活化形式。輔酶即以此方式協助酵素發揮功能。

酵素 (enzyme) 可加速化學反應的化合物，但本身不發生變化。幾乎所有的酵素都是蛋白質(有些由遺傳物質合成)。

酸鹼平衡 (pH) 溶液相對酸鹼度的度量，其值在0和14之間。pH低於7為酸性，高於7為鹼性。

銅藍蛋白 (ceruloplasmin) 血液中的含銅蛋白質，其功能為運送鐵。

複合醣類 (complex carbohydrates) 由許多糖分子(多醣)構成的碳水化合物，例如肝醣、澱粉和纖維質。

十五劃

彈卡儀 (bomb calorimeter) 測量食物所含能量的儀器。

潰瘍 (ulcer) 組織內襯的侵蝕，通常發生在胃和小腸前段。一般統稱為消化性潰瘍。

瘦體組織 (lean body mass) 體重減去脂肪儲存量就是瘦體組織，包括腦、肌肉、肝臟等器官，以及骨骼、血液和其他體液。

緩衝物質 (buffers) 能使溶液抗拒酸鹼變化的化合物。

蔗糖 (sucrose) 果糖與葡萄糖的結合產物，即食用砂糖。

蔗糖素 (sucralose) 用氯取代蔗糖分子的三個羥基(—OH)而形成的代糖，比蔗糖甜600倍。

蔗糖酶 (sucrase) 小腸吸收細胞製造的酵素，可消化蔗糖成為葡萄糖和果糖。

適應性生熱作用 (adaptive thermogenesis) 這個名詞涵蓋人類在極小範圍內調節體溫的能力，兩個明顯的例子就是坐立不安和寒冷時顫抖。

醋磺內酯鉀 (acesulfame-K) 代糖的一種，比蔗糖甜200倍，但不含能量。

麩質不耐症 (celiac disease) 有麩質不耐遺傳傾向的人接觸麩質而產生的自體免疫疾病。

十六劃

憩室 (diverticula) 大腸外壁突出的小囊。

憩室炎 (diverticulitis) 大腸憩室內細菌代謝產生酸而造成的發炎。

憩室症 (diverticulosis) 大腸上有許多憩室的症狀。

機能食品 (functional foods) 自成一類的食品，能提供超越傳統營養素的健康效益。

澱粉 (starch) 由許多葡萄糖分子構成的複合醣類，人體可以消化。

澱粉酶 (amylase) 唾液腺和胰臟製造的澱粉消化酵素。

糖 (sugar) 分子式為 $(CH_2O)_n$ 的簡單碳水化合物。所有糖的基本單位是六碳、環狀的葡萄糖。飲食中主要的糖是葡萄糖和果糖結合的蔗糖。

391

糖精 (saccharin)　代糖的一種，比蔗糖甜 300 倍，但不含能量。

輸尿管 (ureter)　從腎臟運輸尿液到膀胱的管道。

輻射能 (radiation)　字面上的意思是能量從中心向四面八方放射。輻射能有各種形式，包括 X 光和來自太陽的紫外線。

輻照 (irradiation)　輻射能通過食物時，在食物內製造出化合物 (自由基)，破壞微生物的細胞膜，分解其 DNA，連接其蛋白質，抑制酵素活性，改變各種蛋白質和細胞的機能。這個過程不會使食物具有放射性。

鞘磷脂 (myelin)　包覆神經纖維的脂質和蛋白質結合物 (脂蛋白)。

十七劃

壓縮衰病 (compressionof morbidity)　延緩慢性病造成失能的發生。

營養不良 (malnutrition)　飲食長期不符營養需求而導致的健康不良。

營養不足 (undernutrition)　飲食長期低於營養需求而導致的健康不良。

營養狀況 (nutritional state)　由人體測量 (身高、體重、體圍等)、血液和尿液中營養素或其代謝副產物的生化測量、臨床 (身體) 檢查、飲食分析以及經濟評估等方法，判斷一個人的營養健康。

營養素 (nutrients)　食物中有益健康的化學成分，其中有許多是飲食中的必要成分。營養素滋養身體的作用包括：提供卡路里滿足能量需求，提供材料建構人體，並提供調控人體必要化學程序的因子。

營養素密度 (nutrient density)　食物的特定營養成分除以對應卡路里量的比例。當食物的營養素供應量超過對應的卡路里量，表示這個食物有較佳的營養素密度。

營養過量 (overnutrition)　營養攝取量大幅超過人體需求的狀況。

環境評估 (environmental assessment)　包括個人的生活條件、教育程度，與購買、運送和烹飪食物的能力等之詳細資訊。個人每週購買食物的預算也是需要考慮的關鍵因素。

磷脂質 (phospholipid)　任何含有磷、脂肪酸、含氮鹼基的脂肪相關物質，是每個細胞的重要成分。

磷酸肌酸 (phosphocreatine, PCr)　肌肉細胞內的高能化合物，用來再造 ATP。主要使用於爆發型運動如舉重和跳躍。

糞便 (feces)　通過大腸由肛門排出的殘渣，包括水分、纖維、堅韌的結締組織、細菌、脫落的腸道細胞等。

糞便阻塞 (fecal impaction)　因為慢性便秘而有大量乾硬的糞便停留在直腸。

膽汁 (bile)　肝臟分泌的物質，儲存在膽囊裡，由總膽管注入十二指腸。可協助脂肪的消化和吸收。

膽固醇 (cholesterol)　所有人體細胞都具有的蠟狀脂質，含有多環結構。膳食膽固醇只存在動物食品中。

臨床評估 (clinical assessment)　檢查皮膚、眼睛、舌頭等的一般外觀，快速掉髮的證據，觸覺、咳嗽和行走的能力等。

醛固酮 (aldosterone)　血液量減少時腎上腺分泌的荷爾蒙，作用於腎臟，促使腎臟保留鈉 (因而保留水分) 以增加血液量。

鍵 (bond)　兩個原子之間的連結，例如共享電子而形成連結。

鮮味 (umami)　肉汁和高湯的可口味道。在食物中加入麩胺酸鈉時可以增強這種味道。

黏液 (mucus)　身體各部分泌的濃稠液體，含有一種兼具碳水化合物和蛋白質特性的化合物。它的功能是潤滑和保護細胞。

黏稠性纖維 (viscous fiber)　能夠被大腸細菌醱酵的纖維質，又稱水溶性纖維。

黏膠質 (mucilage)　一種黏性纖維，含有半乳糖、甘露糖和其他單醣的長鏈；主要存在於海藻。

十八劃

簡單糖類 (simple sugars)　由一個 (單醣) 或兩個糖分子 (雙醣) 構成的碳水化合物。

雙能量 X 光吸光儀 (dual energy X-ray absorptiometry, DEXA)　測量骨密度的科學儀器。

雙能量 X 光吸收法 (double energy X-ray absorptiometry, DEXA)　利用多重低能量 X 光測量身體組成、骨量、骨密度的精確方法。

雙酸甘油酯 (diglyceride)　三酸甘油酯的分解產物，由 2 個脂肪酸與甘油骨幹結合在一起。

雙磷酸鹽 (bisphosphonates)　會和骨骼礦物質結合，因而減少骨骼破壞的藥物，例如alendronate 和 risedronate。

雙醣類 (disaccharide)　由兩個單醣以化學鍵結合而成的產物。

十九劃

壞血病 (scurvy)　維生素 C 缺乏症，特徵是虛弱、疲憊、傷口不易癒合、已癒合傷口裂開、骨痛、骨折、牙齦疼痛和出血、腹瀉以及皮膚有點狀出血等。

難醱酵纖維 (nonfermentable fiber)　腸道細菌難以代謝的纖維質，又稱不溶性纖維。

二十劃

礦物質 (mineral)　促進化學反應和形成人體結構的元素。

Glossary 營養相關的醫學名詞

蠕蟲 (helminth)　可污染食品、水源、糞便、動物以及其他物質的寄生蟲。

二十一劃

癩皮病 (pellagra)　飲食中缺乏菸鹼素所造成的疾病，有失智症、腹瀉和皮膚炎等症狀，最後可能會死亡。

續發性乳糖消化不良 (secondary lactose maldigestion)　是有特殊原因如長期腹瀉，而造成乳糖酶製造不足。食用乳糖後出現明顯的症狀，稱為乳糖不耐症。

續發性高血壓 (secondary hypertension)　因為疾病 (例如腎病或睡眠呼吸中止) 或服藥導致血壓達到 140/90 mmHg 或以上。

鐵沈積症 (hemochormatosis)　鐵的代謝失調所造成的過量鐵吸收，並沈積在肝臟和心臟，最後導致這些器官的細胞中毒。

二十三劃

纖維素 (cellulose)　葡萄糖分子結合而成的直鏈多醣類，人體無法消化，也難以醱酵。

纖維質 (fiber)　植物性食品所含的物質，人體的胃和小腸無法消化和吸收。纖維質構成糞便的主體。存在食物中的天然纖維質又稱為膳食纖維。

體力活動 (physical activity)　任何需要能量的骨骼肌運動。

體位測量 (anthropometric assessment)　測量人體的高度和體重、圍長以及皮脂厚度。

體適能 (physical fitness)　從事適度到劇烈的體力活動而不會過度疲勞的能力。

二十四劃

齲齒 (dental caries)　細菌把糖代謝成酸，因而腐蝕了牙齒的表面。

Index 索引

5'-deiodinase 脫碘酶 201
7-dehydrocho-lesterol 7-脫氫膽固醇 129

A

absorption 吸收作用 32
absorptive cells 吸收細胞 35
Acceptable Daily Intake, ADI 每日容許攝取量 54
Acesulfame-K 醋磺內酯鉀 55
acetylcholine 乙醯膽鹼 330
acid group 酸基 69
acid value, AV 酸價 327
acne 痤瘡 (青春痘) 344
acrodermatitis enteropathica 腸病性肢端皮炎 200
activity 活動 317
adaptive thermogenesis 適應性生熱作用 110
additives 添加物 236
adenosine triphosphate, ATP 三磷酸腺苷 27
Adequate Intake, AI 足夠攝取量 17, 163
advanced glycation end products, AGEs 高糖化終產物 325
aerobic 有氧 25
aerosol particles 氣懸膠體粒子 208
aged 高齡 299
ageing 高齡化 299
aging 老化、熟成 300, 326
air displacement 排氣測量法 116
alcohol 酒精 6
aldosterone 醛固酮 176
alternative sweeteners 代糖 54
Alzheimer's disease 阿茲海默症 330
amino acid 胺基酸 4, 91
amylase 澱粉酶 33, 55, 328
amylopectin 支鏈澱粉 49, 328
amylose 直鏈澱粉 49, 328
anal sphincters 肛門括約肌 37
anemia of chronic disease 慢性病貧血 210
anencephaly 無腦畸形 154
angiotensin 血管張力素 176
anthocyanin 花青素 331
anthropometric assessment 體位測量 15
antibiotic resistance 抗生素抗藥性 232
antibody 抗體 32
antidiuretic hormone, ADH 抗利尿激素 175
antigens 抗原 32
anti-nutritional factors 抗營養素因子 324
antioxidant 抗氧化劑 84

anus 肛門 37
appetite 食慾 7
ariboflavinosis 缺乏核黃素 146
ascorbic acid 抗壞血酸 345
aseptic processing 無菌包裝 232
atherosclerosis 動脈粥狀硬化 80
ATP 腺苷三磷酸 217
autolysis 自消化作用 326
avidin 白素 325

B

bacteria 細菌 231
β-amyloid β-類澱粉蛋白 330
basal energy expenditure, BEE 基礎能量代謝 111
basal metabolic rate, BMR 基礎代謝率、新陳代謝速率 108, 324
basal metabolism 基礎代謝 108
β-carotene β-胡蘿蔔素 344
beriberi 腳氣病 145
β-glucan β-葡聚醣 330, 337
bile 膽汁 37
bioavailability 生體可用率 123, 179
biochemical assessment 生化評估 15
bioelectrical impedance 生物電阻法 116
biogeochemical cycle 生物地球化學循環 208
biological pest management 生物蟲害控制 243
biotin 生物素 325
bisphosphonates 雙磷酸鹽 185
Bitot's spots 畢特氏斑 127
black pigment stones 黑色素結石 43
Body Mass Index, BMI 身體質量指數法 111, 113
bolus 食糰 34
bomb calorimeter 彈卡儀 107
bonds 鍵 3
bromelin 鳳梨酵素 326
brown adipose tissue 棕色脂肪組織 110
brown pigment stones 棕色素結石 43
browning reaction 褐變反應 325
buffer 緩衝物質 99

C

caffeine 咖啡因 241
Calcitriol 鈣三醇 130
caliper 測徑器 116
cancer 癌症 2
capillary bed 微血管床 97

Index 索引

carbohydrate　碳水化合物　2
carbon footprint　碳足跡　317
cardiovascular (heart) disease　心血管 (心臟) 疾病　2
cardiovascular system　心血管系統　27
carotenoids　類胡蘿蔔素　125, 344
celiac disease　麩質不耐症　41
cell nucleus　細胞核　26
cell　細胞　3
cell/plasma membrane　細胞膜　25
cellular differentiation　細胞分化　183
cellulose　纖維素　49
Ceramide　神經醯胺　342
cerebrovascular accident, CVA　腦血管意外　84
ceruloplasmin, Cp　藍銅蛋白　203
cheilosis　口角炎　146
chemical reaction　化學反應　4
cholecalciferol　膽鈣醇　130
cholecystokinin, CCK　膽囊收縮素　96
cholesterol　膽固醇　69
chromosome　染色體　26
chronic kidney disease, CKD　慢性腎臟病　334
chronic　慢性　2
chyme　食糜　34
cirrhosis　肝硬化　312
clinical assessment　臨床評估　15
Clostridium botulinum　肉毒桿菌　320
coenzyme　輔酶　123, 331
cofactor　輔因子　179
collagen　膠原蛋白　326, 339
colostrum　初乳　270
complementary proteins　互補蛋白質　94
complex carbohydrates　複合醣類　3
compression of morbidity　壓縮衰病　301
conditionally essential amino acids　半必需胺基酸　92
congenital hypothyroidism　先天性甲狀腺功能不足、先天甲狀腺功能低下症　203, 265
congenital lactase deficiency　先天乳糖酶缺乏症　55
constipation　便秘　40
coronary artery disease, CAD　冠狀動脈症　83
coronary heart disease, CHD　冠心病　83
cortical bone　皮質骨　184
cortisol　可體松　330
creatine　肌酸　218
cretinism　呆小症　203
curcumin　薑黃素　331

cystic fibrosis　囊腫纖維症　123
cytoplasm　細胞質　25

D

Daily Value, DV　參考值　18
dehydration　脫水　176
dementia　失智症　148
demineralization　去礦物質化　188
denaturation　變性　93
dental caries　齲齒　60
deoxyribonucleic acid, DNA　去氧核糖核酸　26
dermatitis　脂漏性皮膚炎　347
dextrin　糊精　328
dextrinization　糊精化作用　328
D-glucuronic acid　D-葡萄糖醛酸　338
diabetes　糖尿病　2
diarrhea　腹瀉　41
diastolic blood pressure　舒張壓　85
dietary assessment　飲食評估　15
dietary factors　飲食因素　321
dietary fiber　膳食纖維　49
Dietary Reference Intakes, DRI　膳食營養素參考攝取量　17
digestion　消化作用　32
digestive system　消化系統　32
diglyceride　雙酸甘油酯　72
direct calorimetry　直接測卡法　110
disaccharide　雙醣類　48
diverticula　憩室　57
diverticulitis　憩室炎　57
diverticulosis　憩室症　57
docosahexaenoic acid, DHA　二十二碳六烯酸　71
DOPA　多巴　345
double energy X-ray absorptiometry, DEXA　雙能量X光吸收法　116
dual energy X-ray absorptiometry, DEXA　雙能量X光吸光儀　185
duodenum　十二指腸　35
dwarfism　侏儒症　197

E

early childhood caries　兒童早發性蛀牙　288
eclampsia　子癇症　269
edema　水腫　98, 331
eicosanoids　類二十碳酸　71
eicosapentaenoic, EPA　二十碳五烯酸　71
elastin　彈性纖維蛋白　339, 341
electrolytes　電解質　5, 171
embryo　胚胎　256

emulsifier　乳化劑　74
endocrine gland　內分泌腺　30
endocrine system　內分泌系統　30
endoplasmic reticulum, ER　內質網　26
energy balance　能量平衡　105
enrichment　富化　320
enterohepatic circulation　腸肝循環　37
environmental assessment　環境評估　15
enzyme　酵素　4
epiglottis　會厭軟骨　34
epinephrine　腎上腺素　29, 59
ergocalciferol　麥角鈣醇　132
erythropoietin　紅血球生成素　28
esophagus　食道　33
essential fatty acids, EFA　必需脂肪酸　71
essential　必需　92
Estimated Energy Requirements, EERs　能量需要量　17
exercise　運動　213
extracellular fluid, ECF　細胞外液　171
extracellular space　胞外空間　97

F

failure to thrive　生長遲緩　281
fat adaptation　脂肪適應　222
fat-soluble vitamins　脂溶性維生素　122
fat-soluble　脂溶性　4
Fatty acid　脂肪酸　342
fecal impaction　糞便阻塞　290
feces　糞便　37
fetal alcohol syndrome, FAS　胎兒酒精症候群　261
fetus　胎兒　129, 256
fiber　纖維質　3, 47, 49
flavonoid　類黃酮　320, 331
flaxseed oil　亞麻籽油　317
fluorosis　氟中毒　205
folate　天然葉酸　122
folic acid　合成葉酸　122
foodborne disease　食源性疾病　231
fortification　強化　320
free fatty acids, FFA　游離脂肪酸　327
Frequency　頻率　215
fructose　果糖　48
functional foods　機能食品　13
fungi　真菌　231

G

galactose　半乳糖　48
gallbladder　膽囊　37

gallstones　膽結石　41
gastrin　胃泌素　34, 96
gastroesophageal reflux disease, GERD　胃食道逆流症　38
gastrointestinal tract　消化道　32
gelatin　吉利丁　326
gelatinization　糊化現象　328
gene　基因　5, 26
generally recognized as safe, GRAS　安全認定　239
gestational diabetes　妊娠糖尿病　269
gestational hypertension　妊娠高血壓　269
ghrelin　飢餓激素　333
glucagon　升糖素　58
glucose tolerance factor, GTF　葡萄糖耐受因子　205
glucose　葡萄糖　2, 48
Glutathione peroxidase, GPx 或 GSH-Px　穀胱甘肽過氧化酶　201, 349
glycation　醣基化作用　347
glycemic index, GI　升糖指數　59, 328
glycerol　甘油　69
glycogen　肝醣　47
goiter　甲狀腺腫大　202, 324
goitrogen　甲狀腺腫素　324
Golgi complex　高基氏體　26
gruels　稀粥　102

H

hard water　硬水　177
helminth　蠕蟲　236
hematocrit, Hct　血球比容　198
heme iron　血質鐵　199
hemicellulose　半纖維素　49
hemochromatosis　血鐵質沈著症　200
hemoglobin, Hb　血紅素　149, 197
hemorrhoid　痔瘡　40, 57
hepatic portal circulation　肝門循環　27
hepatic portal vein　肝門靜脈　27
high-fructose corn syrup, HFCS　高果糖玉米糖漿、高果糖糖漿　48, 333
high-quality, or complete proteins　高品質(完全)蛋白質　94
hippocampus　海馬迴　88
homocysteine　同半胱胺酸　149
hunger　飢餓　7
hydrogenation　氫化作用　77
hyaluronic acid　玻尿酸　338
hydroxyapatite　羥磷灰石　183

Index 索引

hyperglycemia 高血糖 325
hyperkalemia 高鉀血症 (高血鉀) 182, 332
hypernatremia 高鈉血症 (高血鈉) 181
hypertension 高血壓 2, 177
Hypoglycemia 低糖血症 62
hypokalemia 低鉀血症 (低血鉀) 182
hyponatremia 低鈉血症 (低血鈉) 176, 181

I

ibuprofen 布洛芬 312
ideal body weight, IBW 理想體重 111, 321
ileum 迴腸 35
immunoglobins 免疫球蛋白 32
incidental food additives 無意添加物 236
indirect calorimetry 間接測卡法 110
inorganic 無機 4
insensible water loss 不自覺水分流失 175
insulin 胰島素 30, 58
Intensity 強度 215
intentional food additives 有意添加物 236
international units, IU 國際單位 129
intracellular fluid, ICF 細胞內液 171
intrinsic factor 內在因子 34, 156
Iodine Global Network 全球碘網絡 208
iron deficiency anemia, IDA 缺鐵性貧血 198
irradiation 輻照 232
irritable bowel syndrome 大腸激躁症 41
isoflavone 黃酮 331
isotretinoin 異維甲酸 130

J

jenunum 空腸 35
junk food 垃圾食物 315

K

keratin 角蛋白 339, 341
keratosis pilaris 毛髮角化症 344
ketoacidosis 酮酸中毒 333
ketone bodies 酮體 58
ketosis 酮症 58
kilocalories, kcal 大卡 3
kwashiorkor 夸許奧卡症 102
kyphosis 脊椎後彎 185

L

L-(+)-ascorbic acid 左式-右旋-維生素 C 346
lactase 乳糖酶 55
lactation 哺乳 259
lactic acid 乳酸 219
lactobacillus bifidus factor 比菲德因子 271

lactose intolerance 乳糖不耐症 55
lactose 乳糖 48
large intestine 大腸 36
lean body mass 瘦體組織 108
lecithin 卵磷脂 73
let-down reflex 泌乳反射 270
lignin 木質素 49
limiting amino acid 限制胺基酸 92, 323
lipase 脂肪酶 33, 78
lipid 脂質 2
lipoprotein 脂蛋白 78, 172
liver 肝臟 37
lobule 乳小葉 270
long-chain fatty acid 長鏈脂肪酸 70
low-birth-weight, LBW 低出生體重 259
lower esophageal sphincter 下食道括約肌 34
lower-body obesity 下身肥胖 118
lower-quality, or incomplete proteins 較低品質 (不完全) 蛋白質 94
lumen 內腔 32
Luo han guo 羅漢果 55
lycopene 茄紅素 320, 331
lymph 淋巴液 27
lymphatic system 淋巴系統 27
Lysine 離胺酸 323
lysosome 溶酶體 27

M

macronutrient 巨量營養素 3
macular degeneration 黃斑病變 125
Maillard reaction 梅納反應 325
major minerals 巨量礦物質 5, 178
malnutrition 營養不良 13
maltase 麥芽糖酶 55
maltodextrin 麥芽糊精 320
maltose 麥芽糖 48
marasmus 消瘦症 102
maximum heart rate, MHR 最大心率 215
megadose 超大劑量 122
megaloblast 巨母紅血球 153
megaloblastic anemia 或 macrocytic anemia 巨球性貧血 152, 153
melanin 黑色素 345
melanocytes 黑色素細胞 345
menaquinone 甲萘醌 140
Menkes syndrome 緬克斯症候群 204
monopause 停經 80
metabolic syndrome 代謝症候群 63
metabolic water 代謝水 173

397

metabolism 代謝作用、細胞代謝 5, 27
Methionine 甲硫胺酸 323
methotrexate 甲胺喋呤 153
methyl group 甲基 69
micronutrient 微量營養素 3
microvilli 微絨毛 35
mineral 礦物質 2
mitochondria 粒線體 25
moderate-intensity 適度 214
modified atmosphere packaging, MAP 氣變包裝 321
modified atmosphere storage, MAS 氣變儲存 321
monoglyceride 單酸甘油酯 72
monosaccharide 單醣類 47
monounsaturated 單元不飽和 69
motility 能動性 32
mottling 斑齒 204
mouth 口 32
mucilages 黏膠質 49
mucus 黏液 33
muscle-strengthening activity 肌力運動 214
myelin 鞘磷脂 29
myocardial infarction 心肌梗塞 84
myoglobin 肌紅素 199

N

N-acetyl-glucurosamine N-乙醯葡萄糖胺 338
negative energy balance 負能量平衡 105
negative protein balance 負蛋白質平衡 101
neotame 紐甜 54
nervous system 神經系統 28
neural tube defect 神經管缺陷 153
neuron 神經元 28
neurotransmitter 神經傳導素 29
Nicotinamide adenine dinucleotide phosphate, NADP 菸鹼醯胺腺嘌呤雙核酸磷酸鹽 147
Nicotinamide adenine dinucleotide, NAD 菸鹼醯胺腺嘌呤雙核酸 147
night blindness 夜盲症 125
nitrate 硝酸鹽 320
nitrite 亞硝酸鹽 320
nonessential 非必需 92
nonfermentable 難酸酵 49
non-heme iron 非血質鐵 199, 323
nonspecific immunity 非特異性免疫 32
norepinehprine 正腎上腺素 29
nutrient density 營養素密度 13
nutritional state 營養狀況 13

O

olive oil 橄欖油 317
omega-3 fatty acid ω-3 脂肪酸 71
omega-6fatty acid ω-6 脂肪酸 71
organelles 胞器 25
osmosis 滲透作用 171
osteomalacia 軟骨症 132
osteopenia 骨質缺乏 184
osteoporosis 骨質疏鬆症 2, 183
overnutrition 營養過量 13
ovo vegetarians 蛋素者 315
ovo-lacto vegetarians 奶蛋素者 315
ovomucoid 類黏蛋白 325
ovum 受精卵 256
oxalic acid, oxalate 草酸 179
oxidative damage 氧化損傷 330
oxidative stress 氧化壓力 198, 325, 330
oxidized 氧化 84
oxytocin 催產素 270

P

pancreas 胰臟 37
papain 木瓜酵素 326
paraaminobenzoic acid, PABA 胺基苯酸 167
parasite 寄生蟲 231
parathyroid hormone, PTH 副甲狀腺素 185
pectin 果膠 49
pellagra 癩皮病 148
pepsin 胃蛋白酶 96
peptide bond 肽鍵 92
percentile 百分位 278
pernicious anemia 惡性貧血 158
peroxisomes 過氧化體 27
phagocytosis 吞噬作用 32
pharynx 喉頭 33
phenylketonuria, PKU 苯酮尿症 54
phosphocreatine, PCr 磷酸肌酸 218
phospholipid 磷脂質 69
phylloquinone 葉綠醌 140
physical activity 體力活動 213
physical fitness 體適能 213
physiological anemia 生理性貧血 268
phytic acid, phytate 植酸 179
phytochemicals 植化素 5, 322
phytohaemagglutinin, PHA 凝集素 324
pica 異食癖 267
placenta 胎盤 258
polypeptide 多肽 92
polysaccharides 多醣類、多醣體 49, 337

Index 索引

polyunsaturated 多元不飽和 69
positive energy balance 正能量平衡 105
positive protein balance 正蛋白質平衡 100
prebiotics 益菌素 37, 329
preeclampsia 子癇前症 269
preservatives 防腐劑 236
preterm 早產兒、早產 103, 259
primary lactose maldigestion 原發性乳糖消化不良 55
primary, or essential hypertension 原發性高血壓 190
Prion 普恩蛋白 232
probiotic 益生菌 37, 329
progression 循序漸進 217
prolactin 泌乳素 270
prostate gland 前列腺 126
protease inhibitors 胰蛋白酶抑制劑 324
protease 蛋白酶 34
protein equilibrium 蛋白質平衡 100
protein turnover 蛋白質新陳代謝 97
protein 蛋白質 2, 91
protein-calorie malnutrition, PCM 蛋白質-卡路里營養不良 102
protein-energy malnutrition, PEM 蛋白質-能量營養不良 102
proton pump inhibitors, PPIs 質子泵抑制劑 38
protozoa 原生動物 236
provitamin A 維生素 A 前體 125
psoriasis 乾癬 344
pyloric sphincter 幽門括約肌 34
pyridoxal phosphate, PLP 磷酸吡哆醛 149
pyruvic acid 丙酮酸 219

R

radiation 輻射能 232
rancid 酸敗 77
rapeseed oil 油菜籽油 317
rating of perceived exertion, RPE 運動自覺 215
receptor 受體 31
Recommended Dietary Allowance, RDA 建議攝取量 17
rectum 直腸 37
rennin 腎素 176
resistant starch, RS 抗性澱粉 328
resting metabolism 休息代謝 108
retina 視網膜 125
retinal 視網醛 125, 344
retinoic acid 視網酸 125, 344
retinoids 視網醇衍生物 344

retinol activity equivalent, RAE 視網醇活性當量 129
retinol equivalent, RE 視網醇當量 129
retinol 視網醇 125, 344
retrogradation 老化作用 328
ribonucleic acid, RNA 核糖核酸 26
rickets 佝僂症 121
risk factor 風險因素 2
R-proteins 蛋白質 R 156

S

saccharin 糖精 54
saliva 唾液 33
sarcopenia 肌少症 306
sarcopenic obesity 肌少性肥胖 308
satiety 飽足感 7, 99
saturated fatty acid 飽和脂肪酸 69
scavenger cells 清道夫細胞 80
scurvy 壞血病 121
secondary hypertension 續發性高血壓 191
secondary lactose maldigestion 續發性乳糖消化不良 55
secretory vesicles 分泌小囊 26
selenite 亞硒酸 202
selenite 硒酸 202
selenocysteine, SeCys 硒半胱胺酸 201, 202
selenomethionine, SeMet 硒甲硫胺酸 202
seqestrants 隔離劑 236
simple sugar 簡單糖類 3, 47
sleep apnea 睡眠呼吸中止症 191
slow food movement 慢食運動 315
small intestine 小腸 34
soft water 軟水 177
solvent 溶劑 5
sorbitol 山梨醇 54
soy isoflavones 大豆異黃酮 339
specific immunity 特異性免疫 32
Sphingosine 神經醯胺醇 342
sphingolipid 神經鞘脂質 342
spina bifida 脊裂 153
spontaneous abortion 自發性流產 257
starch 澱粉 3, 47
sterol 固醇 69
stevia 甜菊糖 55
stomach 胃 34
stress fracture 壓力性骨折 226
subclinical 亞臨床 14
submaximal contraction 亞強收縮 216
sucralose 蔗糖素 54

399

sucrase　蔗糖酶　55
sucrose　蔗糖　48
sugar alcohols　糖醇　54
sugar　糖　47
sunflower oil　葵花油　317
super-aged　超高齡　299
superoxide dismutase, SOD　超氧歧化酶　200
sustainable agriculture　永續農業　243
symptom　病症　14
synapse　突觸　29
systolic blood pressure　收縮壓　85

T
taiwan Good Agriculture Practice, GAP　台灣良好農業規範　318
tetany　強直性痙攣　183
Thalassemia　地中海型貧血　209
therapeutic phlebotomy　放血療法　200
thermic effect of food, TEF　食物熱效應　107, 110
thyroid hormones　甲狀腺素　30
Time　時間　215
tissue saturation　組織飽和度　123
tocopherol　生育醇　135
Tolerable Upper Intake Levels, Upper Levels, or ULs　上限攝取量　17
total polar compounds　總極性化合物　327
toxins　毒素　231
trabecular bone　枝狀骨　184
trace minerals　微量礦物質　4, 178, 197
traceable agriculture product, TAP　產銷履歷農產品　318
Transferrin, Tf　運鐵蛋白　179
tretinoin　維甲酸　130
triglycerides　三酸甘油酯　69
trimester　孕期　256
trypsin　胰蛋白酶　96, 326
Tryptophan　色胺酸　323
type 1 diabetes　第 1 型糖尿病　62
type 1 osteroporosis　第 1 型骨質疏鬆症　184
type 2 diabetes　第 2 型糖尿病　62
type 2 osteroporosis　第 2 型骨質疏鬆症　185
Type　種類　215

Tyrosinase　酪胺酸酶　343, 345
tyrosine　酪胺酸　202, 345

U
ulcer　潰瘍　38
umami　鮮味　32
undernutrition　營養不足　13
underwater weighing　水中稱重法　115
United States Pharmacopeia, USP　美國藥典　167
upper-body obesity　上身肥胖　116
urea　尿素　27, 99
urease　尿素酶　44
ureter　輸尿管　27
urethra　尿道　27
urinary system　泌尿系統　27

V
vegan　純素　83
vegans　純素食者　315
vigorous-intensity aerobic physical activity　劇烈有氧運動　214
villi　絨毛　35
virus　病毒　231
viscous　黏稠性　50
vitamin　維生素　2, 121

W
water intoxication　水中毒　176
water　水　2
water-soluble vitamins　水溶性維生素　122
water-soluble　水溶性　4
Wernicke-Korsakoff Syndrome　韋尼克-柯沙可夫症候群　145
white blood cells　白血球　32
whole grains　全穀類　51
Wilson's disease　威爾森氏症　204

X
xerophthalmia　乾眼症　127
xylitol　木糖醇　54

Z
zygote　合子　257

膳食營養素參考攝取量（DRIs）：針對個人攝取量的建議，維生素
美國國家研究院醫學研究所（IOM）食物與營養委員會（FNB）

年齡層	維生素 A (µg/d)[a]	維生素 C (mg/d)	維生素 D (µg/d)[b,c]	維生素 E (mg/d)[d]	維生素 K (µg/d)	硫胺 (mg/d)	核黃素 (mg/d)	菸鹼素 (mg/d)[e]	維生素 B₆ (mg/d)	葉酸 (µg/d)[f]	維生素 B₁₂ (µg/d)	泛酸 (mg/d)	生物素 (µg/d)	膽素 (mg/d)[g]
嬰兒														
0-6 mo	400*	40*	10	4*	2.0*	0.2*	0.3*	2*	0.1*	65*	0.4*	1.7*	5*	125*
7-12 mo	500*	50*	10	5*	2.5*	0.3*	0.4*	4*	0.3*	80*	0.5*	1.8*	6*	150*
兒童														
1-3 y	300	15	15	6	30*	0.5	0.5	6	0.5	150	0.9	2*	8*	200*
4-8 y	400	25	15	7	55*	0.6	0.6	8	0.6	200	1.2	3*	12*	250*
男性														
9-13 y	600	45	15	11	60*	0.9	0.9	12	1.0	300	1.8	4*	20*	375*
14-18 y	900	75	15	15	75*	1.2	1.3	16	1.3	400	2.4	5*	25*	550*
19-30 y	900	90	15	15	120*	1.2	1.3	16	1.3	400	2.4	5*	30*	550*
31-50 y	900	90	15	15	120*	1.2	1.3	16	1.3	400	2.4	5*	30*	550*
51-70 y	900	90	15	15	120*	1.2	1.3	16	1.7	400	2.4[h]	5*	30*	550*
>70 y	900	90	20	15	120*	1.2	1.3	16	1.7	400	2.4[h]	5*	30*	550*
女性														
9-13 y	600	45	15	11	60*	0.9	0.9	12	1.0	300	1.8	4*	20*	375*
14-18 y	700	65	15	15	75*	1.0	1.0	14	1.2	400[i]	2.4	5*	25*	400*
19-30 y	700	75	15	15	90*	1.1	1.1	14	1.3	400[i]	2.4	5*	30*	425*
31-50 y	700	75	15	15	90*	1.1	1.1	14	1.3	400[i]	2.4	5*	30*	425*
51-70 y	700	75	15	15	90*	1.1	1.1	14	1.5	400	2.4[h]	5*	30*	425*
>70 y	700	75	20	15	90*	1.1	1.1	14	1.5	400	2.4[h]	5*	30*	425*
懷孕														
≤18 y	750	80	15	15	75*	1.4	1.4	18	1.9	600[j]	2.6	6*	30*	450*
19-30 y	770	85	15	15	90*	1.4	1.4	18	1.9	600[j]	2.6	6*	30*	450*
31-50 y	770	85	15	15	90*	1.4	1.4	18	1.9	600[j]	2.6	6*	30*	450*
哺乳														
≤18 y	1200	115	15	19	75*	1.4	1.6	17	2.0	500	2.8	7*	35*	550*
19-30 y	1300	120	15	19	90*	1.4	1.6	17	2.0	500	2.8	7*	35*	550*
31-50 y	1300	120	15	19	90*	1.4	1.6	17	2.0	500	2.8	7*	35*	550*

mg = 毫克，µg = 微克。

體說明：粗體表示建議攝取量 RDA，非體粗加*代表足夠攝取量 AI。當兩者都可作為個人攝取目標。RDA 數值表示足夠滿足特定年齡性別之 97-98% 健康人口的每日營養素主要攝取量。AI 數值為平均攝取量：針對其他年齡性別層，AI 可以減低該營養素攝取不足或不確定。不過因為數據不足或不確定，無法明確設定可信賴的人口涵蓋百分比。
[a] 視網醇活性當量（RAE）：1 RAE = 1微克視網醇 = 24微克 α-胡蘿蔔素或 β-胡蘿蔔素在食物之他主要來源食品中食物中的類胡蘿蔔素（RE）表示時。RE 數值除以 2 可得 RAE 量。針對食物與補充劑中既成的維生素 A 與補充劑中之類胡蘿蔔素當量 1µg = 40 IU 維生素 D。
[b] 膽鈣化醇 1µg = 40 IU 維生素 D。
[c] 沒有日曬的建議攝取量。
[d] 表示為α-生育醇之量，包括食物中全生物活性最強的唯一天然生育醇 RRR-α-生育醇（還有強化食品與補充劑中的各種 2R 立體異構物分子（RRR-、RSR-、RRS-、RSS-α-生育醇）；但是不包括強化食品與補充劑中的各種 2S 立體異構物分子（SRR-、SSR-、SRS-和 SSS-α-生育醇）。
[e] 單位是菸鹼素當量（NE）；1 mg 菸鹼素 = 60 mg 色胺酸；0-6 個月數值為成形式菸鹼素。
[f] 膳食葉酸當量（DFE）；1 DFE = 食物天然葉酸 1µg = 食物外存在之強化或補充劑的葉酸 0.6 µg = 空腹補充劑 0.5 µg。
[g] 膽素雖然有 AI，但仍有待進一步的研究認定生命週期是否都必須外源供給；某些生命可能由自行合成足夠所需。
[h] 由於 10-30% 老年人群食物中結合型 B12 吸收不良，因此建議 50 歲以上應該攝取 B12 強化之食物或補充劑以滿足 RDA 水準。
[i] 基於葉酸補充劑與懷孕初期神經管缺陷的預防有所幫助的實證基礎，建議所有能懷孕的育齡婦女除了飲食攝取葉酸之外，還必須額外攝取 400µg 的葉酸。
[j] 懷孕婦女在去且確認懷孕後之懷孕期直到妊娠第三個月（主要神經管發育期間）建議攝取 600µg 的葉酸。

資料取自美國 DRI 系列。

Adapted from the Dietary Reference Intakes series, National Academies Press. Copyright 1997, 1998, 2000, 2001, 2011, by the National Academy of Sciences. The full reports are available from the National Academies Press at www.nap.edu.

B

膳食營養素參考攝取量 (DRIs)：針對個人攝取量的建議，礦物質（按字母排序）
美國國家研究院醫學研究所 (IOM) 食物與營養委員會 (FNB)

年齡層	鈣 (mg/d)	鉻 (μg/d)	銅 (μg/d)	氟 (mg/d)	碘 (μg/d)	鐵 (mg/d)	鎂 (mg/d)	錳 (mg/d)	鉬 (μg/d)	磷 (mg/d)	硒 (μg/d)	鋅 (mg/d)
嬰兒												
0-6 mo	200*	0.2*	200*	0.01*	110*	0.27*	30*	0.003*	2*	100*	15*	2*
7-12 mo	260*	5.5*	220*	0.5*	130*	11	75*	0.6*	3*	275*	20*	3
兒童												
1-3 y	700	11*	340	0.7*	90	7	80	1.2*	17	460	20	3
4-8 y	1000	15*	440	1*	90	10	130	1.5*	22	500	30	5
男性												
9-13 y	1300	25*	700	2*	120	8	240	1.9*	34	1250	40	8
14-18 y	1300	35*	890	3*	150	11	410	2.2*	43	1250	55	11
19-30 y	1000	35*	900	4*	150	8	400	2.3*	45	700	55	11
31-50 y	1000	35*	900	4*	150	8	420	2.3*	45	700	55	11
51-70 y	1000	30*	900	4*	150	8	420	2.3*	45	700	55	11
>70 y	1200	30*	900	4*	150	8	420	2.3*	45	700	55	11
女性												
9-13 y	1300	21*	700	2*	120	8	240	1.6*	34	1250	40	8
14-18 y	1300	24*	890	3*	150	15	360	1.6*	43	1250	55	9
19-30 y	1000	25*	900	3*	150	18	310	1.8*	45	700	55	8
31-50 y	1000	25*	900	3*	150	18	320	1.8*	45	700	55	8
51-70 y	1200	20*	900	3*	150	8	320	1.8*	45	700	55	8
>70 y	1200	20*	900	3*	150	8	320	1.8*	45	700	55	8
懷孕												
≤18 y	1300	29*	1000	3*	220	27	400	2.0*	50	1250	60	12
19-30 y	1000	30*	1000	3*	220	27	350	2.0*	50	700	60	11
31-50 y	1000	30*	1000	3*	220	27	360	2.0*	50	700	60	11
哺乳												
≤18 y	1300	44*	1300	3*	290	10	360	2.6*	50	1250	70	13
19-30 y	1000	45*	1300	3*	290	9	310	2.6*	50	700	70	12
31-50 y	1000	45*	1300	3*	290	9	320	2.6*	50	700	70	12

字體說明：粗體表示建議攝取量 RDA，非粗體加*代表足夠攝取量 AI。兩者皆可作為個人攝取的目標。RDA 數值表示滿足特定年齡性別層之 97-98% 人口所需的營養素攝取量。針對母乳哺餵的嬰兒，針對其他年齡性別層，AI 可以滿足該層幾乎全數人口的需求。不過因為數據不足或不確定，無法明確指定可信賴的人口適百分比。AI 數值為平均攝取量。

Sources: 粗體表示建議攝取 RDA; Dietary Reference Intakes for Calcium, Phosphorus, Magnesium, Vitamin D, and Fluoride (1997); Dietary Reference Intakes for Thiamin, Riboflavin, Niacin, Vitamin B-6, Folate, Vitamin B-12, Pantothenic Acid, Biotin, and Choline (1998); Dietary Reference Intakes for Vitamin C, Vitamin E, Selenium, and Carotenoids (2000); Dietary Reference Intakes for Vitamin A, Vitamin K, Arsenic, Boron, Chromium, Copper, Iodine, Iron, Manganese, Molybdenum, Nickel, Silicon, Vanadium, and Zinc (2001); and Dietary Reference Intakes for Calcium and Vitamin D (2011). These reports may be accessed via www.nap.edu.
Adapted from the Dietary Reference Intake series, National Academies Press. Copyright 1997, 1998, 2000, 2001, and 2011 by the National Academy of Sciences. The full reports are available from the National Academies Press at www.nap.edu.

膳食營養素參考攝取量 (DRIs)：針對個人攝取量的建議，巨量營養素
美國國家研究院暨醫學研究所 (IOM) 食物與營養素委員會 (FNB)

年齡層	碳水化合物 (g/d)	總膳維質 (g/d)	油脂 (g/d)	亞麻油酸 (g/d)	α-次亞麻油酸 (g/d)	蛋白質 (g/d)
嬰兒						
0-6 mo	60*	ND	31*	4.4*	0.5*	9.1*
7-12 mo	95*	ND	30*	4.6*	0.5*	11.0
兒童						
1-3 y	130	19*	ND[b]	7*	0.7*	13
4-8 y	130	25*	ND	10*	0.9*	19
男性						
9-13 y	130	31*	ND	12*	1.2*	34
14-18 y	130	38*	ND	16*	1.6*	52
19-30 y	130	38*	ND	17*	1.6*	56
31-50 y	130	38*	ND	17*	1.6*	56
51-70 y	130	30*	ND	14*	1.6*	56
>70 y	130	30*	ND	14*	1.6*	56
女性						
9-13 y	130	26*	ND	10*	1.0*	34
14-18 y	130	26*	ND	11*	1.1*	46
19-30 y	130	25*	ND	12*	1.1*	46
31-50 y	130	25*	ND	12*	1.1*	46
51-70 y	130	21*	ND	11*	1.1*	46
>70 y	130	21*	ND	11*	1.1*	46
懷孕						
14-18 y	175	28*	ND	13*	1.4*	71
19-30 y	175	28*	ND	13*	1.4*	71
31-50 y	175	28*	ND	13*	1.4*	71
哺乳						
14-18 y	210	29*	ND	13*	1.3*	71
19-30 y	210	29*	ND	13*	1.3*	71
31-50 y	210	29*	ND	13*	1.3*	71

字體說明：粗體表示建議攝取量 RDA，非粗體加*代表足夠攝取量 AI，兩者都可作為個人攝取量的目標。RDA 數值表示滿足特定年齡性別層之 97-98% 所需要的營養素攝取量。針對母乳哺餵的健康嬰兒，AI 數值為平均攝取量：針對其他年齡性別層，AI 可以滿足該幾乎全整人口的需求。不過因為該數樣不夠不確定，無法明確指定可信賴的指標的人口涵蓋百分比。
[a] 根據參考體重以及每公斤體重 0.8 公克而計算。
[b] ND = 目前尚未訂定。
資料取自美國 DRI 系列。

Sources: Dietary Reference Intakes for Energy, Carbohydrate, Fiber, Fat, Fatty Acids, Cholesterol, Protein, and Amino Acids (2002). This report may be accessed via www.nap.edu.
Adapted from the Dietary Reference Intake series, National Academies Press. Copyright 1997, 1998, 2000, 2001, by the National Academy of Sciences. The full reports are available from the National Academies Press at www.nap.edu.

D

膳食營養素參考攝取量 (DRIs)：針對個人攝取量的建議，電解質和水
美國國家研究院醫學研究所 (IOM) 食物與營養委員會 (FNB)

年齡層	鈉 (mg/d)	鉀 (mg/d)	氯 (mg/d)	水 (L/d)
嬰兒				
0–6 mo	120*	400*	180*	0.7*
7–12 mo	370*	700*	570*	0.8*
兒童				
1–3 y	1000*	3000*	1500*	1.3*
4–8 y	1200*	3800*	1900*	1.7*
男性				
9–13 y	1500*	4500*	2300*	2.4*
14–18 y	1500*	4700*	2300*	3.3*
19–30 y	1500*	4700*	2300*	3.7*
31–50 y	1500*	4700*	2300*	3.7*
51–70 y	1300*	4700*	2000*	3.7*
>70 y	1200*	4700*	1800*	3.7*
女性				
9–13 y	1500*	4500*	2300*	2.1*
14–18 y	1500*	4700*	2300*	2.3*
19–30 y	1500*	4700*	2300*	2.7*
31–50 y	1500*	4700*	2300*	2.7*
51–70 y	1300*	4700*	2000*	2.7*
>70 y	1200*	4700*	1800*	2.7*
懷孕				
14–18 y	1500*	4700*	2300*	3.0*
19–50 y	1500*	4700*	2300*	3.0*
哺乳				
14–18 y	1500*	5100*	2300*	3.8*
19–50 y	1500*	5100*	2300*	3.8*

說明：符號*代表足夠攝取量 AI，可作為個人攝取的目標。針對母乳哺餵的健康嬰兒，AI 數值為平均攝取量；針對其他年齡性別層，AI 可以滿足該層幾乎全數人口的需求，不過因為數據不足或不確定，無法明確指定可信賴的人口涵蓋百分比。
資料取自美國 DRI 系列。

Source: *Dietary Reference Intakes for Water, Potassium, Sodium, Chloride, and Sulfate* (2005). This report may be accessed via www.nap.edu.

巨量營養素適量範圍

巨量營養素	兒童 1-3 歲	兒童與青少年 4-18 歲	成人
油脂	30–40	25–35	20–35
ω-6 多元不飽和脂肪（亞麻油酸）	5–10	5–10	5–10
ω-3 多元不飽和脂肪（α-次亞麻油酸）	0.6–1.2	0.6–1.2	0.6–1.2
碳水化合物	45–65	45–65	45–65
蛋白質	5–20	10–30	10–35

範圍（% 總能量）

a 總量中大約 10% 可來自更長鏈的脂肪酸。
資料取自美國 DRI 系列。

SOURCE: *Dietary Reference Intakes for Energy, Carbohydrate, Fiber, Fat, Fatty Acids, Cholesterol, Protein, and Amino Acids* (2002). The report may be accessed via www.nap.edu.
Adapted from the Dietary Reference Intakes series, National Academies Press. Copyright 1997, 1998, 2000, 2001, 2011, by the National Academy of Sciences. The full reports are available from the National Academies Press at www.nap.edu.

膳食營養素參考攝取量 (DRIs)：針對個人攝取量的建議[a]，礦物質與電解質[b,c]（按字母排序）
美國國家科學院醫學研究所 (IOM) 食物與營養委員會 (FNB)

年齡層	砷[b]	硼 (mg/d)	鈣 (g/d)	銅 (μg/d)	氟 (mg/d)	碘 (μg/d)	鐵 (mg/d)	鎂 (mg/d)[d]	錳 (mg/d)	鉬 (μg/d)	鎳 (mg/d)	磷 (g/d)	硒 (μg/d)	釩 (mg/d)[e]	鋅 (mg/d)	鈉 (mg/d)	氯 (mg/d)
嬰兒																	
0–6 mo	ND[f]	ND	1	ND	0.7	ND	40	ND	ND	ND	ND	ND	45	ND	4	ND	ND
7–12 mo	ND	ND	1.5	ND	0.9	ND	40	ND	ND	ND	ND	ND	60	ND	5	ND	ND
兒童																	
1–3 y	ND	3	2.5	1000	1.3	200	40	65	2	300	0.2	3	90	ND	7	1500	2300
4–8 y	ND	6	2.5	3000	2.2	300	40	110	3	600	0.3	3	150	ND	12	1900	2900
男性/女性																	
9–13 y	ND	11	3	5000	10	600	40	350	6	1100	0.6	4	280	ND	23	2200	3400
14–18 y	ND	17	3	8000	10	900	45	350	9	1700	1.0	4	400	ND	34	2300	3600
19–70 y	ND	20	2.5[g]	10000	10	1100	45	350	11	2000	1.0	4	400	1.8	40	2300	3600
>70 y	ND	20	2	10000	10	1100	45	350	11	2000	1.0	3	400	1.8	40	2300	3600
懷孕																	
≤18 y	ND	17	3	8000	10	900	45	350	9	1700	1.0	3.5	400	ND	34	2300	3600
19–50 y	ND	20	2.5	10000	10	1100	45	350	11	2000	1.0	3.5	400	ND	40	2300	3600
哺乳																	
≤18 y	ND	17	3	8000	10	900	45	350	9	1700	1.0	4	400	ND	34	2300	3600
19–50 y	ND	20	2.5	10000	10	1100	45	350	11	2000	1.0	4	400	ND	40	2300	3600

資料取自美國 DRI 系列。

[a] UL＝對數字所有的人（97% 到 98%）都不致引起不良反應的每日最高攝取量。此量代表飲食、飲水和補充劑提供的總量。由於資料太缺而沒有 UL 值的礦物質不一定時更要留意營養攝取，超過建議量的風險。
[b] 雖然未主定 UL，但不成為在食品或補充劑加砷的正當理由。
[c] 矽雖然沒有證據顯示對人體有不良反應，但不宜為在食品、或補充品的成分、或不滿食物和飲水供應的候。
[d] 鎂的 UL 僅使用於藥物提供之攝量；不涵蓋食物和水的正常攝量。
[e] 釩雖然沒有證據顯示對人體有不良反應，但不宜在食品補充劑加釩於成人的 UL，但食品應研究動物研究，可應用於定成人的 UL，但不應適用於兒童和未成年青少年。
[f] ND＝沒有定。因為該年齡層資料太缺，而且體內代謝過量攝取的能力不足大缺，飲食攝取應限制來自食物，以避免攝取過量。
[g] 年齡 50 歲以上之 UL 降為 2。

SOURCES: Dietary Reference Intakes for Calcium and Vitamin D (2011); Dietary Reference Intakes for Calcium, Phosphorus, Magnesium, Vitamin D, and Fluoride (1997); Dietary Reference Intakes for Thiamin, Riboflavin, Niacin, Vitamin B-6, Folate, Vitamin B-12, Pantothenic Acid, Biotin, and Choline (1998); Dietary Reference Intakes for Vitamin C, Vitamin E, Selenium, and Carotenoids (2000); Dietary Reference Intakes for Vitamin A, Vitamin K, Arsenic, Boron, Chromium, Copper, Iodine, Iron, Manganese, Molybdenum, Nickel, Silicon, Vanadium, and Zinc (2001); and Dietary Reference Intakes for Water, Potassium, Sodium, Chloride, and Sulfate (2004). These reports may be accessed via www.nap.edu.

Adapted from the Dietary Reference Intakes series, National Academies Press. Copyright 1997, 1998, 2000, 2001, 2011, by the National Academy of Sciences. The full reports are available from the National Academies Press at www.nap.edu.

Photo Credits 圖片來源

Chapter 1
頁1：©Image Source/Glow Images；頁4：©FoodCollection RF；頁5：©Lifesize/Getty Images RF；頁6：©Burke/Triolo/Brand X Pictures RF；頁7：©Andrew Olney/age footstock；頁9：©Monkey BusinessImage/age footstock RF；頁12：©McGraw-Hill Education/Ken Karp, photographer；頁13：©Sawayasu Tsuji/Getty Images RF；頁16 (體位)：©McGraw-Hill Education；頁16(生化)：©Ingram Publishing；頁16(臨床)：©Fuse/Getty Images RF；頁16(飲食)：©McGraw-Hill Education/Ken Cavanagh；頁16(環境)：©Ingram Publishing；頁18：©David A. Tietz/EditorialImage, LLC RF.

Chapter 2
頁25：©Purestock/SuperStock；頁28&29圖2-2&2-3：©McGraw-Hill Education；頁38：© Image Source, all rights reserved；頁39圖2.11b：©J. James/Science Source；頁41圖2-12：©Dr. Gladden Willis/Visuals Unlimited/Corbis；頁42圖2-12 a：©Cultura Science/Alvin Telser, PhD/Getty Images；頁42圖2-12 b：©Cultura Science/Michael J. Klein, M.D./Getty Images；頁43圖左：©Purestock/SuperStock；頁43圖右：©Ingram Publishing/Alamy.

Chapter 3
頁47：© I. Rozenbaum & F. Cirou / PhotoAlt；頁49：©Blend Images LLC；頁54圖上：©Foodcollection；頁54圖中：©Iconotec/Glowimage；頁54圖下：©Roblan/Shutterstock；頁55：©McGraw-Hill Education/Mark Dierker, photographer；頁56：©Ingram Publishing/SuperStock RF；頁60：©McGraw-Hill Education；頁62圖上：©Apidech Ninkhlai/123RF；頁62圖中：©Ingram Publishing/SuperStock；頁62圖下：©McGraw-Hill Education, Inc/Jack Holtel, photographer；頁63(體位)：©McGraw-Hill Education；頁64：©Foodcollection.

Chapter 4
頁69圖上：©Ingram Publishing/SuperStock RF；頁69圖下圖：©BSIP SA / Alamy Stock Photo；頁70：©McGraw-Hill Education/Ken Cavanagh, photographer；頁73圖上：©McGraw-Hill Education/Elite Images；頁73：©Hera Food/Alamy；頁74：©D. Hurst/Alamy RF；頁74：©Foodcollection；頁76：©Foodcollection；頁80：©PhotoAlto；頁81：©Foodcollection；頁82：©Purestock/SuperStock RF；頁83：©Glow Images；頁86：©Foodcollection.

Chapter 5
頁91：©Digital Vision/age fotostock RF；頁92：©Image Source/Glow Images；頁92：©JGI/Blend Images LLC；頁94圖左圖二：©Shutterstock/stable；頁94左圖三：©Pixtal/AGE Fotostock RF；頁94右圖：© Elena Elisseeva / Alamy；頁94：©Purestock/SuperStock；頁95：©McGraw-Hill Education/Mark Dierker, photographer；頁95圖5.7 (全部)：©Photos courtesy of Dennis Gottlieb；頁97：©Ingram Publishing；頁101左圖：©Jose Luis Pelaez Inc/Blend Images LLC RF；頁101中：© Chris Ryan/age footstock；頁101右圖：©Pixtal/AGE Fotostock；頁103左上圖：©Paul Souders/Worldfoto；頁103右上圖：©Harin Ullal/NREL；頁103右下圖：©Harin Ullal/NREL.

Chapter 6
頁105：©Ingram Publishing RF；頁110：©Ingram Publishing RF；頁110圖6-5：©Samuel Ashfield/SPL/Science Source；頁115：©McGraw-Hill Education/Jill Braaten, photographer；頁116圖6-7：©Photographer's Choice/Getty Images；頁116圖6-8：©BOD POD® Body Composition Tracking System photo provided courtesy of COSMED USA, Inc.；頁117圖6-9：©BOD POD® Body Composition Tracking System photo provided courtesy of COSMED USA, Inc.；頁117圖6-11：©Science Photo Library/Alamy RF.

Chapter 7
頁121：©Scott Bauer/USDA；頁122圖7-1：©Ingram Publishing；頁123圖上：©JGI/Jamie Grill/Blend Images LLC；頁123圖下：©Image Source/Glow Images；頁126圖7-4：©National Eye Institute, National Institutes of Health；頁127圖上：© Ingram Publishing/age Fotostock；頁127中圖：©FoodCollection RF；頁127圖7-5：©Dr. Alfred Sommer；頁129：©Ingram Publishing/SuperStock；頁132圖7-9：©Jeffrey I. Rotman/Corbis；頁134上圖：©Purestock/SuperStock；頁134下圖：©McGraw-Hill Education/Suzie Ross；頁137：©Ingram Publishing/SuperStock；頁138：©McGraw-Hill Education/Jill Braaten, photographer；頁139：© Science Photo Library / Alamy Stock Photo.

Chapter 8
頁143圖上：© baibaz / Shutterstock；頁143下圖：© Foodcollection；頁145：©Ingram Publishing/SuperStock；頁146圖8-5：©Dr. P. Marazzi/Science Photo Library/Science Source；頁148圖8-7a：©Dr. M.A. Ansary/Science Source；頁148圖8-7b：©Lester V. Bergman/Corbis；頁148：©Scott Bauer/USDA；頁150：© Foodcollection；頁150圖8-9b：©Ivary Inc./Alamy RF；頁156：© MBI / Alamy；頁158：©Pixtal/AGE Fotostock；頁160圖8-17：©Dr. P. Marazzi/Science Source；頁160：©Purestock/SuperStock RF；頁161：©JGI/Blend Images LLC；頁162上圖：©Image Source/Glow Images；頁162下圖：©Pixtal/AGE Fotostock；頁165：© Image Source, all rights reserved；頁166圖2-20沙拉：© McGraw-Hill Education；頁166圖2-20 柳橙汁：©Ingram Publishing RF；頁167：© McGraw-Hill Education. David A. Tietz, photographer.

Chapter 9
頁171：© fotoshoot/Alamy；頁172：©Sam Edwards/age footstock；頁175圖9-4左：©D. Hurst/Alamy RF；頁175圖9-4中及右：©Ingram Publishing RF

Chapter 10
頁197：© Purestock/SuperStock；頁200圖10-1：©Photo courtesy of Harold H. Sandstead, M.D.

Chapter 11
頁213：©Purestock/SuperStock RF；頁214：©colin anderson / Alamy；頁216©Tetra Images/SuperStock RF；頁219：©Erik Isakson/Blend Images LLC RF；頁221：©Andersen Ross/Blend Images LLC；頁222：©Realistic Reflections RF；頁223上圖：©Scott Bauer/USDA；頁223下圖：©Ingram Publishing/SuperStock RF；頁225：©Purestock/SuperStock；頁227：©LCPL Casey N. Thurston, USMC/DoD Media

Chapter 12
頁231：©Purestock/SuperStock；頁233表12-1：©I. Rozenbaum & F. Cirou / PhotoAlto；頁233表12-1：©Ingram Publishing；頁233表12-1：©FoodCollection；頁233表12-1：©O. Dimier / PhotoAlto；頁233表12-1：©McGraw-Hill Education；頁234表12-1：©Ingram Publishing/SuperStock；頁234表12-1：©FoodCollection；頁234表12-1：©Kari Marttila/Alamy RF；頁234表12-1：©I. Rozenbaum / PhotoAlto；頁234表12-1：©Foodcollection RF；頁235：©CDC/Janice Haney Carr；頁236：©Image Source；頁237表12-3：©Foodcollection RF；頁237表12-3：©Foodcollection；頁237表12-3：©Tetra Images/Alamy RF；頁237表12-3：©P. Ughetto/PhotoAlto；頁237表12-3：©Ingram Publishing/SuperStock；頁240上圖：©18004809_xxl.jpg；頁240下圖：©William Ryall 2010；頁246：©Courtesy of USDA, HHS and the Ad Council.

Chapter 13
頁255：©Pixtal/AGE Fotostock；頁260：©Don Bayley/Getty Images RF；頁263：©McGraw-Hill Education；頁264：©Jose Luis Pelaez Inc/Blend Images LLC；頁265：©Medical-on-Line/Alamy RF；頁266：©Purestock/SuperStock；頁270：©Plush Studios/Blend Images LLC；頁271：©ERproductions Ltd/Blend Images LLC；頁272：©Purestock/SuperStock；頁273上圖：©Terry Vine/Blend Images LLC；頁273下圖：©2008 Medela AG.

Chapter 14
頁227：©John Smith/Fancy/Glowimages；頁278：©Pixtal/AGE Fotostock RF；頁279圖14.1a：©CDC；頁279 14.1b：©CDC；頁281：© Andrew Olney/age footstock；頁285上圖：©Jose Luis Pelaez Inc/Blend Images；頁285下圖：©McGraw-HIII Education/Mark Dierker photographer；頁286上圖：©Lisette Le Bon/Purestock/SuperStock；頁286下圖：©Jose Luis Pelaez Inc/Blend Images；頁287：©Jose Luis Pelaez Inc/Blend Images；頁288上圖：©Paul Casamassimo, DDS, MS；頁288下圖：©Ingram Publishing；頁289：©Andrew Olney/age footstock RF；頁290：©Indeed/Aflo/Getty Images RF；頁293上圖：©Ingram Publishing/SuperStock；頁293下圖：©Digital Vision/Alamy；頁294上圖：©Dynamic Graphics Group/Creatas/Alamy；頁294下圖：© Robert Daly/age footstock.

Chapter 15
頁299：©Terry Vine/Blend Images LLC；頁300：© Blue Jean Images/SuperStock；頁301：©Big Cheese Photo/SuperStock；頁306：©McGraw-Hill Education. David A. Tietz, photographer；頁308：©Anne Smith；頁309：©Comstock/Alamy；頁310上圖：©Terry Vine/Blend Images LLC；頁310下圖：©Ingram Publishing RF.

Chapter 16
頁315：©Tanya Constantine/Blend Images LLC；頁325&326圖16-5&16-6：©黃惠玲；頁327圖16-7：©http://www.vaccigen.com.tw

Chapter 17
頁337：©Purestock/SuperStock